医学知识组织系统——术语与编码

李丹亚　李军莲　主编

科学出版社
北　京

内 容 简 介

本书系统梳理了医学领域知识组织系统的建设、应用与发展情况，深入介绍了医学核心领域应用较为广泛的多个医学术语、编码体系，包括MeSH、CMeSH、UMLS、CUMLS、ICD、SNOMED CT、LOINC、NCIt、NNN 护理系统、RxNorm 等，既有相对传统的术语表、分类表、主题词表，也有当前备受关注的专业分类系统、逻辑命名与编码系统、一体化语言系统、本体等。

本书可作为高等院校医学信息学及相关专业教学参考书，也可供从事医疗卫生信息化标准应用研究与实践的专业人员学习参考。

图书在版编目（CIP）数据

医学知识组织系统：术语与编码 / 李丹亚，李军莲主编. —北京：科学出版社，2019.6

ISBN 978-7-03-061294-6

Ⅰ. ①医… Ⅱ. ①李… ②李… Ⅲ. ①医学–术语 ②医学–编码 Ⅳ. ①R

中国版本图书馆 CIP 数据核字（2019）第 100072 号

责任编辑：李 悦 刘 晶 / 责任校对：严 娜
责任印制：赵 博 / 封面设计：刘新新

科 学 出 版 社 出版
北京东黄城根北街 16 号
邮政编码：100717
http://www.sciencep.com
北京厚诚则铭印刷科技有限公司印刷
科学出版社发行 各地新华书店经销
*
2019 年 6 月第 一 版 开本：787×1092 1/16
2020 年 6 月第二次印刷 印张：28
字数：664 000

定价：198.00 元

（如有印装质量问题，我社负责调换）

《医学知识组织系统——术语与编码》

编辑委员会

主　　编：李丹亚　李军莲

编写人员：（按姓氏汉语拼音排序）

陈　颖　邓盼盼　侯　丽　冀玉静

贾李蓉　李　芳　李晓瑛　李赞梅

刘丽红　孙海霞　吴思竹　夏光辉

前　　言

健康是促进人全面发展的必然要求，是国家富强和人民幸福的重要标志。没有全民健康，就没有全面小康。随着“健康中国”上升为国家战略，大健康产业成为全球性的热点问题，迎来了快速发展的新机遇，医疗健康信息也受到各国政府、社会和个人的广泛关注。但是，当前医疗信息化发展并不均衡，信息孤岛现象严重，资源利用率低，各医疗信息系统标准不一，实现医院资源间互联互通困难重重。因此，实现医学健康术语的标准化，构建科学、规范的医学知识组织体系，是医疗信息化进程中备受关注的重点领域。

知识组织是对知识的有序化过程。知识组织系统（knowledge organization system, KOS）广义上包括所有组织信息及促进知识管理的模式和方法，狭义上是指具体知识组织工具，其本质都是对重复性术语和概念的统一规定。其中，常见的典型知识组织系统类型如叙词表、分类表、术语表、词典、规范文档、主题图、本体等。医学知识组织也是在一定范围内实现医学用语的统一；建立统一的医学知识组织系统，有助于解决概念内涵不清、语义表达和逻辑不一致等问题，促进独立医疗信息系统间的互操作，实现医疗信息和数据共享。

国际及各国标准化组织都非常重视医学健康术语的标准化工作。世界卫生组织（WHO）、美国国立医学图书馆（NLM）、国际医学术语标准化与研发组织（IHTSDO）等均积极从事医学术语标准编制与优化研究，发布了多个广泛应用的医学知识组织系统，集中在疾病、药物、表型、解剖、基因、蛋白质等热点领域，颇具影响的有《系统化临床医学术语集》（SNOMED CT）、《医学主题词表》（MeSH）、《观测指标标识符逻辑命名与编码系统》（LOINC）、《疾病和有关健康问题的国际分类——第10次修订本》（ICD-10）、基因本体（GO）、人类表型本体（HPO）等，推动了国际医疗健康信息的共享互通。近些年来，国内许多标准化组织和科研院所也相继参与到医学知识组织系统的研究实践中，包括中国标准化研究院、国家卫生健康委员会医院管理研究所、中国医学科学院医学信息研究所、中国中医科学院中医药信息研究所、中国卫生信息学会及其下设的卫生信息标准委员会等，重点开展有关国际术语标准的翻译与本土化建设。目前国内医学知识组织系统主要有《中文医学主题词表》（CMeSH）、《临床检验项目分类与代码》、《ICD-10中文版》、《中国中医药学主题词表》、《中医药临床术语集》、《中医病症分类代码》、《输血医学常用术语》、CHPO（人类表型本体）等，这些成果在一定程度上推动了我国的医疗卫生信息化建设和医学科技创新。

为了深入探索全民健康环境下医学知识组织系统的组织模式与应用方式，本书从医学综合、基础医学、临床医学、护理学、药学维度等方面，阐述了医学核心领域应用较为广泛的主题词表、术语表、分类法、一体化医学语言系统，以及本体、生物医学本体仓储平台，研究了国外典型知识组织系统在内容编制、组织结构、服务应用、创新发展方面的先进经验和做法。希望本书的出版能够抛砖引玉，为国内医疗卫生信息化进程中的术语标准化建设提供借鉴。

本书主要章节安排如下。第一章全面概述了知识组织系统及医学领域术语编码体系的标准化发展情况。第二章探讨了医学综合领域主题词表、分类法、一体化语言系统、本体仓储平台的编制与应用情况，包括 MeSH、CMeSH、《中国中医药学主题词表》、一体化医学语言系统（UMLS）、中文一体化医学语言系统（CUMLS）、中医药一体化语言系统（TCMLS）、OBO Foundry、BioPortal 等。第三章阐述了基础医学领域的典型知识组织系统，包括 NCBI Taxonomy、GO、HPO、人类孟德尔遗传数据库（OMIM）、人类基因组织基因命名表（HUGO）、解剖学本体（FMA）等。第四章囊括了临床医学相关术语集与编码系统，如 ICD、SNOMED CT、LOINC、NCIt 等。第五章探索了护理学相关的术语标准，有 NNN 护理分类系统、国际护理实践分类表（ICNP）、奥马哈系统（OMS）、围手术期护理数据集（PNDS）及临床护理分类（CCC）。第六章具体介绍了药学领域的核心词表，包括临床药物标准术语表（RxNorm）、药物数据库类词表、药物不良反应类词表、药物保险和药事执业相关词表。

本书是在“十二五”国家科技支撑计划“面向外文科技文献的超级科技词表和本体建设（医学部分）”（项目编号：2011BAH10B01）、中国医学科学院医学与健康科技创新工程“生物医学科技信息支撑平台”（项目编号：2016-I2M-2-005）部分研究成果基础上经进一步挖掘整理而成，是研究团队成员多次讨论、交流碰撞的集体智慧成果。在此，感谢本书所有作者的艰辛付出！对支持本项目研究和本书编撰的国家科技图书文献中心、中国医学科学院医学信息研究所表示衷心感谢！同时，对胡铁军研究员、钱庆研究员、任慧玲研究馆员、李姣副研究员等专家为本书撰写提出的宝贵意见和建议深表感谢。全书撰写过程中参阅了国内外大量文献资料，在此谨向相关原著作者表示感谢！

医学知识组织系统的建设及医疗卫生术语的标准化，涉及面广，应用场景复杂，而且更新较快。虽经多年努力跟踪和研究，但限于作者知识和经验，书中内容难免会存在纰漏和有待商榷之处，敬请广大读者和同行专家批评指正。

李丹亚　李军莲

2018 年 8 月 29 日

目　录

第一章 概　　论

第一节　知识组织系统概述

伴随数字信息化时代的迅猛发展，信息也呈现出从 GB、TB 到 PB 的海量级爆炸性增长态势，人们时常陷入纷繁复杂的无序信息困扰当中，正如美国未来学家奈斯比特在1984 年曾说过的：“我们在信息海洋中淹溺，但却不得不面临知识饥渴”。如何实现在海量信息中对所需信息、知识的快速准确查找，对混乱的信息进行序化，组织成为有用的知识是当前信息资源利用的关键问题。知识组织系统的研究与构建，有助于这一问题的解决，该领域的研究也是当前情报学、图书馆学、信息学等相关学科的研究热点。

一、知识组织系统的概念

知识是对客观世界事物本质的认识，对知识进行加工、整理、揭示、控制等一系列有序化的过程称之为知识组织。1929 年，美国著名图书馆学家、分类法专家布利斯(H. E. Bliss)最早在其著作《知识组织和科学系统》、《图书馆的知识组织》中提出了“知识组织”(knowledge organization)一词。1989 年，国际知识组织学会(International Society of Knowledge Organization，ISKO)创建期刊《国际分类》，后改名为《知识组织》，主要致力于促进知识组织系统的研究、发展及应用。1997 年起，网络知识组织系统/服务(Networked Knowledge Organization Systems/Service，NKOS)研究小组每年召开一次NKOS 研讨会，研讨将传统 KOS 用于支持网络信息资源描述、检索与服务。

Knowledge Organization System，缩写为 KOS，中文译为“知识组织体系”或“知识组织系统”。一般而言，二者没有严格区分，但从概念理解上，“体系”的含义表达更为抽象，而“系统”更为具体。因此，广义而言，KOS 是指包括所有组织信息和促进知识管理的模式及方法，而狭义上可以指具体的知识组织工具。不同学者对 KOS 也有不同认知，如马文峰和杜小勇(2007)认为知识组织系统是对资源内容概念及其相互关系进行描述与组织的机制。曾蕾(2004)认为知识组织系统是用来定义和组织表述真实世界物体的术语和符号的系统，在具体应用中，泛指对各种人类知识结构进行表达和有组织阐述的语义工具的统称，包括分类法、叙词表、语义网络、本体，以及更泛指的情报检索语言、标引语言。伴随着互联网技术的发展，NKOS 快速兴起并得到广泛应用，它是指应用于网络环境下的、对知识结构进行系统化描述和说明的、用于支持网络信息表示与检索等活动的知识组织系统，其最终目标是实现计算机可理解的、可用的知识体系描述。很难在 KOS 和 NKOS 间画出泾渭分明的界限，它们与人类利用信息资源的环境由纸质环境向数字环境的转变有关，是知识组织系统发展到网络时代的特定产物，随着语义网络的发展，将呈现出向智能化和语义化系统发展的趋势。

二、知识组织系统的分类

对于知识组织系统的分类，可谓是百家争鸣，不同学者有不同的认知。本书对各种观点进行归纳，并重新梳理和总结了现有知识组织系统的分类维度。

王忠红(2009)将知识组织工具分为传统知识组织工具(如主题词表、分类表)和新型知识组织工具(如语义网络、本体、主题图)，二者区别是前者主要面向纸质载体文献的标引、目录组织；而后者是面向网络环境诞生和发展的，主要解决传统知识组织系统结构简单、机器不可理解和处理、更新缓慢、检索功能不强等局限性问题。

武汉大学马费成(1989)从知识工程角度，按照知识组织系统的严谨顺序，将其分为基于文献单元的知识组织系统、基于数据单元的知识组织系统和基于人工智能的知识组织系统三种类型。

马文峰和杜小勇(2007)根据概念及其关系的揭示程度，将知识组织系统划分为概念聚类系统和概念关联类系统两个层次，分类表和主题词表为概念聚类系统，而词网、概念图、主题图、本体是典型的概念关联类系统；前者是较低层次的知识组织体系，而后者体现了知识组织的精髓。

滕广青和毕强(2010)等在描述知识组织体系演化路径时，将知识组织系统分为传统的线形、树形、盒状、链式，以及数字时代的网状知识组织体系等几类，并且认为知识组织体系也是沿着这样一种顺序不断演化的。

谢靖等(2013)从知识服务的角度对知识组织工具进行了归纳，他将知识组织工具分为三类：第一类为基础知识与知识架构类工具；第二类是知识关系建立类工具；第三类是知识处理及展现类工具。其中，前两类中涉及的是一些分类法、词表等知识组织系统，而第三类工具中包含的是可以用于知识组织系统构建、处理、展示的工具，这与知识组织系统的含义还是有所区别的。

Smith 和 Welty(2001)按从无自动推理到自动推理的复杂性划分知识组织系统的类别(图 1-1-1)。Obrst(2004)和 Daconta(2003)从本体构建的角度进行分类，考虑了语义强度(图 1-1-2)，这种强度和语义表达性相关，通过从弱语义到强语义的变化体现了不同知识组织系统的互操作程度。Bergman(2007)为分类特征对比添加了时间和消耗轴线，语义越强烈，其所花费的时间或消耗就越多。Almeida 等(2011)提出从人和机器使用的角度来对知识组织系统分类。

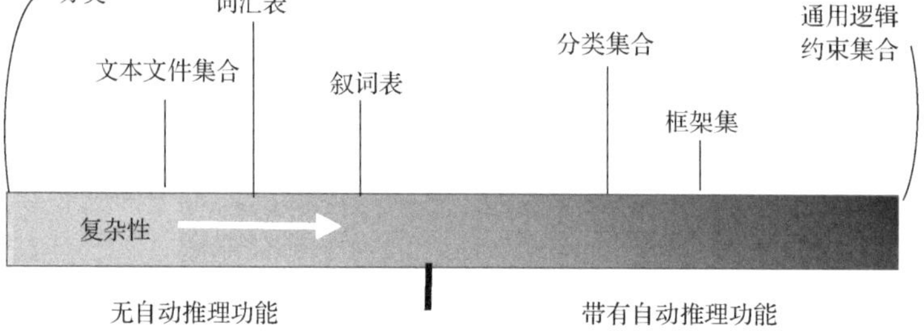

图 1-1-1　Smith 和 Welty 的知识组织系统分类(Smith and Welty，2001)

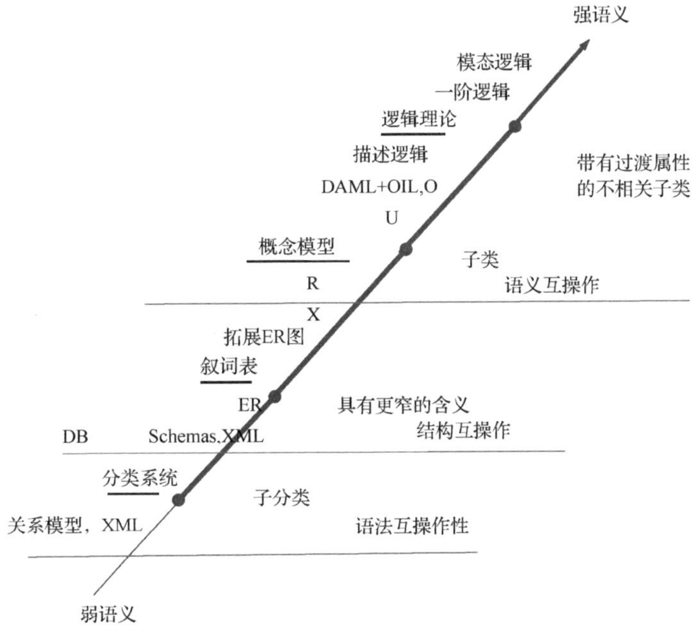

图 1-1-2　Obrst 的知识组织系统分类(Obrst，2004)

Wright(2008)将知识组织系统定义为“一组概念集合，有时也包含概念之间语义关系的描述”，其超越了图书馆仅关注检索的目的，更关注广泛应用。她将知识组织系统作为一种概念化的知识表示范式，将知识组织系统分为系统性(systematic)资源、非系统性(unsystematic)资源和混合(hybird)资源三类，见图 1-1-3。系统性资源具有明确的关系

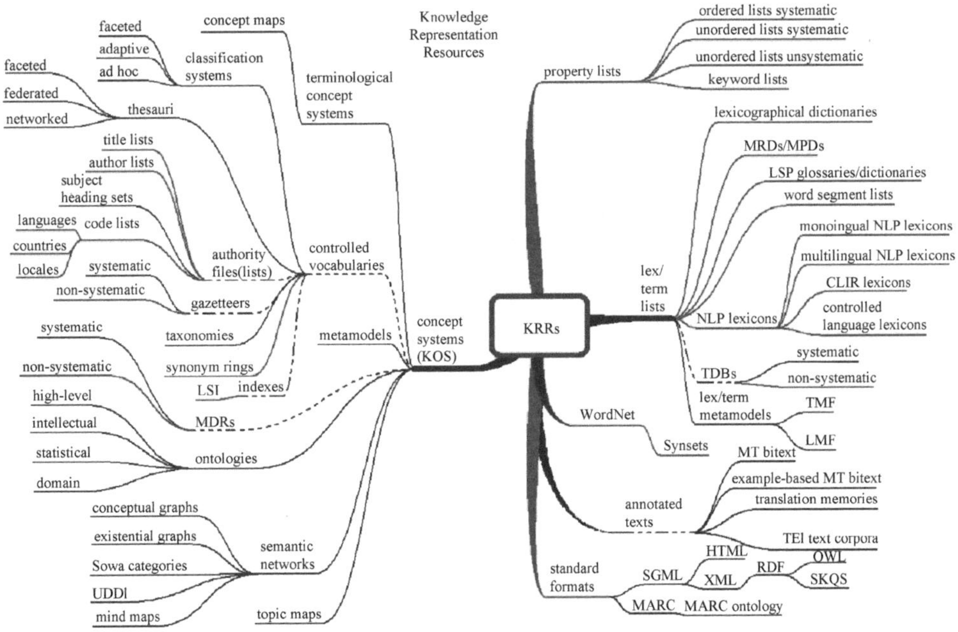

图 1-1-3　Wright 的知识组织系统分类(Wright，2008)

Knowledge Representation Resources，知识表示资源

结构，如父子关系。非系统性资源既包括无序的知识组织系统，也包括具有传统排序方式(如字顺)的知识组织系统，如作者列表、标题表等。她指出，知识组织系统是知识表示资源的一部分，同时指出团体实践是一种重要的组织原则，不同团体根据他们的实践目的来定义不同的知识组织系统。

孙坦和刘峥(2013)从知识组织体系构建的角度，将西方发达国家或组织推进知识组织实践应用，特别是知识组织系统的集成构建归纳为 4 种模式：基于传统知识组织体系关联的语义网络模式、基于传统知识组织体系整合抽取的本体仓库模式、基于语义网的参考网络模式和本体网络模式。

Hodge(2000)和 Zeng(2008)对知识组织系统的划分方式，是当前学界较为认可的划分方式。Hodge 将知识组织系统分为术语表、分类表和关系列表三类。其中，术语表包括权威文档、词汇表、字典、地名辞典。分类表分为标题表、分类词表、知识分类等，关系列表包括叙词表、语义网络、本体。Zeng 在 Hodge 的分类方式基础上将知识组织系统按结构和功能分为 4 类，如图 1-1-4 所示：①术语列表(Term Lists)，包括可选词单、词汇表、词典；②带事实的模型(Metadata-like Models)，包括目录、地名词表；③分类和类目(Classification & Categorization)，包括标题表、归类类目表、知识分类表、分类表；④关系模型(Relationship Models)，包括叙词表、概念图、语义网络、本体。并且，Zeng 从知识组织系统分类角度列出了知识组织系统的主要功能，包括词义消歧、同义词和近义词的控制、揭示概念之间的语义关系-等级关系、揭示概念之间的语义关系-非等级[相关]关系、揭示事物类型和关系类型、描述事物的属性特征。

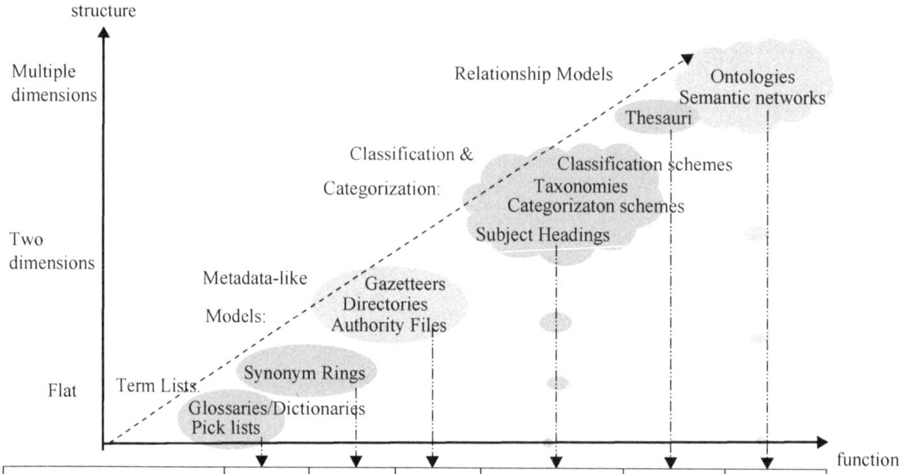

eliminating ambiguity	xxx		xxx	xx	xxxx	xx
controlling synonyms		xxxx	xxx	xx	xxxx	xx
establishing relationships: hierarchical			x	xxxx	xxx	xxx
establishing relationships: associative					xxxx	xxxxx
presenting properties						xxxxx

图 1-1-4 Zeng(2008)对知识组织系统的分类

Hjorland(2008)等对知识组织系统的类型进行了拓展，其认为知识组织的主要类型包括：①列举式分类系统；②分面分析系统；③主题表；④以全文检索为基础的系统；⑤以叙词表为基础的系统；⑥书目计量地图；⑦搜索引擎算法；⑧档案系统；⑨本体；⑩语义网络；⑪主题图。

Souza 等(2012)将知识组织系统作为一种基于概念和概念间不同程度关系的知识表示，利用主题图绘制了知识组织系统类型划分，目的在于揭示知识组织系统的复杂性。绘制中考虑了用于知识组织和检索的摘要、索引关键词和信息检索索引，因为它们也属于基于术语的知识表示结构。如图 1-1-5 所示，将知识组织系统分为 4 类：无结构文本、术语或概念列表、概念关系和层次结构、概念和关系结构，涵盖类型广泛而细致。其中，无结构文本包括摘要、字母索引等；术语或概念列表包括民众分类法、地名辞典、词典、词汇表、规范文档、标签列表、同义词环、编码列表、场景列表、标题表、语言列表，国家列表等；概念关系和层次结构包括思维导图、数据模型、参照模型、概念图、实体关系模型、公司数据模型、数据参照模型、技术参照模型、性能参照模型、服务组件参照模型、概念数据库模式、逻辑数据库模式图、物理数据库模式图等；概念和关系结构包括受控词汇、分类模式、主题词表、科学分类法、知识分类、叙词表、网站类目、数据词典、潜在语义索引、逆向索引、分类叙词表、非形式本体、形式本体、半形式本体、仿真叙词表、仿真分类模式等。

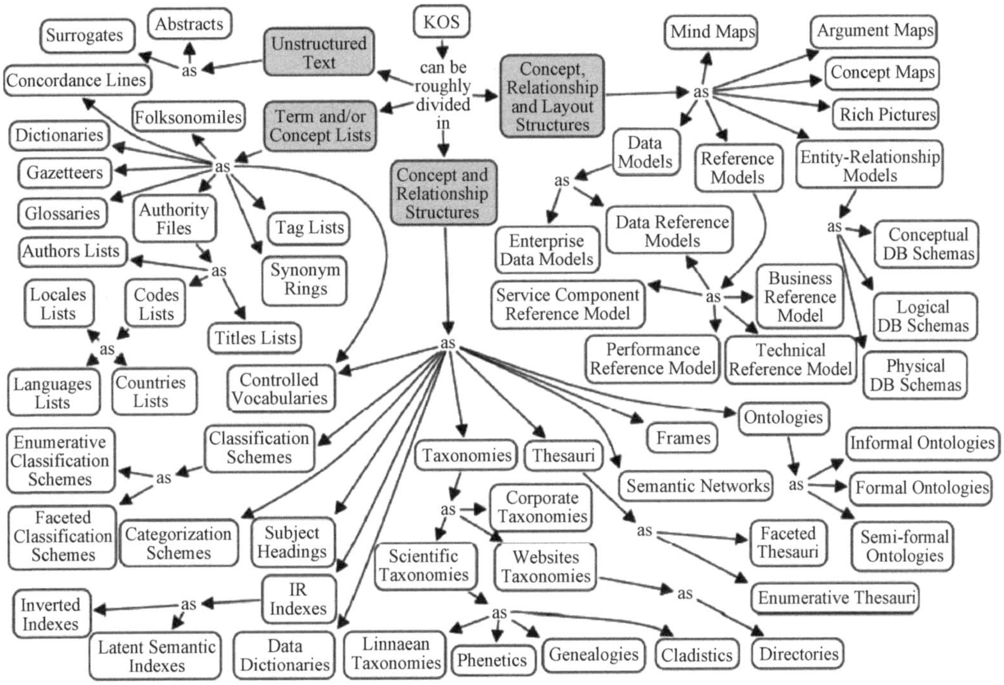

图 1-1-5 Souza 绘制的知识组织类型(Souza，2012)

Souza 也按层次对知识组织系统类型维度进行了总结，如图 1-1-6 所示，在顶层分为内在特征和外在特征。其中，内在特征维度将知识组织系统作为独立于任何用户或环境，仅和类型有关的一种实体，分为基础(包括结构、标准)和附加(包括语言、领域、载体和显示）；而外在维度特征与知识组织系统所使用的环境相关，分为目的、用户团体、敏感性和更新。

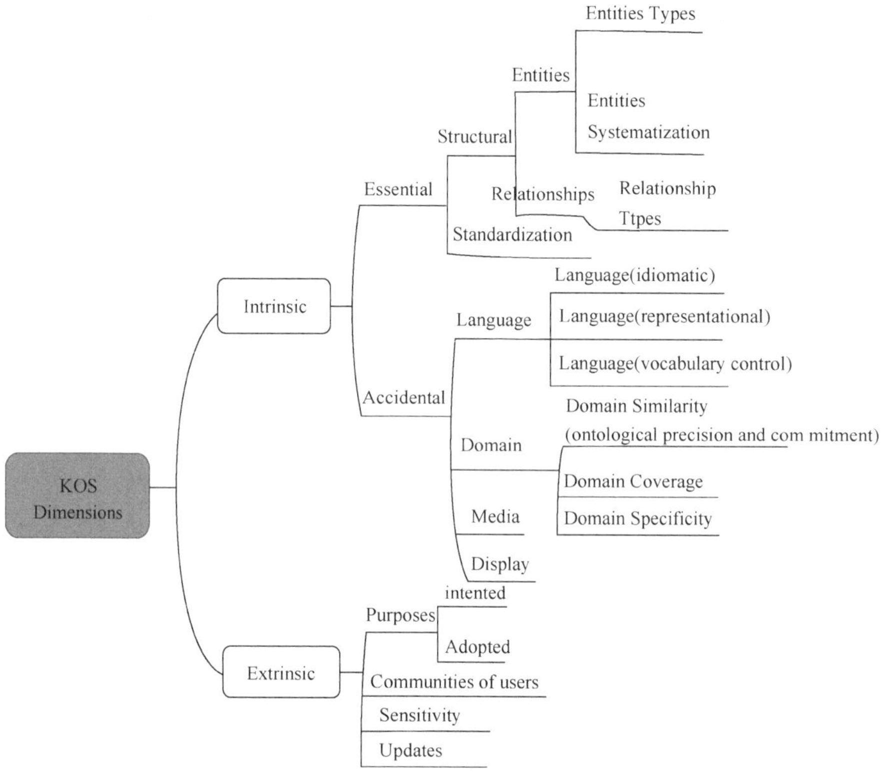

图 1-1-6　Souza 绘制的知识组织系统分类维度（Souza et al.，2012）

具体地讲，内在特征结构包括实体和关系，实体包括实体类型、实体分类。实体类型如词、字符串、数字、概念等。实体分类包括随机、字母、分类、枚举。关系主要是知识组织系统中显示的关系类型，如层次关系、同义关系、上下位关系、部分-整体关系等。标准是为特定知识组织系统结构设置的规则或指南，如 ANSI/NISO、Z39.19、BS 5723：1987 等。附加特征分为语言、领域、载体和显示。语言包括语种、表示语言和语言可控性。语种可分为单语种、多语种；表示语言可分为纯文本、标记语言、图标、形式语言；语言可控性可分为自然语言、可控语言和智能语言。领域维度被划分为领域相似性、领域覆盖率和领域独特性。领域相似性反映了知识组织系统实体的关系到应用领域的关系，如对表示的质量、本体精确度和约束的领域概念的强弱语义。领域覆盖率说明覆盖领域的程度，如浅或深。领域独特性是关于知识组织如何与领域关联的，如基于任务、所跨领域、特定领域、基础或上层本体。载体是信息表达的依存基础，如印本或数字化。显示是知识组织系统显示信息的方式，如图形、符号、纯文本、分类等。外在特征包括目标、用户团体、敏感性和更新。目标包括术语集控制、索引、分类法、知识表示等，可被划分为计划采纳和采纳两类，考虑优先和后继使用的区别。用户团体，如图书馆员、网页设计者、翻译者等。敏感性包括保密、非保密、公共可获取的知识组织系统等。更新是指知识组织系统的内容更新情况，如无更新、用户更新等。

Souza 等对知识组织系统的维度总结较为全面，但仍忽略了一些方面，如知识组织系统构建的角度、知识组织系统的结构等。本书基于 Souza 的分类维度，并综合考虑现有相关学者对知识组织系统的分类研究进行重新归纳，如图 1-1-7 所示，希望能够从更多角度对知识组织系统提供更全面系统的观察和研究视角。本书在 Souza 分类的基础上，主要扩展和补充了知识组织系统的应用环境（网络/非网络）、规模（如收录词量）、结构层次（线性、链式、盒式、树状、网状等）、构建维度（一维、二维、三维、多维等）、构建形式（独立/集成）、构建消耗（时间、费用等）、用户对象（人/计算机）、用户类型（如图书馆员、网页设计者、翻译者）、使用限制情况（免费/限制）、复杂性（是否具有自动推理能力）、维护包括更新周期（月、年）、更新方式（自动更新、用户更新或无更新）、功能（如描述、定义、导航、翻译等）、使用目标（如分类、标引、作为知识组织的概念集或基础框架、知识挖掘）等。

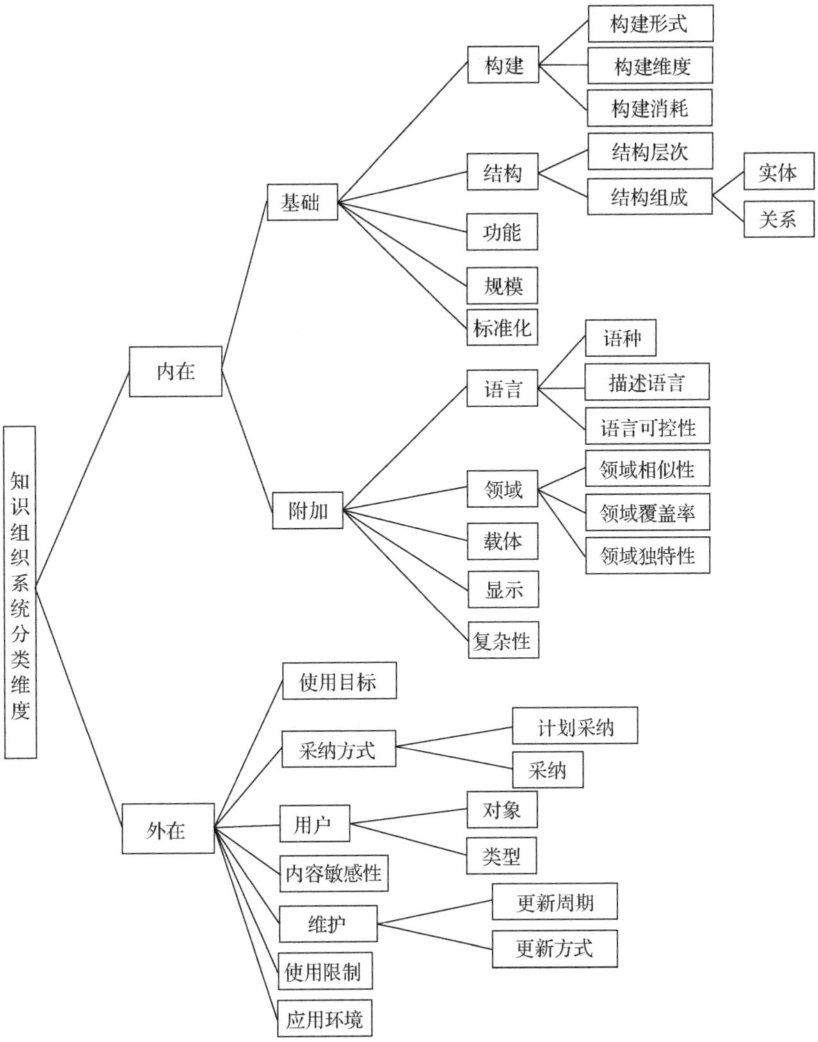

图 1-1-7 新的知识组织系统分类维度

三、典型知识组织系统

通过知识组织系统分类维度的总结，可以看出知识组织系统具有丰富的种类，由于篇幅所限，本书仅列举常见及本书中涉及的典型知识组织系统类型。

1) 可选词单

指按照某种顺序排列的有限词汇集合。词单中的词按照年代、字顺、大小或者其他的逻辑顺序依次排列。一个词单中的成员词都属于同一集合，例如，都是国家名称或产品名称或事物名称，在意义上没有重复，在专指程度上也是已知的。可选词单(图 1-1-8)将一个资源集或者概念集，根据不同的角度，分门别类地划分为若干个易于检索和理解的层级，每一个门类为成员词的词义提供了上下文环境，从而避免了语词歧义的问题，是一种简单有效的词义消歧方法。

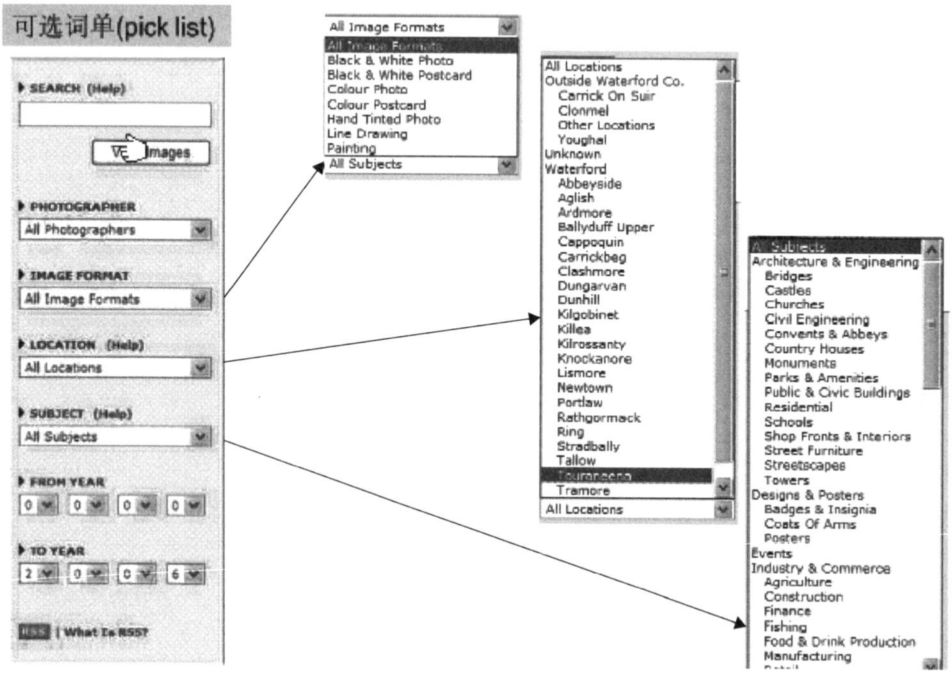

图 1-1-8　检索界面中的可选词单

2) 地名辞典

是含有名称和类型划分的有关地点的地理参考字典。辞典中地名词汇之间的相互关系通过地理表达方式和明确的关系类型来表示。目前对于地名辞典的研究，已不仅仅局限于词汇层面上，而是把地名词汇与地图数据结合，通过地名词汇直接定位到相应的地图上，如美国亚历山大数字图书馆电子地名辞典、英国 GENUKI 地名辞典(GENUKI Gazetteer)等。图 1-1-9 为在 GENUKI 地名辞典中输入“Wales”后的检索结果。

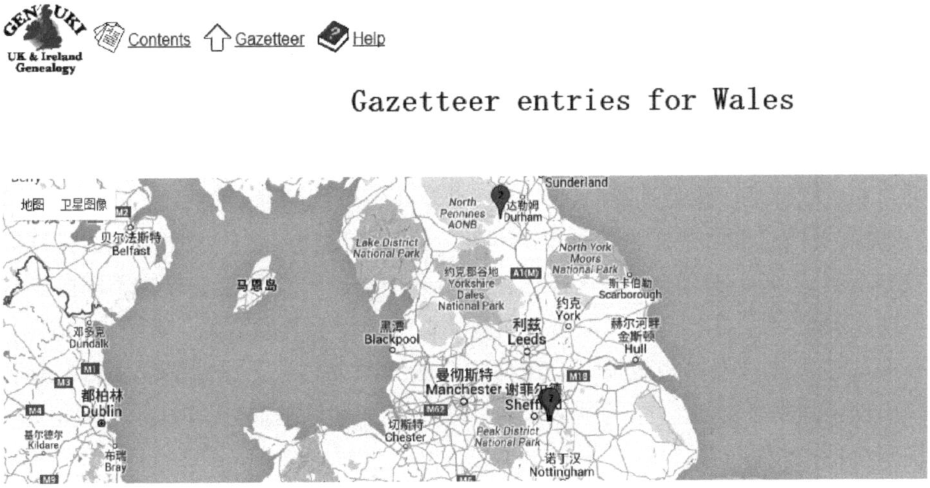

图 1-1-9 英国 GENUKI 地名辞典

3) 术语表和词典

术语表是术语及其定义的列表。术语可来源于特定领域或特定作品，这些术语在某一特定环境中被定义，而且很少有多种不同的含义。字典/词典比术语表宽泛和通用，是以字母顺序排列的字或词及其定义列表，包括字或词的各种不同含义，它还可以提供字或词的起源信息，如拼写或词法，以及跨学科的多种含义；有的字典或词典还可能提供同义词、相关词，但没有明确的等级层次体系，也没有试图通过概念将知识加以分组，如《现代汉语词典》、《新华字典》(图 1-1-10) 等。

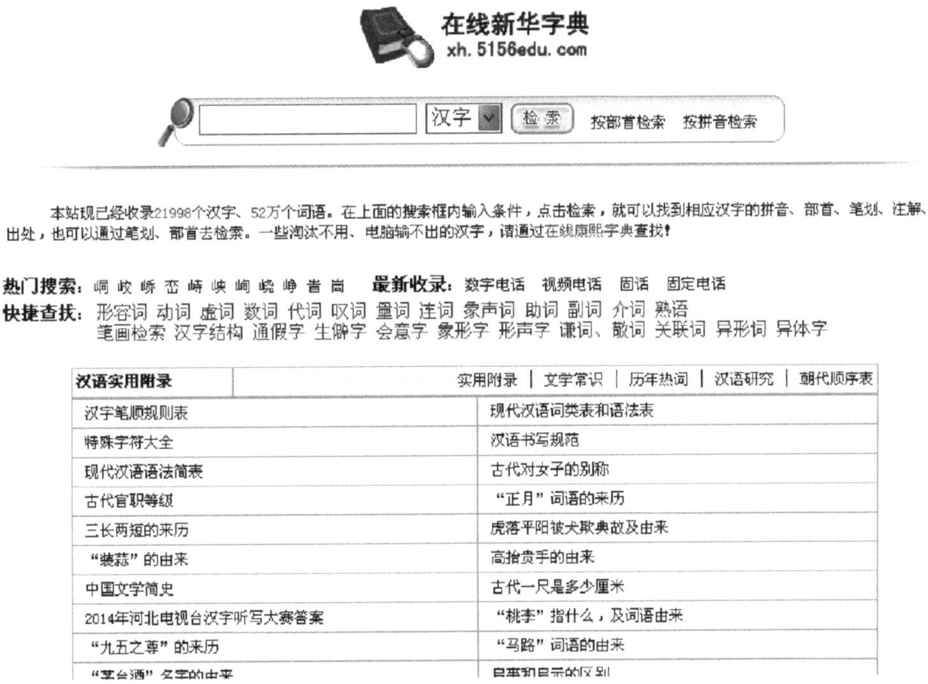

图 1-1-10 在线新华字典

4) 规范文档

也称权威档，由规范记录组成的计算机文档，其作用是实行规范控制，即保证机读目录中文档标目的一致性，以便有效地实现对机读目录的统一管理。规范记录用来记录下列内容：①书目记录检索点的规范标目；②规范标目与相关的不同标目形式之间的参照关系；③选取标目，确定其参照关系的依据及其他有关信息(包括建档日期、建档人姓名等)。规范文档的作用是作为一种工具，以引导目录的使用者根据出版物上出现的标目形式找到书目记录所使用的规范化标目，如用来控制统一实体人或事物不同的名称，或者某个特定领域中专有名词的词汇表，如国家名称表、个人姓名表、组织机构名称列表。非规范的词汇被连接指向规范词汇，进而找到所要的书目记录或所需的资料。这种类型的知识组织系统并不揭示复杂的结构和组织关系，一般直接是等同关系。规范文档首创于美国国会图书馆。

5) 同义词环

是一组同义、近义甚至相关词的集合，类似于入口词表，但是它不会强行要求环中某一个词作为“正式词”，环中任何一个词的地位都是平等的，都可以是正式词。同义词环通常与搜索引擎一同使用，以帮助扩充检索式，用户只要使用同义词环中的任何一个词，就可以找到这一类的资源。同义词环可以根据检索环境和网站内容的变化随时增加、逐步建立，故其构建投资小、效益高、使用性强，非常适合用作搜索引擎的扩检入口词表。Google的搜索后台就使用了同义词环用以扩展其检索功能。

Mental illness *(May Subd Geog)*
Here are entered popular works and works on social aspects of mental disorders. Works on the legal aspects of mental illness are entered under Insanity. Works on clinical aspects of mental disorders, including therapy, are entered under Psychiatry
UF　Diseases, Mental
　　Madness
　　Mental disorders
　　Mental diseases
BT　Diseases
　　Psychiatry
　　Psychology, Pathological
RT　Mental health
NT　Dual diagnosis
　　Genius and mental illness
　　Insanity
　　Neurobehavioral disorders
-- **Alternative treatment**
-- **Diagnosis**
　BT Psychodiagnostics
　NT Psychiatric disability evaluation
-- Epidemiology
　USE Psychiatric epidemiology
-- **Prevention**
-- Surgery
　USE Psychosurgery
-- **Treatment** *(May Subd Geog)*
-- -- **Evaluation**
　　NT Psychiatric rating scales

图 1-1-11　《美国国会标题表》

6) 标题表

提供一系列用以表达馆藏中各文献主题的受控词汇，以及组配符合标题的规则，因最初来源主要为文献标题，故名标题表。它可以扩展到覆盖一个大范围的主题，然而其列表结构非常简单，只有一个有限的等级结构，层次关系比较浅，如《美国国会标题表》(Library of Congress Subject Headings，LCSH)(图 1-1-11)。

7) 粗略分类体系

一个用来大致分组归类的分类体系，结构十分松散，可以是任何分组归类用的大纲，如一些门户网站上的频道栏和分类目录(图 1-1-12)。

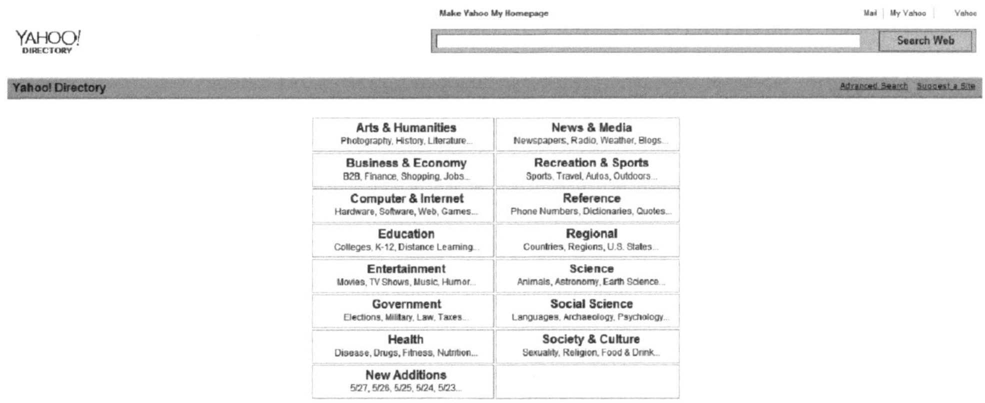

图 1-1-12　Yahoo 网站分类目录

8) 知识分类体系

根据实物的某种特征将事物分成有序的类别。例如，生物分类学的严格分类体系就是根据生物种群之间的异同程度来阐明生物物种之间亲缘关系的，按界、门、亚门、纲、目、科、属、种来排列，如表 1-1-1 所示。

表 1-1-1　生物分类学中的微生物分类体系

分类单位	海扇脊螺旋体	灰色链霉菌	八孢裂殖酵母
界	原核生物界(Procaryotae)	原核生物界(Procaryotae)	真菌界(Fungl)
门	薄壁菌门(Gracilicutes)	厚壁菌门(Terericutes)	真菌门(Eumycota)
亚门	—	—	子囊菌亚门(Ascomycotina)
纲	暗细菌纲(Scotobacteria)	枝形细菌纲(Thellobacteria)	半子囊菌纲(Hemiascomycetes)
目	螺旋体目(Spirochaetales)	放线菌目(Actinomycetales)	内孢霉目(Endomycetales)
科	螺旋体科(Spirochaetaceae)	链霉菌科(Streptomyceae)	内孢霉科(Endomycetaceae)
属	脊螺旋体属(*Cristispira*)	链霉菌属(*Streptomyces*)	裂殖酵母属(*Schizosaccharomyces*)
种	海扇脊螺旋体(*C.pectinis*)	灰色链霉菌(*S.griseus*)	八孢裂殖酵母(*S.octosporus*)
分类系统	《伯杰氏系统细菌学手册》(1984)	《伯杰氏系统细菌学手册》(1984)	Ainsworth(1971)

9) 文献分类法

提供详细的层级知识分类体系，将各种对象或概念划分到该体系的各层次类别中。文献分类法一般使用字母或数字来标记分类类别，以学科分类为主。典型文献分类法有《杜威十进分类法》(Dewey Decimal Classification，DDC)、《国际十进分类法》(Universal Decimal Classification，UDC)、《美国国会图书馆分类法》(Library of Congress Classification，LCC)、《中国图书馆分类法》(简称中图法)等，如图 1-1-13 为中图法、DDC 和 LCC 的一级目录。

10) 大众分类法

也称“民众分类法”或“自由分类法”(folksonomy)，是一种自底向上的、通过大众参与构建知识组织资源描述的方法，用户使用自然语言标签对其感兴趣的资源进行标注，而后通过用户使用最多的标签对资源进行分类，使更多用户可以通过标签排序和分类共享资源。大众分类法又分为宽大众分类法(broad folksonomy)和窄大众分类法(narrow folksonomy)，宽大众分类法中多个用户可以标注同一事物，而窄大众分类法中只有少数用户可以标注同一事物。与传统分类法相比，这种分类法的特点在于它并没有采用预先制定的信息分类法和词表，而是用户根据自己的使用习惯和偏好，以自定义的自然语言为网络资源对象进行标注和分类。所以公众分类法比传统的层次分类和分面分类法更接近用户大众，并易于被他们接受。大众分类法的典型应用如 Del.icio.us(图 1-1-14)、Flickr、Wikipedia。

中图法（第四版）(CLC)	杜威十进分类法（DDC）	美国国会图书馆分类法（LCC）
A 马克思主义、列宁主义、毛泽东思想、邓小平理论	000 Generalities(总类)	A General works(总类：着作集)
B 哲学、宗教	100 Philosophy(哲学类)	B Philosophy, psychology, religion(哲学与宗教)
C 社会科学总论	200 Religion(宗教类)	C Auxiliary sciences of history(历史：辅助科学)
D 政治、法律	300 Socialsciences(自然科学类)	D History, general and Old World(历史：世界史)
F 经济	400 Lanuage(语文类)	E-F History, America(美洲历史)
G 文化、科学、教育、体育	500 Puresciences(自然科学类)	G Geography, anthropology, recreation(地理、人类学、民间传说)
H 语言、文字	600 Technology(应用科学类)	H Social sciences(社会科学)
I 文学	700 Thearts(艺术类)	J Political science(政治学)
J 艺术	800 Literature(文学类)	K Law(法律)
K 历史、地理	900 Generalgeography&history(史地类)	L Education(教育)
N 自然科学总论		M Music and books on music(音乐)
O 数理科学和化学		N Fine arts(美术)
Q 生物科学		P Language and Literature(语言、文学)
R 医药、卫生		Q Sciences(科学)
S 农业科学		R Medicine(医学)
T 工业技术		S Agriculture(农业)
U 交通运输		T Technology(工业技术)
V 航空、航天		U Military science(军事科学)
X 环境科学、安全科学		V Naval science(海军兵学)
Z 综合性图书		Z Bibliography, library science(目录学及图书馆科学)

图 1-1-13　中图法、DDC 和 LCC 的一级目录

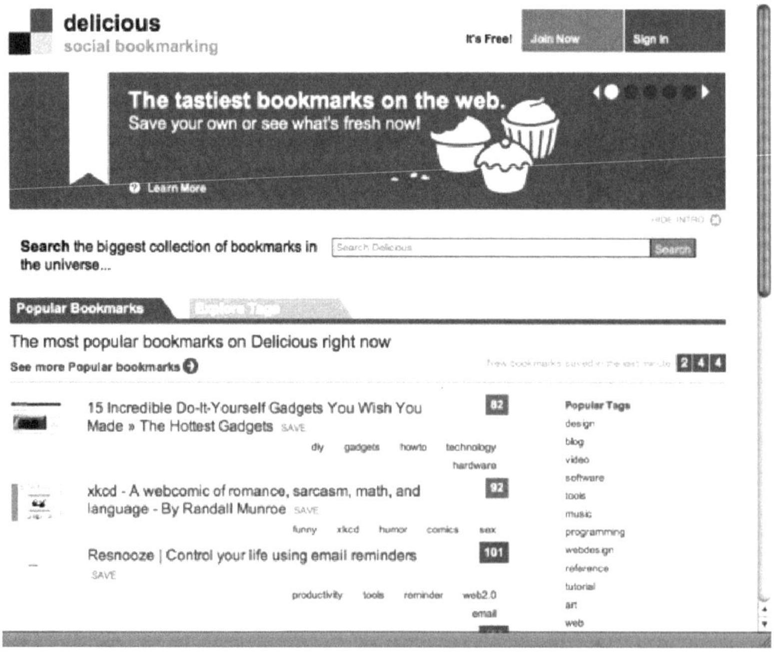
delicious
social bookmarking
It's Free!
Join Now
Sign In
The tastiest bookmarks on the web.
Save your own or see what's fresh now!
Learn More
Search the biggest collection of bookmarks in the universe...
Search
Popular Bookmarks
The most popular bookmarks on Delicious right now
See more Popular bookmarks
15 Incredible Do-It-Yourself Gadgets You Wish You Made » The Hottest Gadgets
diy gadgets howto technology hardware
82
xkcd - A webcomic of romance, sarcasm, math, and language - By Randall Munroe
funny xkcd humor comics sex
92
Resnooze | Control your life using email reminders
productivity tools reminder web2.0 email
101
Popular Tags
design
blog
video
software
tools
music
programming
webdesign
reference
tutorial
art
web

图 1-1-14　Del.icio.us 中的大众标签

11）叙词表

又称为主题词表，一般可以从功能或结构的角度加以限定。按照其功能，叙词表表示一种将标引人员或用户使用的自然语言转换为规范化的系统语言的术语控制工具；按照其结构，叙词表是一种概括特定知识领域并由词义相关、语义相关的术语组成的可以不断补充的规范化词典。叙词表主要包含三种词间关系：等同关系、等级关系和相关关系。等同关系也称同义关系、用代关系，是指叙词含义相同或相近，可以相互替代的语词之间的关系。等级关系是指上位概念叙词与下位概念叙词之间的一种关系，也称属分关系、主从关系。相关关系，也称类缘关系，是指叙词之间除等同关系、等级关系以外语义相关的一种关系。典型叙词表有美国国立医学图书馆的医学主题词表（Medical Subject Heading，MeSH）、英国《化学文摘》的 Inspec 叙词表（图 1-1-15）、美国《工程索引》的工程信息叙词表，以及我国的汉语主题词表、中国分类主题词表、中国中医药学主题词表等。

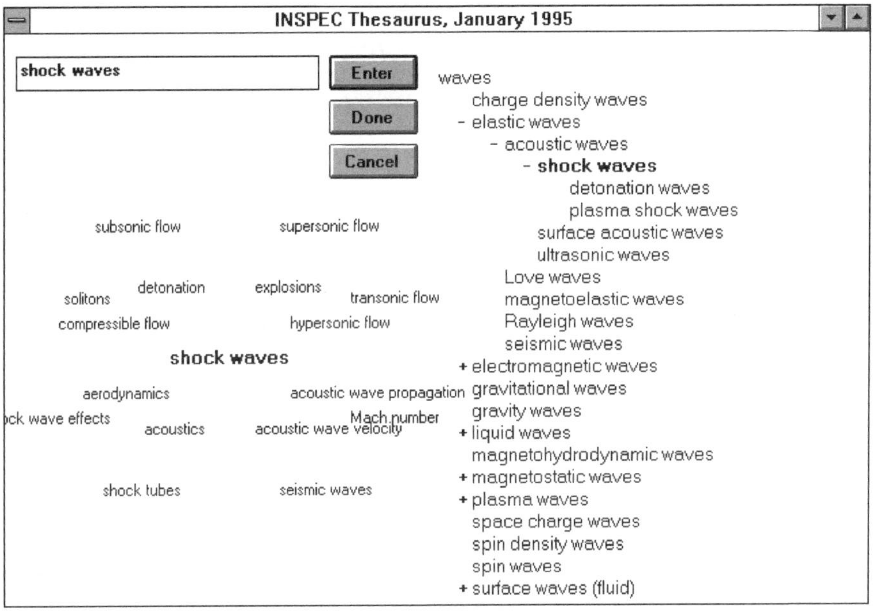

图 1-1-15 英国《化学文摘》的 Inspec 叙词表

12）主题图

是一种用于描述信息资源的知识结构的元数据格式，它可以定位某一知识概念所在的资源位置，也可以表示知识概念间的相互联系。XTM（XML Topic Maps）是主题图的语法标准，详细规定了用于创建主题图的 XML 标签集和相应的语法规范。现实世界中的客观事物往往具有其自身的某些特征，如名称、位置、存在的特定范围，以及与其他事物之间的联系等，这些事物在主题图中的反映就是一组主题。这些主题同样也包含自身的特征集合，最基本的特征是主题的名称、主题所在的资源出处，以及它与其他主题间的关联。一个主题图就是一个由主题（topic）、关联（association）及资源出处（occurrences）组成的集合体（TAO）。主题图具有灵活和丰富的表现力，被广泛应用于知识管理、Web

应用、知识组织与知识管理、语义挖掘等领域。挪威 Ontopia 公司开发建立了意大利歌剧主题图(图 1-1-16),《法国百科全书》的网络版 Quid 也引入主题图技术用于编制结构化索引。

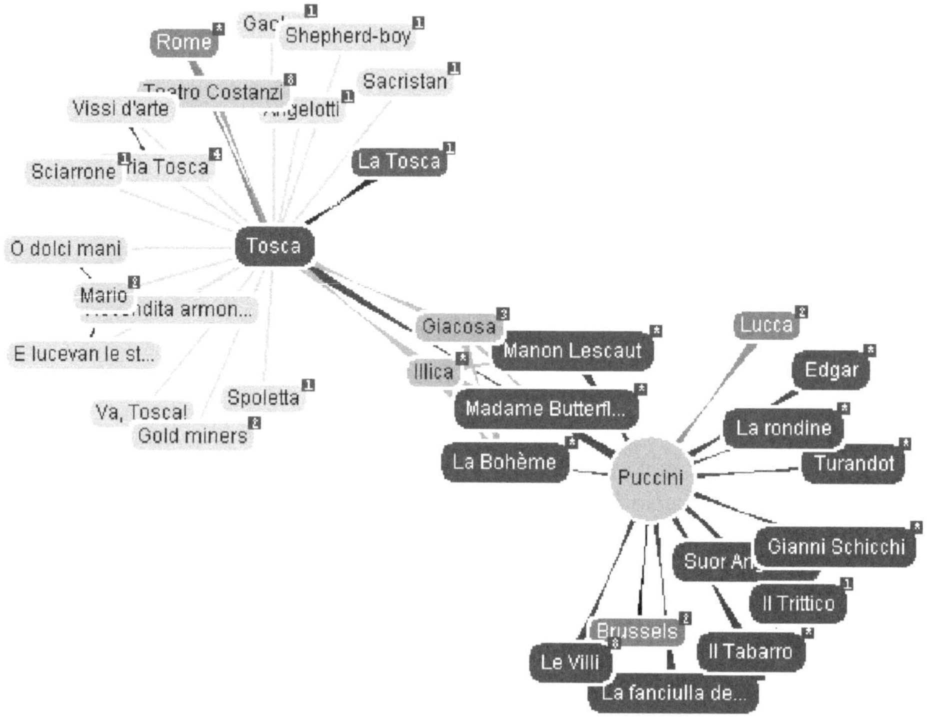

图 1-1-16 意大利歌剧主题图

13) 语义网络

表示概念的术语集合，将概念建模为具有不同关系类型的网络中的节点，边表示不同类型的概念间关系。语义网络中的关系和叙词表中的关系相比更丰富，可能包括整体-部分关系、因果关系或父子关系等。典型的语义网络有词网(Wordnet)(图 1-1-17)、知网(Hownet)、UMLS 的语义网络。

14) 本体

由概念及概念之间的关系构成，是关于概念的明确的形式化规范说明。本体中的关系包括 IS-A(用于类等级结构)、实例、部分和(有时许多)领域特定的关系。本体类型多样，依据详细程度可以将本体划分为参考本体(reference ontology)和共享本体(share ontology)。依照领域依赖程度，可以细分为顶级(top-level)本体、领域(domain)本体、任务(task)本体和应用(application)本体。本体具有概念及概念间语义关系揭示明确化、模型化、机器可读等优点，是语义网环境下知识资源组织和描述的重要工具。典型本体有基因本体(gene ontology)、解剖学基础模型本体(foundational model of anatomy ontology，FMA)等。

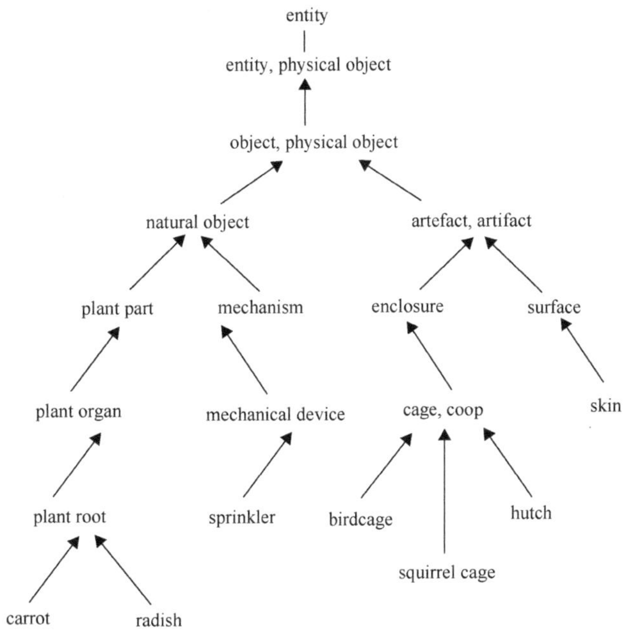

图 1-1-17 Wordnet(词网)

四、知识组织系统的功能

知识组织系统是传统信息检索语言的发展，传统信息检索语言的主要功能是为标引者和检索者之间的信息沟通建立共同表达的桥梁，而知识组织系统的功能随着计算机语义技术的发展和人们对知识的需求日益迫切而得到不断的补充与丰富，它能帮助使用者查找和感知信息，帮助使用者描述问题和给出答案，能够提供有意义的概念结构作为资源组织和描述的形式化基础，还能够提供计算机程序理解、分析和知识推理。很多学者从不同角度对知识组织系统的功能进行了阐述。

Hill(2004)等将知识组织系统功能归纳为实现描述、定义、翻译或转换、导航。①描述功能：知识组织系统是受控标识的集合，可用来描述实体；②定义功能：知识组织系统明确规范其包含的每个标识的意义，每个标识都具有单义性；③翻译或转换：借助于知识组织系统能够实现等价表达形式之间的匹配，如同义词、跨语言表示等；④导航功能：知识组织系统是一个知识框架，借助于知识组织系统标识之间的关联可以实现资源的指引和导航。

Soergel(2001)认为知识组织系统的概念化框架具有很多细致功能划分，包括：①支持思考、感知、知识整合、新知识及人和计算机程序之间的差距发现，支持设计和决策；②为个人或增进相互理解，提供语义路线图，提高沟通，支持协作；③支持学习和资讯理解，支持情报学习和写作；④支持领域内和跨领域间的知识集成；⑤支持良好的研究和实践，支持 e-Science；⑥支持以行为和社会法律为目的的分类；⑦支持发现/信息检索和分析、过滤/路线，支持电子商务产品和服务的检索；⑧支持有意义的良好的信息展示方式；⑨支持检索后的信息处理；⑩提供基于知识系统的概念基础；⑪支持语法和语义互操作及长期保存；⑫支持数据建模，包括数据元素定义及数据字典生成；⑬为读者、写作者、翻译人员提供基于术语、概念和其他实体的信息，如拼写、术语来源、定义、使用、流行用法、各语种的最佳译文等；⑭支持自然语言处理，作为词典知识库提供词性标注、词义消歧、机器翻译、文本生成、拼写检查和语法检查、命名实体识别等。

Vickery 于 2008 年总结了知识组织系统的本质、结构和功能，从发展的角度将知识组织系统划分为 4 个阶段。①先控时代，知识组织系统是动态式结构，如卡片、目录或索引。②后控时代，知识组织系统由概念组成，可以分配给实体，在检索查询中可被动态组配；可通过分面语义关系，在叙词表中定义术语间的关系。③网络时代，可将内容组织为层级或分面浏览；可通过超链接进行导航和发现；通过对文献内容自动标引进行检索。④语义网络时代，使用本体检索和发现的术语间的语义关系提供给计算机，使之能够理解文本内容并进行有用的推理。

Lambe(2011)认为知识组织系统在科学知识生成和发展过程中起到了非常重要的作用，其能从三个方面为科学管理助力：①提供标准化语言，通过使用标准化语言可以协调和构建知识，并通过标准化语言进行实体描述；②以可理解的方式识别不同知识领域间的关联或关系；③在分散的知识领域中复用突出和有用结构，感知知识领域中的重要模式和关系，包括知识空白识别和有意义的假设。

在 Web 时代，知识组织系统发挥了更大的作用，Zeng(2008)对知识组织在网络门户中发挥的作用进行总结，划分出四代界面。第一代界面中，知识组织系统主要用于查询，如 1996 年 AltaVista 网站、1997 年 NorthmLight 网站的检索功能。第二代界面中，知识组织系统主要用于查询和浏览，如 Yahoo 使用分类法组织站点资源。第三代界面中，知识组织系统主要用于分面浏览和多维检索、浏览，如英国文化遗产数字图书馆的图像资源查找，提供物体、组成部分、时间、空间等分面。第四代界面中，知识组织系统对事物、概念进行组织分类，还加入了属性特征。她还指出，在语义网时代，知识组织系统逐渐向强语义结构系统发展，特别是被用作浏览系统的组织框架，用作领域共同认可的知识参考体系(如知识库、资源库的应用)，用作领域分散资源的联络体系/聚合点和作为语义网网络系统数据结构的模型，如用于 VIVO 的构建框架。VIVO 是美国国立卫生研究院资助的由康奈尔大学等 7 所学校和机构共同构建的大型科学家社交网络，目的在于促进科学家间的交流合作，它基于通用科研本体和生命科学领域本体，将科研人员、科研活动项目、科学数据、科研成果和文献资源进行关联。

五、知识组织系统的发展现状

1)网络化

网络资源的日益丰富和人类信息活动环境向网络的转变，促使知识组织系统应用广泛，主要体现在两个方面。

一方面，传统知识组织系统以独立版本或嵌入检索系统中，用于 Web 资源组织和揭示，如 MeSH 主题词表、联合国教科文组织叙词表(UNESCO Thesaurus)等提供网络版词汇选择。CAB 叙词表、农业叙词表、Agrovoc 叙词表等被嵌入检索系统中，作为检索系统的后控词表，用户检索后可连接到相关资源。Cyber Stacks 使用美国国会图书馆分类法(Library of Congress Classification，LCC)组织资源、医学信息门户 OMNI 使用 MeSH 主题词表组织门户信息资源、英国的 BUBL LINK 使用国际十进分类法(Universal Decimal Classification，UDC)组织信息资源等。

另一方面，对传统知识组织系统进行重构或改造，构建为本体等新型网络知识组织系统，为用户提供面向语义的应用。较为广泛的是利用现有的叙词表建立本体的尝试，如阿姆斯特丹大学信息科学系采用本体工具，将艺术与建筑叙词表(Art and Architecture Thesaurus，AAT)转换为本体，联合国粮食及农业组织将 Agrovoc 叙词表转换为农业本体。

2)集成化

当前知识组织系统建设关注多种知识组织工具和方法的整合与集成，是多种语义工具的互操作，包括多词表、多学科、多语种的综合知识组织系统构建。例如，医学一体化语言系统(Unified Medical Language System，UMLS)是生物医学领域跨语言多表集成的知识组织系统，整合了上百个异构异质的医学知识组织系统中上千万个概念名称及相关信息。EuroVoc 是一部覆盖欧洲联邦活动的多语言叙词表，包括 22 种语言，在其 4.3 版本中，包含了 6797 个概念。当前，也有许多项目目标在于多词表的整合集成，如 FOS 项目整合了 4 个词表系统，包括 FIGS 门户的参考目录、ASFA 叙词表、Agrovoc 叙词表的渔业部分和 OneFish 主题树。OntoFusion 项目是面向基因和临床医学数据库的本体集成系统，主要采用半自动化的映射(mapping)和全自动化的统一(unification)两种方式将大规模生物医学数据库资源链接起来。还有我国"十二五"期间的"面向外文科技文献信息的知识组织体系建设与应用示范"项目，集成了来自理、工、农、医 4 个领域的上百部词表资源构建超级科技词表，用于提供更深入的知识服务。

3)用户参与

用户参与知识组织体系构建是随着 Web2.0 发展的一个显著趋势，关注"以人为中心"的社会参与，允许用户用词或短语标注所喜欢或感兴趣的网络资源，通过标签聚集可以形成包含用户喜好的类别，更有助于对资源的共享。用户参与形成的新型知识组织系统，典型的应用有 Del.icio.us、Flickr、43Thing、Wikipedia、豆瓣等。

4)可视化

知识组织系统的复杂性超越了人类认知能力，界面设计通过可视化能够使其易于表达、被人们接受和理解。当前，各种可视化手段被用于叙词表、分类法的概念或结构显示，用以提高人们对概念及其关系的认知，如美国纽约 Thinkmap 研究所开发研制的思维导图可视化词典(Thinkmap Visual Thesaurus)可以动态生成英语单词思维导图词表。英国文化遗产图示叙词表(Heritage Illustrated Thesaurus，HIT)通过可视化帮助用户建立检索提问和控制检索范围。挪威的 ONTOPIA 采用主题图组织信息。可视化的知识组织系统 Credo 全球工具书大全，利用概念图挖掘词条关系，扩展用户思路。中国科技信息研究所的张云良、张兆峰等使用 D3.js 构建基于 Web 动态交互的知识组织系统。大众分类法站点的 TagCloud 通过字体大小、颜色的可视化吸引用户，进行资源检索和浏览。

5)语义化和智能化

网络环境下，资源过度丰富导致真正需求的结果获取困难，基于资源内容的语义化和智能化检索成为新的有益尝试，成为知识组织新的研究应用热点。2012 年，NKOS

(Networked Knowledge Organization Systems)的会议主题即为“Magnet for The Needle in A Search Haystack”。语义检索成为知识组织新的研究应用热点。语义网和本体在当前知识语义检索系统及资源发现系统研究中发挥了重要作用。通过为资源添加知识语义，可以使计算机能够阅读、理解和推理。在语义检索系统中，知识库是语义检索引擎进行推理和知识积累的基础与关键，而本体是知识库的基础。

6)标准化

知识组织系统的标准化可促进其快速发展，使跨系统、网络、资源的查询和使用更加容易。到目前为止，涌现了大量涉及 KOS 结构、编制、描述语言、互操作、标引应用等方面的标准。例如，1974 年美国发布了《Z39.19 叙词表结构、编制与使用规则》；同年，国际标准化组织(International Organization for Standardization, ISO)也发布了《ISO2788 单语种叙词表编制规则》，并于 1985 年发布了《ISO5964 多语种叙词表的编制规则》。1987 年，英国发布了《单语种词表标准 BS5723》。2004 年，W3C 发布了 SKOS(Simple Knowledge Organization System)简约知识组织系统，以机器可理解的方式为语义网知识组织提供强有力的结构表达框架，基于 RDF Schema 提供了专门的标签描述和共享受控词表。2005 年，美国修订了 Z39.19，而英国发布了《BS8723：用于信息检索的结构化词汇》取代 BS5723；2006 年，美国国家标准组织发布了 Zthes，它是一种基于 XML 的规范，用来描述和传输词表、类表等知识组织系统，以实现和知识组织系统相关应用间的互操作。2007 年，ISO 对其发布的两个叙词表标准进行了修订。此外，ISO 还陆续发布了主题图互操作和本体互操作、本体描述语言的相关标准。

7)术语服务

术语服务是用于展示和应用各种类型知识组织资源(包括规范文档、主题词表、分类表等)的 Web 服务。其目标是为人和计算机获取并理解知识组织资源中的概念体系、词汇及概念关系提供方便，主要用于检索、浏览、翻译、映射、语义推理、主题标引和分类、获取、提示等。国外一些信息机构开展了有关术语服务的研究活动。例如，联机计算机图书馆中心 OCLC 的 FAST 术语服务，主要研究词表映射匹配及在此基础上实现词表之间的互操作，提供易访问、模块化、基于 Web 的词汇服务。类似的项目还有 UMLS 网络术语服务 UTS、STAR 及 EPA 等。

第二节　医学术语标准化概述

卫生信息标准与规范建设是实现医疗卫生信息化的重要基础，通过标准化手段，能够使不同医疗卫生机构之间、不同医疗卫生信息系统之间互联互通，推动信息共享与业务协同，避免重复建设和解决信息孤岛、信息烟囱等问题，从而改善医疗卫生服务质量，减少医疗差错，提高医疗卫生管理与服务效率。医学术语标准是卫生信息标准的重要内容之一，用以保持不同医疗机构、系统间数据交换及信息交流中对术语理解和使用的一致性。医学术语标准规范建设与医学知识组织系统紧密相关，需要各种标准化医学知识组织系统作为基础支撑。在现有的数百个医学知识组织系统中，有较大部分成为卫生信息领域的国际、区域、国家或行业术语标准，涉及临床、基础医学、健康指标、电子处方、实验室检查、医疗设备、医疗保险、收费系统等方面。本节将系统地介绍医学术语标准、医学术语编码分类、相关国际标准化组织及国内外医学术语标准化发展概况，并对当前的发展热点、现存问题进行总结。

一、医学术语标准

卫生信息标准是指在医学事物处理过程中，在卫生信息生产、采集、传输、交换、处理和利用时所采用的统一的规则、概念、名词、术语、代码和技术。医学术语标准是卫生信息标准中的重要组成部分，广义上是指在卫生信息生产、采集、传输、交换、处理和利用时所采用的统一、规范的术语、概念、名词等相关标准；狭义上则特指卫生信息表达标准中采用的规范术语集合。故有必要明确关于术语的一些相关概念，包括术语、概念、专业术语、系统命名法、字典词汇、编码等，以便在书中提到时便于理解。ISO标准 1087(术语-词汇)列出了术语的各种定义：

- 对象：任何可感知或可想象世界的部分；
- 名称：用语言表达的方法命名的一个对象的称号；
- 术语：是以特有语言的语言表达方式命名的一个定义好的概念的名称；
- 专业术语：描述一个特殊学科领域的系统概念的术语集合；
- 系统命名法：通过预设的命名规则制定的术语系统；
- 字典：词汇单元的构造集合，每个词汇都有其语义信息；
- 词汇表：涵盖某学科领域专业术语的词典；
- 编码：是医学术语的缩略表达，通常表示为数值型或首位为数值型。

医学术语标准在医疗卫生领域中发挥了重要作用，如图 1-2-1 术语集在临床中的作用。在临床实践中，从患者的数据到医学知识的生成过程中，医学术语集成为连接不同流程和资源的桥梁。它的主要目的是为了以明确的、统一的方法表达医学中的概念，用以分类和机器处理，避免信息表达中的“表达失实”、“表达差异”和“词汇孤岛”等问题。具体而言，主要作用包括：①定义明确的医学数据含义(如通过语义规则进行实例化，将医学数据转化为有用的医学信息)，避免产生歧义和误解；②促进更大范围的医学信息理解和共享；③提供一致的含义，提高不同系统、应用和不同机构间的互操作能力；④使多来源医学数据的比较和集成成为可能。

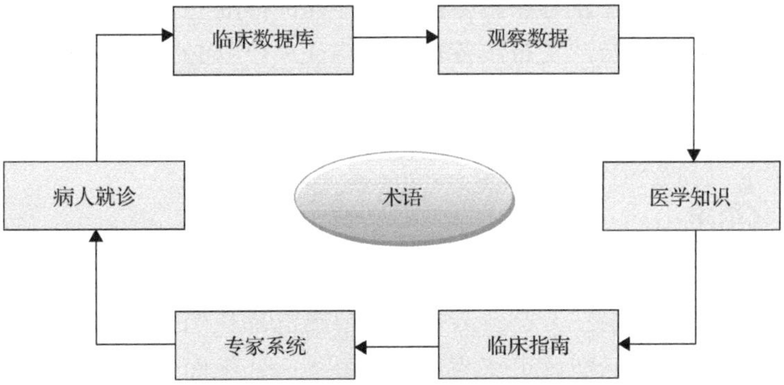

图 1-2-1 术语集在临床中的作用

二、医学术语编码分类

医学术语编码标准可以根据不同维度划分类型。下面分别按照术语标准的应用范围、构建方式、应用领域、标准的属性等对其进行分类。

1)按照标准的应用范围，可以划分为国际标准、区域标准、国家标准和行业标准

国际标准是由国际标准化或标准组织制定并公开发布的标准，如ISO发布的术语相关标准ISO/TC37、世界卫生组织西太区发布的《传统医学名词术语国际标准》。区域标准又称为地区标准，泛指世界某一区域标准化团体所通过的标准。通常提到的区域标准如欧洲标准化委员会(CEN)发布的欧洲标准(EN)。国家标准是指由国家标准化主管机构批准发布，对全国经济、技术发展有重大意义，且在全国范围内统一的标准，如中国国家标准 GB 1087—88《确立术语的一般原则与方法》、GB/T 16751—1997《中医临床诊疗术语》等。行业标准是指对没有国家标准而又需要在全国某个行业范围内统一的技术要求所制定的标准。行业标准是对国家标准的补充，是专业性、技术性较强的标准。

2)按照标准的构建方式，可以分为指导性规范、编码、词表与分类、本体

指导性标准，如ISO/TC37及中国国家标准GB 1087—88等，对术语的原则、方法进行了明确的限定和规范，其中ISO/TC215为健康信息学相关标准。编码是指定一个对象或事物的类别或者(如果是多轴分类的话)类别集合的过程，其是对对象各方面性质的解释和判归。对概念、术语及名称进行编码可以便于将其转换为计算机可识别和处理的符号，相关标准有CPT、LOINC等。对术语进行规范化、序化组织，使之成为结构化、系统化的词表或分类知识体系，使概念和术语具有准确性和唯一性，也是当前较为广泛的医学概念的标准化方式之一。目前，最具权威并广泛应用的词表是MeSH、RxNorm，分类系统有DSM、ICD等。随着信息技术的发展，新的知识组织体系不断涌现，本体、语义网成为新的概念体系。目前，被作为标准化工具的体系有UMLS、GALEN等。

3)按照标准的应用领域，分为临床术语标准、药物术语标准、护理术语标准等

医学领域本身具有多学科性，对概念及术语的标准制定在一定范围之内，按其约束的内容划分为不同的标准。例如，临床术语标准SNOMEDCT、ICD、CPT、LOINC、DSM等；药物名称相关标准MedDRA、RxNorm、WHODD等；实验术语标准LOING、HGNC、DRIs等；护理术语标准ICNP、NIC、NOC、NANDA。

4)按照标准的属性，可分为强制性标准和推荐性标准

强制性标准是一经批准、发布，各有关机构或单位都必须严格贯彻执行的标准，国家标准一般大多属于这类强制性标准。推荐性标准由标准化机构制定公布后推荐给有关单位参照实行、暂行，不具有强制性，旨在为将来进一步规范化打下基础。

三、国际标准化组织

卫生信息化进程不断加快，标准化问题越来越重要且日益紧迫。当前ISO等国际标准化组织顺应时代发展要求，主要致力于卫生信息标准化的工作，而医学概念、术语的标准化体系建设也是这些标准化组织的重要任务之一，下面主要对开展相关标准化工作的国际性组织进行介绍。

国际上，主要的标准化机构和组织包括世界卫生组织(WHO)、欧洲标准化委员会(CEN)及其下属委员会CET/TC 251、国际标准化组织(ISO)、国际医学术语标准化与研发组织(IHTSDO)、美国国家标准学会(ANSI)、美国实验和材料协会(ASTM)、医疗信息标准委员会(HISB)等。这些重要机构和行业协会不仅积极从事组织制定长期发展规划，持续研究、建立、测试、认证、发布、更新和推广各种卫生信息术语及编码标准和标准化体系，还为标准化建设提供财力、物力和人力等多方面支持。

1. 国际标准化组织(International Organization for Standardization，ISO)

国际标准化组织是世界上最大的非政府组织的国际标准开发和发布组织，始建于1947年2月，总部设于瑞士日内瓦。目前，ISO由162个国家的国家标准化机构构成。ISO 的宗旨是在世界范围内促进标准化工作的开展，以利于国际物资交流和互助，并扩大知识、科学、技术和经济方面的合作。其主要任务是：制定国际标准，协调世界范围内的标准化工作，与其他国际性组织合作研究有关标准化问题。ISO 的标准是由技术委员会(包括小组委员会或项目委员会)，以及来自需要标准的工业、技术和商业部门的专家进行制定的。当前，ISO 已经制定了 18 500 条多种学科的国际标准，每年发布 1100 条新标准。1998年ISO创建了健康信息学标准化技术委员会(TC 215)，主要致力于开展健康信息学领域标准化研究，包括健康概念表达标准化。

ISO/TC 215目前包括32个成员国和23个观察员国家，以发达国家为主。根据不同研究领域划分为6个工作组。

(1)工作组1：健康记录与模型协调；

(2)工作组2：消息与通讯；

(3)工作组3：健康概念表达；

(4)工作组4：安全；

(5)工作组5：健康卡；

(6)工作组6：电子药剂学和药物经济。

其中，工作组5于1999年建立，工作组6成立于2003年。此外，还设立了顾问组和三个特别小组，包括消费者政策小组、移动卫生小组和网络应用小组。

2. 国际医学术语标准化与研发组织(International Health Terminology Standards Development Organization, IHTSDO)

国际医学术语标准化与研发组织是一个非营利性的组织，开发的SNOMEDCT用于支持安全和有效的健康信息交换。IHTSDO创建于2006年，目的是发展和支持国际健康术语体系，成员包括加拿大、澳大利亚、丹麦、英国、美国等国家，通过发展和使用适合的标准化临床术语体系致力于促进人类健康。IHTSDO大会General Assembly(GA)是协会最高权力，由来自所有成员的代表组成，指派管理委员会负责管理和领导IHTSDO，以保障其最大利益。同时，IHTSDO 设有 4 个标准委员会，包括内容委员会、技术委员会、质量保障委员会和实践及创新委员会，负责为管理委员会提供建议。此外，还有与特定主题相关的特殊兴趣小组(SIG)和项目组(PG)，向常委会汇报研究进展，所有感兴趣的人可以在这些小组中发挥他们的专长。IHTSDO 的 SIG 和 PG 见表 1-2-1。

表 1-2-1 IHTSDO 的 SIG 和 PG

SIG	PG
麻醉	解剖模型
概念模型	协同编辑路线图
IHTSDO 工作台开发者	事件、条件和模型
实施	家庭/全科医学 REFSET 和 ICPC 映射
国际病理和实验室医学	IHTSDO 翻译工具
映射	机器和人类可读的概念模型
护理	Snomed CT 到 ICD-10 的映射
药物	迁移
翻译	观察和研究模型
	器官&传染病模型
	请求提交
	物质层次结构再设计

3. 美国国家标准学会(American National Standards Institute，ANSI)

美国国家标准学会成立于 1981 年，虽然是一个非营利性的民间组织，但实际发挥着国家标准化中心的作用，主要使命是通过推动和促进自愿的一致性标准和合格评估体系，提高美国商业的全球竞争力和提升美国人民生活质量，并维护该体系的完整性。其成员包括政府机构、组织、公司、学术和国际团体及个人，其代表了 12.5 万家公司和 35 万名专家的兴趣。它起到联邦政府和民间标准化系统之间的桥梁作用，使政府系统和民间系统相互配合。ANSI 本身很少制定标准，它主要帮助标准制定者和来自相应部门、政府的用户，根据其对标准的需要达成共识，使他们避免重复工作并为之提供一个解决分歧的论坛。ANSI 是负责管理建立美国国家标准的唯一政府认可的系统，在国际标准化中它代表美国的利益。ANSI 是 ISO 和国际电子技术委员会 IEC 在美国的投票代表。世界上第一个关于电子病历的国家标准 HL7 就是由 ANSI 认证和正式批准的。ANSI 也创建了国际认证标准委员会(ASC)，发布标准 X12 用于数据交换。

4. 美国实验和材料协会(American Society for Testing and Materials，ASTM)

美国实验和材料协会最早成立于 1898 年，是世界上最早、最大的非营利性标准制定组织，主要任务是制定材料、产品、系统、服务的特定和性能标准及促进有关知识的发展。其前身是国际实验材料协会，主要研究解决钢铁和其他材料的实验方法问题，1961 年改名为美国实验与材料协会，现有全球 135 个国家超过 3 万个成员加入。这些成员是世界顶级的技术专家和商业专家。目前，已有 1.2 万多个 ASTM 标准，在全世界范围被应用于提高产品质量、加强安全、促进市场准入和贸易、建立消费者信用等。其中，关于卫生保健的标准有卫生保健术语体系 E2457-07、卫生分类质量指标指南 E2522-07 等。ASTM 下属 E31 委员会专门负责与医疗保健和医疗保健决策的信息及知识交流沟通相关的医学信息标准，其中 E31.01 负责医疗信息学受控词汇，E31.10 负责药物信息医学标准等，其他见表 1-2-2。

表 1-2-2 ASTM E31 分委员会

分委会	医疗信息标准
E31.01	医疗信息学受控词汇
E31.10	药物-信息医学标准
E31.11	电子健康记录可移植性
E31.13	临床实验室信息管理系统
E31.14	临床实验室仪器接口
E31.17	病历的访问、隐私和机密性
E31.19	电子健康记录内容和结构
E31.20	健康信息的数据和系统安全性
E31.21	健康信息网络
E31.22	健康信息转录和文件
E31.23	健康信息建模
E31.24	电子健康记录系统功能
E31.25	医疗保健中的 XML 文档类型定义
E31.26	个人消费者健康记录
E31.28	电子健康记录

5. 欧洲标准化委员会(European Committee for Standardization，CEN)

欧洲标准化委员会成立于 1961 年，宗旨在于促进成员间的标准化协作，制定地区需要的欧洲标准和协调文件。它是欧洲标准和技术规定的主要提供者，有 31 个成员国。CEN 设有 16 个技术委员会，其中 TC224、TC251 主要发展医学信息标准，包括数据交换标准、医学记录标准、编码和词汇标准等。共有 4 个相关工作组。

(1) 工作组 1：信息模型；
(2) 工作组 2：术语学；
(3) 工作组 3：安全性，安全与质量；
(4) 工作组 4：互操作技术。

6. 医疗信息标准委员会(Healthcare Informatics Standards Board，HISB)

早期为 1992 年 ANSI 建立的医疗信息标准规划小组(Healthcare Informatics Standards Planning Panel，HISPP)。随着工作发展及更多组织对卫生保健标准产生兴趣，ANSI 委员会请求成立医学信息委员会，并于 1995 年 12 月创建了 HISB，同期废除 HISPP。医疗信息标准委员会的主要使命是促进、协调、平衡和推动国家及国际卫生健康信息学的开发和使用。其包含的标准范围为：①卫生保健模型和电子医疗保健记录；②组织内部和组织间的医疗保健数据、图片、音频信号交换和应用；③卫生保健编码和术语；④医疗仪器和设备的诊断通信；⑤卫生保健协议、知识和统计数据库的表示和通信；⑥医学信息的隐私、保密和安全；⑦涉及或影响卫生保健信息的其他领域。

7. 医疗保健信息和管理系统协会(Health Information Management Systems Society，HIMSS)

医疗保健信息和管理系统协会成立于 1961 年，是医疗保健行业的会员组织，致力于提供医疗保健信息技术和管理系统的最佳使用方法以改善人类健康。基于计算机的病历研究机构(Computer-based Patient Record Institute，CPRI)成立于 1992 年，是标准活动的积极支持者，2002 年并入 HIMSS，在基于计算机的病历内容、安全、隐私和保密性方面，为推动全民健康信息化及专业术语表达做出了重大贡献。

8. Health Level 7(HL7)

HL7 成立于 1987 年，1994 年成为美国国家标准协会 ANSI 认可的非营利性标准研发组织。目前，其有 2400 多个成员，已有覆盖 33 个国家的超过 500 个国际成员。HLT

的目标是建立一个医院计算机应用软件之间数据交换的标准，用以消除或显著减少特定医院的接口编程和当时要求的程序维护。参与HL7技术合作推广的国家和地区除美国外，还有澳大利亚、加拿大、芬兰、德国、日本、荷兰、新西兰、英国、印度、阿根廷、南非、瑞典、韩国、中国等。HL7 工作组由日常管理委员会、技术委员会和特别兴趣组构成。其中，日常管理委员会负责各类活动的组织管理，技术委员会直接负责标准的内容，特别兴趣组负责发掘新标准研发领域。所有组织都按照制度规定的工作方式和日程安排从事相应的活动，更新和维护 HL7 现有标准体系，并实施研究新标准。

9. 医学数字成像和通信标准组织（Digital Imaging and Communications in Medicine，DICOM）

在 1983 年，美国放射学会和全国电子制造商协会建立了 ACR_NEMA 联合委员会，目标是建立标准方法进行医学图片传输和其相关信息的传输。1985 年，这个委员会建立了 ACR_NEMA 标准出版物 No. 300-1985；1988 年发布 Version 2.0；1993 年发布了标志着图片标准化传输主要阶段的 3.0 版本，同时也产生了 DICOM 这个名称。DICOM 现为国际标准组织，主要任务是创建和维护生物医学诊断治疗相关的数字图片及相关数据的传输标准，借此实现和提高图片系统及其他健康信息系统间有效工作流的兼容性。DICOM 有 26 个工作组。

（1）工作组 1：心血管信息；
（2）工作组 2：投影照相和血管造影；
（3）工作组 3：核医学；
（4）工作组 4：压缩；
（5）工作组 5：交流媒体；
（6）工作组 6：基础标准；
（7）工作组 7：放射治疗；
（8）工作组 8：结构化报告；
（9）工作组 9：眼科；
（10）工作组 10：战略咨询；
（11）工作组 11：显示功能标准；
（12）工作组 12：超声；
（13）工作组 13：可见光；
（14）工作组 14：安全性；
（15）工作组 15：数字化乳腺摄影和 CAD；
（16）工作组 16：磁共振；
（17）工作组 17：3D；
（18）工作组 18：临床试验和教育；
（19）工作组 19：标准皮肤科；
（20）工作组 20：成像和信息系统的集成；
（21）工作组 21：计算机断层扫描；

(22) 工作组 22：牙科；
(23) 工作组 23：应用托管；
(24) 工作组 24：手术；
(25) 工作组 25：动物医学；
(26) 工作组 26：病理学。

10. 世界卫生组织(World Health Organization，WHO)

WHO 是国际上最大的政府间卫生组织，1948 年成立，负责推动卫生相关的国际标准的制定工作。世界卫生组织参与制定了大量卫生术语标准，包括《疾病和有关健康问题的国际分类——第 10 次修订本》(ICD-10)、《国际疾病分类肿瘤学专辑(ICD-O)》、《国际功能、残疾和健康分类(ICF)》、《传统医学术语国际标准》、《世界卫生组织基本药物标准清单》(第 15 版)等。WHO 还拥有遍及全球的中心协作网络，以辅助其分类工作，如 AIHW 是澳大利亚的协作中心。

除国际著名的标准化组织外，我国也有很多参与标准化工作的组织机构，如国家标准化管理委员会、中国标准化研究院、国家卫生计生委医院管理研究所、国家卫生计生委统计信息中心、中国医学科学院医学信息研究所、中国中医科学院中医药信息研究所、中国卫生信息学会及其下设的卫生信息标准委员会等，亦在积极推动我国的医学术语标准化工作。

四、国内外医学术语标准化发展概况

(一) 国外发展及热点分析

在各国术语标准化组织的共同推动下，国外医学术语标准成果丰富，包括《医学主题词表》(MeSH)、《系统化临床医学术语集》(SNOMED CT)、《观测指标标识符逻辑命名与编码系统》(LOINC)、《WHO 药物不良反应术语表》(WHO-ART)、《疾病和有关健康问题的国际分类——第 10 次修订本》(ICD-10)、《国际功能、残疾和健康分类(ICF)》、《护理结局分类》(NOC)、《医疗设备通用命名系统》(UMDNS)、《一体化医学语言系统》(UMLS)等，不一而足。这些医学术语标准化成果不是一蹴而就，而是经历了三个时期的发展：20 世纪 50 年代，术语标准及体系的初步建立，MeSH、DSM 等标准被初步创建；70～80 年代，大量医学术语标准化工具、知识组织系统被建立，其间，各标准化组织竞相发布了 SNOMED、MedDRA(《ICH 国际医学用语词典》)、WHODD、LOINC、CPT 等大量术语及编码标准化工具，包括术语表、分类、主题词表等，但是其收录范围和数量还比较有限，内容少有交叉；步入 90 年代，特别是 2000 年以后，各医学术语标准化工具的发展逐步稳定与成熟，并且走向多语种和多术语集的交叉映射与集成融合。SNOMED 完成了与 ICD-10、ICD-9-M、LOINC 的交叉映射，开始注重对概念属性、关系、语义的发现和规范；MedDRA 2.1 版本收录了 WHOART、COSTART、ICD-9 等术语集。各组织积极对这些标准化术语集进行更新和修订，并且推出多语种版本，如 ICF 现有语种包括英语、法语、阿拉伯语、西班牙语、意大利语、汉语及俄语，ICD-10 现有语种包括英语、弗兰德人语(Flemish)/荷兰语、日语、朝鲜语和土耳其语，其正在翻译之中的语种有法语、汉语、捷克语和葡萄牙语等。多方面的努力促使国外的医学术语标准和术语集及相关知识组织系统向更深层次发展，大量医学本体，如 HUGO、GO 等被建立。除了医学术语标准快速发展之外，各国标准化组织、标准制定机构还陆续开展了医学术语服务，用以提供对跨组织的术语集资源的一致性访问，促进和提高资源共享。HL7 的通用术语服务(common terminology service，CTS)是一种应用程序接口说明，目标是描述基础功能，通过 HL7 V3 软件实施跨术语集内容的查询和访问。NIH 网站也开展了基于 UMLS 的术语服务，包括超级叙词表、语义网络、SNOMED CT 的浏览、UMLS Knowledge Source、RxNorm 和 SNOMED CT 文件的下载。

与欧美国家的医学术语标准化建设相比，亚洲国家的发展相对缓慢、起步较晚。2004 年后，世界卫生组织加大了有关该项工作国际合作的支持力度，特别是对传统医学术语标准的建设。西太平洋区办事处分别于 2005 年 5 月及 2006 年 1 月在北京及日本筑波组织召开了两届传统医学信息标准化非正式咨询会，开展了关于传统医学信息标准化的国际合作，包括中国、日本和韩国的工作。韩国发布了《韩医学主题词表》、《韩国汉医学标准疾病分类》。2007 年，大韩医学会出版了《韩医学术语标准化工作指南》，内容包括韩医学术语标准化及信息标准化两大部分。2007 年 10 月 16 日，世界卫生组织西太平洋区首次颁布《传统医学名词术语国际标准》，向全球中医术语标准化迈出了新的一步。

国外医学术语标准化发展迅速，概括而言，主要呈现如下热点趋势。

第一，各国将医疗卫生信息化作为战略规划予以重视，以学术团体为主导，推进医学术语研究、发布和实施工作，投入大量资金和人力资助，促使医学术语标准日趋成熟，成果丰富，产出 SNOMED、UMLS、ICD、CPT、RxNorm 等多个有影响力的标准，在基础、临床、预防、医疗费用支付等医学科学研究及医疗实践活动中得到广泛认可和应用。

第二，医学术语标准发展呈现两个方向：一是对特定领域的术语标准体系的不断深度优化；二是开发覆盖更大范围的领域规范，构建模式呈集成化发展，包括多语种、多领域、多术语集的集成和整合，以更好地推动跨领域、跨语种卫生信息资源共享。

第三，标准化组织不断加强对现有医学术语标准的修订、更新，添加新概念、新术语，淘汰旧概念、旧术语，使标准具有较好的动态性，有利于提高标准的可延续性和适用性，适应当前应用的需要。

第四，标准化术语及概念的组织方法从规范、词典、分类体系发展为语义网，乃至本体等更复杂的具有层级、网络关系，包含更多语义和推理能力的工具。

第五，各标准化组织积极研制医学术语标准并建立多种形式的术语服务，推广医学术语标准的同时促进对卫生信息资源更大范围的共享和使用。

(二) 国内发展及问题剖析

相对于国外的发展，我国的医学术语标准化建设也有了长足的进步，特别是初步建立了国家卫生信息标准的业务体系和组织管理体系，构建了卫生信息标准体系基本框架，如图 1-2-2 所示，主要包括基础类标准、数据类标准、技术类标准和管理类标准 4 大类，而术语标准是其中基础类标准的重要组成。

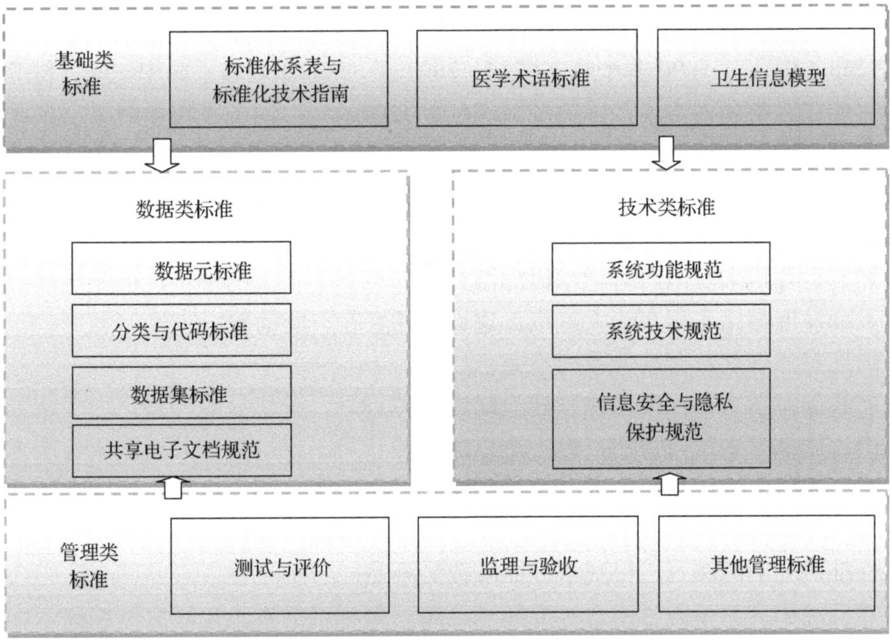

图 1-2-2 我国国家卫生信息标准体系基本框架

除此之外，我国开展的卫生术语标准化工作还包括进行了大量的国际标准引进和应用，包括 ICD、ICPC、LOINC 等术语及编码标准；而且还针对自身情况，开展了本地化标准的研究和制定。中国医学科学院医学信息研究所于 1996 年开发研制了中文医学主题词表（Chinese Medical Subject Headings，CMeSH）系统，用于中文医学文献的标引、编目和检索。1998 年卫生部审核批准并实施《临床检验项目分类与代码》。2000 年，中国医学科学院医学信息研究所研究并构建了中文一体化医学语言系统（Chinese Unified Medical Language System，CUMLS）。2001 年，卫生部发布了《输血医学常用术语》标准。2003 年，作为国家科学数据共享建设的重要组成部分，我国正式启动了医药卫生科学数据共享网建设，并将医学术语标准化作为其中主要建设任务之一。2011 年，国家“十二五”科技支撑项目“面向外文科技文献信息的知识组织体系建设与应用示范”启动，支持建立以术语和概念为基础单元的科技领域知识组织体系，不仅对大量医学术语标准化系统进行集成整合，并且将应用扩展到其他领域，其对医学术语的深层应用和信息资源的共建、共享起到重要的推动作用，中国医学科学院医学信息研究所承担了其中的重要工作。

中医药传统医学是中华民族的特色医学，但由于它的独特性和历史性，在术语标准化和规范化建设方面的任务尤为复杂和艰巨。中国中医科学院于 1987 年开始研究中国中医药学主题词表，和国内其他相关标准化组织机构一起，先后编制出版了《中国中医药学主题词表》、《中医病症分类代码》、《中国中医药学术语集》、《中华人民共和国国家标准——中医基础理论术语》、《针灸名词术语》、《中医药学名词》等。近几年，世界卫生组织加快了对传统医学术语的规范，国家中医药管理局也把中医药标准化、规范化研究作为当前中医药现代化研究的重点，在这方面我国也取得了很大的进展。2004 年，我国成立了卫生信息标准化专业委员会；2005 年，在国家自然科学基金的资助下，中医药学委员会公布了中药学 5000 多个基本名词；2007 年，WHO 颁布了由中、韩、日等国合作编写的《传统医学名词术语国际标准》；2008～2009 年，我国不仅参与了《中医基本名词术语中英对照国际标准》和《世界中医学本科（CMD 前）教育标准》的制定和发布，而且国际标准化组织（ISO）同意成立中医药技术委员会 ISO/TC249，秘书处设在中国，使我国在国际中医标准化建设中占据了主导地位。

虽然，近几年来我国的医学术语标准化工作取得了很大的进步，但是与国外术语标准化建设和发展相比还存在较大差距，建设中还存在一些问题。

1）缺乏整体规划，标准体系尚不完善

目前我国医学术语标准化体系建设缺乏整体规划，条块分隔严重。很多标准在一定行业范围、地域、系统内适用，但不足以成为被认可、采纳的公共准则或标准术语集，很难在医疗卫生的不同系统之间、整个领域，乃至全国范围内应用，形成真正意义上的标准。

2）标准研究不够深入，权威术语标准数量不足

虽然已经引进大量国际术语标准和术语集，但标准的本土化研究不够深入，已有医学术语标准及术语集，如词表和词典数量不足、规模较小，而且质量参差不齐，缺乏优质术语标准和术语集，网络化知识组织系统及工具贫乏，缺少统一的标准质量评价指标和方法，不足以适应我国医疗卫生领域及行业的发展需求。

3）标准化组织间缺乏沟通协调，重复工作严重

医药卫生各部门、各行业间由于缺乏有效的沟通、协调机制，各自为政，导致标准重复建设、重复投资，缺乏统一规范，没有形成合力，造成资金、人力的浪费，形成的术语标准及术语集也不能提供行业内大范围的共享和应用。

4）术语标准化意识薄弱，执行及推广力度不足

对医学信息化、术语标准化认识不足，并且缺乏行业、领域共建共享的协作意识；没有认识到术语标准化的重要性，特别是出现“重制定轻实施”的状况，导致医学术语标准及术语集的宣传和执行推广力度不足。

5）标准及术语集维护、更新不及时

缺乏对已构建完成的标准及术语集的资金投入和关注，不能随着医学信息、技术、领域行业的发展进行及时维护和更新，导致标准陈旧、落后。

相对而言，国外医学术语标准化成果丰富，术语标准化被作为发展国家医药卫生信息化的重要规划之一，政府及相关部门对标准的研究和推广予以高度重视，并且有大量的行业协会团体投入大量资金支持，术语标准的研制、发布、推广、应用等整个流程具有整体规划。各医学术语标准化组织间具有良好的协调、沟通及合作，不仅对于标准的研究、制定给予长期稳定的支持，对术语标准进行长期维护、更新，提供广泛的术语服务，并且负责标准的宣传和发布。其中包含大量有益经验，对于我国医学术语建设具有良好的借鉴作用。

1）从战略层面出发，整体规划医学术语标准化建设

目前我国医改、新农合的开展都亟须医药卫生信息共享、共用的公共标准和规范，

因此应该从战略层面制定我国医药卫生领域整体的术语标准化建设规划，分析我国术语标准化的需求特点，明确标准研究和发展的重点任务与工作计划，使术语标准建设有次序、有重点、分阶段、分层次实施，并逐渐形成标准研发、运行和管理、审查、推广的规范化体制。

2)增加资金投入，推动标准的应用实施

充足的资金保障是医学术语标准研究、制定、应用、推广工作得到不断推动的重要动力和基础，因此政府和行业应努力创建良好环境，增加对医学术语标准研究、制定及推广的资金投入，并鼓励和推动医学术语标准及术语集在更大范围内有效应用，使医疗机构、团体认识到开展标准化工作、使用术语标准，能够提高医疗服务的水平和质量，降低差错，提高效率。

3)积极加入国际标准化组织，加强国际合作

加强与国际标准化机构、组织间的交流合作，建立有效的交流合作机制，积极学习和借鉴国际各组织的医学术语标准及术语集建设经验，广泛参与国际合作，将我国术语标准化研究和建设提升到一个新的层次。在合作中，要积极发挥我国在中医术语标准方面的主导作用，推动中医药现代化和国际化。但是，在国际合作中也应持有一定的策略，避免本属于我国自主创新的标准，如中医标准，为他人所窃取利用。

4)加强行业间协调，形成合力

国内各个卫生组织机构间合作意识不强，只有统一规划，发挥长处，形成合力，才能又好、又快地构建医学术语标准化体系。因此，要加强各部委、科研部门间的合作，避免重复研究，有效进行资金、人力、精力的投入，建设行业内、国家内有效可行，国际上有影响力的术语标准和术语标准化体系。当然，各单位业务应用可能千差万别，较为分散，统一标准上具有一定难度，但正因如此，才更需要各组织、单位之间的通力合作和紧密沟通。

5)深化标准研究，不断发展创新

医学术语标准的研究和制定要借鉴、把握国际医学术语标准化发展趋势，积极促进成熟标准的引进和本地化应用，同时积极开展信息技术的研究。但应注意不能盲从，而是要充分结合我国发展的特定需要，并能够有所创新，建设有中国特色、符合国情需求的医学术语标准和术语集及相关技术工具。与此同时，要加强对已有术语标准和术语集的维护和更新，使标准具有动态性、可延续性和先进性，适应当前及未来发展的需要。此外，还要建立完善的标准审核机制，通过“认证”和“审核”等手段，保障术语标准及术语集的有效应用和发展。

6)提高信息共建共享的意识，培养高水平人才

积极宣传和加强医学信息共建共享的意识培养，提高有关卫生科研院所、大专院校和相关企业对医学术语标准化建设的重要性认识；积极培养掌握医药卫生知识又兼备标准化和信息化专业能力的人才队伍，提高我国医学信息标准化建设的整体水平。

第二章 医学综合

第一节 主题词表

主题法是广泛应用的知识组织基本方法之一。主题词表作为主题法最重要的具体表现形式，是进行主题标引、检索必不可少的工具。本节主要介绍主题法的基本理论(概念、特征、类型、原理、结构等)，并梳理了国内外主题法发展与应用的最新进展，最后选取医学领域最具代表性的三部主题词表《医学主题词表》(MeSH)、《中文医学主题词表》(CMeSH)和《中国中医药学主题词表》进行重点介绍。

一、主题法概述

(一)主题法的概念

主题法作为一种基本的信息组织方法，直接以自然语言中的词语或规范化的词语作为表达信息资源主题内容的标识，通过参照系统等方法揭示词间相互关系，并利用这些标识来组织和查找信息资源。

主题，通常是指信息资源论述的主要对象，既包括具体的事物、现象，也包括抽象的理论等。而经过选择，用来表达信息资源主题内容的语词，称为主题词。

主题词表是从自然语言中选择汇集相关的、具有检索意义的语词，加以规范并显示词间语义关系的规范化词汇表。

(二)主题法的特征

虽然主题法有多种形式和类型，但一般都具有如下特征：①直接以语词作为概念标识，直观，便于理解；②以主题(即特定的事物、问题、现象)为中心集中信息资源；③通过参照系统等方式揭示词间关系，并备有词族索引、范畴索引、轮排索引等多种辅助索引，从而在主题词之间建立起充分的语义关系；④以字顺为主要检索途径(手工检索)。

鉴于主题法的这些特征，利用主题法建立的检索系统能以特定的主题为中心，集中相关信息资源，并且标识直观、专指，适于揭示信息资源中的新事物、新概念，便于检索利用分散于不同学科中的关于某一特定事物或概念的信息资源，很好地满足了特性检索的需要。同时，因为与计算机检索技术的发展相适应，主题法仍将是一种重要的、不可替代的信息组织方法。

(三)主题法的类型

主题法按照不同的划分方法，可以有不同的类型。目前主要包括以下三种划分方法。

首先，按照语词标识的组配特点可划分为先组式主题法和后组式主题法。①先组式主题法是指在检索前已事先组配好，用户只能用这种已经固定好的检索词组形式去完成检索，有较好的直接性和专指性，但灵活度差。先组式主题法又细分为先组定组式主题法和先组散组式主题法，前者指复杂主题的标识在词表中就已经组配好，使用时直接从词表选择即可；后者指复杂主题的标识在词表中并未组配，而是在标引阶段根据需要临时组配。②后组式主题法是指在检索前以单元词等形式出现，并未事先组配好，检索时再根据需要进行临时组配，表达一定的概念，从而完成检索。后组式组配灵活，在计算机检索中应用广泛。

其次，按照语词使用时是否控制，可分为受控主题法和非受控主题法。受控主题法是指依据特定词表揭示主题的方法。非受控主题法是直接使用信息资源或用户检索使用的自然语言语词表达主题的方法。

第三，按选词方式可划分为标题法、单元词法、叙词法、关键词法，下面将从这个角度对主题法的类型展开论述。

1. 标题法

标题法是一种以标题词作为主题标识，以词表预先确定的组配方式标引和检索的主题法。标题是标题词的简称，是指经过词汇控制，直接表达文献主题的标识，是自然语言中经过规范化处理的词或词组，通常为比较定型的事物名称，如“图书”、“信息资源”、“信息组织”等。标题词类型包括单词标题、词组标题、倒置标题、带限定词的标题、多级标题等。

标题法是最早的一种主题法，作为一种受控的先组式语言，按字顺排列，标题间形成语义网络，适应能力强。目前应用最广的标题语言是《美国国会图书馆标题表》。标题法的缺点主要是标题的列举方式和先组方式，导致概念表达能力有限，难以多向成族，检索途径少。

2. 单元词法

单元词法，又称元词法，是一种以取自自然语言、经过规范化处理的单元词作为主题标识，通过单元词的字面组配表达信息资源主题的主题法。单元词，又称元词，是指用来表达信息资源主题的、最基本的、在字面上不能再分解的语词。例如，“物理”和“贸易”就属于单元词，而“知识组织”可进一步分解成“知识”、“组织”，就不是单元词。

单元词法在主题法的发展历程中起到了承前启后的作用，一方面克服了标题法的不足，用单元词后组方式组配表达标题法中的那些标题，增强了概念表达能力，可以多向成族，提供多种检索途径；另一方面也为叙词法的诞生做了充分的准备。该法的缺点是单元词的字面组配容易造成歧义，如“学校”和“体育”这两个单元词可以组配成“学校体育”和“体育学校”两个完全不同的主题概念。

3. 叙词法

叙词法是以规范化的自然语言词为叙词，作为文献主题的标识，通过叙词的概念组配表达主题概念的一种主题法。叙词，又称主题词，是经过规范化处理的、以基本概念为基础的表达文献主题的词或词组。

叙词法是在吸收单元词法、标题法等的优点基础上发展起来的，因而更加完善，以其概念组配的特点，主题表达能力更强，可以实现多向成族，多途径检索，多因素组配检索，灵活地改变检索范围，成为目前应用较广的一种主题法，已成为受控语言的主流。该法的缺点主要是编制和使用的难度较大。

4. 关键词法

关键词法是直接以文献中原有的、能表达其主题概念的关键词作为主题标识的一种主题法。关键词是指那些出现在文献的标题、摘要或正文中，对描述文献主题内容具有实质意义的语词。

关键词不同于标题词、单元词、叙词，后者都是对自然语言加以严格规范化处理的结果，而关键词基本上不作规范，或者仅作少量规范化处理；而且，关键词法一般不编制受控词表进行词汇控制，不显示词间关系，只是编制禁用词表(非关键词表)来控制抽词。

随着科技文献数量的激增和对快捷简便检索的迫切需要，关键词法发挥着越来越重要的作用。但也因其非受控性，影响检索的查全率和查准率。

鉴于叙词法在主题法中的主流地位，下面将以叙词法为例，介绍主题法的原理及主题词表的结构。

(四)叙词法的原理

1. 综合性原理

叙词法在借鉴单元词法成功要素的基础上，还吸收综合了其他多种情报检索语言的原理和方法，详见表 2-1-1。

表 2-1-1　叙词法对其他检索语言技术的吸收

其他检索语言及具体相关技术		叙词法具体相关技术
单元词法	字面组配	概念组配
	完全后组	基本后组
	反记法	倒排档
标题法	先组	适当先组
	见参照、参见参照	用、代、属、分、参照
分面分类法	分面组配	概念组配、词汇分面分类表
体系分类法	学科分类	范畴索引
	等级结构	词族索引
关键词法	轮排技术	轮排索引

2. 概念组配原理

在叙词语言采用的多种原理方法中，概念组配是最基本的原理，它是决定叙词法特点和性能的根本因素。

1) 概念组配与字面组配的区别

概念组配要求以表达基本概念的语词为标识，可以是单词，也可以是词组；本质上是以概念分析为基础对概念进行综合，是符合概念逻辑的组配。概念组配所表达的概念与参加组配的各方所表达的概念在逻辑上是有联系的，往往表现为下位概念(种概念、部分概念、方面概念)与上位概念(属概念、整体概念、事物概念)的关系，如胃溃疡+消化性溃疡穿孔→胃溃疡穿孔。

字面组配强调参与组配的语词的单元性，因而只能是最小的词汇单位——单词，而不用词组。本质上利用构词法进行词的分拆和组合，符合构词规律，但不一定符合概念逻辑，容易造成语义失真，如隧道+二极管→隧道二极管。

概念组配与字面组配在形式上有时相同，有时不同，但二者本质上区别相当大，因此产生的检索效果也有很大差异。

2) 概念组配类型

①交叉组配：即同级词组配，通常是指两个或多个表达相同性质概念的叙词。例如，参与组配的叙词所表达的都是学科、都是设备、都是动物等。由于参加组配的叙词所表达的概念具有交叉关系，组配所表达的概念正是交叉的那个部分。因此，交叉组配所产生的概念肯定是各个参与组配概念的种概念，如结肠疾病+胃肠出血→结肠出血。②限定组配：又称方面组配，是在表示某一事物的叙词与表示该事物方面(部分、属性、状态、过程、条件、关系等方面)的叙词之间进行概念限定的逻辑推演，从而表达一个新概念。这个新概念表示该事物的某一方面或某一特称。方面组配的范围很广，使用也较自由，绝大多数的叙词组配是方面组配。③特称组配：是指用一个表示事物类称的属概念叙词与表达“种差”(即待表达种概念比参与组配的那个属概念多出某种特征)的叙词进行组配。特称组配与方面组配其实是从两个不同角度对同一种组配的命名，因而不予区分。④联结组配：又称关联组配，用于表示两个或多个事物之间的联系。通常是表达不同事物的叙词之间用表示它们之间关系的叙词联结起来。

(五) 叙词表的结构

叙词表是叙词法的具体体现，是概括各门或某一学科领域并以规范受控、动态性的叙词(主题词)为基本成分，以参照系统显示词间关系的规范化词典，是一种将自然语言转换成规范化主题语言的术语控制工具。

1. 宏观结构

叙词表一般由 1 个主表、若干个附表和索引组成。

1) 主表和附表

主表，亦称字顺表，是将叙词款目和非叙词款目按字顺排列的一览表，并添加必要的标记项、注释项，以及显示词间同义、等级或相关关系的参照项，是叙词表的主体部分，可供用户按照字顺直接查找叙词，并通过参照系统判定词汇含义，进行相关词的查检，是标引和检索的主要依据。

附表，又称专有叙词表，是将主表中专有名称的叙词或非叙词款目按字顺排列，单独集中展示的词汇表。专有名称通常包括地名、机构名、人名、产品名等。附表主要用于缩小主表篇幅，分类集中显示，方便管理或增补。其款目结构和排列方式与主表相近，但无范畴号，一般不收入范畴索引；并且只在必要时编制，否则会造成词表结构分散。

2）索引

索引一般包括词族索引、范畴索引、轮排索引、双语种对照索引等，是叙词表的辅助部分。①词族索引：也称等级索引，是利用概念成族原理，将具有属分关系的叙词按等级汇集成族，构成一个从最泛指叙词（族首词）到专指叙词的等级系统，并将众多词族按照族首词字顺排列组织，可从某词族中外延最广的叙词（族首词）出发，找到一系列同族叙词并明确其层层隶属关系。词族索引是机器检索时实现系统性查词、自动扩检缩检、满足族性检索要求的重要手段。②范畴索引：也称分类索引，是将叙词按其概念所属学科或范畴分成若干大类，在大类之下再分成若干小类，小类之下则将叙词按字顺排列，形成一个类似体系分类表的概念分类系统，便于从学科或专业的角度选用叙词，是从分类角度查找叙词的辅助工具，可以作为文献分类的依据。③轮排索引：利用字面成族原理，将含有相同单词的词组叙词汇集在一起，按字顺排列在该单词之下。一个词组叙词由几个单词构成，便可轮排几次，能在几处查到它。轮排索引便于查找含有相同单词的词组叙词，并在某种程度上起到族性检索的作用。④双语种对照索引：是一种将全部叙词、非叙词与相应外语译名相互对应，按外文译名字顺排列的词汇表，是通过外文译名使用词表的辅助工具。其提供从外文字顺查词的途径，有助于标引外文文献时选准叙词或利用本国叙词表查阅国外检索工具。

2. 微观结构

下面以主表为例，介绍叙词表的微观结构。主表由众多叙词款目和非叙词款目构成。叙词款目、非叙词款目的组成一般包括：款目词项、标记项、注释项、参照项。其中，款目词项是款目中起标目作用的词，汉语叙词表中的款目词项往往还包括汉语拼音和对应的外语译名。标记项是款目词的序号或款目词所属范畴的号码。注释项是款目词的补充说明，通常包括含义注释、历史注释及用法注释等，用于明确款目词的含义、变动和用法等。参照项是对当前款目词的同义、属分、相关等语义关系进行呈现。叙词款目的参照项一般依次设置代、分、属、族、参等各种语义关系参照。非叙词款目的参照项只设用项，用于指向相应的叙词。

1）叙词款目

叙词款目是由叙词及其相关语义关系项构成的独立排检单位。具体包括：①款目词项：款目词＋汉语拼音＋外文译名；②标记项：款目词的序号或所属范畴号；③注释项：含义注释、用法注释、历史注释；④参照项：代、分、属、族、参。示例见图 2-1-1。

Nongye zhengce —— 汉语拼音
叙词 —— 农业政策　05B —— 范畴号
Agricultural policy —— 英文译名
代项 ——　D　农业方针政策 —— 非叙词
分项 ——　F　副业政策
粮食政策 —— 下位词
林业政策
土地政策
畜牧业政策
渔业政策
属项 ——　S　经济 —— 上位词
族项 ——　Z　政策 —— 族首词
参项 ——　C　农村经济政策
农业法令 —— 相关词
农业发展路线

图 2-1-1　《汉语主题词表》叙词款目示例

2）非叙词款目

非叙词款目与叙词款目的结构基本相同，主要区别在于其没有注释项，并且参照项只设用项，示例见图 2-1-2。

Nongye fangzhen zhengce —— 汉语拼音
非叙词 —— 农业方针政策　05A —— 范畴号
Agricultural program and policy —— 英文译名
用项 ——　Y 农业政策 —— 叙词

图 2-1-2　《汉语主题词表》非叙词款目示例

（六）主题法的发展和应用

1. 国内外重要主题词表

经过长期的发展，目前国内外比较有代表性的主题词表包括《美国国会图书馆标题表》(LCSH)、《医学主题词表》(MeSH)、《汉语主题词表》。其中，《美国国会图书馆标题表》是一部大型的综合性标题词表，由美国国会图书馆编制，1909 年初版，1986 年改用叙词表的款目形式。《医学主题词表》是美国国立医学图书馆编制的医学专业叙词表，1960 年开始出版，1962 年后每年出版一次。该表已被译成多个语种，20 世纪 80 年代中国医学科学院医学信息研究所编译出版了 1984 年版《医学主题注释字顺表》的中译本，后来又在中译本基础上整合中国中医科学院编制的《中国中医药学主题词表》，出版了《中文医学主题词表》(CMeSH)，版本也从印刷版、单机版，发展到现在的网络版，现已更新到 2017 版。《汉语主题词表》是由中国科学技术情报研究所、北京图书馆主编的一部大型综合性的汉语叙词表，该词表包括人类知识的所有门类，分社会科学和自然科学两个体系，1979 年出版，是我国叙词语言发展的重要里程碑，对促进我国主题词表进一步发展起到极其重要的作用。

2. 主题法的发展

随着计算机、网络、信息技术的飞速发展，大数据时代的到来，情报检索语言的构建和应用也呈现如下几个发展变化。

1) 主题词表的本体化和基于主题词表构建新本体

本体是对概念体系明确的、形式化、可共享的规范说明。作为一种能在语义和知识层面上组织信息的工具，本体可以实现知识的共享与复用，从而为语义网环境下不同信息系统之间的互操作奠定基础，代表了网络信息组织的发展方向，同时也对主题词表的发展产生深刻的影响。主题词表引入本体技术后，不但词间关系得到丰富，词表间映射成为可能，而且功能更加智能化，具有一定的机器推理功能，可自动维护与动态更新；同时二者在作用和原理方面具有很多相似之处，从某种意义上讲，主题词表本身就是一种轻量级本体，使得已有词表的本体化改造或以已有词表为基础构建新的本体简便易行。因此，本体化构建已成为主题词表重要的发展方向。目前国内外已有很多这方面成功的先例，如 MeSH、NCIt 和《汉语主题词表》。本体转换首先要严格限定或重新定义词表的词汇、句法、语义关系，使计算机可以自动实现语义处理、知识建模和属性聚类；其次，利用本体描述语言，如 XML(S)、RDF(S)、SKOS、OWL 等进行形式化描述。其中，SKOS 和 OWL 都以 RDF 为基础，SKOS 相对更简单且易扩展，在建立本体方面更具优势。

2) 主题词表的多表整合集成、映射、互操作

主题词表经过小型化、专业化的发展阶段之后，多来源、跨领域的整合集成已经成为发展潮流，从而实现语义兼容和互操作。主题词表的整合集成主要是解决异构系统和多语言的映射问题。国外主要通过推导建模、翻译改编、映射、链接、转换等技术来解决这个问题，如美国 OCLC 的术语服务项目通过在多个词表间建立映射创建相互兼容的元数据实现整合。我国中文一体化医学语言系统(Chinese Unified Medical Language System，CUMLS)整合生物医学领域 10 余个主题词表、分类表、术语表及医学语料，形成由医学词表、词义网、构建工具组成的知识组织系统，大大提高了检索效率。

3) 主题词表与自然语言的融合

当前网络信息环境下，要实现海量网络信息快速、准确、有效的检索，仅靠自然语言是不可能实现的。只有将自然语言和受控语言相结合，一方面借助主题词表等工具对信息进行语义控制，另一方面发挥自然语言简便快捷的优点，提高自然语言处理的效率，才是网络信息组织研究的发展方向。

4) 主题词表构建与使用的可视化、自动化

鉴于词表可视化能大大增强概念的表达性和易读性，方便用户从全局了解概念分布状况，可视化技术已广泛用于各类主题词表的概念呈现。目前可视化工具主要有方便快捷的基于 Protege 的可视化插件(如 TGViz、Jambalaya、OntoViz 等)和易于扩展的独立于本体领域的通用可视化工具(如 Piccolo、Processing)。

由于人工编表费时费力，对智能要求高，因此利用计算机辅助编表，实现词表构建自动化逐渐处于主流地位。目前自动构建方法主要有合并现有词表、用户生成词表、通过语法分析、共现分析等。有代表性的词表编制软件如 Term Tree 2000、MuhiTesPro 2007、

WebChoirTCS-10，能实现数据批量导入和导出，并对词和词间关系进行处理及控制，具有查询与显示等功能。开发词表维护更新系统，自动获取网络新知识，获取补充新词汇，实现修订智能化，并能利用 Web 2.0 技术加强与用户互动，完成在线讨论、修订管理，当前机编软件正在向服务多样化、一体化、网络化方向发展。

5)主题词表构建与使用的个性化、标准化

伴随网络信息时代的到来，基于用户各不相同的信息利用方式与需求，实现“以用户为中心”的主题词表按需定制，进一步满足个性化的知识服务需求是主题词表的发展目标之一。

近年来国际组织，以及美国、英国等国家纷纷颁布修订多种有关主题词表或知识组织系统的规范或标准，从选词、标识、数据格式和交换协议、互操作、可视化等各个方面确立标准规范，为后续应用和服务提供便利。例如，国际标准化组织(ISO)发布的《MARC 格式 XML 模式标准草案(ISO / DIS 25577)》和有关叙词表的标准草案《信息与文献工作——叙词表及与其他词表的互操作》(ISO 25964)，IFLA 起草的《多语种叙词表编制指南》，W3C 提出的简单知识组织系统(SKOS)作为受控词表和概念框架网络语义表示的推荐标准。美国修订了《单语种受控词表编制、格式与管理规则》(Z39 • 19)，英国升级了《BS8723：用于信息检索的结构化词汇》等。

6)借助主题词表提高自动标引效率

高智能的自动标引是海量信息高质量组织和检索的关键技术之一。对网络信息内容进行整体语义控制和形式化描述是提高自动标引效率的有效手段。没有语义控制，就谈不上信息的组织。主题词表正是对网络信息进行语义控制的主要工具之一，可以说主题词表的引入，使自动标引技术取得了长足的进步。

二、医学主题词表(MeSH)

(一)概述

1. 简介

《医学主题词表》(Medical Subject Headings，MeSH)是美国国立医学图书馆(National Library of Medicine，NLM)编制的医学综合性叙词表，已被翻译成包括中文在内的 20 多种语言。MeSH 于 1960 年首次出版，至今已有 50 余年的历史，今天 MeSH 不仅仅是一部供医学标引人员、编目人员、检索人员使用的规范性词表，而且已成为医学信息资源组织、医学文本信息自动处理及智能检索等领域共同使用的知识组织工具，被视为生物医学信息资源的通用信息组织标准。

MeSH 具有一套完整的体系结构，包括主题词表、树形结构表、副主题词表和增补概念词表。主题词表是 MeSH 的主体；树形结构表将所有 MeSH 主题词按学科属性从分类角度进行组织；副主题词表用于对主题词的某些方面进行限定；增补概念词表是对主题词表的扩充，每个增补概念均与主题词建立有映射关系。MeSH 术语采用二级词结构和三级概念结构模式共同组织，能较好地与多种外部知识组织系统建立关联。

MeSH 的体系结构在不同程度上体现着受控语言与自然语言、先组式语言与后组式语言、主题聚类与学科聚类相融合的多维、一体化构建模式，以及叙词表与语义网、本体相融合的网状发展模式。

2. 发展历史

MeSH 历史可追溯到 1879 年 John Shaw Billings 发起的医学文献检索刊物《医学索引》(*Index Medicus*，IM)的编制，1954 年 NLM 首次正式出版了《主题词权威列表》。1960 年，随着新版《医学索引》第一期的发行，《医学主题词-字顺表》第一版正式面世，首次出版时仅包括 4400 个主题词，2016 年版 MeSH 包括主题词 27 000 余条，增补概念词 23 万余条，术语总数近 70 余万条。1963 年首次出版《医学主题词-范畴表》时层级结构为 3 级，现在《医学主题词-树形结构表》已扩展到 13 级。2007 年，NLM 出版了最后一期印刷本 MeSH，取而代之的是网络版 MeSH。MeSH Browser 是 NLM 官方在线词表发布系统。2010 年，NLM 隆重举行了 MeSH 50 周年纪念活动，其重要历史事件见表 2-1-2。

表 2-1-2 MeSH 重要历史事件一览表

年份	事件
1879 年	MeSH 前身可追溯到 John Shaw Billings 开创的《医学索引》的编制和出版
1940 年	在美国首都华盛顿召开了《医学主题词表》专题研讨会
1954 年	NLM 首次出版《主题词权威列表》(*Subject Heading Authority List*)
1960 年	首次正式出版《医学主题词-字顺表》(*Medical Subject Headings - Alphabetic List*)
1963 年	首次出版《医学主题词-范畴表》(*Medical Subject Headings - Categorized Lists*)
1967 年	首次出版《医学主题词-树形结构表》(*Medical Subject Headings - Tree Structures*)
1973 年	首次出版《医学主题词-注释字顺表》(*Medical Subject Headings - Annotated Alphabetic List*)
1986 年	MeSH 在 Grateful Med 检索系统中的用户交互应用
1991 年	MeSH 增加了 UMLS 语义类型和语义关系元数据项
1999 年	发布基于 Web 的 MeSH Browser(MeSH 浏览器)
2007 年	发布基于概念结构模式的 MeSH Browser
2007 年	出版最后一期印刷本《医学主题词-注释字顺表》和《医学主题词-树形结构表》
2010 年	举行 MeSH 50 周年纪念活动
2012 年	截止到 2012 年共翻译出版了 20 多种不同语言版本的 MeSH

3. 本地化建设

MeSH 在许多国家得到广泛推广、应用及本地化改造，被翻译成汉语、法语、德语、西班牙语、俄语、日语、韩语、意大利语、阿拉伯语、瑞典语、捷克语、荷兰语、芬兰语、希腊语、波兰语、葡萄牙语、罗马尼亚语、泰国语、土耳其语、斯洛文尼亚语、斯洛伐克语等 20 多种语言；许多著名文献数据库都是基于 MeSH 进行文献组织及提供辅助检索功能的。

在我国，中国医学科学院医学信息研究所早在 1979 年开始翻译出版《医学主题词-注释字顺表》，2002 年出版了最后一次印刷本的《医学主题词-注释字顺表》。1987 年，中国中医研究院中医药信息研究所基于 MeSH 的体系结构和规范，编制了《中医药学主题词表》。1996 年，中国医学科学院医学信息研究所基于上述两部中西医词表，推出了《中文医学主题词表》(Chinese Medical Subject Headings，CMeSH)，CMeSH 每年更新。目前，这些知识组织工具已被广泛应用于中文生物医学文献索引编制、图书编目、检索导航、智能检索、自动标注、主题监测、数据挖掘等领域。

(二) 内容结构

MeSH 的宏观结构包括主题词表、树形结构表、副主题词表和增补概念词表。主题词表是 MeSH 的主体，按字母顺序排列，2016 年共有主题词 27 883 个，入口词 87 000 多个。树形结构表将所有 MeSH 主题词按学科属性从分类角度进行划分，包括 16 个大类，层级达 13 级。副主题词表用于对主题词的某些方面进行限定，如主题词“肝炎”可组配副主题词“/传播”、“/预防”和“/药物治疗”等。增补概念词表主要收录化学物质、药物、罕见疾病、治疗方案等名称术语，2016 年增补概念词约为 232 000 多个，每个增补概念均与主题词建立映射关联，是对主题词表的扩充。

MeSH 的微观结构包括二级词结构模式与三级概念结构模式。二级词结构由主题词-入口词组成，三级概念结构由主题词-概念-术语组成，两者共同存在，相互兼容，通过参照系统、树形结构号、语义类型、注释信息等揭示概念之间的语义关系。

MeSH 的记录类型包括主题词、副主题词和增补概念词三种，分别用英文字母“D”、“Q”和“C”表示。

1. 主题词表

MeSH 主题词(headings)或称叙词(descriptors)，是经过严格规范的名词性科学术语。MeSH 中的每个主题词都要进行严格的词形规范、词义规范、词类规范等控制，明确词的涵义及所涉及的范围，使得每个主题词在词语的形式和语义上具有唯一性。主题词的描述非常详细，包括语义关系信息、描述性信息及管理信息等 40 多个元数据项。图 2-1-3 为 MeSH Browser 显示的主题词记录页面。

1) 主题词组织模式

(1) 结构模式：MeSH 主题词有两种组织模式，一种为传统主题词表的词结构组织模式，另一种为新型主题词表的概念结构组织模式。传统主题词表，主题词和入口词(entry term)为其最基本的组成单位；新型主题词表，主题词类(descriptor class)为其最基本的组成单位，主题词类由一个或多个概念组成，概念由一个或多个术语构成。MeSH 词表的词结构和概念结构两种形式共同存在，结构上相互兼容，各有其独特的功能和用途。两者的主要特点见表 2-1-3。

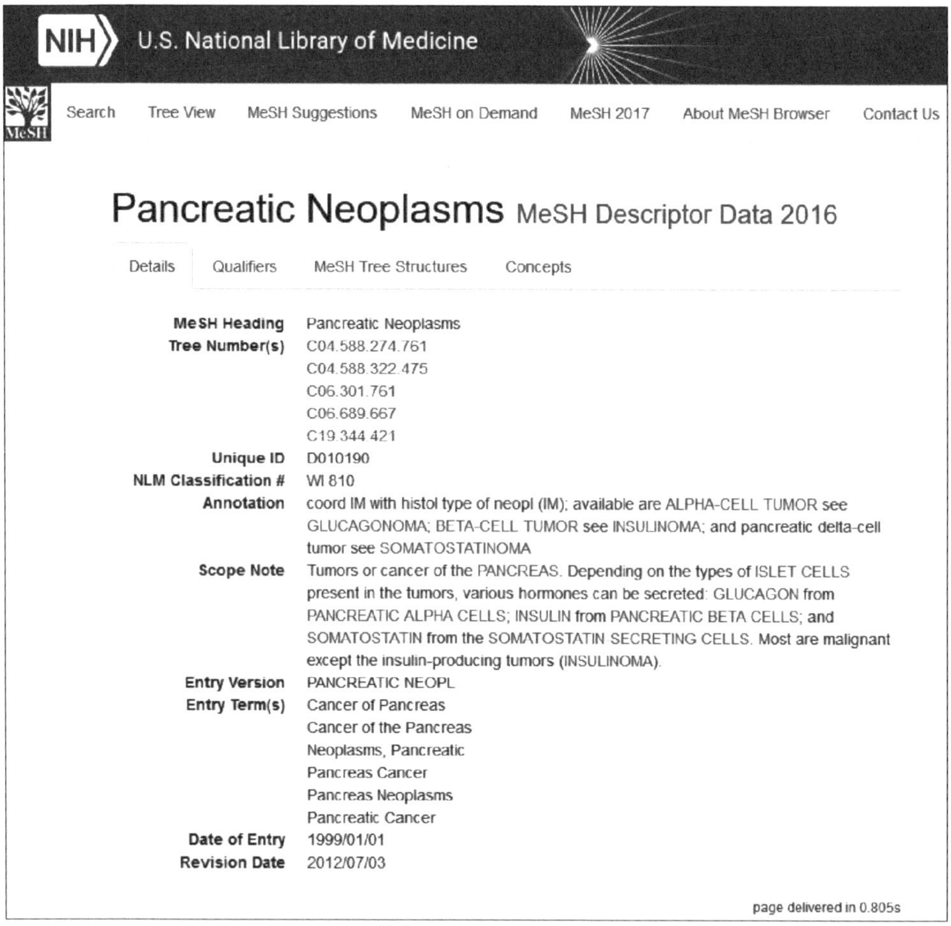

图 2-1-3 MeSH Browser 主题词记录页面(词结构模式)

表 2-1-3 MeSH 词结构与概念结构的基本组成

名称	传统词结构模式	新型概念结构模式
	主题词(叙词)	主题词类(叙词类)
组成单元	主题词、入口词二级结构	主题词、概念、术语三级结构
同义及用代关系表示	①主题词、入口词之间可以是同义、准同义或近义关系 ②主题词、入口词之间为用代关系	①主题词类由一个或多个彼此意义上相同或紧密相关的概念组成，主题词为该类中的一个概念 ②概念和术语之间为严格的同义关系 ③概念和概念间存在某种程度的广义、窄义或相关关系 ④原有的用代关系仍旧保留
等级关系表示	通过主题词树形结构号表示	主题词类的所有概念共享主题词的树形结构号
相关关系表示	指两个主题词之间的相关关系	主题词类的所有概念共享主题词的相关关系
UMLS 语义类型	无法表示	在概念级别表示
释义信息	在主题词级别表示，只能有一个词义注释	在概念级别表示，每个概念都可表示词义注释信息
使用注释信息	在主题词级别表示，使用注释信息	主题词类的所有概念共享主题词的使用注释信息
术语信息	无法描述	在术语级别描述

(2) 主题词类别：MeSH 主题词包括 4 种类型：主要主题词(main headings，MH)、文献类型主题词(publication types，PT)、地理主题词(geographic headings)和特征词(check tags，CT)，用数字 1～4 标识。前三种类型主题词均有树形结构编码，主要功能见表 2-1-4。

表 2-1-4　主题词类别

类别及名称	树形结构号	注释
主要主题词[1]	A～N 大类	表达医学主题内容的规范性优选术语
文献类型主题词[2]	V 大类	描述文献类型特征，如综述、评论、临床实验等方面的术语
地理主题词[4]	Z 大类	描述大洲、地区、国家等地理名称，如中国、加拿大、纽约等
特征词[3]	无	描述主题的某些普遍特征，如男(雄)性、女(雌)性等

2) 主题词语义关系及元数据

MeSH 主题词的语义关系包括同义关系、用代关系、相关关系、等级关系、限定与被限定关系，以及继承 UMLS 语义网络的 50 多种相关关系。

(1) 同义关系和用代关系：在传统 MeSH 主题词表，主题词的用代关系用入口词表示，表达同义、近义、缩写、不同拼写形式及其他用代形式。此外，主题词的排序形式也表示此种关系。

例：MeSH Heading - Pancreatic Neoplasms(胰腺肿瘤)
　　Entry Term - Cancer of Pancreas(胰腺癌)
　　Entry Term - Cancer of the Pancreas(胰腺癌)
　　Entry Term - Neoplasms, Pancreatic(胰腺肿瘤)
　　Entry Term - Pancreas Neoplasms(胰腺肿瘤)
　　Entry Term - Pancreatic Cancer(胰腺癌)
　　Entry Term - Pancreas Cancer(胰腺癌)
　　Sort Version - PANCREATIC NEOP

在新型主题词表，主题词的用代关系用主题词类来表示，主题词类由一个或多个概念构成，概念由一个或多个术语组成，术语间为同义关系，概念之间的关系为主题词类内部的广义、狭义或相关关系。可以说，主题词类是一组意义上相同或紧密相关概念的最佳集合表达形式，概念层用于确切表达概念术语间的同义关系，避免涵义模糊，主题词类保留了传统主题词表的用代关系模式，见表 2-1-5。

表 2-1-5　主题词类同义关系及用代关系(概念结构)

<table>
<tr><td>MeSH Heading (主题词)</td><td colspan="2">Pancreatic Neoplasms (胰腺肿瘤)</td></tr>
<tr><td rowspan="2">Concept 1(概念 1)
(Preferred)(优选)</td><td colspan="2">Pancreatic Neoplasms (胰腺肿瘤)</td></tr>
<tr><td>Term(术语)</td><td>Pancreatic Neoplasms(胰腺肿瘤)
Neoplasms, Pancreatic(胰腺肿瘤)
Pancreas Neoplasms(胰腺肿瘤)</td></tr>
<tr><td rowspan="2">Concept 2(概念 2)
(Narrower)(狭义)</td><td colspan="2">Cancer of Pancreas (胰腺癌)</td></tr>
<tr><td>Term(术语)</td><td>Cancer of Pancreas (胰腺癌)
Pancreatic Cancer(胰腺癌)
Pancreas Cancer(胰腺癌)</td></tr>
</table>

(2)相关关系：MeSH 通过相关参照系统揭示主题词之间的相关关系，有 4 种相关参照，见表 2-1-6。

表 2-1-6　主题词相关参照系统

名称及标识符	注释和示例
See also（相关参照）	用于描述与当前主题词相关的其他主题词，如 Factor XIII Deficiency（因子 XIII缺乏）**See also**（相关参照）Factor XIIIa（因子 XIIIa）
Consider also（提示参照）	用来指引意义上相近但词根不同的词，通常是以希腊语或拉丁语为词根的词，如 BRAIN consider also（提示参照）terms at CEREBR- and ENCEPHAL-
Entry combination（副主题词组配参照）	提示主题词/副主题词组配时，如有先组主题词或有更适当的主题词/副主题词组配形式时，要采用正确的形式，如 Heart/surgery（心脏/外科学），要用 Cardiac Surgical Procedures（心脏外科手术）表示
Pharmacological action（药理作用参照）	用来描述化学物质的相关药理作用，如 Aspirin（阿司匹林）是 Antipyretics（镇痛药），也是 Platelet Aggregation Inhibitors（血小板聚集抑制剂），还是……

(3)等级关系：MeSH 主题词树形结构号用以表示主题词之间逻辑上的隶属关系，即等级关系，包括直接上位、直接下位、同位关系。如图 2-1-4 所示，消化系统肿瘤为胰腺肿瘤和肝肿瘤的直接上位词，胰腺肿瘤、肝肿瘤、腹膜肿瘤互为同位词，胰腺管癌为胰腺肿瘤的直接下位词。

Gastrointestinal Neoplasms (消化系统肿瘤)　[C04.588.274]

　　Liver Neoplasms (肝肿瘤)　[C04.588.274.623] +

　　Pancreatic Neoplasms (胰腺肿瘤)　[C04.588.274.761]

　　　　Carcinoma, Pancreatic Ductal(癌，胰腺管)　[C04.588.274.761.750]

　　Peritoneal Neoplasms (腹膜肿瘤)　[C06.301.780]

图 2-1-4　主题词等级关系局部示意图

(4)限定与被限定关系：限定与被限定关系是指 MeSH 主题词与副主题词之间的关系，副主题词强调或限定主题词所表示的某些方面，如“胰腺肿瘤/遗传学”，表示胰腺肿瘤的遗传学因素，而不是泛指胰腺肿瘤。副主题词用 2 个字母缩写形式表示，如/GE 表示/遗传学。主题词与副主题词组配有严格的规定，如下列主题词“胰腺肿瘤”指定可以和 40 多个副主题词组配，分别表达胰腺肿瘤各个不同方面。

例：MeSH Heading -　Pancreatic Neoplasms（胰腺肿瘤）
　　Allowable Qualifiers - BL BS CF CH CI CL CN CO DH DI DT EC EH EM EN EP ET GE HI IM
　　ME MI MO NU
　　PA PC PP PS PX RA RH RI RT SC SE SU TH UL UR US VE VI

(5)UMLS 语义网络关系扩展：MeSH 的每个概念至少被分配一个 UMLS 语义类型，通过 UMLS 语义网络实现概念语义关系的扩展和细化。如图 2-1-5 所示，MeSH 概念“胚胎结构”的语义类型是“胚胎结构(embryonic structure)”，“羊水(amniotic fluid)”的语义类型是“机体物质(body substance)”，上述两个语义类型在 UMLS 语义网络中的语义关系是“周围(surround)”，因此 “羊水”与“胚胎结构”之间的关系就被确切地表达为“胚胎结构周围的机体物质”。

MeSH Concept 1	Embryonic Structures(胚胎结构)	
	Scope Note(释义)	The anatomical parts that make up an organism in the early stages of development.
	Semantic Type(UMLS语义类型)	T018(Embryonic Structure)胚胎结构

MeSH Concept 2	Amniotic Fluid(羊水)	
	Scope Note(释义)	A clear, yellowish liquid that envelopes the FETUS inside the sac of AMNION. ……
	Semantic Type(UMLS语义类型)	T031(Body Substance)机体物质

UMLS语义类型	UMLS语义关系	UMLS语义类型
Body Substance(机体物质)	Surrounds(周围)	Embryonic Structure(胚胎结构)

图 2-1-5 MeSH、UMLS 语义网络示意图

3) 主题词描述性和管理性元数据

MeSH 主题词不仅包括丰富的语义关系，还包括详细的描述信息(如词义注释、主题词使用注释、专业特征等信息)和完善的管理信息(如标识符系统、更新信息等)。表 2-1-7 汇集了一些主要的 MeSH 主题词的描述性和管理性元数据。

表 2-1-7 主题词主要描述性和管理性元数据

英文名称	中文名称	注释
MeSH Heading	主题词	
Unique Identifier	主题词唯一标识符	用“D+数字”表示，D010190
Concept Unique Identifier	概念唯一标识符	用“M+数字”表示，M0000026
Term Unique Identifier	术语唯一标识符	用“T+数字”表示，T000066
MeSH Scope Note	释义	说明概念的含义及使用范围(参见图 2-1-3)
Annotation	标引编目注释	供标引和编目人员使用的注释说明(参见图 2-1-3)
Online Note	联机检索注释	供检索人员使用的注释说明，参见例③
History Note	历史注释	给出了主题词的使用年代，追踪了主题词及其参见词的变化，参见例②
Previous Indexing	标引回溯说明	标识出主题词使用前表示其概念的主题词或主题词/副主题词，参见例①
CAS TYPE 1 NAME	CAS 1 型名称	美国化学文摘服务社分配的化合物的结构名称。首选 CHEMLINE 数据库 CAS 1 型名称，如无则选择 MEDLINE 数据库中使用的结构名称，参见例④
CAS Registry/EC Number /UNII Code	CAS 登记号/EC 编号/FDA 唯一标识码	美国化学文摘服务社分配的 CAS 登记号，或酶学委员会命名的 EC 编号，或 FDA 分配的唯一成分标识码，参见例④

续表

英文名称	中文名称	注释
Related CAS Registry Number	相关 CAS 登记号	指当前主题词化合物的盐类、光学异构体或同位素标记形式的 CAS 登记号，参见例④
Date Descriptor Established	主题词启用日期	主题词开始用于检索的日期
Date of Entry	记录输入日期	记录进入系统的日期
Major Revision Date	记录主要修订日期	最后一次主要修订时计算机生成的日期

下面举例说明一些重要的元数据。

(1) *标引回溯说明*：用以说明当前主题词使用前，表示其概念的主题词或主题词/副主题词，下面的例子表示“获得性免疫缺陷综合征”未成为主题词前，在 1979～1982 年用“免疫缺陷综合征”表示其概念。

例：MeSH Heading - Acquired Immunodeficiency Syndrome (获得性免疫缺陷综合征)
Previous Indexing - Immunologic Deficiency Syndromes (1979-1982) (免疫缺陷综合征)

(2) *历史注释*：用以记录主题词的使用变化信息，如下列所示，主题词“高原病”一词在 1975～1990 年从属于主题词“ANOXIA”(缺氧)，当时称为次要主题词，1991 年“高原病”升格为主题词。

例：MeSH Heading –Altitude Sickness (高原病)
History Note - 91 (75); was see under ANOXIA 1975-90

(3) *检索注释*：此类信息供检索人员使用，如下例所示，检索主题词“高原病”这一概念时，对于 1966～1974 年的文献要用“ANOXIA”(缺氧) 一词进行检索。

例：MeSH Heading –Altitude Sickness (高原病)
Online Note - search ANOXIA 1966-74

(4) *CAS1 型名称、CAS 登记号/EC 编号/FDA 唯一标识码、相关 CAS 登记号*：主题词为化学名词时，常伴有一些专业特征的描述信息。

例：MeSH Heading –Sodium Selenite (亚硒酸钠)
CAS Type 1 Name - Selenious acid, disodium salt
CAS Registry Number - 10102-18-8
Related CAS Number - 14013-56-0 (Na salt (2:1))
Related CAS Number - 15498-87-0 (Na salt)
Related CAS Number - 24458-98-8 (diselenious acid, di-Na salt)
Related CAS Number - 26970-82-1 (pentahydrate)
Related CAS Number - 7782-82-3 (mono-Na salt)

2. 树形结构表

MeSH 树形结构表 (tree structure) 是用以揭示主题概念之间等级关系的分类体系，树形结构表和主题词表是两个互相补充的部分，每个主题词至少有一个树形结构号，树形结构号将主题词表和树形结构表有机结合起来，两个部分互相对应、互相指引、互相补充。

1) 树形结构表的组织

树形结构表将 MeSH 主题词按照词义范畴和学科属性，分门别类地归入 14 个大类，每个大类再按逻辑关系逐级从广义概念向窄义概念层层展开，犹如树的干、枝、叶一样，深度可达 13 级。MeSH 树形结构表也为地理主题词和出版物类型主题词分别设立了 2 个大类，总计 16 个大类。依次为：A 解剖学，B 有机体，C 疾病，D 化学品和药物，E 分析、诊断、治疗技术和设备，F 精神病学和心理学，G 生物科学，H 学科和职业，I 人类学、教育、社会学和社会现象，J 工艺技术、工业、农业，K 人文科学，L 信息科学，M 各种人群名称，N 卫生保健，V 出版特征，Z 地理名称。图 2-1-6 为 MeSH Browser 树形结构一级大类导航页面。

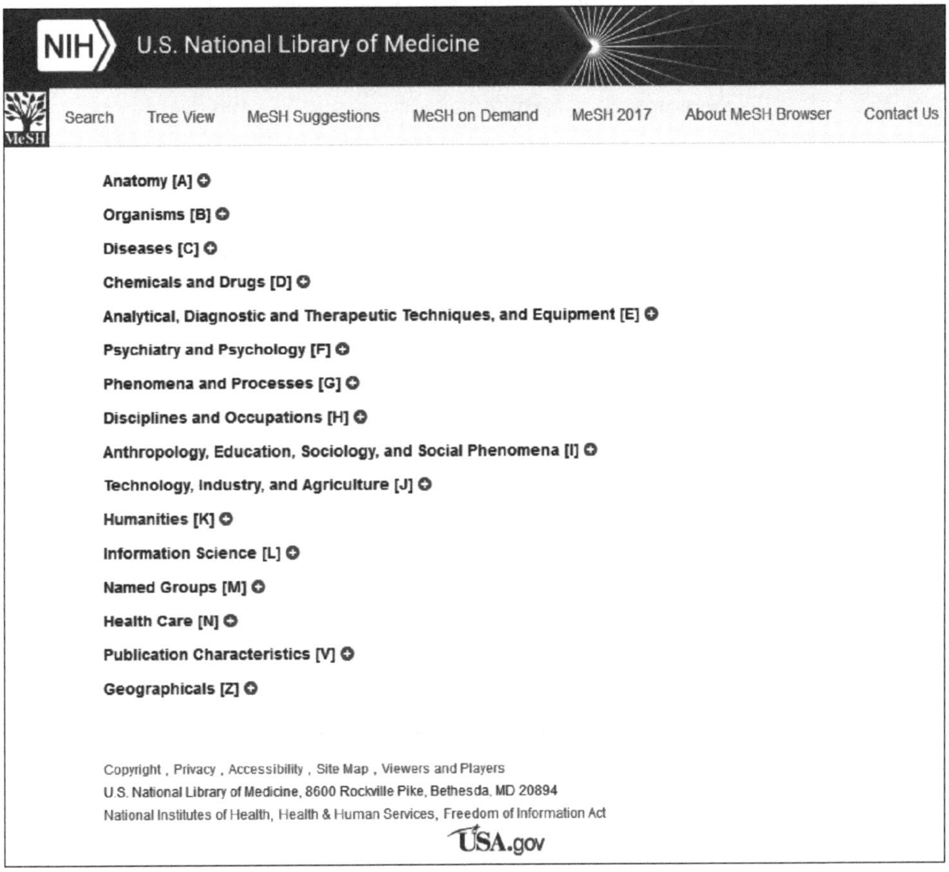

图 2-1-6 MeSH Browser 树形结构一级大类导航页面

MeSH 树形结构号，或称分类号，由字母数字组成，每个大类用一个字母代表，每 3 位间用小数点隔开，如 C11.187.183.220.889，每个类号对应一个主题词，每个主题词至少被分配一个树形结构号，如主题词胰腺肿瘤有 5 个类号，表示该主题词位于不同的分类树上(图 2-1-7)，类号后有“+”表示还有下位类。

2) 树形结构表的作用

MeSH 树形结构表并不打算构建一个权威的学科分类体系，它仅对 MeSH 中出现的主题词进行科学有序的组织，以方便医学信息资源的组织与利用。例如，文献加工人员基于树形结构表可很方便地定位到最专指的主题词，对文献进行科学高效的组织；检索人员基于树形结构表可很容易地进行学科导航检索，进行不同级别的扩检和缩检，提高查全率及查准率；系统开发人员利用树形结构表有助于实现专业知识挖掘、领域知识聚类，以及不同颗粒度智能检索等多种应用。

Neoplasms 肿瘤 [C04]

  Neoplasms by Site 肿瘤部位 [C04.588]

    Digestive System Neoplasms 消化系统肿瘤 [C04.588.274]

      Pancreatic Neoplasms 胰腺肿瘤 [C04.588.274.761] +

Neoplasms 肿瘤 [C04]

  Neoplasms by Site 肿瘤部位 [C04.588]

    Endocrine Gland Neoplasms 内分泌腺肿瘤[C04.588.322]

      Pancreatic Neoplasms 胰腺肿瘤 [C04.588.322.421] +

Digestive System Diseases 消化系统疾病 [C06]

  Digestive System Neoplasms 消化系统肿瘤 [C06.301]

      Pancreatic Neoplasms 胰腺肿瘤 [C06.301.761] +

Digestive System Diseases 消化系统疾病 [C06]

  Pancreatic Diseases 胰腺疾病 [C06.689]

      Pancreatic Neoplasms 胰腺肿瘤[C06.689.667] +

Endocrine System Diseases 内分泌系统疾病 [C19]

  Endocrine Gland Neoplasms 内分泌腺肿瘤 [C19.344]

      Pancreatic Neoplasms 胰腺肿瘤 [C19.344.421] +

图 2-1-7　MeSH 树形结构局部示例图

3. 副主题词表

副主题词(subheadings)用于对主题词做进一步的限定，又称为限定词(qualifiers)。副主题词要与 MeSH 主题词组配使用，副主题词跟在主题词的后面，用“/”分隔，如“胰腺肿瘤/诊断”。

1)副主题词的结构及作用

副主题词的目的是增加主题词的专指性，即把同一主题、不同研究内容方面的特性分别集中起来，如诊断、治疗等医学领域中的通用概念，MeSH 共设置了 82 个副主题词(表 2-1-8)，每个副主题词的使用都有严格的规定。副主题词的设置利用了情报检索语言的后组式原理，既有后组式语言的专指性、灵活性，又避免了组配的不规范性，可降低检索噪声。

表 2-1-8 MeSH 副主题词及英文缩写

副主题词及缩写标识符					
AB 畸形	CH 化学	EM 胚胎学	MA 人力	PP 中毒	TU 治疗应用
AD 投药和剂量	CL 分类	EN 酶学	ME 代谢	PC 预防和控制	TH 治疗
AE 副作用	CO 并发症	EP 流行病学	MT 方法	PX 心理学	TO 毒性
AG 激动剂	CN 先天性	ES 伦理学	MI 微生物学	RE 辐射效应	TM 传播
AA 类似物和衍生物	CT 禁忌证	ET 病因学	MO 死亡率	RA 放射照相术	TR 移植
AN 分析	CY 细胞学	GE 遗传学	NU 护理	RI 放射性核素成像	TD 发展趋势
AH 解剖学和组织学	DF 缺乏	GD 生长和发育	OR 组织与管理	RT 放射疗法	US 超声检查
AI 拮抗剂和抑制剂	DI 诊断	HI 历史	PS 寄生虫学	RH 康复	UL 超微结构
BI 生物合成	DU 诊断应用	IM 免疫学	PY 致病力	SC 继发性	UR 尿
BL 血液	DH 饮食疗法	IN 损伤	PA 病理学	SE 分泌	UT 利用
BS 血液供给	DE 药物作用	IR 神经支配	PK 药代动力学	ST 标准	VE 兽医学
CF 脑脊液	DT 药物疗法	IS 仪器和设备	PD 药理学	SN 统计学和数值数据	VI 病毒学
CS 化学合成	EC 经济学	IP 分离和提纯	PH 生理学	SD 供应和分配	
CI 化学诱导	ED 教育	LJ 立法和法学	PP 病理生理学	SU 外科学	

副主题词根据隶属关系按树形结构进行组织，如“/治疗”的下位词包括“/药物疗法”、“/放射疗法”、“/饮食疗法”、“/外科学” 等概念，最多 3 级，其树形结构表见附录 1。

副主题词的树形结构有助于对主题词进行范围限定，也有助于对某个树下的副主题词进行扩展检索。如图 2-1-8 所示，用副主题词 “/治疗” 或 “/诊断” 进行扩展检索，可检索其下位类的所有副主题词。

/therapy (治疗)	/diagnosis (诊断)
/diet therapy (膳食疗法)	/pathology (病理学)
/drug therapy (药物疗法)	/ radiography (放射照相术)
/nursing (护理)	/ radionuclide imaging (放射性核素成像)
/prevention & control (预防和控制)	/ ultrasonography (超声诊断)
/radiotherapy (放射疗法)	
/rehabilitation (康复)	
/surgery (外科学)	
/transplantation (移植)	

图 2-1-8 副主题词树形结构局部示例图

2) 副主题词元数据描述

MeSH 副主题词主要元数据见表 2-1-9。

为了使副主题词更好地发挥作用，MeSH 副主题词与主题词组配有严格的限定和规则，副主题词表通过释义和标引编目注释等阐明副主题词与主题词的组配原则，如图 2-1-9 所示为 MeSH Browser 副主题词记录的显示页面。此外，MeSH 还在主题词表中为每个主题词一一列出了允许组配的副主题词的缩写名称，明确标识出副主题词的使用范围。

表 2-1-9　副主题词主要元数据

英文名称	中文名称	注释
Subheading	副主题词	如 Therapy
Unique ID	唯一标识符	用“D+数字”表示，Q000628
Entry Term	入口词	副主题词同义词
Record Type	记录类型	副主题词记录用字母“Q”表示
Entry Version	输入形式	如 THER
Abbreviation	缩写	用两个字母表示，如 TH
Scope Note	释义	说明副主题词的含义及使用范围
Annotation	标引编目注释	供标引和编目人员使用的注释说明
Online Note	联机检索注释	供检索人员使用的注释说明
History Note	历史注释	给出副主题词开始使用的年代，追踪副主题词使用范围的变化及时间
Date Established	记录启用日期	副主题词开始用于检索的日期
Date of Entry	记录输入日期	记录进入系统的日期
Revision Date	记录修订日期	最后一次主要修订时计算机生成的日期

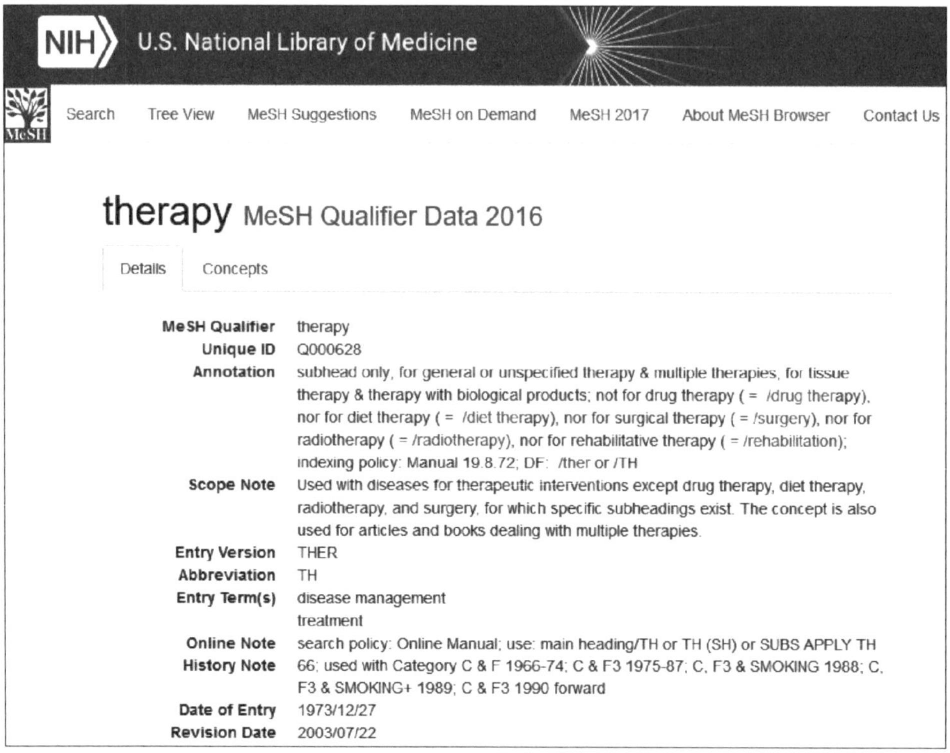

图 2-1-9　MeSH Browser 副主题词记录

4. 增补概念词表

增补概念词表是由化学物质、药物、罕见疾病、治疗方案名称等组成的一类 MeSH 词汇。1980 年，MeSH 在已有主题词表和副主题词表的基础上，基于文献处理中积累的专业术语创建了补充化学物质记录(supplementary chemical record，SCR)；1999 年，随着 MeSH 由词结构组织方式向基于概念结构组织方式的演变，补充化学物质记录更名为增补概念记录(supplementary concept record，SCR)。近几年增补概念词表开始增加有关治疗方案方面的术语，2011 年又开始增加罕见疾病方面的术语。目前 MeSH 增补概念词表包括化学物质和药物名称、治疗方案术语、罕见疾病术语三个子表。

1)增补概念词的结构及作用

MeSH 增补概念词不是主题词，这些词汇多来自文献中的专业术语。对于这类非主题词术语，MeSH 采用了与主题词相似的组织方式，也包括词结构与概念结构两种模式。词结构由优选词、入口词二级结构组成，概念结构由优选词、概念、术语三级结构组成，后者也被称为 SCR 类。一个 SCR 类包含一个或多个概念，一个概念包含一个或多个术语，每个概念内术语间表示精确的同义关系，SCR 类概念之间的关系可能为同义、广义、狭义和相关关系。图 2-1-10 为增补概念记录词结构与概念结构的比较示例图。增补概念词与主题词不同的是，增补概念至少要与一个 MeSH 主题词建立映射关系，同时这类词也没有树形结构号。SCR 类中的每个成员共享 MeSH 主题词的映射关系及其他相关信息。

词结构	
NM	Tiadenol(硫地醇)
N1	2,2'-(1,10-decanediylbis(thio))bis-ethanol
RN	6964 -20-1
ET	2,2'-(decamethylenedithio)-diethanol
ET	bis(2-hydroxyethylthio)-1,10-decane
ET	bis(hydroxy-2-ethylthio)-1,10-decane
ET	BS 530
ET	Tiadenolo
ET	Thiadenol
ET	……
HM	*Fatty Alcohols(脂肪族醇类)
PI	SULFIDES(73-76)
SO	Arch Int Pharmacodyn Ther 222(1):166;1976 …
PA	Hypolipidemic Agents(降血脂药)
FR	60
UI	C004568

概念结构(SCR类)		
NM	Tiadenol(硫地醇)	
Concept 1 (Preferred)	Tiadenol	
	ST	T109(Organic Chemical)
	N1	2,2'-(1,10-decanediylbis(thio))bis-ethanol
	RN	6964-20-1
	Term	Tiadenol
	Term	2,2'-(decamethylenedithio)-diethanol
	Term	bis(2-hydroxyethylthio)-1,10-decane
	Term	bis(hydroxy-2-ethylthio)-1,10-decane
	Term	Thiadenol
	Term	Tiadenolo
Concept 2 (Narrower)	BS 530	
	Term	BS 530
Concept 3	……	
HM	*Fatty Alcohols(脂肪族醇类)	
PI	SULFIDES(73-76)	
SO	Arch Int Pharmacodyn Ther 222(1):166;1976 …	
PA	Hypolipidemic Agents(降血脂药)	
FR	60	
UI	C004568	

图 2-1-10 增补概念词结构与概念示例图

MeSH 增补概念词汇是自然语言与主题语言相结合的一种构建模式。增补概念词通过与主题词的映射转换，使其具有 MeSH 主题词的某些特征。NLM 的标引人员可随时利用期刊文献中新出现的有关化学物质、药物、治疗方案、罕见疾病名称等方面的术语对文献进行标引，使用者亦可用其进行检索，可以像主题词一样进行各种操作。系统基于增补概念表可自动实现对文献数据库的主题词转换及标注，将标注时所用术语的优选词提取出来存放在数据库的专用字段，并将提取化学物质和药物术语的 CAS 登记号或酶 EC 编号加入文献题录中。

MeSH 增补概念词表支持随时添加新的术语，无须控制词汇量，2016 年 SCR 记录数达到 23 万余条，术语量达 57 万余条。增补概念词表有助于新增主题词的推荐及词间关系的提取，也有助于专业领域子表的扩展和外部词表的加入，增补概念词表的设计为网络环境下 MeSH 词表的快速扩展提供了良好的空间。

2）增补概念词元数据描述

表 2-1-10 汇集了一些重要的增补概念词的元数据，包括关系、注释、专业特征、管理信息等。

表 2-1-10　增补概念词元数据

英文名称	缩写	中文名称	描述信息
Name of Substance	NM	优选名称	原来称物质名称，现在指增补概念的优选名称
Unique Identifier	UI	唯一标识符	增补概念记录唯一标识符
Synonyms（Entry Term）	SY	同义词（入口词）	等同于主题词表的入口词，不代表严格的同义概念，表示同义、近义、缩写、不同拼写形式及其他用代形式
Record Type	RY	记录类型	标识 MeSH 的记录类型，增补概念记录用“C”标识
CAS Type 1 Name	N1	CAS 1 型名称	美国化学文摘服务社分配的化合物的结构名称。首选 CHEMLINE 数据库 CAS 1 型名称；如无，则选择 MEDLINE 数据库中使用的结构名称
Concept		概念名称	与 NM 字段和 N1 字段术语有非严格意义上的同义关系，即密切关联的同义、相关、狭义或广义关系
Term		术语名称	表示与概念之间为严格的同义关系
CAS Registry/EC Number /UNII Code	RN	CAS 登记号/EC 编号/FDA 唯一标识码	美国化学文摘服务社分配的化合物的结构名称。首选 CHEMLINE 数据库 CAS1 型名称；如无，则选择 MEDLINE 数据库中使用的结构名称
Related CAS Registry Number	RR	相关 CAS 登记号	指当前主题词化合物的盐类、光学异构体或同位素标记形式的 CAS 登记号
Heading Mapped-to	HM	映射主题词	增补概念词映射的主题词、主题词/副主题词，见下例 1
Semantic Type	ST	语义类型	UMLS 语义网络的语义类型
Pharmacological Action	PA	药理作用主题词	含有体现该化学物生物活性的药理作用主题词，见下例 1
Indexing Information	II	相关映射主题词	含有供标引人员考虑使用的、除 HM 和 PA 字段中有关术语以外的相关映射主题词或映射主题词/副主题词，见下例 2
Previous Indexing	PI	标引回溯说明	含 NM 字段术语曾使用过的映射主题词或主题词/副主题词
Source	SO	术语来源	术语出现在 MEDLINE/ PubMed 数据库的文献出处
Frequency	FR	出现频率	含有 MEDLINE/PubMed 标引期刊文献中标识术语出现频率
Thesaurus Id	TH	词典标识	标识术语的权威来源参考，如 USAN（美国药名）、Merk 索引、NEGWER（有机化学药物及同义词化学词典）
Note	NO	注释	关于化合物的简要描述信息
Date of Entry	DE	建立日期	记录建立日期
Revision Date	RD	修订日期	记录修订日期

3) 增补概念词表子集

(1) *化学物质和药物子集*：该子集收录文献中出现的化学物质和药物的各种名称，以及详细的专业特征信息、映射主题词。术语与主题词的映射基于不同的维度，如体现化学物质名称的映射主题词或映射主题词/副主题词；体现化学物质生物活性作用的映射药理作用主题词；可能与化学物质相关的其他映射主题词。此外还提示主题词的重要程度，用“*”标识，当映射主题词为主题词/副主题词组配形式时，“*”加在副主题词前面，否则加在主题词的前面，如例 1、例 2 所示。

例 1：映射主题词和药理作用主题词

Name of Substance - 3-methylfentanyl（3-甲基芬太尼）
Heading Mapped-to - Fentanyl/*analogs & derivatives（芬太尼/*类似物和衍生物）
Pharmacological Action –Analgesics（镇痛药）
该例表示，物质名称“3-甲基芬太尼”的映射主题词是“芬太尼/*类似物和衍生物”，药理作用主题词是“镇痛药”；前者重要程度高于后者。

例 2：映射主题词和相关映射主题词

Name of Substance - Sarapin（沙拉平）
Heading Mapped-to - *Plant Extracts（*植物提取物）
Indexing Information – Analgesics（镇痛药）
该例表示，“沙拉平”除可映射到主题词“植物提取物”外，还可考虑使用主题词“镇痛药”，“*”标识在主题词“植物提取物”。

(2) *治疗方案子集*：治疗方案是指疾病的联合用药方案，每条治疗方案术语标识了治疗方案名称的映射主题词，以及治疗方案中具体药物映射的主题词。“*”标识在治疗方案名称主题词上，其中每个具体药物不必标识“*”号。下面的例子显示了“MOPP 方案”所映射的能够体现联合用药方案实质内容的多个主题词，还显示了该治疗方案的简短解释信息，以及在 MEDLINE/PubMed 数据库文献题录中出现的词频数。

例：Name of Substance - MOPP protocol（MOPP 方案）
Heading Mapped-to - *Antineoplastic Combined Chemotherapy Protocols（*抗肿瘤联合化疗方案）
Heading Mapped-to - Mechlorethamine（氮芥）
Heading Mapped-to - Prednisone（泼尼松）
Heading Mapped-to - Procarbazine（丙卡巴肼）
Heading Mapped-to - Vincristine（长春新碱）
Frequency - 740
Note - chemotherapy protocol consisting of above cpds; used in treating Hodgkins disease; MOP is combination without prednisone

(3) *罕见疾病子集*：2010 年，NLM 开始增加美国国立卫生研究院(NIH)罕见疾病研究办公室(ORDE)编制的罕见疾病术语表到 MeSH 词表。总计处理了 10 000 多个 ORDR 术语，其中有些是 MeSH 中已经存在的，与 MeSH 主题词进行合并，删除了一些字符串小于 5 个字符的缩写名称，以避免产生歧义，其余 ORDR 术语于 2011 年加入到 MeSH 的增补概念词表。下面的例子是罕见疾病术语与主题词的映射示例，这类术语通常需要映射多个主题词才能揭示疾病的特征和本质，每个映射主题词都有“*”标识符。

例：Name of Substance - KBG syndrome（KBG 综合征）
Entry Term - Short stature, characteristic facies, macrodontia, mental retardation, and skeletal anomalies

Heading Mapped-to - *Abnormalities, Multiple(畸形,多发性)
Heading Mapped-to - *Bone Diseases,Developmental(骨疾病,发育性)
Heading Mapped-to - *Mental Retardation(精神发育迟滞)
Heading Mapped-to - *Tooth Abnormalities(牙畸形)
Heading Mapped-to - *Facies(面容)

5. MeSH 的概念结构

1) MeSH 概念结构的意义

MeSH 概念结构始建于 2000 年，2007 年版 MeSH Browser 清晰呈现了其组织模式。MeSH 从传统的基于词结构的主题词、术语二级结构，迁移到新的基于概念的主题词、概念、术语三级结构。MeSH 的三级概念结构避免了传统叙词表二级结构带来的关系丢失或歧义现象，如主题词与入口词之间的关系可能是同义、近义或反义关系，这些关系无法在二级结构中准确表达出来，只能粗略地表达为用代关系，而 MeSH 的三级结构可以将这些语义关系明确清晰地标识出来，描述信息也从原来的主题词级别细分到主题词、概念、术语级别。这种结构有利于计算机的理解和处理，同时也保留了传统叙词表二级结构的功能。

2) MeSH 概念结构的组织

MeSH 主题词表和增补概念词表均采用概念结构和词结构两种模式进行组织。在概念结构，主题词表以主题词类为基本组成单位，增补概念词表以 SCR 为基本组成单位，两者结构基本相同，主要不同是 SCR 要和主题词进行映射，这些内容已在增补概念词表一节中进行了详细介绍。下面以主题词类为例，描述概念结构的组织模式。

主题词类由主题词、概念和术语构成，见图 2-1-11，其组成详细描述如下。

(1) *名称和名称标识符*：一个主题词类至少由一个以上的概念组成，每个概念至少由一个以上的术语组成。其中一个概念名称被推荐为优选概念，概念中的一个术语被推荐为优选词(preferred)，这个优选概念的优选词最终被指定为主题词。主题词、概念、术语都分配有字母数字串组成的唯一标识符。主题词唯一标识符用“D+数字串”表示；每个概念的优选名称分配有概念唯一标识符，用“M+数字串”表示；术语唯一标识符用“T+数字串”表示。

(2) *关系和关系标识符*：主题词类内概念之间的关系可以是广义、狭义或相关关系，分别用标识符“Broader”、“Narrower”和“Related”表示，通常优选概念的涵义多是“广义”的。概念内术语彼此间是同义关系；反之，一个概念内的术语与另一个概念内的术语不是严格意义上的同义关系。

主题词类中概念间的广义、狭义和相关关系是一组概念上紧密相关的概念之间的关系，有别于主题词级别之间的广义关系、狭义关系和相关关系。在基于概念的结构中，主题词级别之间的关系没有改变，如等级关系和相关关系。

(3) *描述属性的种类*：主题词、概念和术语分别具有不同的描述属性。树形结构号、副主题组配、注释信息等在主题词级别描述，主题词类中的每个概念可共享这些描述属性；而释义、语义类型在概念级别描述，概念中的每个术语可以共享这些信息；来源信息则在术语级别描述。

(4) **主题词和入口词**：传统 MeSH 词表的主题词和入口词，在新型 MeSH 词表主题词类中都是概念名称。为了标引、检索和文献组织的目的，主题词类由一个或多个彼此意义上相同或紧密相关的概念组成。将这些概念集中在一个主题词类，没有改变 MeSH 传统入口词和主题词的等同替代关系。

图 2-1-11 中的主题词类由 2 个概念、7 个术语组成。概念 1 为优选概念(preferred)，包括 3 个术语，每个术语都有术语唯一标识符(如 T030147)，3 个术语间为严格的同义关系，均表示“胰腺肿瘤”这个概念，其中术语“Pancreatic Neoplasms”被推荐为概念 1 的

Unique ID	D010190　[主题词唯一标识符]	
MeSH Heading	Pancreatic Neoplasms (胰腺肿瘤)　[主题词]	
Tree Number	C04.588.274.761；C04.588.322.421；C06.301.761；C06.689.667；C19.344.421	
Allowable Qualifiers	BL BS CF CH CI CL CN CO DH DI DT EC EH EM EN EP ET GE HI IM ME MI MO NU PA PC PP PS PX RA RH RI RT SC SE SU TH UL UR US VE VI　[允许组配的副主题词]	
Annotation	coord IM with histol type of neopl (IM) ……　[标引编目注释]	
Concept 1 (Preferred) 概念 1 (优选概念)	Pancreatic Neoplasms (胰腺肿瘤)　[概念名称]	
	Concept UI	M0015803　[概念唯一标识符]
	Scope Note	Tumors or cancer of the PANCREAS. Depending on the types of ISLET CELLS present in the tumors……　[释义]
	Semantic Type	T191 (Neoplastic Process)　语义类型]
	Term (Preferred)	Pancreatic Neoplasms　[优选术语名称]
		Term UI:　T030147　[术语唯一标识符] Date:　01-JAN-1999 Lexical Tag: NON Thesaurus：　NLM　(1966)
	Term	Neoplasms, Pancreatic　[术语名称]
	Term	Pancreas Neoplasms　[术语名称]
Concept 2 (Narrower) 概念 2 (狭义概念)	Cancer of Pancreas (胰腺癌)　[概念名称]	
	Concept UI	M0333232　[概念唯一标识符]
	Semantic Type	T191 (Neoplastic Process)　[语义类型]
	Term (Preferred)	Cancer of Pancreas　[术语名称]
	Term	Cancer of the Pancreas　[术语名称]
	Term	Pancreas Cancer　[术语名称]
	Term	Pancreatic Cancer　[术语名称]

图 2-1-11　MeSH 主题词类示例图

优选词，概念唯一标识符为 M0015803，同时也被推荐为主题词，主题词唯一标识符为 D010190; 概念 2 包括 4 个术语，术语间是严格的同义关系，均表示“胰腺癌”这个概念，概念 2 是概念 1 的狭义概念。由图 2-1-11 也可看出，树形结构号、允许组配的副主题词、注释等信息在主题词级别描述，释义和语义类型在概念级别描述，来源信息在术语级别描述(参见图 2-1-11 概念 1)。

6. MeSH 与 UMLS

MeSH 的概念结构与 UMLS 超级叙词表和语义网具有良好的兼容性。UMLS 超级叙词表整合了上百个不同来源的知识组织工具，采用四级结构模式组织，通过概念、原形术语、字符串、来源术语，将不同来源词表概念的各种名称和变体形式连接在一起。UMLS 语义网络具有全局统控作用，它可使完全相异的知识组织体系使用一个共同的语义网络，搭建起概念间纵横交错的语义关系网络。

UMLS 语义网络由语义类型和语义关系构成，语义类型是语义网络中的节点，语义关系是节点之间的链接，如“后天畸形(语义类型 A)+ affects(语义关系)+细胞功能(语义类型 B)”。语义类型有 135 个，涵盖了许多领域宽泛词汇的范畴，语义类型的高层分为“实体”和“事件”两大类，由此逐级展开形成树形结构。语义关系有 54 个，包括 1 个等级关系链(isa)和 53 个非等级的相关关系链，分为物理上、空间上、功能上、时间上和概念上相关的 5 类。MeSH 的每个概念均分配有 UMLS 语义类型，通过语义类型与 UMLS 语义网络关联，共享 UMLS 语义网络的语义关系(表 2-1-11)。MeSH 通过与 UMLS 语义网络关联，极大扩充了原有的语义关系，使 MeSH 更加适应网络环境下的应用。

表 2-1-11　UMLS 非等级相关关系类型及示例

物理相关	空间相关	功能相关	时间相关	概念相关
part of (A 是 B 的部分)	surrounds (A 包围 B)	affect (A 影响 B)	precedes (A 先于 B)	evaluation of (A 对 B 的评价)
consists of (A 由 B 组成)	adjacent of (A 接近 B)	activities (A 激活 B)	follows (A 与 B 同时)	similarity related to (A 与 B 相似)
connected of (A 与 B 相连)	location of (A 位于 B)	causes (A 引起 B)	co-occurs (A 后于 B)	issue in (A 是 B 的结果)
……	……	……	……	……

(三) MeSH Browser

MeSH Browser 是 MeSH 的在线发布系统(http://www.nlm.nih.gov/mesh/MBrowser.html)，包括主题词表、副主题词表、增补概念表及树形结构表，每周更新。MeSH Browser 是一个动态变化的词表发布系统，实时补充生物医学领域的新概念，及时修正错误，保证概念的科学性、准确性和唯一性。

1. MeSH Browser 使用方法

MeSH Browser 主页提供了其所有的查询功能(图 2-1-12)，大致分为三种。

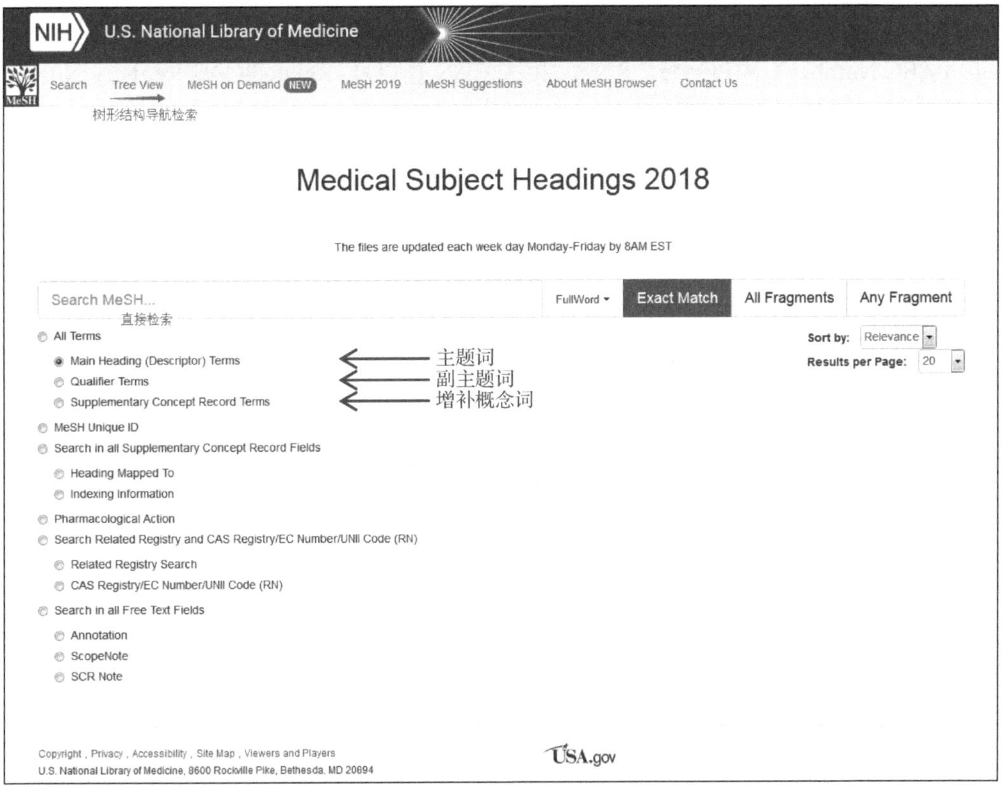

图 2-1-12 MeSH Browser 查询页面

1) 导航检索

导航检索(navigate from tree top)通过浏览树形结构表的 16 个顶级大类，层层展开，寻找自己感兴趣的主题词。

2) 直接检索

直接输入检索词，可选择精确查找(Find Exact Term)、“AND”查找(Find Term with ALL fragments)、“OR”查找(Find Term with ANY fragments)”。默认是对全部术语(All Terms)进行查询，可指定在主题词表(Main Headings)、副主题词表(Qualifiers)或增补概念词表(Supplymentary Concepts)查询。此外还可选择用 MeSH 唯一标识符，对释义和注释等内容进行查询。

3) 化学名词专用检索途径

①映射主题词(Heading Mapped To，HM)：在增补概念表，通过化学名词所映射的主题词，查询相关化学名词记录。②标引信息(Indexing Information，II)：或称相关映射主题词，指在增补概念表，这类主题词与上述化学名词映射主题词密切相关，可供标引和检索人员参考使用。例如，“HBY 097”的映射主题是“Quinoxalines(喹喔啉类)”，相关映射主题词是“Acquired Immunodeficiency Syndrome(获得性免疫缺陷综合征)”，提示两个概念有相关性。③药理作用主题词(Pharmacological Action，PA)：指通过药理作用主题词查询相关化学名词记录，如通过药理作用词“Antipyretics(退热剂)”查找

“Aspirin(阿司匹林)”。④直接通过 CAS 登记号/酶代码/FDA 唯一标识符(CAS Registry/EC Number/UNII Code，RN)、相关 CAS 登记号(Related CAS Registry Number，RR)查询。

2. MeSH Browser 显示及记录格式

MeSH Browser 提供三种浏览显示方式：常规浏览(standard view)，即传统 MeSH 词表的词结构显示方式(图 2-1-3)；概念常规浏览(standard concept view)和概念详览(expanded concept view)，为基于概念结构的显示方式，后者显示内容更为详细。

MeSH Browser 提供三种记录描述格式：主题词记录、副主题词记录及增补概念词记录，图 2-1-13 为增补概念记录的概念详览页面。

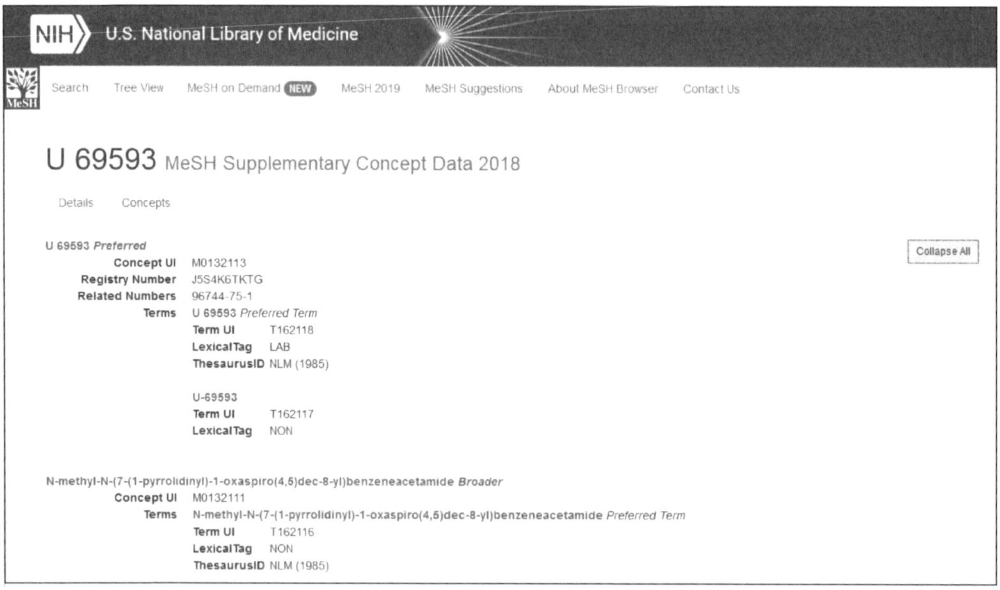

图 2-1-13　MeSH Browser 概念详览页面(增补概念词记录)

(四)MeSH 获取和应用

1. MeSH 获取途径

MeSH 是一个权威性很高的医学综合性叙词表，也是一个免费的开放获取资源，NLM 提供 MeSH 数据的下载和本地使用。

(1)MeSH Browser：MeSH Browser 是 MeSH 的官方在线查询系统，通过该系统可查询最新、最具权威性的 MeSH 词表的所有内容，每周更新。

(2)UMLS：MeSH 是 UMLS 中的重要资源，同时还可查询其他 100 多个叙词表、分类表、本体、术语表等知识组织工具。UMLS 通过注册免费使用，每半年更新一次，MeSH 随 UMLS 的发布版本而更新。

(3)检索系统中的 MeSH 词表：很多检索系统都嵌入了 MeSH 词表，最典型的是 PubMed/MEDLINE 数据库检索系统，MeSH 词表的更新多与系统更新同步，通常按年更新。

(4)MeSH 数据下载：NLM 支持 MeSH 数据的下载，内容包括主题词表、副主题词表、增补概念表、树形结构表，下载格式包括 XML、ASCII 及 MARC 格式。每年 9、10 月份左右，NLM 提供 MeSH 下一年新增主题词、替代主题词、MeSH 树形结构变化、药理作用主题词等更新文档的下载。NLM 还提供详细的技术文档，支持数据的下载和应用。

(5)开放机制：NLM 不仅面向全球开放 MeSH 的使用、数据下载，并且鼓励所有使用者参与 MeSH 的更新和修订，任何人都可通过网络提出对 MeSH 的修改建议、推荐新的 MeSH 词汇。

2. MeSH 应用领域

MeSH 是医学信息资源知识组织的重要基础工具，主要应用领域包括医学信息资源的标引与检索、学科分类导航、数据挖掘、机器翻译、语义检索等方向，同时也与标准数据协议、映射或互操作、可视化服务、主题图、向本体转化等多种重要信息技术直接相关。

(1)主题标引功能的加强与发展：MeSH 的最初目的是用于编制和检索《医学索引》，随着环境的变化，《医学索引》已被 PubMed/MEDLINE 数据库所取代，并不断延伸和拓展其功能。传统的文献主题标引也逐渐从手工方式向计算机辅助标引方式转变，目前高质量的自动标引技术正在不断发展与完善之中。

(2)主题词表可视化的用户服务：基于 MeSH 词表，可实现系统中词表的可视化表达，普通用户很容易实现对 MeSH 词表的专业化使用，如美国国立医学图书馆开发的 PubMed/MEDLINE 数据库检索系统，可提供 MeSH 词表的多种知识导航检索功能，实现精确检索、扩展检索、限定检索及加权检索，充分发挥叙词表的查全和查准优势。

(3)映射与跨语言检索：MeSH 和许多医学叙词表、分类表、本体等建立了映射关联，特别是与 UMLS 词表的映射关联，通过知识组织系统间的映射，可以实现不同数据库的跨库检索。此外，MeSH 不同语言版本支持跨语言的检索系统，如中国医学科学院医学信息研究所开发的中国生物医学文献数据库、外文生物医学文献数据库检索系统，均支持中英文双语检索功能。

(4)支持智能检索功能：MeSH 在智能检索中的应用包括自动实现同义词的扩展、词组切分扩展、等级结构扩展等检索功能，以及基于概念间语义关系的相关文献自动检索等功能。

(5)医学专业搜索引擎：MeSH 支持医学专业搜索引擎的构建，如 GOPubMed，它以 PubMed 数据源为开发和利用目的，基于 MeSH 和 GO 知识组织工具对 PubMed 检索结果进行分类，从 What、Who、Where、When 4 个方面，帮助用户快速找到最相关的文献。该搜索引擎是一种结果可视化和后处理类型的智能搜索引擎。

(6)叙词表向本体转化：叙词表向本体转化是叙词表应用的发展方向之一，目前已有不少 MeSH 向本体转化的研究。将叙词表转化为本体，有利于直接利用人类已经积累的知识，避免从头重复构建领域知识体系。

三、中文医学主题词表(CMeSH)

(一)概况

中国医学科学院医学信息研究所自 1979 年开始翻译出版美国国立医学图书馆编制的《医学主题词表(MeSH)-注释字顺表》，1996 年在此基础上建立了中文医学主题词表(Chinese Medical Subject Headings，CMeSH)系统。CMeSH 集成了《MeSH(中文版)》和《中医药学主题词表》，构建了主题词表与《中国图书馆分类法·医学专业分类表》的映射关联。CMeSH 每年进行更新，其发布系统与 MeSH Browser 具有良好的兼容性。目前 CMeSH 已被应用于中文医学信息资源的自动标注、智能检索、中英文双语检索、学科分类导航，以及搜索引擎、数据挖掘、热点监测、趋势预测等领域。

(二)组成结构

CMeSH 由中英文双语主题词表、树形结构表、中文副主题词表，以及医学专业分类表组成。

1. 主题词表

《MeSH(中文版)》和《中医药学主题词表》是 CMeSH 主题词表的基本组成部分，CMeSH 涵盖了两部词表的完整信息。CMeSH 对中文和英文术语进行了形式化汇总及规范化处理，对有冲突主题词进行了检测和标识，采用统一元数据框架结构存储术语及属性信息。同时，CMeSH 还构建了上述两部词表所有主题词与《中国图书馆分类法·医学专业分类表》类目之间等同关系或等级关系的映射关联。

CMeSH 主题词表内容非常丰富，包括 30 多项元数据，下面介绍一下主要元数据(图 2-1-14)。①中英文主题词：所有主题词均有英汉两种表达形式。②中英文入口词：为主题词的同义词。③相关参见：指逻辑上与主题词相关的其他主题词。④药理作用相关参见：指药物或物质具有特定药理作用的主题词。⑤可组配副主题词：指主题词与副主题词的组配限定，用于增强主题词的专指度。⑥树形结构号：用于表达主题词之间的等级关系。⑦类名和类号：表示主题词与中图法类目的映射关系。⑧范畴注释(释义)：用于解释主题词的涵义，说明其使用范围。⑨其他注释信息及专业特征信息：如标引注释、标引回溯注释、历史注释等，用于对主题的使用和变更等进行说明；CAS 登记号/EC 编号/FDA 唯一标识码，用于化学物质的描述。⑩主题词唯一标识符：为主题词的唯一永久性编码，MeSH 主题词用“D+数字”表示，中医药主题词用“ZD+数字”表示。

2. 树形结构表

树形结构表是基于主题词学科属性和词义范畴进行构建的，每个主题词都分配有一个或多个树形结构号。《MeSH(中文版)》和《中医药学主题词表》集成后共形成 28 个一级大类，其中 12 个为中医一级大类，每个大类按逻辑关系逐级向下展开，见图 2-1-15。树形结构号由字母数字组成，如主题词“消化系统”用“A03”表示；中医树形结构号以字母“T”开头，如主题词“脏腑”的树形结构号用“TA19”表示。

3. 副主题词表

副主题词要与主题词组配使用，用于指明主题词的不同方面。副主题词置于主题词后，如“心力衰竭/病因学/并发症/诊断/药物疗法”等。

CMeSH 共有 92 个副主题词，其中 82 个来自 MeSH(见表 2-1-8)，10 个为中医药副主题表，依次为：/中医药疗法、/中西医结合疗法、/针灸疗法、/穴位疗法、/按摩疗法、/气功疗法、/针灸疗法、/气功效应、/中医病机、/生产和制备。副主题词也按树形结构进行组织，详见图 2-1-16。

中文医学主题词表（2017版）

CMeSH Browser

首页 >> 主题词表 >> 主题词

中文主题词	艾滋病血清学诊断
英文主题词	AIDS Serodiagnosis
款目词	艾滋病血清学(AIDS Serology); HIV血清学诊断(HIV Serodiagnosis); HTLV-Ⅲ血清学诊断(HTLV-III Serodiagnosis); HTLV-Ⅲ血清学(HTLV-III Serology)
树状结构号	E01.370.225.812.735.060; E05.200.812.735.060; E05.478.594.760.060
相关参见	HIV Seroprevalence (HIV血清患病率)
标引注释	coordinate with specific technique (FLUORESCENT ANTIBODY TECHNIQUE; IMMUNOBLOTTING; RADIOIMMUNOPRECIPITATION ASSAY, ETC)
范畴注释	为鉴定人类免疫缺陷病毒（人类T淋巴细胞白血病病毒III型/淋巴腺病相关病毒）抗体而进行的免疫学试验。包括对HIV血清阳性和HIV血清阴性的测定、酶联免疫吸附测定、免疫荧光法、免疫印迹等，用来从具有艾滋病或艾滋病相关复合症明显症状的患者中筛查携带病毒抗体的人。
可组副主题词	分类(CL)；经济学(EC)；伦理学(ES)；历史(HI)；仪器和设备(IS)；方法(MT)；统计学和数值数据(SN)；标准(ST)；发展趋势(TD)；利用(UT)；兽医学(VE)
标引回溯注释	Acquired Immunodeficiency Syndrome (1984-1988) ; Antibodies, Viral (1983-1988) ; HIV/immunology (1988) ; HTLV-III/immunology (1987) ; Human T-Cell Leukemia Virus/immunology (1984-1987)
历史注释	89
MeSH ID	D015492
分类号/分类名	R512.91:获得性免疫缺陷综合征(AIDS艾滋病)

主题树1
- 诊断
  - 诊断技术和方法
    - 临床实验室技术
      - 免疫学试验
        - 血清学试验
          - 艾滋病血清学诊断

图 2-1-14　CMeSH 主题词记录

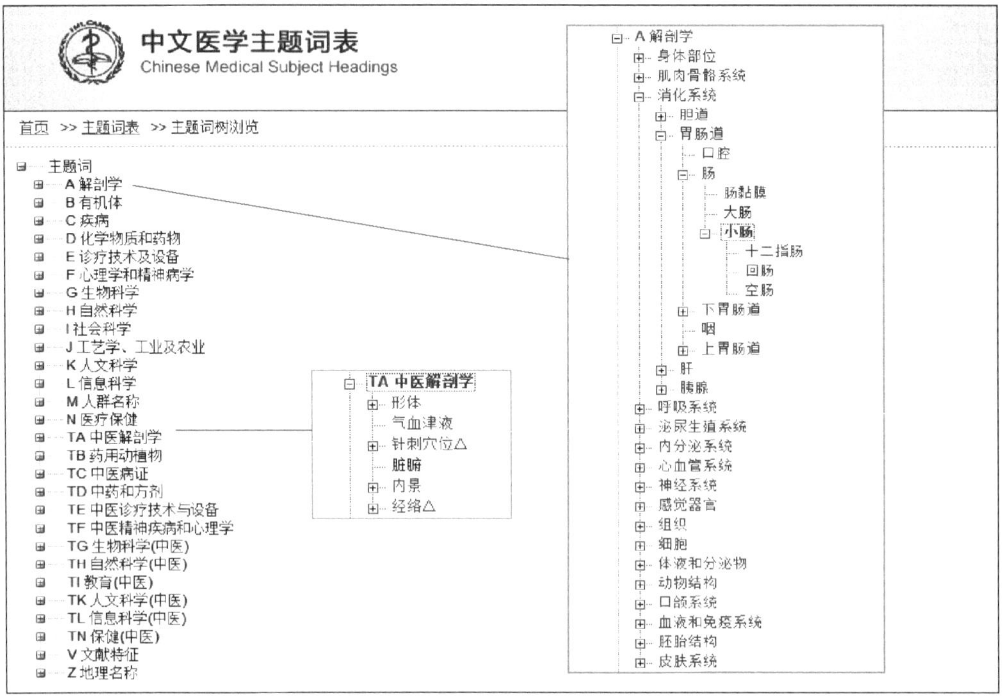

图 2-1-15　CMeSH 树形结构一级大类

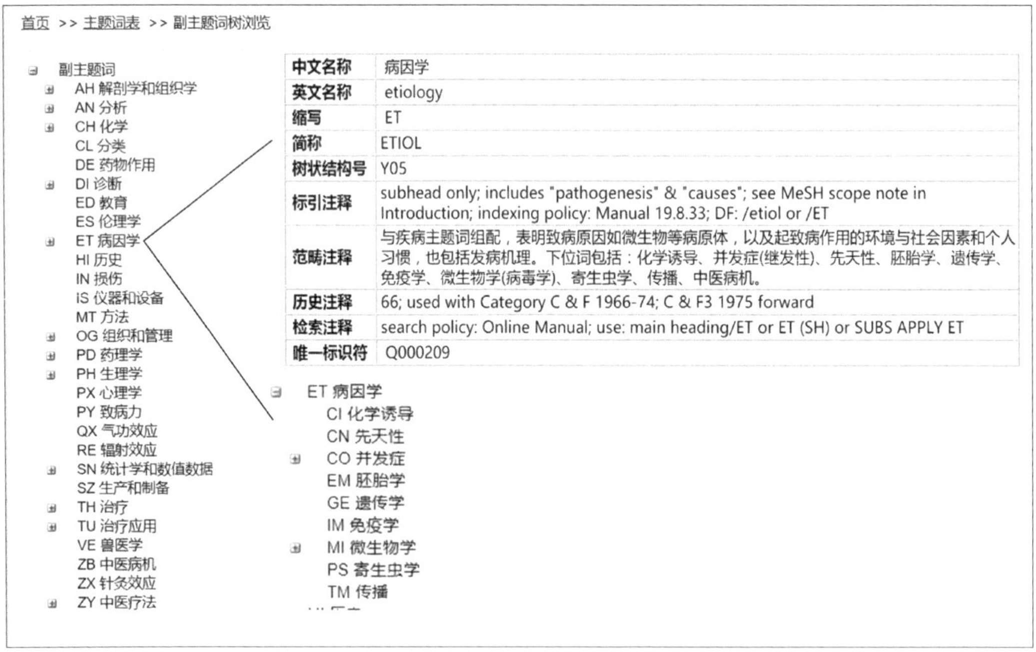

图 2-1-16　CMeSH 副主题词树形结构及副主题词记录

副主题词主要元数据包括：①中英文副主题词，包括中文名、英文名、英文简称和英文缩写；②中英文副主题词入口词，为副主题词的同义词或用代词；③副主题词汉语拼音；④允许组配的主题词类目；⑤范畴注释(释义)，用于解释副主题词的涵义及使用范围；⑥其他注释信息，如标引注释、检索注释及历史注释等；⑦副主题词唯一标识符，为副主题词的唯一永久性编码，用“Q+数字”表示。参见图 2-1-16。

4. 医学专业分类表

医学专业分类表是《中国图书馆分类法》专业分类表系列之一，包括主表和复分表。主表 R 类(医药卫生)下分为预防医学、基础医学、临床医学、药学、中国医学等 17 个大类(图 2-1-17)。分类表主要元数据包括类号、类名、类目注释等信息等，并扩充了映射主题词元数据。

医学分类表与医学主题词表的映射关系主要包括：分类主表与主题词大类，地理复分表与地理主题词，临床专业复分表与副主题等。

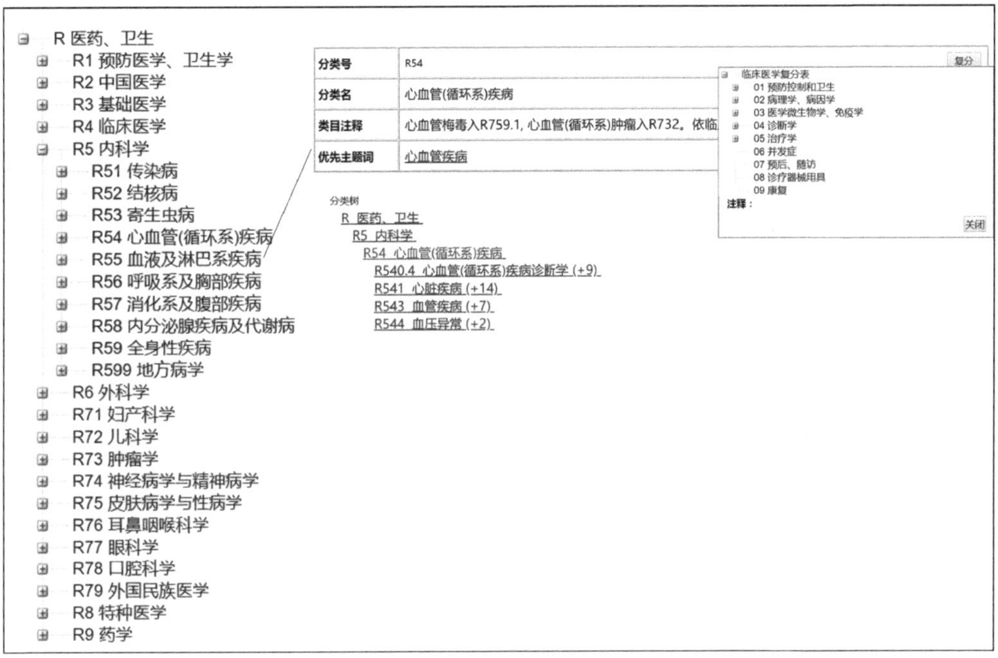

图 2-1-17　医学专业分类表一级大类及分类表浏览

(三)CMeSH 发布系统

CMeSH Browser 是《中文医学主题词表》的发布平台，该系统包括主题词表检索、分类表检索，以及主题-分类关联检索。

1. CMeSH 主题词表检索

CMeSH Browser 支持导航检索、中英文双语检索、直接检索，以及精确和模糊查询。

1)主题词表

①选择主题词检索入口(系统默认状态)，通过输入中英文检索词，直接或通过表单选词进行查找；也可通过药理作用主题词、注释、化学物质登记号、主题词 ID 号等途径

查找主题词。②选择主题词树导航，通过逐级展开浏览检索(见图 2-1-15)。③浏览主题词的详细信息、主题-分类映射信息，并进行各种关联检索(见图 2-1-14)。

2)副主题词表

副主题词表包括：①选择副主题词检索入口，通过输入中英文检索词，直接或通过表单选词查找；②选择副主题树导航浏览检索，见图 2-1-16；③浏览副主题词的详细信息，见图 2-1-16。

2. 分类表检索

分类表检索功能(图 2-1-18)包括：①主表导航检索，通过逐级展开浏览检索；②复分表导航检索，如总论复分表、世界地区表、中国地区表、国际时代表、中国时代表、世界种族与民族表、中国民族表等；③通过类名、类号、注释等途径进行检索，支持精确或模糊查询；④浏览分类表的详细内容、分类-主题映射关系信息，并进行关联检索。

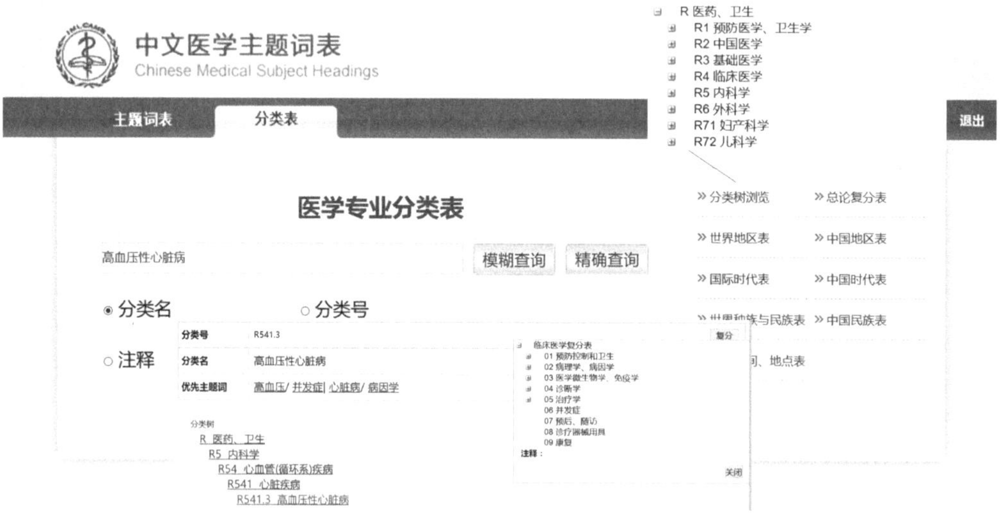

图 2-1-18　CMeSH Browser 分类表检索

3. 主题-分类关联检索

基于主题词表和分类表的映射，系统支持分类到主题、主题到分类的关联检索。例如，分类表“高血压性心脏病(R541.3)”映射到两个主副组配主题词“高血压/并发症”和“心脏病/病因学”，通过链接可查询相应主题词，浏览主题词的详细信息。又如，主题词“艾滋病相关性肾病”映射到两个类号“R512.91:获得性免疫缺陷综合征(AIDS 艾滋病)”和“R692:肾疾病”，通过链接可很方便检索浏览分类表的相应内容。

四、中国中医药学主题词表

(一)概述

《中国中医药学主题词表》是我国第一部中医药专业词表，具有科学性、适用性，以及与 MeSH 词表兼容性的特点，被国内外医学及中医药学信息界广泛采用。

《中国中医药学主题词表》是我国第一部中医药专业词表，由中国中医科学院中医药信息所研制，词表编制研究起步于20世纪70年代，发展于80年代。1987年《中医药学主题词表》问世。

1996年以机读版和印刷版的形式出版了词表的修订版，更名为《中国中医药学主题词表》。2004年12月，中国中医科学院中医药信息研究所启动对词表的再修订工作，出版了《中国中医药学主题词表》(2008版)。

2013年，中国中医科学院中医药信息研究所启动了《中国中医药学主题词表网络版研制与修订》项目，构建中医药学主题词表管理系统，实现网络发布。

目前，《中国中医药学主题词表》2015 网络版已正式发布并投入使用，在中医药文献主题标引、图书编目、期刊索引、数据规范等方面发挥了重要作用。

(二)《中国中医药学主题词表》网络版体系结构

1. 词表特点

《中国中医药学主题词表》与国际上先进的MeSH词表兼容，收词也参照MeSH词表，具有以下7项原则。

(1)稳定性：随着中医药学的发展与进步，中医药学的词汇也在不断地变化之中。但是词汇控制的决定一旦做出，就应当尽量保持稳定。这里包括对标引与检索用词、非标引与非检索用词的取舍与选择，不应轻易变动。

(2)正确性：信息检索正式选用的词汇应当具有科学性，表意准确，普遍适用，而且必须符合本国语言的构词法及有关语言、文字方面的规定。

(3)单义性：原则上一个词语只能表达一个概念，或一个概念只能用一个词语表达。但是要求所有的概念与词一一对应，在实际工作中有一定的难度。因此，本项的单义性是指在中医药学专业范围内一个词汇应该只表示一个概念，只有当两个专业领域相差很远，对词汇的理解可确保无歧义的情况下，才允许有一词多义的现象。

(4)系统性：信息检索的词汇应有一定的层次结构，能够清晰地反映概念之间的基本关系。它们或者是属种关系，或者是平行并列关系，或者是整体和部分关系，或者是方面关系、因果关系，或其他相关关系。

(5)简明性：词汇选择应当简练，尽可能简短明了、易读易记、易输易检。标题表、主题词表对词汇的长度都有规定，不得突破。词汇过长，不便使用，不便进行标引用词与检索用词的相符性比较。

(6)成族性：选用的词汇应当易于字面成族，即有较强的构词能力。例如，“风淫证候”可以派生出“风毒”、“风寒”、“风热”、“风湿”、“风水”、“风痰”、“风燥”、“风重于热”；“风湿”又可以派生出“风湿化热”、“风湿挟毒”、“风湿蕴肤”等词。

(7)专家推荐和审定。

2. 字顺表

1)字顺表是文献标引和检索的主要根据

《中国中医药学主题词表》收录全部正式主题词和入口词，按汉音拼音字母顺序排列，以主题词中的单字为单位拼写汉语拼音。同音字按字型集中，首字音形相同者均按第二字拼音排列，第二字相同时按第三字排列，依此类推。

2）主题词表款目结构

(1) 汉语拼音：汉语拼音是排列词序的依据。

(2) 主题词名称：一般采用顺装形式，但为便于相似词形的集中，亦有少数用倒装形式。

(3) 主题词英译名：一般采用意译，如疾病、证候、治则、治法、病因、病机等，中草药、药用动物、药用植物及矿物名称用拉丁译名；但个别难以表达者用汉语拼音音译，包括方剂与中成药名称、穴位名称、典籍名称、地名、人名等。

(4) 树形结构号：采用双字母数字混合的形式表达，是主题词款目的重要组成部分，表明主题词在树形结构中的位置，并反映词间的属分关系。它是联系字顺表与树形结构表的桥梁；按其所属范畴，一个主题词可以有一个以上的树形结构号。

(5) 主题词定义：定义的目的是明确词义，主题词必须具有单义性即一词一义，如此才能保证文献标引与查找的准确性和一致性。本词表定义解释分别来源于权威词典、国家及行业标准、《中国药典》、新版中医药学教材及 MeSH 词表等。

(6) 主题词注释：注释是标引与检索手册在主题词表中的简略反映，起到明确词义，指导标引、检索和编目的作用。本词表有以下 4 种注释。

➢ 标引注释：包括指出其所属上位词、与副主题词组配的限制、简要的标引提示。

➢ 编目注释：对书籍主题编目的提示。

➢ 历史注释：凡新增主题词或原词词型有改变者均有历史注释，说明增词年代及原词形。

➢ 检索注释：凡原词词型改变的词均有检索注释，作为检索的提示。

(7) 参照项：除利用树形结构表全面揭示各主题词之间的关系以指导标引和检索外，字顺表中的词间关系参照项也是揭示词间关系的重要方法。本词表参照项有三种：用(Y)、代(D)、参(C)；其中用(Y)项列在入口词之后，指明该入口词用以标引及检索的主题词；代(D)项指出正式主题词的同义词或代词；参(C)项指引至概念相关的主题词。

3. 树形结构表

1）树形结构表（范畴表）

以中医药学学科体系为基础，同时兼顾专业特点及分类的需要，将全部主题词按学科门类划分，排列于类目及子类目下，并尽量做到与 MeSH 类似部分范畴类目相兼容，包括中医形态、药用动植物、中医病症、中药和方剂、中医诊断治疗技术和设备、中医精神疾病和心理学、中医药学及其相关学科、自然科学、教育、工艺学与中药技术、人文科学、信息科学、各种人和各种职业名称、保健、地理名称等。

2）树形结构号及主题词排序

采用字母数字混合型层累制符号。各类目符号采用 MeSH 相应的字母，其前冠以T(traditional)组成，各类目之下列出隶属于该类目的全部主题词，按主题词的属分关系逐级展开，呈树形结构。各词的词树号以最高一级类目的词号为首，下连数字组成，按级分段，根据树形结构号的分段可以显示主题词的级别。

各类目按学科分类排列，其下属各词按主题词的概念等级关系排列；同级主题词按汉语拼音顺序排列。

3）主题词多向成族

有些主题词按词义概念分类可同属两个或两个以上类目，故在不同类目会重复出现，一个主题词可能会有两个或两个以上不同的树形结构号。

4. 副主题词表

1）专题副主题词表

收录了副主题词 92 个，其中 MeSH 副主题词 82 个；中医药学副主题词 10 个，分别为中医药疗法、中西医结合疗法、针灸疗法、按摩疗法、穴位疗法、气功疗法、中医病机、针灸效应、气功效应、生产和制备。在标引和检索时，用副主题词对主题词进行限定，使主题方面更加专指，每个副主题词均有明确的定义和范围，对其允许组配的主题词类目进行了严格的规定。

2）副主题词表款目结构

每个副主题词均有汉语拼音、中文名称、英文名称、缩写和可组配的主题词类目或子类目，以及定义或范围注释。括号内的是副主题词可组配的主题词类目，作为组配的一般性指导。所列出子类目大多数主题词都可以组配，但也会有例外。还有一些主题词可与某个副主题词组配，但所属的子类目却未列出，副主题范围注释后面还给出了该副主题词采用的年份。

3）编目、出版类型副主题词表

编目副主题词表供中医药学书籍编目使用，包括：资料类型副主题词表，收录副主题词 51 个；地理副主题词表，收录副主题词 79 个；语言副主题词表，收录副主题词 25 个。

出版类型表收录 MeSH 词表中出版类型 44 个，供标引与检索使用。

4）附表

医学家姓名附表，收录医学家姓名 59 条，按汉语拼音顺序排列。本表供书本式检索工具书编制索引及书籍主题编目使用，在数据库的标引及检索时作为主题姓名标引和检索的参考。

（三）《中国中医药学主题词表》的应用

《中国中医药学主题词表》作为中医药领域权威主题词表，主要是针对中医药领域文献进行标引，将自然语言转换为规范化中医药名词术语，规范统一的中医药学主题词，可以在中医药文献主题标引、图书编目、期刊年终索引、文献主题分类、文献关键词选定、数据规范等方面发挥作用。

1. 主题标引

中医药专业人员在进行中医药期刊文献检索系统建设中，利用词表进行主题词标引，数据库用户在进行文献检索时，利用主题检索功能进行主题词与副主题词的精确与模糊检索，引导自由词指向主题词，能够提高文献检索的精准率。

2. 图书编目

图书馆编目人员在进行中医药图书编目过程中，利用主题词表查找能够反映图书主题规范的主题词进行标引，完成图书编目。

3. 期刊年终索引

将文献中有实际意义的、能表达文献主题的名词术词——主题词，按其字顺排列编制而成的索引，可以提高刊物不同主题类别文献的查全率和查准率。

4. 文献主题分类

利用主题词表的树形结构，可以对文献进行主题管理，研究者可将文献按照主题类别管理，在进行专题研究时，方便分类处理、专题建库等。

5. 文献关键词选定

通过检索主题词表，利用词表中的主题词作关键词，更能准确表达文献主题，从而提高文献被检索、被引用的概率。

6. 数据规范

《中国中医药学主题词表》中的主题词来源权威、规范，且收录众多入口词，能够完整表达中医药概念，可为课题研究、数据库构建等工作中的术语规范、词典构建等提供基础可靠的数据来源。

《中国中医药学主题词表》是中医药文献数据库建设与检索的重要工具，自 1984 年研制以来，在中医药文献数据库的建设与检索使用中发挥了重要的作用。采用 MeSH 表与《中国中医药学主题词表》进行中医药学文献的主题标引，是中医药文献控制和组织的重要方法之一。随着国际上对传统医学及天然药物的日益关注，国际上对传统医学相关信息的需求迅速增长，《中国中医药学主题词表》对推进中医药走向世界将起到不可替代的作用。

第二节　分　类　法

分类法是知识组织的基本方法，也是重要的情报检索语言。本节介绍的分类法主要是指文献分类法。它提供可靠、统一的标准，保障分类的准确性和一致性，将学科性质相同或具有某种属性特征的信息资源聚集在一起，便于检索利用。本节介绍了文献分类法的基本理论(编制原则、类型和体系结构等)，梳理了国内外文献分类法在网络化时代的最新发展与应用情况，并选取医学领域最具代表性的两部专业分类法《中国图书馆分类法 • 医学专业分类表》和《美国国立医学图书馆分类法》进行详细介绍。

一、分类法概述

(一)分类法的含义

“类”是指具有某种共同属性的一组事物对象的集合，既可以代表具体的事物对象，如交通工具、动植物等，又可以反映比较抽象的事物对象，如政治体制、信息技术等。

“类”在文献分类体系中称为“类目”，是分类体系的基本构成。

文献资源分类是根据文献资源内容的学科属性对其进行系统揭示、区分的一种组织方法。分类法作为信息资源分类标引和分类检索的工具，根据类目之间的关系组织起来，并配有一定的标记符号，通常以列表形式体现，又称为分类表，为实现准确、一致、有效地组织和揭示信息资源提供了规范。

(二)分类法的编制原则

(1)文献保障原则：要求文献分类法编列类目时，要切合文献的出版和入藏情况；根据实际情况来设计类目的粗细和次序。

(2)用户保证原则：充分考虑用户的检索习惯和检索需求。

(3)科学与教育体系一致同意原则：文献分类法应以反映科学家和教育家一致意见的知识分类为基础，与高等教育课程设置、科研机构业务分工和规划取得大体一致意见，使分类法具有稳定性、灵活性和较高检索效率。

(4)与知识发展同步原则：充分反映新科学、新技术、新主题；新知识一旦出现在文献之中，分类法中应当有它的位置。

(5)稳定性原则：类目体系、类目设置、列类与划分标准、标记符号在一段时间内保持相对稳定。

(6)兼容性原则：编制与修订应依据国际或国家标准，能与其他分类表、叙词表进行对应或转换。

(三)分类法的类型

通过对国内外文献分类法的编制方式、类目体系和内涵的系统分析，文献分类法主要可分为三种类型：等级列举式、分面组配式和列举-组配式。

1. 等级列举式

等级列举式又称体系分类法、列举式分类法等，是一种传统的分类法类型。它将所有类目组织成一个等级系统，并采用尽量列举的方式编制。经典的等级列举式分类法有《杜威十进分类法》、《美国国会图书馆分类法》和《中国图书馆分类法》等。

等级列举式分类法的类目体系呈树状结构，按照层级依次列出详尽的专指类目，最终形成一个完整的等级链，如《杜威十进分类法》中“610 医药、卫生”类下的医学层级结构：

610 医药、卫生

616 疾病

616.1 心血管系统疾病

616.11 心内膜和心包膜疾病

616.12 心脏疾病

616.13 血管疾病

616.131 外周血管疾病

……

等级列举分类法的优势主要是按学科、专业有层次地揭示文献，采用等级列举方式，系统完整地展示分类结果，类目体系直观易用；标记符号简短明了、号码单纯，适用于文献分类排架和编制分类目录等。不足之处在于不能充分揭示现代文献中大量存在的复杂主题和细小专深主题，无法满足确切分类的需要；列举式等级结构、单线序列和先组式标记使列举式类表缺乏灵活性，不能进行多角度检索；静态结构难以与科学发展保持同步，须经常修订，对类表维护要求较高。

2. 分面组配式

分面组配分类法是为克服等级列举式分类法的不足、适应现代文献的标引和检索需求而产生的分类方式，放弃详尽列举，采用以简单概念组成复合类目的方式。其基本思想是：任何复合主题，都可以分解为相应的单元概念，同时可通过相应单元概念的组合加以表达。

1933 年，印度图书馆学家阮冈纳赞编制了世界上第一部分面组配式分类法《冒号分类法》(Colon Classification)，并系统地提出了分面分类理论(表 2-2-1)。术语分成不同范畴(categories)，范畴即分类法的“面”(facets)，各面之和组成分面公式：PMEST。PMEST 代表 5 种基本范畴，其中：P(本体，personality)区分主体的特点，M(物质，matter)是组成主体的物理内容，E (能量，energy)是发生的与主题有关的活动，S(空间，space)是主体区位的地理成分，T(时间，time)则是指与主题有关的年代。对 5 个范畴按从抽象到具体顺序排出最佳次序。实现科学排列的原则是：①把专深主题分解成面；②将各面与上述 5 个基本范畴联系；③确定具体分面次序。组配公式是依据分面标记时所遵循的分面固定次序对各分面进行依次排列，并赋予相应的分面组配符号。由于各学科知识体系的差异，分面公式有所不同。例如，图书馆的分面公式为 2[P]；[M]：[E][2P]；医学类组配公式为 L[P]：[E][2P]：[2E][3P]。

表 2-2-1　《冒号分类法》分面符号

基本范畴	组配符号	分面符号
本体(personality)	，(逗号)	(P)
物质(matter)	；(分号)	(M)
能量(energy)	：(冒号)	(E)
空间(space)	. (圆点)	(S)
时间(time)	‘ (反向逗号)	(T)

分面组配式分类法的优点是通过基本概念的组配，充分揭示复合主题，标引专指度高；分面标记表达性较强，能表达主题成分所属的分面，可根据需要调整组配次序，方便多元检索；可通过组配表达新出现的复杂主题，更适应科学发展；类表篇幅较小，便于管理修订等。不足之处主要包括：类目体系隐含、不直观；标记符号必须组配得到，标引难度较高；分面标记成分复杂，号码冗长，不适用文献排架(表 2-2-2)。

表 2-2-2 等级列举式与分面组配式的对比分析

对比内容		等级列举式	分面组配式
编制角度	分类机制	按学科、专业系统分类	通过概念组配
	类目体系结构和标记方式	直观、简单	复杂
	分类号	单纯	复杂
使用角度	对专深、复杂主题与新概念的揭示能力	较差	较强
	可提供的检索途径	单一	多元、多途径检索
	使用便利性	从学科、专业角度检索方便	标记和使用不方便
	文献分类排架适宜性	适宜	不适宜
共同点		依据概念逻辑原理与科学分类原理，有共同编制原则	

3. 列举-组配式

列举-组配式分类法又称半分面分类法，是以等级列举式的类目体系为基础，在类目拓展方面采用分面组配的方法，实现等级列举式类表与分面组配同等标引的功能。

典型的列举-组配式分类法为《国际十进分类法》和《图书馆书目分类法》。以《国际十进分类法》为例，其主表分为 10 个大类，包括：0 总论；1 哲学、心理学；……；9 地理、历史。同时，附表复分的过程中采用组配式：①并列符号“+”，可以将两个或以上的类目号码组配成一个集合类目，从而使主类目的范围扩大，如“54 化学”和“66 化工”进行组配后，形成“54+66 化学和化工”；②扩充符号“/”，可将多个连续的类号组配后，充分表示类目的范围，如“592/599 动物分类学”；③关联符号“：”，可用来体现多个主题之家的关系，使得主类目范围限定在某个类目相关的范围之内，如标记统计学在农业中的应用，用统计学类号 31 与农业类号 63 组配，形成“31:63”。

列举-组配式分类法的主体结构属于等级列举式分类法的基本体系，而分类思想兼顾分面组配，主要体现在附表的复分方面。该分类法的优势是兼顾两种分类法的特点，功能强大；不足之处是修订或改进需要投入大量资源和精力，类目之间的组配需要分面分类法的多种辅助符号和号码进行标记，标引程序复杂，标记符号冗长。

(四)分类表的体系结构

分类法通常由类目体系、标记符号、说明与注释和类目索引 4 部分组成。类目体系是根据类目内在关系和一定原则组成的，是分类法的主体，一般包括主表和附表。主表由基本部类、简表和详表等构成；附表主要由附于主表之后和主表内相应类目组配的各类通用复分表组成。类目体系应遵循知识分类的基本原则，并适应信息资源分类的实际需求，其合理与否决定分类法的实用性和适用性。分类语言的标识是分类号，其所代表的类目含义由类目体系决定。

1. 主表

1)基本部类

基本部类是为分类法合理展开而做的最基本、最概括的划分，也是分类法的纲目。基本部类贯穿于主表之中，其排列次序称为基本序列。

分类法在部类架构上有多种方式。例如，《杜威十进分类法》(DDC)是根据培根的知识分类思想分为历史学和语言学、文学和艺术、自然科学和哲学三大部分；布里斯《书目分类法》基本部类分为哲学、科学、历史、技术和艺术 4 个方面。我国现代综合性分类法基本部类一般由马列主义毛泽东思想、哲学、社会科学、自然科学和综合性图书 5 大部分构成。

2）基本大类

基本大类又称基本大纲，是分类法列出的第一级类目，也是分类体系展开的起点。基本大类通常是在基本部类的基础上，根据学科发展情况和文献标引的需要而确立的，通常与文献数量、学科发展水平和人们对学科领域划分的认识密切联系，力求做到类目划分均衡、数量合理。

3）简表

由分类表的基本类目组成，亦称基本类目表，通常于基本大类下展开一、二级，是一个承上启下的表。简表的作用是：①帮助用户迅速了解整个分类法的类目结构，方便在详表中查找类目；②供中小型文献单位或专业文献单位中非专业文献标引使用。

4）详表

又称主表，是分类法的主体部分，也是类分文献的依据。分类法编制的指导思想和原则都体现在详表之中。对详表的认识、理解和掌握也相对复杂。

5）主表类目之间的关系

主表类目之间的关系主要有以下 4 种。

(1) *从属关系：又称隶属关系*，是指一个类与其直接区分出来的子类之间的关系，通过上位类与下位类的关系来体现。

(2) *并列关系*：是指由某一个上位类按某种分类标准划分出来的若干个平级的下位类之间的关系。并列关系通过同位类来体现。由一个类直接区分出来的各个类，彼此称为同位类。

(3) *交替关系*：是指表达同一事物的正式使用类目与非正式使用类目之间的关系。为了保持某学科专业体系的完整性，并使同一类文献加以集中，就对某个事物在某学科专业下设置正式类目，在其他学科专业下设置非正式类目，即交替类目。

(4) *相关关系*：是指除了从属关系、并列关系、交替关系以外的某些类目之间的关联关系。通过类目参照与多重列类来体现，表现形式为参见注释。例如，“R155.5 食品卫生与检验”类下有参见注释“参见 TS 207”；“TS 207 食品标准与检验”类下也有参见注释“参见 R155.5 食品卫生与检验”。

2. 附表

附表也称复分表、辅助表，是将主表中按相同标准划分某些类所产生的一系列相同子目抽出来，并配以特定号码，单独编制成表，供主表有关类目进一步复分使用，是分类法的重要组成部分。复分表的基本作用包括：简化类表，节省篇幅，使类目体系简明，减少因类目层层划分和列举带来的类目虚设问题，增强类表的伸缩性与灵活性；增强主表中有关类目的细化程度，使同性质类目的细分规范化，使类号结构具有一定规律性；

提高类表容纳更多概念的能力。复分表按其使用范围分为通用复分表与专类复分表。此外，类目仿分表与专类复分表的性质基本相同，主类号组配也具有复分表的作用。

(五)分类法的发展与应用

1. 分类法的现状

1)国外

1876年诞生的《杜威十进分类法》(DDC)目前已广泛应用于超过135个国家及美国95%的公共图书馆和学校图书馆，2011年出版第23版。除传统印本文献，DDC还用来组织互联网各种资源。DDC更新主要是利用网站Web Dewey，自1997年上线使用，每季更新一次。另一部重要的分类法是《美国国会图书馆分类法》(Library of Congress Classification, LCC)，诞生于19世纪末，也是一部综合性等级列举式分类法。LCC实用性强，类目详尽，不但适用于综合性图书馆，也适用于专业图书馆。其分类号现已载入英国、美国等国家的在版编目数据、美国国会图书馆发行的印刷卡片和若干国家的机读目录之中。

2)国内

中华人民共和国成立初期，陆续编制了《中国人民大学图书馆图书分类法》(简称《人大法》)、《中国科学院图书馆图书分类法》(简称《科图法》)、《武汉大学图书分类法》(《武大法》)、《中国图书馆图书分类法》(后更名为《中国图书馆分类法》，简称《中图法》)等多部分类法。目前，大多数图书馆采用的是《中图法》。该分类法初版于1975年，经不断修订发展，现为第5版，基本形成了统一规范的应用体系，并在文献形成的各个环节得到普及。1990年后，《中图法》编委会启动编制了教育、测绘学、公安科学、农业科学、医学、体育、劳动科学等系列专业分类法，进一步深化其在专业领域的应用。此外，与《中图法》一脉相承的《中图图书资料分类法》(简称《资料法》)是一部完整详细的新型图书资料分类法，以学科分类为基础，为大型综合性等级列举式，2000年修订至第4版，是我国各类情报与信息机构广泛使用的大型检索语言工具书。

2. 分类法发展趋势

1)以用户需求为中心

在网络化时代，分类法的发展理念从以文献资源为中心，逐渐转变为以用户需求和体验为中心。基于分类语言组织的资源浏览器能帮助用户查找特定类型的资源，关联技术将分类语言与广阔网络世界中的隐性或显性知识相关联，知识组织体系互操作有助于用户便捷地利用由异构体系组织的资源。这些新技术和新方法，使得用户获取信息的效率大为提升。

分类法在网络时代的编制和改造，体现为适合网络信息分类的分面分类法和用户参与的大众分类法(folksonomy)。易用性和适用性成为重要指标，并强调用户参与和使用优先。大众分类法由网络用户给定标签，经整理、标引和检索那些统计词频比较高的标签，获得平面非等级的分类信息。它是分类法在网络时代的发展和创新。

2) 科学化发展

随着分类法的网络化发展，调整与更新比印本更为灵活方便，分类法的编制更为科学，具体体现为融合最新编目理念、不断丰富术语来源、增强术语规范性和结构合理性等方面。

以 DDC 为例，其第 23 版遵循了 FRSAD(Functional Requirements for Subject Authority Data)概念模型(图 2-2-1)，采取增强类名的术语性、扩大索引表的知识范围和加快新概念收录速度三项措施，来提升组织与管理电子资源的能力。DDC 对词汇的收录，一方面，加强与《美国国会图书馆标题表》(Library of Congress Subject Headings, LCSH)的信息交流，收录 DDC 索引中没有的主题词；另一方面，从电子文本中抽取终端用户术语，因为网上电子文献是一个丰富的术语来源，比专家编制的工具书更能反映当今文献信息的发展现状。

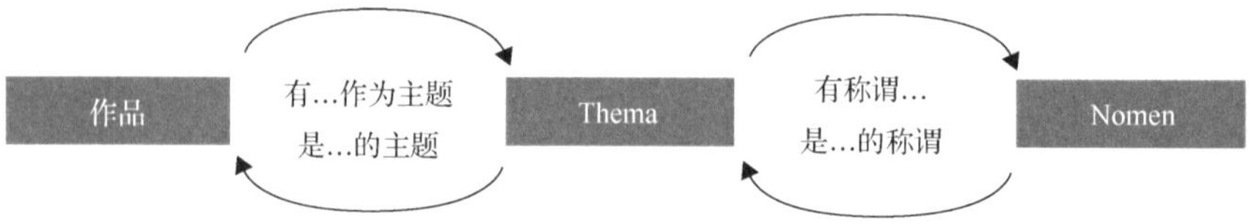

图 2-2-1　FRSAD 概念模型

3) 网络化发展

实现网络化是传统分类法适应网络环境的发展方向，主要体现在各种分类法将 Web 作为展示窗口，在印刷版基础上推出网络版，通过 HTML 网页提供基本的浏览、查询功能。OCLC 及时推出 DDC 网络版，建立专门网站，基于 DDC 研究项目开发多个版本，实现了在线更新和发布，成为传统文献分类法网络化改造的代表性案例。《中图法》近年亦开发了电子版，可在网络上直接检索和浏览类目，包括上位类、下位类和同位类。电子版《中图法》还包含窗口布局、调整和互动、检索功能与检索方法、用户评注与管理、与编目系统接口等功能。

4) 互操作与一体化发展

知识组织系统的互操作可实现不同类型、异构知识组织体系之间的信息交互，支持跨系统的检索与浏览。基于互操作，知识组织系统集成化是将不同类型知识组织工具进行集成应用。其中，分类主题一体化是在一个知识组织系统中，对分类表和叙词表的部分术语、参照、标识和索引进行统一控制，以实现内容的有机融合、优势互补。南京农业大学侯汉清研究团队开发了 CLC 与 DDC 的自动映射系统，实现两者的兼容互换，基本流程如图 2-2-2 所示(戴剑波和侯汉清，2006)。中国医学科学院医学信息研究所建立了医学分类主题一体化系统，实现对《中国图书馆分类法·医学专业分类表》与中文医学主题词表(CMeSH)对应表的动态更新，以解决传统医学知识组织工具无法及时揭示医学新学科、新主题的问题(李军莲等，2011)。

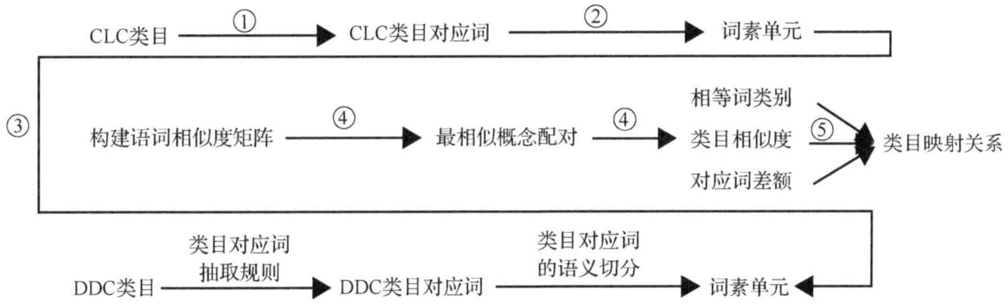

图 2-2-2　中图法与 DDC 自动映射流程

3. 分类法的应用

文献分类法不仅应用于传统图书类的信息组织，在更广阔的网络和数字化环境下，通过积极转换角色、融合新技术，在网络信息资源的标引和组织方面也发挥了重要作用。立足网络化应用，传统分类语言焕发了新的生机。

1）网络信息组织

在网络环境下，传统分类法向联机数据库、网络搜索引擎、学科信息门户等新领域拓展，立足网络数据融合与跨界混搭，寻求新的应用前景。在经过实用性、易用性改造后，传统分类法广泛应用于网络资源的组织与检索。

以 DDC 为代表的分类语言的现实应用不仅限于图书情报机构内部，通过关联数据、资源浏览器等途径，也广泛应用于网络信息的组织与检索中，成为图书馆资源与其他领域跨界服务的中介和桥梁。Dewey 与 Internet 合作的目的在于把 DDC 的功能拓展成为通用的知识组织和知识导航的工具。OCLC 研究人员开发的 Dewey Browser，支持检索与浏览由 DDC 组织的资源，采用异步的 Java 描述语言与 AJAX（XML 语言），可呈现 DDC 三级类目的检索结果，并可用英、法、德、西班牙、瑞典 5 种语言显示，用户通过点击 DDC 等级类目或输入检索词来使用该模型。DeweyBrowser 可用于检索 21 万册电子图书、220 万条 WorldCat 记录与选自 DDC14 版简略版的数据。DDC 被多个著名的网站采用，如 Canadian Information by Subject 和 Renardus 等。

此外，UDC 也被多个学科信息门户用来组织各种网络资源，如 BUBL Link、SOSIG 和 OMNI 等。分面分类组织在许多网站得到应用，如 Artifact 门户将资源类型分为学术机构、图书、期刊、新闻等，用户可按资源主题和类型进行组配检索。

2）自动分类与标引

传统分类法用于信息资源的自动分类和标引。美国 OCLC 蝎子计划（Scorpion Project）是具有代表性、成果显著的项目之一。该计划主要利用 DDC 的电子编辑支持系统对数字信息资源进行自动分类和主题识别。它建立了以 DDC 和 LCC 为基础的知识库，开发了自动分类软件“Scorpion-1.0”，并优化自动分类系统，使之接近于人工分类的效果。中国图书馆卜书庆研究团队开展了“基于《中分表》知识组织系统的自动标引服务系统”项目，实现了面向机器用户的数字资源、网络资源的自动标引。

3）语义网开发与利用

2009 年，DDC 采用 W3C 标准的 SKOS 语言进行描述，开始与关联数据进行映射，实现与 LCSH 的映射和《医学主题词表》(Medical Subject Headings, MeSH)的选择性映射。2012 年，DDC23 版完整版加入 http://dewey.info/，提供关联数据服务，包括完整的类号和类名信息，以及用 SKOS 表现的语义关系，使之可以被众多语义网应用所利用。语义 Web 和关联数据使传统孤立的数据集得到整合。对于语义网开发者而言，最重要的是实现这些知识组织体系在传统图书馆系统之外的应用，实现异构信息和数据的有效融合。

二、中国图书馆分类法·医学专业分类表

(一) 简介

《中国图书馆分类法·医学专业分类表》(下文简称《医学专业分类表》)由中国医学科学院医学信息研究所/图书馆主持编制。本着科学性、稳定性与发展性和文献保障原则，《医学专业分类表》以医学科学分类体系为依据，在《中图法》"R 医药、卫生"大类基础上，采用调(调整类目隶属关系、规范类目名称、保持列类一致)、增(增加扩充类目、增改类目注释、增设交替类目、完善复分表)、删(删除合并类目)等编制技术和方法，实现了类目覆盖全面、体系设置科学、使用简明方便。

《医学专业分类表》是一部具有权威性和代表性的医学专业文献分类法，广泛用于我国医学图书馆和信息机构对医学信息(包括各种文献载体)的分类标引与检索，现与 CMeSH 整合发布，可登录 CMeSH Browser 在"分类表"导卡下进行类目的检索和浏览，见图 2-2-3。

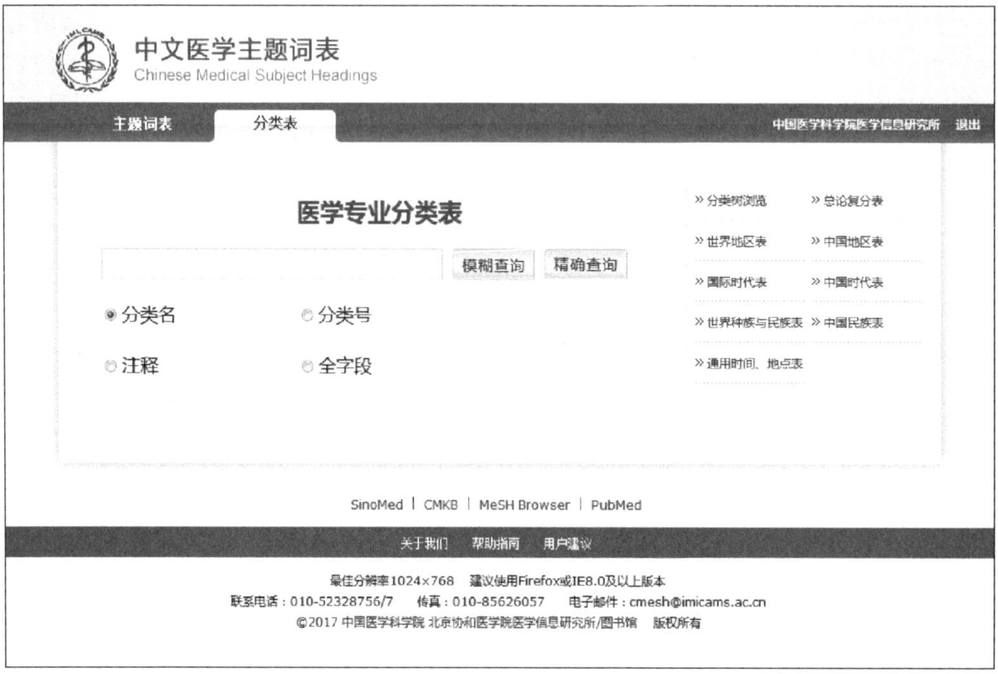

图 2-2-3　《医学专业分类表》界面

(二)词表结构

《医学专业分类表》具体内容包括：

- 前言和编制说明；
- 简表：由医学各学科中的基本类目组成；
- 详表：系统和详细地编制了医学各学科及与医学相关学科的全部类目，是主体内容；
- 辅助表：《中图法》的 8 个通用复分表；
- 相关类目表：包括《中图法》(含《资料法》)中与医学有关的学科类目；《医学专业分类表》类目改动情况与《中图法》第 4 版类目对照表，供用户更改类号时使用。

1. 主表

1)基本大类

《医学专业分类表》基本类目设置以当代医学科学分类为依据，同时考虑中国传统医学的重要地位，由预防医学、医学和药学三部分组成。基本大类设置如下：

R-总论
R1 预防医学、卫生学
R2 中国医学
R3 基础医学
R4 临床医学
R5 内科学
R6 外科学
R71 妇产科学
R72 儿科学
R73 肿瘤学
R74 神经病学与精神病学
R75 皮肤病学与性病学
R76 耳鼻咽喉科学
R77 眼科学
R78 口腔科学
R79 外国民族医学
R8 特种医学
R9 药学

2)详细类目

《医学专业分类表》类目设置详尽，共有类目 5040 个，比《中图法》R 类多 1349 个，比《杜威十进分类法》第 21 版医学类表多 3514 个，比《美国国立医学图书馆分类法》(NLMC)多 1318 个。在国内外几部重要医学分类表中，其类目设置最为详尽，类目细分化程度也最高。

类目细分包含如下三种方法：①将《中图法》R 类注释内容中包含的概念改为列举式下位类，将医学概念进一步细分；②根据医学发展特点，对某些类目进行了扩充。例如，根据世界卫生组织疾病分类表的肿瘤形态学分类和 MeSH 树形结构表及其他参考资料，将“R730.26 肿瘤形态学”类目扩展为 9 个类目和 68 个子目。又如，康复医学是一门正在形成和发展中的应用医学，为全面反映康复医学的发展，在《中图法》R 类康复医学 5 个类目基础上，增加了 1 个类目，扩充了系列子目近 40 个，并设置交替类目和仿分注释，建立了一个较为完善的康复医学文献的分类体系。③根据医学发展和分类需要，补充新学科、新概念、新主题。例如，随着信息技术在医学领域的广泛应用，有关医学文献检索、医学数据库、网络医学资源等方面的文献越来越多，《医学专业分类表》特增加“R-056 医学信息学”。

2. 复分表

复分表是将一系列类目所具有的相同子表，从主表中抽出来单独编制成的辅表。它不仅可以压缩分类表的篇幅，还能增加类目表的灵活性和类目的细分深度。

《医学专业分类表》对于复分表的修改，采取了两种不同的方式：一是对原有的复分表类目加细，即加强“临床医学复分表”类目的细分程度，因为“临床医学复分表”应该充分地满足临床医学各大类及大类中的特定类目细分的需要；二是增设专业复分表，并注释说明其适用范围。

例：R917 药物分析
　　01 色谱分析
　　02 波谱分析
　　03 质谱分析
　　04 放射免疫分析
　　05 其他分析方法
　R927.1-.2 可仿 R917 专类复分表细分。

例如，对于利用紫外分光光度法进行药物分析的文献入 R917.02，而利用紫外分光光度法测定血浆中药物浓度的文献入 R927.202。

（三）词表特点和局限性

1. 特点

《医学专业分类表》具有广泛的代表性、实用性、先进性和前瞻性，其特点如下。

1）注重对新兴学科和相关学科的文献设类，适应医学发展趋势

（1）新兴学科：《医学专业分类表》在类目设置时充分考虑新兴学科的发展，为其建立相应的文献分类体系。

康复医学是一门正在形成和发展的应用医学。它涉及医疗体育、护理学、矫形学等医学相关学科，并与社会学、教育学、工程材料等相互交叉。《医学专业分类表》在《中图法》“R49 康复医学”5 个类目的基础上，增加了类目“R49-39 新技术在康复医学中

的应用”，并扩充系列子目近40个，设置交替类目和仿分注释，建立了较为完善的康复医学文献分类体系。

临终关怀学是由医学、心理学、哲学和社会科学组成的一门综合性学科。主要内容是对临终患者的护理和关怀，体现社会和家人对患者的高尚的道德精神。《医学专业分类表》为其增设新类目“R48 临终关怀学”，与“R47 护理学”并列，表明这两门学科之间既有联系又相对独立。

随着药物科学的迅猛发展，在药学领域中出现了许多分支学科。为满足不断增多的文献分类的需要，在“R9 药学”类目中增加了160多条新类目，并把“R916 药物化学”、“R917 药物分析”提升为与“R91 药物基础科学”同级的类目，较准确地反映了药物科学发展的水平和趋势。

(2)相关学科：医学是一门特殊领域的科学，不仅属于自然科学，也与社会科学密切相关。其文献内容相互交叉，数量不断增加。为解决这些文献集中归类的问题，《医学专业分类表》扩展“-05”分类号的使用范围，为相关学科的文献分类提供便利。例如，增设了“R73-05 肿瘤与其他学科的关系”、“R78-05 口腔科学与其他学科的关系”等。

2)通过关联组配扩大类目表达范围

在体系分类法中应用关联组配(即“：”号组配)，可增强分类表的细分能力，解决文献集中与分散的矛盾，提供多个检索途径。《医学专业分类表》在《中图法》R类基础上进一步扩大了关联组配的使用范围，增加“R-05 中医药学与其他学科的关系”和“R445 影像诊断学”两个关联组配注释。

以“R445 影像诊断学”为例，新增注释为：总论性著作入此，各学科的影像诊断文献各入其类，如愿集中者，则用此号与有关分类号组配。妇产科疾病超声诊断的分类号为“R445．1：R71”；脑栓塞核磁共振诊断的分类号为“R445．2：R743．32”。关联组配基本能满足交叉、边缘和综合性学科文献的归类，还能为涉及多个主题的文献提供多检索途径。

3)类目设置详尽

在国内外几部代表性医学分类表中，《医学专业分类表》类目设置最为详尽，细化程度也最高，为文献准确分类提供了充分细粒度的类目。

2. 不足与局限性

1)类目注释不够充分

类目注释是对类名的补充说明，有助于明确类目含义，便于分类人员掌握分类表的使用方法。《医学专业分类表》的注释系统比较简单，许多类目没有范围、定义、同义词和近义词之间的关系说明，导致有些主题概念外延不清，文献归类不确定。例如，“R749.92 心身疾病”和“R395.1 医学心理学”这两个类目都与心身医学有着密切联系，心身疾病的发病原因和机制、治疗、预防等是心身医学的研究内容，而心身医学又是医学心理学的一个分支学科。但《医学专业分类表》中并没有就这几个概念之间的联系和区别给出注释说明，分编人员只能根据自己的理解在几个相关类目中选择。这样容易造成分类号不统一，同一主题的文献分散归类。

总论与各论的集中与分散不统一。基础医学、临床各科及药学均有总论与各论的区别。但总论与各论是集中还是分散，在类表中没有统一的要求，又缺乏完善的注释，导致有些类目归类时模棱两可。例如，有关“R245 针灸疗法”的总论与各论是集中排列在一起的，但“R247. 1 食养、食疗”下并没有任何注释说明，那么有关某一疾病的中医食疗是入中医各科还是入“R247. 1 食养、食疗”？由于类表中未说明，容易造成分类不统一。

2) 个别类目与《中图法》相冲突

《医学专业分类表》基于《中图法》R 类的结构体系和标记符号进行修订，难免个别类目与《中图法》R 类内容冲突。例如，“R289．6”在《中图法》中的类名为“外治方”，在《医学专业分类表》中改为“各科药方临床应用”，并增加仿分注释。同一个系列的两部医学类表中对应着两个不同含义的类名，如果信息机构选用《医学专业分类表》中的类目，会导致分类排架的混乱，从而影响《医学专业分类表》的推广使用。可考虑启用空号，如用 R289. 6 后面的空号设置为“各科药方临床应用”，既保证了与《中图法》的类目体系的一致性，又为各科药方进行复分提供了类目。

三、美国国立医学图书馆分类法(NLMC)

(一) 简介

《美国国立医学图书馆分类法》(National Library of Medicine Classification, NLMC)是世界上著名的医学专业图书分类法，由美国国立医学图书馆编制和维护。该分类法于 1951 年首次出版印本，到 1999 年为第 5 版，此后不再出版纸印本。自 2002 年开始，NLMC 以电子版形式发布，且每年更新，用户可以方便快捷地从网上免费下载 NLMC 及其索引。

网络版 NLMC 给用户带来了许多便利，如索引和类表中的类号之间、索引中不同术语之间实现超文本链接，以及分类法的类目与 MeSH 中相应记录也可直接链接。NLMC 不仅将分类表、索引与 MeSH 有机地联系在一起，也使用户能通过简单的窗口转换来实现它们之间的快速互查。

NLMC 主页网址为http://www.nlm.nih.gov/class//index.html。

(二) 词表结构

NLMC 采用列举式类目体系，主干结构包括两级：学科级和子类目级。

1. 主表

1) 基本大类

NLMC 主要分类包括“Q 临床前科学(Preclinical Sciences)”和“W 医学与相关学科(Medicine and Related Subjects)”两个部分，共 35 个大类。此外，还有补充性的 19 世纪体系(19th Century Schedule)，见表 2-2-3。

表 2-2-3 NLMC 一级类目

临床前科学	医学与相关学科	
	W 一般医学.卫生职业	WN 放射学·诊断显像
	WA 公共卫生	WO 外科学
	WB 医学实践	WP 妇科学
QS 人体解剖学	WC 传染病	WQ 产科学
QT 生理学	WD 系统、代谢或环境因素诱发等疾病	WR 皮肤病学
QU 生物化学、细胞生物学和遗传学	WE 肌肉骨骼系统	WS 儿科学
QV 药理学	WF 呼吸系统	WT 老年医学·慢性病
QW 微生物学和免疫学	WG 心血管系统	WU 牙科学·口腔手术
QX 寄生虫学	WH 血液和淋巴系统	WV 耳鼻喉科学
QY 临床病理学	WI 消化系统	WW 眼科学
QZ 病理学	WJ 泌尿生殖系统	WX 医院和其他卫生设施
	WK 内分泌系统	WY 护理学
	WL 神经系统	WZ 医学史·医学杂录
	WM 精神病学	19 世纪体系

2)详细类目

NLMC 体系采用列举式类号体系。以 QS 人体解剖学为例：QS1-132 解剖学，QS504-532 组织学，QS604-681 胚胎学。字母以后的数字为从小到大顺序排列，不存在层级结构。

2. 复分表

NLMC 设有一个复分表，即地理复分表（geographic notation），简称 G 表（table G）。该表将世界划分为 9 个地区，另外还设立一个“国际机构（International Agencies）”专类，以便于对国际机构出版的医学资料进行复分。G 表主要用于类分 W2 中政府连续出版物和 WX2 中医院连续出版物。使用 G 表的类目可以按照地区和字顺进行排架。G 表亦可用于类分某些限定地理范围的专著。

1)类目设置

(1)**一级类目**：G 表一级类目设置为：A——美国，D——美洲，F——英国，G——欧洲，H——非洲，J——中东和亚洲，K——澳大利亚，L——太平洋和印度洋群岛，M——国际组织，P——极地区域。

(2)**二级类目**：每个一级类目下列出详表，供分类时使用。以 G——欧洲为例，下分 GA1——欧洲、GA3——东欧、GA4——阿尔巴尼亚等。

此外，G 表对美国和英国的行政区作了进一步细分。以“A——美国”为例，分为美国（联邦政府）和美国（作为地理区域）两个部分，前者用 A+数字表示，如 A1——国防部、A2——军队；后者用 A+字母+数字表示，如 AA4 亚拉巴马、AA5 阿拉斯加、AW2 华盛顿。对于其他地区，G 表给出了对一个国家或地区进行细分或扩充的范例，如果必要，编目人员可以依照该范例对类目进行扩充使用。

如果需要，新的地理名称可以随时插入 G 表，供复分使用。

2)使用方法

G 表应用仅适于主表中注明“用 G 表”的类目。使用 G 表时必须注意，如将一个带小数点的号码“.1”加到注明“用 G 表”区分的类号之后，即表示该类号涉及的范围比 G 表规定的更为一般。

以“QX 寄生虫学”中的类目为例，“QX11 历史（用 G 表）”表示该类为某特定地区寄生虫学史，而“QX11.1 一般性内容(不用 G 表)”则表示该类为一般性寄生虫学史。

3. 索引

NLMC 附有包括 1 万多个子类目的相关索引(Index)。该索引收录了与 NLMC 和 LCC 对应的 MeSH 主题词，以及分类表中一些无法用 MeSH 主题词描述的术语。索引中的 MesH 主题词每年都进行修订，保持与最新版 MeSH 一致，为用户提供按主题字顺查找分类号的检索途径。索引中所有子类目按字顺排列(图 2-2-4)。

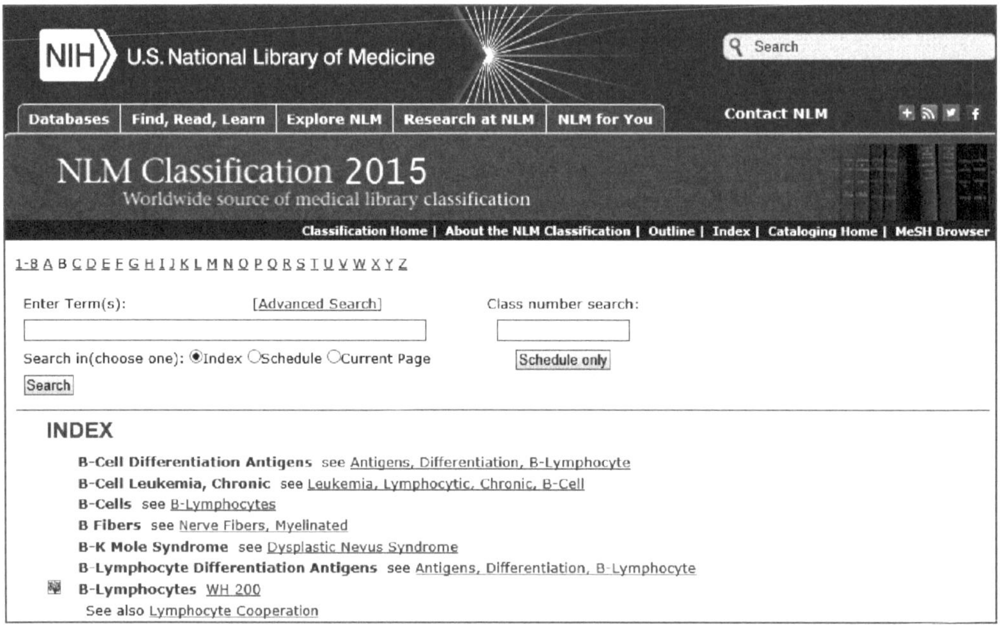

图 2-2-4　NLMC 索引界面

☙ 示例说明：

流产，自发性 WQ225

　　药物引起　见堕胎药 QV 175

　　法医学方面 W 867

　　宗教和社会方面 HQ 767-767.52

　　参见 流产胎儿

　　参见 堕胎药

“流产，自发性”是 MeSH 主题词，点击其左侧绿树图标，可链接到该主题词的 MeSH 界面；点击其右侧的 WQ225，可链接到 NLMC 中“WQ225 自发性流产.胎儿死亡.围产期死亡”类目。其下位“药物引起”表示由药物引起的自发性流产，“见堕胎药”表示参见“堕胎药”主题词；“QV 175”链接到 NLMC“QV175 堕胎药”类目(图 2-2-5)。

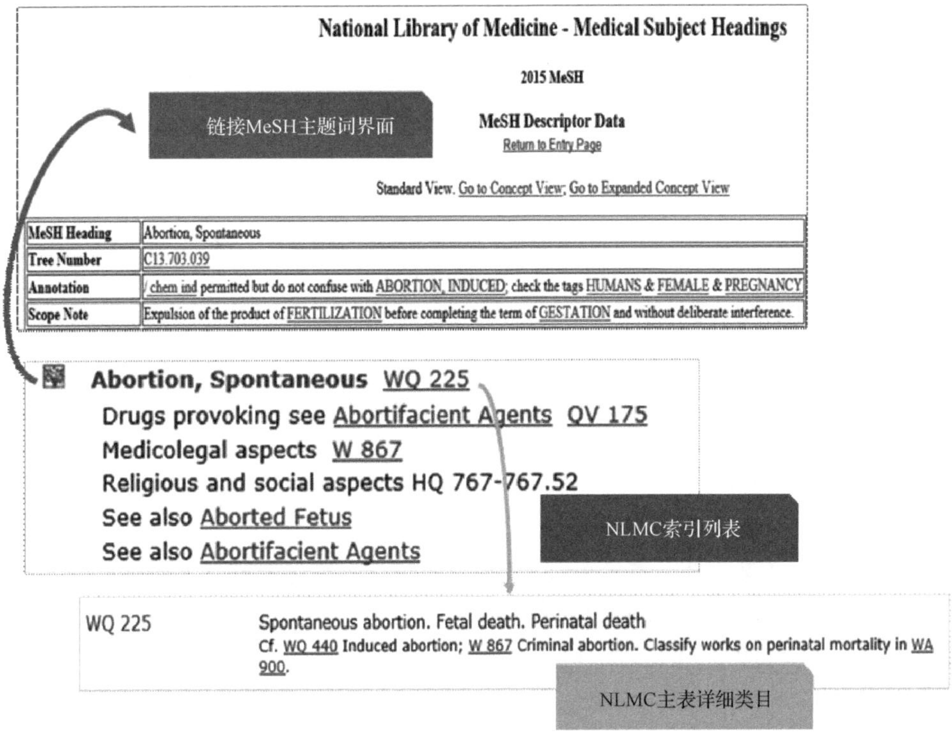

图 2-2-5 NLMC 索引中“流产，自发性”类目关联示例

索引不提供注释，也不显示类目之间的关系，但为用户提供多种交叉参照，帮助用户在相关类目中选择最恰当的类号。另外，对于使用 LCC 类表中的学科领域，如心理学、社会学、自然科学、计算机科学、图书馆学、兽医学，索引款目后标出的是相对应的 LCC 类号。

索引将 MeSH、LCC 与 NLMC 紧密关联，大大方便了医学图书馆分类编目需要，同时也较好地解决了综合性分类法与专业分类法，以及分类法与主题词表之间交叉反映的问题，为各种情报检索语言的统一化、标准化和整体化提供了成功的先例。

(三)NLMC 类目体系特点与局限性

1. 优势与特点

1)突破现有综合分类法的类目体系局限

NLMC 与 LCC 有着非常密切的联系，从使用的角度而言，它们是一脉相承的。LCC 的编制原则和编号制度是编制 NLMC 的基础，其类目为 NLMC 确定有关医学边缘学科和一般参考资料方面的类目提供补充。

从某种意义上来说，NLMC 是 LCC 这部综合性分类法的医学专业分类表。但 NLMC 没有直接采用 LCC 的 R 类作为医学类表，更不局限于其中的医学体系，而是采用《克宁汉分类法》(Cunningham Classification)的基本框架，结合 MeSH 的树状结构表，启用 QS-QZ 和 W 类号为标记符号，另行设计了一个新的医学图书分类体系。它充分吸收了

LCC、《克宁汉分类法》和 MeSH 的合理因素与优秀成果，将三者有机地结合在一起，具有较高的科学水平和普遍的适用性，所以普遍受到世界各国医学信息机构的重视。其编制方法也为综合性分类法编制专业分类表提供了新思路。

2）优先按器官/部位列类

由于 NLMC 采用了《克宁汉分类法》中以解剖系统为基本框架构建分类体系的原则，其类目体系基本是围绕系统或器官而构建的，并且贯彻始终。只要主题所涉及的是某一器官或部位，无论其内容是属于基础医学、临床医学还是预防医学，都归入相应的器官或部位下。例如，有关肝脏和胆道的生理学、肿瘤、外科疾病等都集中在消化系统的“肝脏、胆道”类目。

3）充分吸收 MeSH 的研究成果

NLMC 在编制与修订其类目体系的过程中注意吸收 MeSH 的最新成果，从而将分类表与主题词表紧密地联系在一起，为各种情报检索语言的统一化、标准化和整体化提供了成功的先例。

（1）根据 MeSH 变化修订类号和类名：类表的修订是在保持其基本结构体系不变的前提下，根据 MeSH 和文献中反映出的有关生物医学及相关学科的发展变化来增加新的分类号，并对个别类目的归属进行一些小的调整。

类表根据 MeSH 中主题词的变化情况对类名进行修订，如 WJ 378 Artificial Kidney，Hemodialysis，Peritoneal Dialysis（人工肾、血液透析、腹膜透析）中的类名被修订为：Artificial kidney. Renal dialysis. Peritoneal dialysis（人工肾、肾透析、腹膜透析）。

（2）NLMC 索引收录了 MeSH 中所有与类表类目相关的叙词：NLMC 所覆盖的主题非常广泛，但不可能列举出一个类号所包含的所有下位概念，而是将与这些下位词对应的 MeSH 叙词收录在索引中，提供下位概念与相应类号的对照，指示按主题正确归类，而且每年根据 MeSH 的变化对索引进行更新，并及时在索引中将最新的学科及术语反映出来，对新兴学科、新主题的分类具有重要的指导意义。

（3）为文献类型详细设类：NLMC 在每一个大类，以及某些二、三级类目之下都预留了 1～39 作为形式号码，用来对文献类型作进一步细分。每一个形式号码基本对应一种出版物类型，而出版物类型的划分是以 MeSH 表中对各种出版物类型的定义为依据的。

（4）对不同类型、不同时代的专著出版物规定了特殊的分类方法：NLMC 针对不同类型、不同时代出版的专著规定了相应的分类方法，如 19 世纪出版物分类方法、书目分类方法和早期印本书分类方法等，并按照这几种分类方法给出的类号收录在索引中。

2. 局限性

1）纯列举式的类目体系难以充分揭示复杂或专深的文献类目

NLMC 是一部典型的列举式分类法，受篇幅所限，不可能列出所有类目或将一个类目的所有子类全部列出，故大量专深或复杂类目难以得到充分反映和揭示。例如，肝结核、肿瘤移植等，在类表中没有专类，而索引指示将它们归入“WI 肝总论”和“QZ 肿瘤学研究”，这两个总论性类目难以准确揭示肝结核、肿瘤移植的内涵。

相对于《杜威十进分类法》（Dewey Decimal Classification, DDC），NLMC 列举式架

构没有明确层级结构，类目间关系表达不明确。

2)形式类号的重复出现，类表显得累赘

NLMC 除 G 表之外没有其他复分表，但在每一个大类之下，以及某些二、三级类目之下都预留了 1~39 作为形式复分号，用来对一个大主题范围内的文献在出版形式上作进一步的细分。在不同的类目下，对于使用 1～39 之间的号码尽管不同，但大致的类目及它们所对应的类名都基本相同，具有共性区分的意义。重复的列举加大了类表的篇幅，使类表累赘。如果能将共性区分的内容编制成一个复分表单独列举出来，可以精简分类法的篇幅，使其变得更加系统、简明，在必要时还可以对任何一级类目进行形式复分，增强类表揭示文献类目的能力。

3)少量领域类目设置不足

在补充医学(alternative medicine)、非西方医学(non-western medicine)、社会医学(social medicine)等学科领域，类目设置较少或未设置相应类目。

第三节　一体化语言系统

所谓“一体化语言系统”，又称一体化情报检索语言，是指在一个知识组织系统中将若干情报检索语言进行统一控制，从而实现知识组织内容的有机关联与融合，更好地发挥优势互补效应，是知识组织系统从单一类型向多类型整合发展的重要形式和成果。

情报检索语言一体化的研究最早始于 20 世纪 60 年代，2000 年后出现了第二次高潮，主要特点是从单一知识组织系统的独立建设向多类型整合发展、从各学科的局部建设向跨领域集成发展、从单一语种的构建向多语种对照和映射发展、从简单/线性语义关系建立向复杂语义网发展。1986 年，美国国立医学图书馆率先开展基于本体(ontology)架构的一体化医学语言系统 UMLS(Unified Medical Language System)研制工作，旨在建立一个计算机化的可持续发展的生物医学检索语言集成系统，具有划时代的意义。在我国，同期开展的主要工作有两个方面，一是关于医学分类主题一体化的理论与实践研究，二是基于本体架构尝试开展的中文一体化医学语言系统、中医药一体化语言系统构建研究。经过持续努力，均取得了一定成果，标志着我国医学领域知识组织系统的建设迈上了一个新台阶。

一、医学分类主题一体化系统

(一)概述

医学分类主题一体化系统由中国医学科学院医学信息研究所(简称“医信所”)研制，通过双向对照机制建立《中国图书馆分类法·医学专业分类表》(简称“医学专业分类表”)与《中文医学主题词表》(CMeSH)间的对应关系、动态更新，是我国医学领域颇具代表性的分类主题一体化知识组织工具。

该系统最早起步于 1992 年编制出版的《中国图书馆图书分类法(R 类)与医学主题词表(MeSH)、中医药学主题词表对应表》(简称《医学对应表》)；后续为提高适用性，1995 年起对《医学对应表》中 R 类下的交替类目和仿分类目进一步扩充，逐步建立了“医学主题词–分类号对照表”数据库；2008 年，在全面更新《医学对应表》基础上将其与“医学主题词-分类号对照表”整合，初步建成计算机化的可动态维护医学分类主题一体化系统，在实现文献主题-分类标引自动转换、推动医学文献信息组织与利用方面发挥了积极作用。

(二)分类主题对应规则

医学分类主题一体化系统采用双向对应形式，即《医学专业分类表》中有检索意义的分类类目，均对应 CMeSH 中相应的主题词或主题词组配形式，而 CMeSH 中的医学及相关主题词，亦对应《医学专业分类表》的相应类目。分类类目与主题词间正确对应关系的建立是医学分类主题一体化系统实现的关键，应基于概念内涵进行，而且尽可能专指。

1. 分类-主题对应规则

从类目本身概念、类目包含概念两级来考虑。前者对应的主题词或主题词组配形式为“优先主题”；后者对应的则为“普通主题”，包括类目注释中提及的主题概念。具体示例见图 2-3-1，类目名称“结核病”直接对应的主题词“结核”为优先主题词，类目注释中提及的“结核菌素试验”对应的主题词“结核菌素试验”则为普通主题词。

医学专业分类表

首页 >> 分类表 >> 分类名 >> 结核病

分类号	R52　　复分
分类名	结核病
类目注释	结核菌素试验入此。卡介苗接种入R186.2。依临床医学复分表分。
优先主题词	结核
普通主题词	结核菌素试验

图 2-3-1　分类-主题对应：优先主题+普通主题

2. 主题-分类对应规则

每个医学及相关主题词，原则上对应到最专指的分类类目；具有多重属性的主题词，将其对应到所属各类目，选择其中一个为主要类目；暂无相应类目时，则列在所属学科的“其他”类目下，若无“其他”类目时，则归入上位类目或相关类目中。

3. 专业复分表-副主题词表对应规则

《医学专业分类表》共有三个专类复分表，依次为《中医临床专类复分表》、《药材专类复分表》和《临床专类复分表》，分别与 CMeSH 副主题词表中相应的副主题词直接对应。

(三) 内容结构

基于上述分类主题对应规则建立的双向对应关系是医学分类主题一体化系统的核心内容，主要包括两个部分：分类-主题对应表和主题-分类对应表。

1. 分类-主题对应表

《医学专业分类表》各类目及其对应的优先主题和普通主题，独立于《医学专业分类表》。主要描述信息有：分类类目信息，包括类目 ID、分类号、类目名称、类目版本；对应的主题信息，包括优先主题词、优先主题词 ID、普通主题词、普通主题词 ID、主题词版本。

2. 主题-分类对应表

CMeSH 各主题词及其对应的分类类目，独立于 CMeSH 数据表。主要描述信息有：主题词信息，包括主题词 ID、主题词、CMeSH 版本；对应的分类类目信息，包括类目 ID、分类号、类目名称。核心显示信息如图 2-3-2 所示。

中文医学主题词表（2017版）

CMeSH Browser

首页 >> 主题词表 >> 主题词

中文主题词	子痫
英文主题词	Eclampsia
树状结构号	C13.703.395.124
相关参见	Seizures (发作)
范畴注释	以前诊断的惊厥前病人（子痫前）反射亢进、癫痫或昏迷的发作。
可组配副主题词	血液(BL)；脑脊髓液(CF)；化学诱导(CI)；分类(CL)；影像诊断(DG)；膳食疗法(DH)；诊断(DI)；药物疗法(DT)；经济学(EC)；人种学(EH)；酶学(EN)；流行病学(EP)；病因学(ET)；遗传学(GE)；历史(HI)；免疫学(IM)；代谢(ME)；微生物学(MI)；死亡率(MO)；护理(NU)；病理学(PA)；预防和控制(PC)；病理生理学(PP)；寄生虫学(PS)；心理学(PX)；康复(RH)；放射疗法(RT)；外科学(SU)；治疗(TH)；尿(UR)；兽医学(VE)；病毒学(VI)；按摩疗法(AL)；气功疗法(QL)；穴位疗法(XL)；中医病机(ZB)；中药疗法(ZD)；中西医结合疗法(ZJ)；针灸疗法(ZL)；中医疗法(ZY)
MeSH ID	D004461
分类号/分类名	R714.245:子痫

图 2-3-2 医学主题-分类对应表信息显示

(四) 发布服务系统

医学分类主题一体化系统依托中文医学主题词发布系统(CMeSH Browser)提供在线发布服务，系统首页见图 2-3-3。通过多途径检索、浏览到具体主题词、分类类目后，系统支持在细览页面显示对应的分类号/分类名或优先主题词、普通主题词信息，详见图 2-3-1 和图 2-3-2。

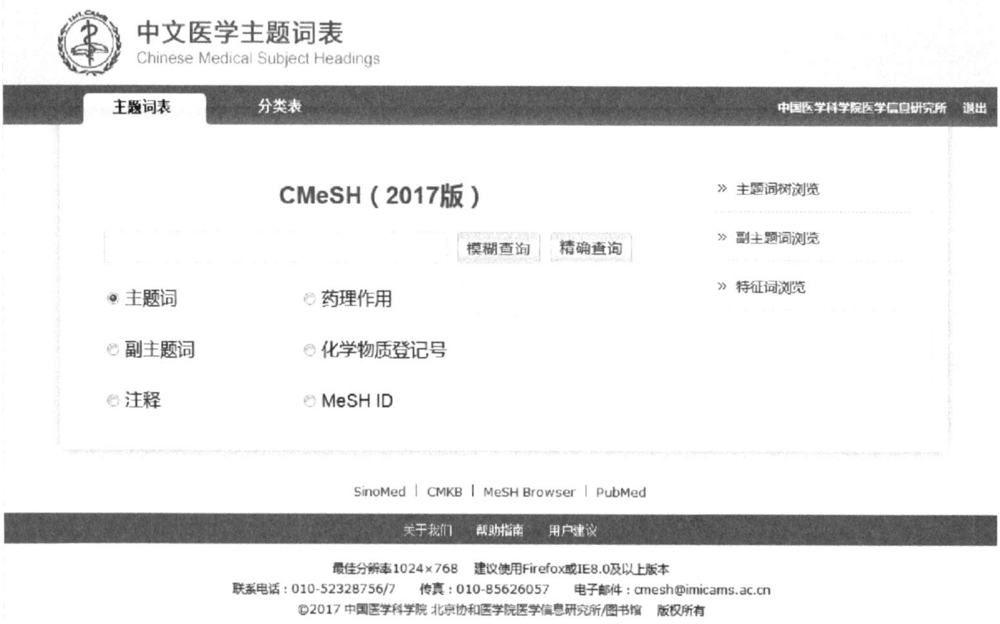

图 2-3-3　系统首页（http://cmesh.imicams.ac.cn）

二、一体化医学语言系统（UMLS）

（一）概况

一体化医学语言系统（Unified Medical Language System，UMLS）是由美国国立医学图书馆（National Library of Medicine，NLM）开发的生物医学和健康领域的大型知识组织系统，旨在提高计算机程序“理解”用户提问中生物医学词汇语义的能力，并利用这种理解帮助用户检索和获取相关的信息。UMLS 通过整合上百部生物医学领域的本体、叙词表、分类表、标准术语表，不仅可以实现医疗信息系统、药物、生物医学科学数据、生物医学文献、健康保险系统及相关领域计算机系统之间的语义互操作，并且能够在用户和信息资源之间建立具有相同知识内容的关联。

UMLS 从 1986 年开始实施，第一阶段到 1988 年止。期间，NLM 主要确定了用户需求，开发研究工具、UMLS 的性能及其实施方案等，界定了 UMLS 中超级叙词表（Metathesaurus）和语义网络（Semantic Network）两个部分，并进行了包括 MeSH、SNOMED CT、CMIT 和 PDQ 词表在内的连接实验。接着，NLM 对 UMLS 进行了一系列的开发和实验，1996 年增加了一个组成部分，即专家词典和词汇工具（Specialist Lexicon & Lexical Tools）。随后，许多研究机构开始利用 UMLS 进行基于 Internet 的应用开发，如临床决策支持系统（DXplain）、医学文献检索系统（Web Medline）、临床 Web 搜索系统（Clinc Web）、医学世界检索（Medical World Search）等，同时进行了 NLM/AHCPR 大规模词汇测试。此外，UMLS 作为一种计算机化的情报检索语言集成系统，以及语言翻译与规范化的工具，被广泛应用于自然语言处理、分类聚类、数据挖掘、自动标注、自动翻译、智能检索、电子病历系统及搜索引擎等领域。

(二) 内容结构

UMLS 由三个知识源组成(图 2-3-4)：①超级叙词表，是关于生物医学词表概念、术语、涵义及语义关系的广泛集成，包括 190 多个知识组织工具；②语义网络，为超级叙词表中的概念提供统一的组织和分类，并揭示概念之间的语义关系，由 127 种语义类型和 54 种语义关系组成；③专家词典和词汇工具，是用于支持超级叙词表建立和维护的、基于自然语言处理的大型词典和软件工具集。换言之，超级叙词表与其他知识源(语义网络、专家词典)均存在联系；超级叙词表中的所有概念都被赋予了至少一个来自语义网络中的语义类型；此外，在超级叙词表的概念名称中出现的很多单词或短语型术语也被收录在专家词典中，而词汇工具已被用于生成超级叙词表中的术语原形及索引。UMLS 这些知识源均配有相关工具(MetamorphoSys)以方便用户使用，包括本地安装及定制程序。

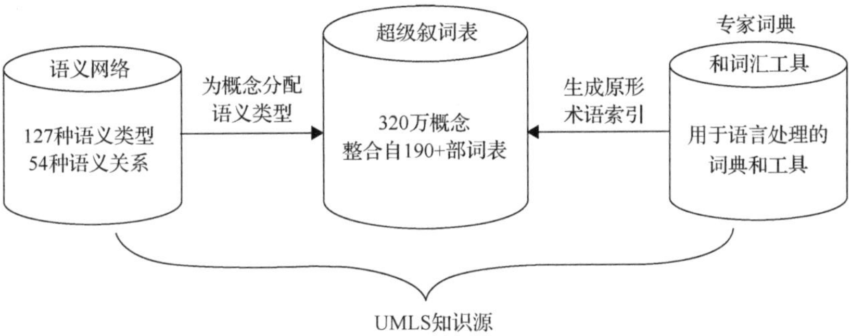

图 2-3-4 UMLS 知识源及其关联

1. 超级叙词表

超级叙词表是一个非常庞大的术语库，集成了生物医学和健康方面的本体、叙词表、分类表、疾病编码集、专家系统、词汇表中的术语及相关信息。2015AB 版的超级叙词表整合了 199 部词表，包括 320 万个概念、1280 万条概念名称，以及 25 种语言。在超级叙词表中，上述这些词表统称为来源表。而这些来源表的主题领域共同决定了超级叙词表的主题领域，如医学综合、基础医学(基因本体、解剖学本体等)、临床医学(疾病分类法、临床术语、观测指标标识符命名与编码系统等)。所有来源表中的概念也共同决定了超级叙词表中的概念，一般而言，如果一个概念不在任何一个来源表中存在，那么它便不会出现在超级叙词表中。而概念之间的部分语义关系(如等级关系、相关关系等)继承自来源表，其他关系(主要为同义关系)、概念属性及部分概念名称由 NLM 在超级叙词表创建和维护过程中添加。尽管超级叙词表中的绝大多数术语来自来源表，但 UMLS 在构建时也新增一部分术语，主要有以下三种方式：添加语义后缀或补充全称，用于区分同形异义；当来源表中的术语都无法确切地表达概念涵义时，创建更易懂的术语；对于英式拼写的术语，生成其对应的美式英语变体。和其他来源表中的术语一致，NLM 新增术语在超级叙词表中拥有来源表名称 MTH。

1) 概念及术语

超级叙词表以概念(concept)为核心进行组织，所有来源表中具有相同涵义的词和短语组成了概念(或称为同义词类)，每个概念与其他概念之间以语义邻居(semantic neighborhood)方式形成不同词表概念间的语义关联。而超级叙词表的概念结构起着连接不同来源表相同概念交替名称及名称变体的作用，是实现多词表同义概念整合的基础。概念结构由概念名称、概念名称标识符、概念名称的关键特性构成，超级叙词表的概念结构如图 2-3-5 所示。

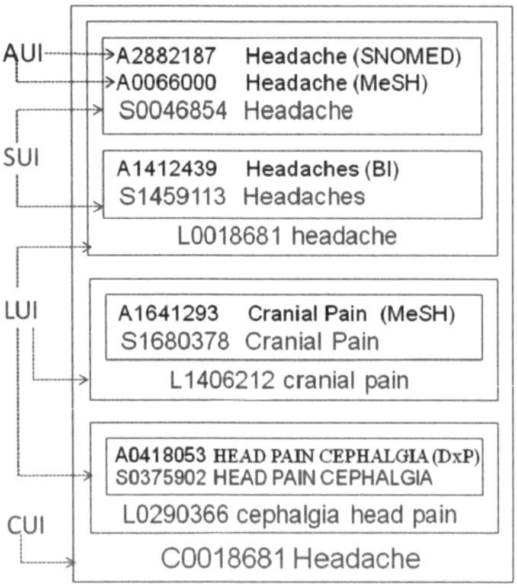

图 2-3-5 UMLS 超级叙词表的概念结构

(1) *来源术语及标识符*：来源表的每个概念名称被称为来源术语(atom)；来源术语是构建超级叙词表的最基本单位，每个来源表中的每个字符串都要分配一个永久的来源术语唯一标识符(atom unique identifier，AUI)。

(2) *概念名称字符串及标识符*：概念名称字符串是指概念的术语表示形式，超级叙词表中每个概念名称字符串都被赋予一个永久的字符串唯一标识符(string unique identifier，SUI)。字符串的任何改变、大小写或标点符号等方面的不同都被看成是一个独立的字符串名称，分配不同的 SUI，相同字符串的 AUI 被连接到一个 SUI。

(3) *原形化术语及标识符*：对于超级叙词表中的英文条目，其每个字符串都要进行词汇的原形化处理，如名词复数转换成单数、动词变化形式转换成动词原形、形容词比较级和最高级转换为形容词原级等，其目的是将同一术语的各种词汇变体形式连接到一起。超级叙词表的每个原形化术语都分配一个永久唯一的词汇标识符(lexical unique identifiers，LUI)，相同原形的多个 SUI 被连接到一个 LUI。

(4) *概念及概念标识符*：一个概念代表一种涵义(meaning),可用许多不同的概念名称来表示。超级叙词表的重要任务是明确来源表每个名称的确切涵义，从而连接不同来源表具有相同涵义的所有名称。超级叙词表中每个概念都分配一个永久唯一的概念标识符(concept unique identifier，CUI)，相同 CUI 代表概念的同义词集合。

基于上述 4 种标识符，即 AUI-SUI-LUI-CUI，超级叙词表将不同来源表中表达相同概念的多个异形同义术语连同多个词串变体形式连接起来。图 2-3-5 中的“Headache(头痛)”是一个来源术语，出现在两个来源表(Snomed CT 和 MeSH)，每次出现都分配一个不同的 AUI，由于两个字符串相同，连接到一个 SUI；“Headaches”是“Headache”的复数形式，两者具有不同的 SUI，由于单数、复数是彼此间的词汇变形，原形化处理后的结果相同，因此两者连接到同一个 LUI；同样，“Cranial Pain(颅痛)”和“HEAD PAIN CEPHALGIA(头痛)”分别可具有一个 AUI、SUI 和 LUI；由于上述三个 LUI 有同样的涵义，均连接到同一个概念 CUI。

超级叙词表概念结构及来源表的一些重要信息保存在概念名称文档(MRCONSO)，

元数据项包括：概念字符串，标识概念词形变化及词义变化的 CUI、LUI、SUI、AUI，标识概念优选名称的 LUI 状态(TS)、SUI 状态(STT)和 AUI 状态(ISPREF)，以及来源表缩写名称、来源表唯一标识符、来源表术语类型(TTY)等，其中 TTY 取值涵盖了所有来源表 260 多个术语类型的缩写名称。图 2-3-6 是 MRCONSO 文档的一个实例。

CUI	语种	LUI 状态	LUI	SUI 状态	SUI	AUI 状态	AUI	SAUI (来源表)	SCUI (来源表)
C0000334	ENG	P	L0000334	PF	S0008144	Y	A0016989		M0023988

SDUI (来源表)	来源表缩写名	来源表术语类型	来源表 CODE	字符串	来源表使用级别	禁用标识	CVF
D015650	MSH	MH	D015650	24, 25-Dihydroxyvitamin D3	0	N	256

图 2-3-6 概念名称文档(MRCONSO)实例

在超级叙词表中，一个概念往往具有多种不同字符串形式的概念名称表达形式，因此需要推荐其中一种形式作为概念优选名称。一般而言，概念优选名称是指一组同义词中概念的正式表达名称。为方便超级叙词表的构建，避免人工选词这类繁重的工作，超级叙词表建立了默认概念优选名称(default preferred names)推荐机制，系统自动为同义词群指定优选名称，并将其标识符状态设置为 TS=P、STT=PF、ISPREF=Y；而概念优选名称的推荐依据则基于超级叙词表所有来源表的指定等级及术语类型的优先顺序来确立的，优先顺序的确定主要考虑来源表的覆盖范围、正规临床或生物医学领域使用这些概念名称的频次等因素。超级叙词表的一个专门文档(MRRANK)用于保存默认优先顺序队列表，内容包括优先顺序号、来源表缩写名称、术语类型、禁用标识，如“0027|MSH|MH|N|”；使用者也可根据特定需求，通过定制改变概念的优选名称。

由于一个字符串可能表达两个或多个概念，如“COLD”在一个来源表中是表示温度的名称，而在另一个词表中却是“感冒”的交替名称，在第三个词表中是“Chronic Obstructive Lung Disease(慢性阻塞性肺疾病)”的缩写名称。超级叙词表中的 AMBIGSUI(SUI 歧义文档)、AMBIGLUI(LUI 歧义文档)专门用于鉴别这种同形异义词，文档包括一个 SUI 与多个 CUI 关联、一个 LUI 与多个 CUI 关联的同形异义字符词串，如“S0828891|C0007018|”和“S0828891|C1171258|”表示同一个词串“CO”有两个概念，前者表示“Carbon Monoxide”，后者表示“Complication Aspects”。

如前所述，超级叙词表源自多部来源表。在整合时，超级叙词表全部保留了来源表的涵义、概念名称及语义关系。如果不同来源表用相同名称来表达不同概念，超级叙词表将保留所有的涵义，并会表明哪个涵义来自哪个来源表。当相同概念出现在不同来源表的不同等级结构时，超级叙词表会保留所有的层级信息。而如果相同的两个概念在不同来源表中的关系互相冲突，超级叙词表将同时保留这些关系；即使来自一些来源表的概念或关系可能较特异，且缺乏表面正确性，超级叙词表也会保留这些数据。换言之，超级叙词表并不是 NLM 重新编制的综合型生物医学本体，而是对所有来源表的整合与扩展。超级叙词表之所以全部保留来源表的数据信息，是因为这些数据可能具有某些特殊用途。

虽然超级叙词表保留了来源表的所有涵义及内容，但超级叙词表以一种统一格式存储这些信息。NLM 在仔细分析每个来源表的原始格式之后，便将它们转变为超级叙词表统一格式。对于某些来源表而言，这个过程包含了将暗指信息明示化的操作。例如，某个来源表将存放在一组概念的第一个概念名称作为概念优选名称，超级叙词表将会明确地在概念优选名称上标注优选标识。

关于超级叙词表所收录的所有来源表信息，可从 UMLS 官网上来源表相关文档(UMLS Source Vocabulary Documentation)页面获取。借助字顺导航，用户可查看某一具体的来源表信息。图 2-3-7 展示了 UMLS 来源表相关文档页面中所展示的 MeSH 词表信息，从左至右依次包括 6 个导卡：概述(Synopsis)、源表元数据(Source Metadata)、统计结果(Statistics)、样例数据(Samples)、源表结构数据示例(Source Representation)及超级叙词表结构数据示例(Metathesaurus Representation)。

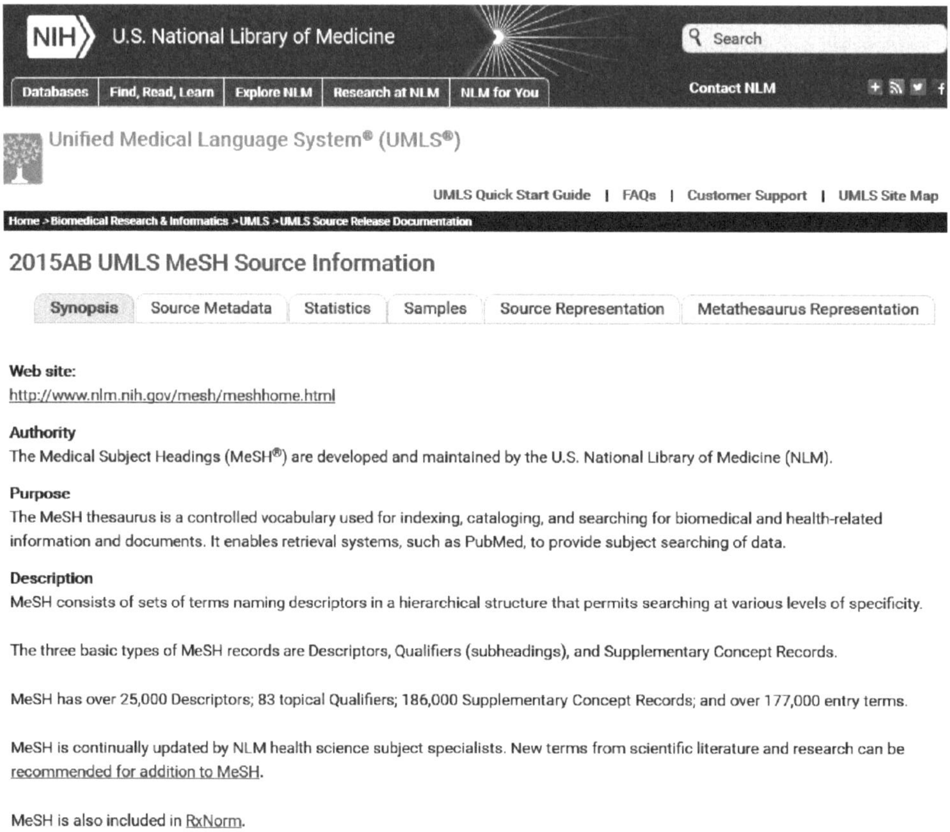

图 2-3-7　UMLS 超级叙词表来源词表相关文档示例

在超级叙词表中，将每个来源表名称作为一个概念，并且分配了语义类型“Intellectual product(知识产品)”；这些来源表的详细信息都存储于数据文件 MRSAB 中，包括来源表名称全称、无版本号的名称缩写、带版本号(在超级叙词表中的最新版本)的名称缩写等，如 Medical Subject Headings|MSH2016_2015_08_18|MeSH。

2)语义关系

超级叙词表除对多来源表同义关系进行整合外，对来源表中的其他语义关系主要采用保留和继承策略，如何将诸多来源表的关系统一保存并能够还原每个来源表的关系，是超级叙词表需要解决的重要问题。

NLM 经过对所有来源表的仔细分析，提取出词表中明确标识或暗指的各种关系及相应的关系来源，即来源表内的语义关系。此外，超级叙词表适当地增加一些辅助构建的语义关系(如不同来源表间表达相同概念的不同术语间的同义关系、映射关系等)，以及由使用者推荐的关系(多为相似或相同关系)，最后将这些语义关系归纳为通用关系、完整层级关系、共现关系和映射关系 4 类。

(1)通用关系标签及标识符：超级叙词表的每条通用关系均分配一个基本关系标签(REL)，用于描述关系的性质，如 RB(广义关系)、RN(狭义关系)、PAR(直接上位关系)、CHD(直接下位关系)、SIB(同位关系)、RO(相关关系)、SY(同义关系)、RL(相似或相同)、RQ(相关及可能同义)、AQ(限定关系)和 QB(被限定关系)，共有 11 种，每种关系标签的备注说明如表 2-3-1 所示。

表 2-3-1 UMLS 超级叙词表通用关系标签

关系标签	关系类型	备注说明
RB	广义	属或整体等上位关系，非对称关系，逆关系标签为 RN(狭义)
RN	狭义	种或部分等下位关系，非对称关系，逆关系标签为 RB(广义)
PAR	直接上位	最直接的属或整体关系，非对称关系，逆关系标签为 CHD(直接下位)
CHD	直接下位	最直接的种或部分关系，非对称关系，逆关系标签为 PAR(直接上位)
SIB	同位	超级叙词表来源表中的兄弟并列关系，对称关系，逆关系标签为 SIB(同位)
SY	同义	来源表认可的同义关系，对称关系，逆关系标签为 SY(同义)
RO	相关	除广义、狭义或同义之外的其他关系，对称关系，逆关系标签为 RO(相关)
RL	相似或相同	源表中的映射关系、MeSH 增补概念关系等，对称关系，逆关系标签为 RL(相似或相同)
RQ	相关及可能同义	不确定的同义关系，对称关系，逆关系标签为 RQ(相关及可能同义)
AQ	限定	非对称关系，逆关系标签为 QB(被限定)
QB	被限定	非对称关系，逆关系标签为 AQ(限定)

2015AB 版本的超级叙词表，共有 4032 万条通用关系，其中绝大部分为相关关系(1273 万)和同位关系(1159 万)，比例分别为 31.6%、28.7%。其他类型的通用关系数目参见图 2-3-8。

超级叙词表中超过 1/2 的通用关系带有来源表的附加关系标签(RELA)，更加确切地解释关系的性质，如“is a”、“branch of”、“component of”等。2015AB 版本的超级叙词表中附加关系标签表述形式共有 685 种，用于描述来源表中的各种关系表示形式。

超级叙词表采用统一的基本关系标签和来源表特有的附加关系标签的表示方式，对来源表的各种复杂关系进行组织并将其明确标识出来。图 2-3-9 是通用关系文档(MRREL)两者关系标签的应用实例。

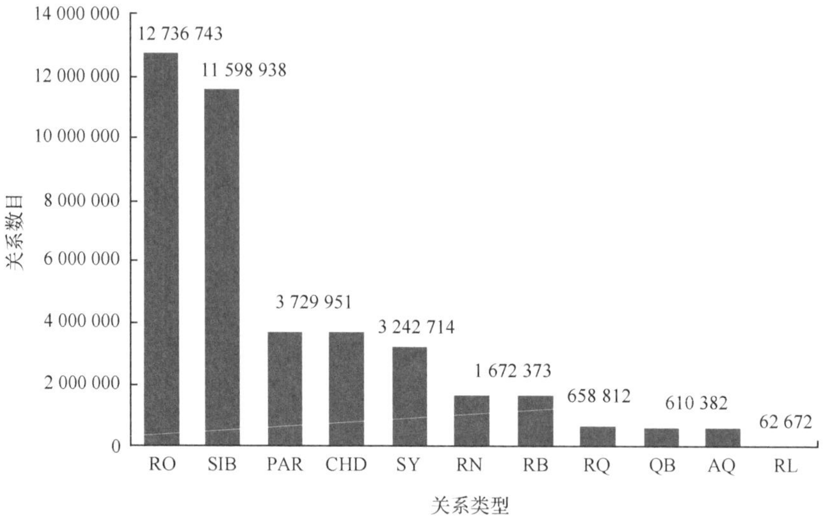

图 2-3-8　11 种通用关系类型标签分布图

CUI1	AUI1	类型1	关系标签	CUI2	AUI2	类型2	附加关系标签
C0040090	A0125938	SDUI	RN	C0046793	A0146615	SDUI	mapped_to

关系标识符	来源表关系标识符	来源表名	关系标签来源表	关系组	关系方向	禁用标识	CVF
R50416391		MSH	MSH	0		N	

图 2-3-9　通用关系文档(MRREL)实例

在通用关系文档(MRREL)中，对于非对称的广义、狭义、直接上位、直接下位、限定和被限定关系，其语义方向是从 CUI2 到 CUI。例如，图 2-3-9 表示 CUI2 是 CUI1 的狭义概念。关系标识符(relationship unique identifiers，RUI)是超级叙词表中的每个关系对的唯一标识，对于一对互逆关系的关系而言，即使其所表达的语义关系相同，但关系标识符不同；而关系标识符的出现或消失同时也反映了超级叙词表语义关系的变化。

此外，超级叙词表将同一概念多条具有关联的语义关系集中到同一组，并为其赋予相同的关系组标识符(relationship group，RG)。例如，图 2-3-10 中前两行记录表明 A2957612“Childhood asthma(儿童哮喘)”与 A3154872“Lung structure(肺结构)”之间的“has_finding_site(发现部位)”及与 A2926532“Childhood(儿童期)”之间的“occurs_in(发生于)”为一组语义关系，用关系组标识符 RG=0 来表示，意在表明儿童哮喘发病于儿童肺结构中；而后两行记录说明 A2957612“Childhood asthma(儿童哮喘)”与 A3104303“Bronchial structure(支气管结构)”及 A2873893“Obstruction(阻塞)”为另一组语义关系，相应的关系组标识符 RG=1，反映了儿童哮喘的特征为支气管阻塞。

```
C0024109|A3154872|SCUI|RO|C0264408|A2957612|SCUI|has_finding_site|R14028961|994883025|SNOMEDCT_US|SNOMEDCT_US|0|Y|O||
C0231335|A2926532|SCUI|RO|C0264408|A2957612|SCUI|occurs_in|R123147138|1795540028|SNOMEDCT_US|SNOMEDCT_US|0|Y|N||
C000006255|A3104303|SCUI|RO|C0264408|A2957612|SCUI|has_finding_site|R98157815|3465258024|SNOMEDCT_US|SNOMEDCT_US|1|Y|N||
C0028778|A2873893|SCUI|RO|C0264408|A2957612|SCUI|has_associated_morphology|R98053314|3419439024|SNOMEDCT_US|SNOMEDCT_US|1|Y|N||
```

图 2-3-10　通用关系文档关系组标识实例

(2) *完整层级关系及路径*：超级叙词表基于来源表明确标识或暗指的等级关系，还原了每个层级结构的完整路径，图 2-3-11 是完整层级结构路径文档(MRHIER)的一个实例。即使来源术语有多个层级，每个层级上有成千上万个同位，超级叙词表都会保留这些信息，并采用 AUI 列表方式记录术语在来源表中直接上位节点到层级结构顶层的完整路径，以及用数字表示术语在层级结构中属于第几个层级。与 MRCONSO 数据文件结合，MRHIER 可完整展示来源表的整个层级结构，从而有助于超级叙词表方便地对每个来源表进行层级浏览导航、查询、显示和调用。此外，通过来源表层级结构文件 MRHIER，可查看概念在某个具体路径上的上下位及同位概念。

CUI	AUI	层级	父节点 AUI	来源表名	RELA	层级结构路径	来源表等级号	CVF
C0000334	A0016989	1	A0048928	MSH		A0434168. A2367943. A18456972. A0135374. A0080362. A0084546. A0119662. A0038451. A0070348. A0048928	D10. 570. 938. 146. 478. 387. 400	
C0000334	A0016989	2	A0048928	MSH		A0434168. A2367943. A18456972. A0135374. A6954860. A0119651. A0038589. A0038616. A0038451. A0070348. A0048928	D04. 808. 247. 222. 159. 478. 387. 400	
C0000334	A0016989	3	A0048928	MSH		A0434168. A2367943. A18456972. A0135374. A6954860. A0119651. A0038589. A0119662. A0038451. A0070348. A0048928	D04. 808. 247. 808. 146. 478. 387. 400	
C0000334	A0016989	4	A0048928	MSH		A0434168. A2367943. A18456972. A0135374. A6954860. A0119651. A0114968. A0133136. A0038451. A0070348. A0048928	D04. 808. 812. 768. 196. 478. 387. 400	

图 2-3-11　层级结构路径文档(MRHIER)实例

(3) *共现关系*：超级叙词表中的共现关系来自 MEDLINE、AI/RHEUM、CCPSS 共三种外部信息源，通过两个概念名称在相同记录中共同出现的频次计算出来，是一种概念名称(AUI)之间的关系。共现关系可能存在于类似概念之间(例如，“Atrial Fibrillation 心房纤维性颤动”与“Arrhythmia 心律失常”)，或存在于虽然很不同但在生物医学领域具有某种重要关联的概念之间(例如，“Atrial Fibrillation 心房纤维性颤动”与“Digoxin 地高辛”)，也可能出现在没有其他明显关系的两个概念之间。在 MEDLINE 数据库，概念名称的共现关系来自于计算得到的同一文献中主要主题词共同出现的频次；在 AI/RHEUM 知识库中，共现关系存在于疾病与临床发现之间；而在 CCPSS 中，共现关系来源于病历报告。图 2-3-12 是共现关系文档(MRCOC)的一个实例，其中的 STR1 和 STR2 来自概念名称 MRCONSO 文档。

CUI1	AUI1	STR1	CUI2	AUI2	STR2	SAB	COT	COF	COA
C0002679	A0023112	Amphotericin B	C0000735	A0017751	Abdominal Neoplasms	MED	L	1	AD=1

图 2-3-12　共现关系文档(MRCOC)实例

(4) *映射关系*：超级叙词表中的共现和映射关系有些继承于来源表，有些是在构建过程中创建的。超级叙词表中的映射关系大多存在于不同来源表的编码与标识符之间。图 2-3-13 展示了 16 组词表之间的映射关系，可通过设置概念名称文档 MRCONSO 的术语类型 TTY 为 XM 查看，而两个词表内具体的映射关系记录在映射文档 MRMAP 或

MRSMAP 中。

SAB	STR
CCS	ICD9CM_2005 to CCS2005 Mappings
ICD10CM	ICD9CM_2011 to ICD10CM_2011_01 Mappings (GEMs)
ICD10CM	ICD10CM_2011_01 to ICD9CM_2011 Mappings (GEMs)
ICD10CM	ICD10CM_2011_01 to ICD9CM_2011 Mappings (Reimbursement)
ICD10PCS	ICD9CM_2011 to ICD10PCS_2011 Mappings (GEMs)
ICD10PCS	ICD10PCS_2011 to ICD9CM_2011 Mappings (GEMs)
ICD10PCS	ICD10PCS_2011 to ICD9CM_2011 Mappings (Reimbursement)
ICNP	ICNP to SNOMEDCT Mappings
ICPC2ICD10ENG	ICD10_1998 to ICPC2EENG_200203 Mappings
LNC	LNC215 to CPT2005 Mappings
MDR	MDR14_0 to ICD9CM_1998 Mappings
MDR	MDR14_0 to CST95 Mappings
MEDCIN	Medcin to SNOMEDCT Mappings
MTH	MSH2012_2011_09_09 Associated Expressions
MTH	LCH90 Associated Expressions
SNOMEDCT	SNOMEDCT_2011_07_31 to ICD9CM_2011 Mappings

图 2-3-13　超级叙词表中来源表间的映射关系实例

3）描述属性

超级叙词表中的描述属性是指关于概念或来源术语的特征信息。来源术语属性来自某一个词表，有些属性是通用的，另一些属性仅与特定来源表相关。例如，“Headache（头痛）”的定义来源于 MeSH 词表，但它在超级叙词表中也适用于其他术语；相反，一个来源术语的使用日期则仅适用于该术语。概念属性是在超级叙词表建设过程中生成的，可应用到一个概念的所用名称，如语义类型“Sign or Symptom（体征或症状）”既是“Headache”概念优选名称的属性，也适用于连接到此概念的所有术语。

超级叙词表依据多来源表属性的共性和特性，对来源表的定义、语义类型等进行单独管理，对其他多样化描述属性信息则进行统一组织和管理。每个概念或来源术语可以有多条属性信息，每条属性信息都用一条单独的记录描述，通过设置属性名称（ATN）和属性内容（ATV）元数据项，将不同来源表的属性缩写名称标识符和属性内容全部继承下来，目前超级叙词表中的属性缩写名称近 600 种。图 2-3-14 是一般属性文档（MRSAT）有关 MeSH 词表“ABO Blood-Group System（ABO 血型系统）”的一条标引注释实例。在超级叙词表中，每个属性都被分配一个属性唯一标识符（attribute unique identifier，ATUI），属性标识符的出现或消失表示超级叙词表内容的变化。

CUI	LUI	SUI	AUI或REL	属性类型标识符	CODE	属性标识符	来源表属性标识符
C0000778	L0000778	S0009152	A0017841	SDUI	D000017	AT38087593	

属性名称(ATN)	来源表缩写名	属性内容(ATV)	禁用标识	CVF
AN	MSH	IM; coord with disease/blood(IM), not/immunol nor/genet; TN 230	N	

图 2-3-14　一般属性文档（MRSAT）实例

超级叙词表中的每个概念都被赋予了至少一个语义类型(STY)，相应的记录存储于语义类型属性MRSTY文档中。如图2-3-15所示，概念C0001175 “Acquired Immunodeficiency Syndrome(获得性免疫缺陷综合征)” 的语义类型为 “Disease or Syndrome(疾病或综合征)”，而TUI、STN分别为相应的语义类型编号及在语义网中的树形结构号。

CUI	TUI	STN	STY	ATUI	CVF
C0001175	T047	B2.2.1.2.1	Disease or Syndrome	AT17683839	

图 2-3-15 语义类型文档(MRSTY)实例

超级叙词表继承了来源表中的定义属性，并保留于MRDEF文档中。图2-3-16展示了来源表NCI为概念C0001175 “Acquired Immunodeficiency Syndrome(获得性免疫缺陷综合征)” 添加的定义(DEF)，且该定义对超级叙词表中概念C0001175整合自其他来源表的术语名称同样适用。

CUI	AUI	ATUI	源表属性标识符(SATUI)	SAB
C0001175	A10770470	AT63292534		NCI

DEF	禁用标识	CVF
An acquired defect in immune system function caused by human immunodeficiency virus (HIV). AIDS is associated woth increased susceptibility to certain cancers and to opportunistic infections, which are infections that occur rarely except in individuals with weak immune systems.	N	

图 2-3-16 定义文档(MRDEF)实例

4)数据文件

超级叙词表由20多个数据文件构成。词表内容方面的文档以概念及术语、语义关系、描述属性为对象，对多来源表内容进行组织和描述，版本管理文档对概念及术语变更(MRCUI、MRAUI)、删除(DELETEDCUI、DELETEDLUI和DELETEDSUI)及合并(MERGEDCUI、MERGEDLUI)信息进行管理。数据管理文档包括对超级叙词表本身的各种文档、元数据、缩写名、来源表、对列表等进行管理。此外还包括20多个不同语种的概念名称词索引，以及英语的原形化词索引和原形化字符串索引。

概念名称和来源信息文档(MRCONSO)是超级叙词表的核心，通过唯一标识符，与关系类文档、属性类文档及其他文档相互关联，将所有来源表的数据有序组织起来(图2-3-17)。

超级叙词表提供两种格式的数据文档：RRF格式(rich release format)和ORF格式(original release format)。RRF数据模型简单但功能较强，并利用文本格式行和列的方式组织数据，如“C0018681|T184|A2.2.2|Sign or Symptom |AT17639733|3840|”；经过长时间的运行，表明这种方式能很好支持超级叙词表复杂数据结构的表述，是用户熟悉UMLS内容结构和创建大量数据应用程序的首选格式。

5)数据结构

超级叙词表收录了本体、叙词表、分类表等多种不同类型的知识组织工具，这些来源表的元数据项和存储格式各不相同，NLM 基于对诸多来源表信息的分析和梳理，设计了能够充分兼容各来源表的超级叙词表的架构及元数据框架。如图 2-3-17 超级叙词表框架结构所示，超级叙词表由词表内容管理、词表版本管理、数据管理和概念名称索引 4 部分组成。词表内容管理包括术语描述、关系描述、其他属性描述三个主要部分，术语描述包括对概念名称及歧义术语的管理，关系包括通用关系、等级关系、映射关系、共现关系等；描述属性信息包括定义、历史信息、语义类型、通用属性信息等。基于这种异构异质词表的同构化表示和组织，超级叙词表将纷繁庞杂的来源表的信息充分保留并有序整合起来。

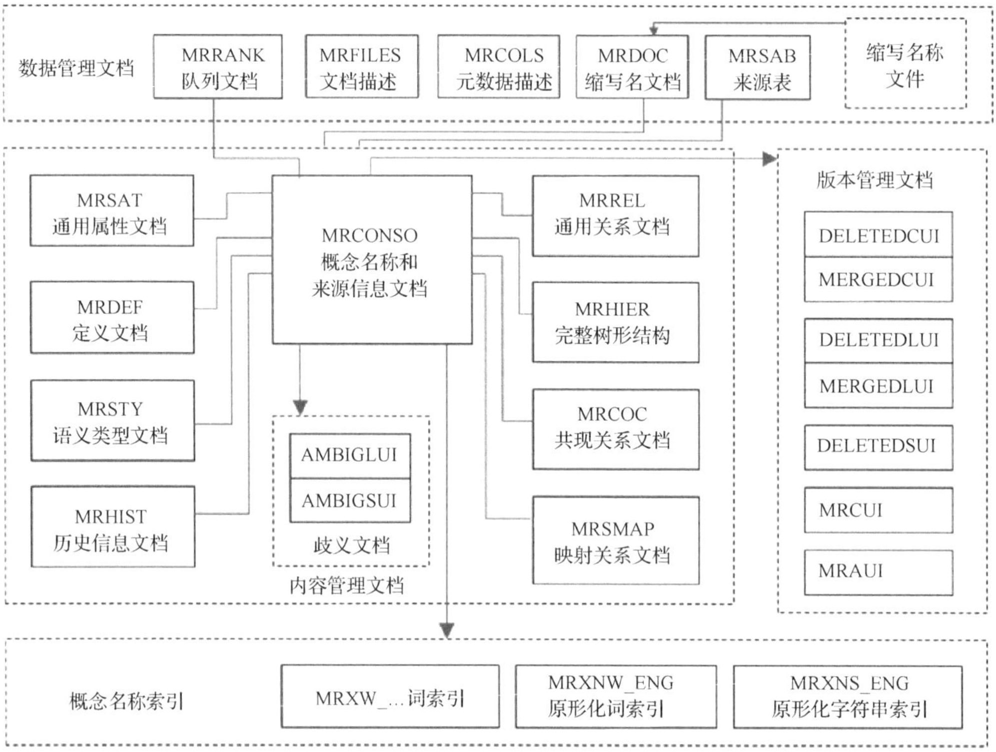

图 2-3-17　超级叙词表的数据结构框架

2. 语义网络

UMLS 语义网络由语义类型、语义关系两部分构成。语义类型是一组涵盖许多领域宽泛词汇的范畴类目，如有机体、解剖结构、生物学功能、化学、事件、物理对象等，用于对超级叙词表中所有概念进行统一分类，共有 127 种(见附录 2)。语义关系是一组固定于语义类型之间的关系集，共 54 种(见附录 3)。语义类型是 UMLS 语义网络的节点，语义关系是节点之间的连边，通过链接形成网状关联。语义关联通过形如“语义类型 1、语义关系、语义类型 2”三元组表示。

NLM 构建 UMLS 语义网络的目的是为超级叙词表的所有概念提供统一的范畴类目，起到统领超级叙词表和扩展超级叙词表语义关系的作用。超级叙词表的概念来源于不同来源表，有着各自的范畴体系结构，UMLS 语义网络可将所有概念在统一范畴体系下进行组织，并扩展出较传统叙词表“用、代、属、分、参”更为细致的语义关系，形成概念间的网状关联。UMLS 语义网络试图使计算机能够理解通用意义的知识，以便使其能根据已赋予实体的类别属性进行推理，并得出结论。

1)语义类型

UMLS 语义网络通过语义类型为超级叙词表搭建了统一的高层范畴类目，将所有概念组织在统一的范畴体系下。超级叙词表主要由来源表的术语组成，这些术语的涵义通过以下几种方式确定：①来源表中明确的定义或注释；②层级结构的上下位；③术语间的同义或其他已知关系；④在描述、分类或标引中的用法。依据这些涵义，超级叙词表中的所有概念都被分配了至少一个最确切的语义类型。例如，为概念“Macaca(猕猴)”分配的语义类型为“Mammal(哺乳动物)”，因为语义网络中无“Primate(灵长类)”。此外，语义网络中各分支的颗粒度有所差异，这对解释超级叙词表中概念所具有的语义类型有重要帮助。例如，“Physical Object(物理实体)”的下位“Manufactured Object(人造实体)”，仅有两个下位结点“Medical Device(医疗设备)”和“Research Device(科研设备)”；显然，有很多人造实体并非医疗设备，也不是科研设备；对这类概念而言，与其逐一列举各自的类别，还不如都统一分配最通用的语义类型，即“人造实体”。图 2-3-18 是语义网络的一个片段：语义类型“Biologic Function(生物学功能)”有两个下位“Physiologic Function(生理作用)”和“Pathologic Function(病理作用)”，它们又分别具有若干个子下位；层级结构的下位均以“is a”关系与上位关联。

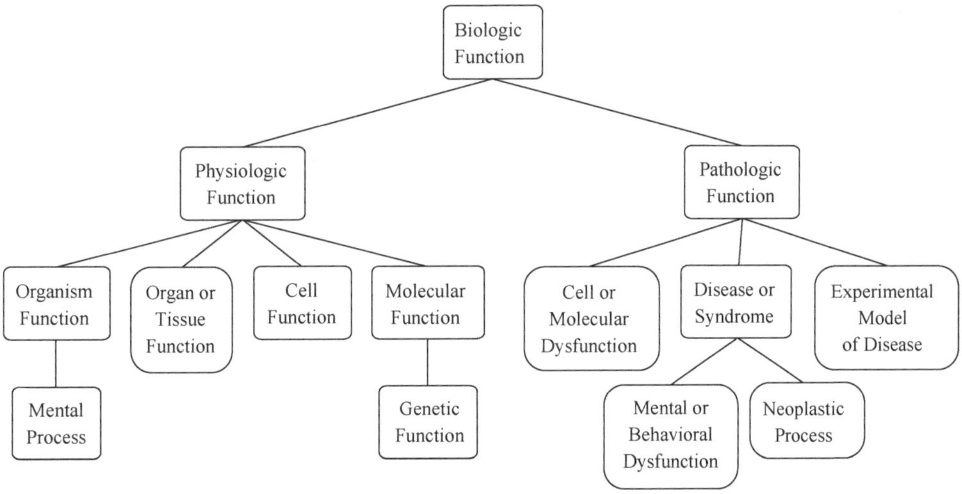

图 2-3-18 UMLS 语义网络“生物学功能”分支片段

(1)树形结构：UMLS 语义网络共有 127 种语义类型，语义类型按树形结构进行组织。语义类型的顶层分为“Entity(实体)”和“Event(事件)”两大类，由此逐级展开，最深达到 7 级，见图 2-3-19。超级叙词表中的每个概念至少被分配一个最专指的语义类型，概念之间通过语义类型继承语义网络的丰富关系。

A Entity (实体) 〈T071〉
- A1 Physical Object (物理实体) 〈T072〉
- A2 Conceptual Entity (概念实体) 〈T077〉

B Event (事件) 〈T051〉
- B1 Activity (活动) 〈T052〉
- B2 Phenomenon or Process (现象或过程) 〈T067〉
  - B2.1 Human-caused Phenomenon or Process(人为现象或过程) 〈T068〉
    - B2.1.1 Environmental Effect of Humans(人对环境的作用) 〈T069〉
  - B2.2 Natural Phenomenon or Process(自然现象或过程) 〈T070〉
    - B2.2.1 Biologic Function(生物学功能) 〈T038〉
      - B2.2.1.1 Physiologic Function(生理功能) 〈T039〉
        - B2.2.1.1.1 Organism Function(有机体功能) 〈T040〉
          - B2.2.1.1.1.1 Mental Process(精神(心理)过程) 〈T041〉
        - B2.2.1.1.2 Organ or Tissue Function(器官或组织功能) 〈T042〉
        - B2.2.1.1.3 Cell Function(细胞功能) 〈T043〉
        - B2.2.1.1.4 Molecular Function(分子功能) 〈T044〉
          - B2.2.1.1.4.1 Genetic Function(遗传功能) 〈T045〉
      - B2.2.1.2 Pathologic Function(病理功能) 〈T046〉
        - B2.2.1.2.1 Disease or Syndrome(疾病或综合征) 〈T047〉
          - B2.2.1.2.1.1 Mental or Behavioral Dysfunction(精神或行为紊乱) 〈T048〉
          - B2.2.1.2.1.2 Neoplastic Process(肿瘤发生) 〈T191〉
        - B2.2.1.2.2 Cell or Molecular Dysfunction(细胞或分子功能紊乱) 〈T049〉
        - B2.2.1.2.3 Experimental Model of Disease(疾病实验模型) 〈T050〉
  - B2.3 Injury or Poisoning(损伤或中毒) 〈T037〉

图 2-3-19　语义类型树形结构示例

(2)语义类型信息：语义类型的涵义通过描述信息和树形结构进行表示。每个语义类型都有详细的描述信息，如图 2-3-20 所示，主要内容包括唯一标识符、名称、树形结构号、定义、实例、使用注释等信息。

ID	T047
Name	Disease or Syndrome (疾病或综合征)
Tree number	B2.2.1.2.1
Definition (定义)	A condition which alters or interferes with a normal process, state, or activity of an organism. It is usually characterized by the abnormal functioning of one or more of the host's systems, parts, or organs. Included here is a complex of symptoms descriptive of a disorder.
Examples(实例)	Diabetes Mellitus; Dumping Syndrome; Malabsorption Syndromes; Nephrotic Syndrome
Usage note (使用注释)	Any specific disease or syndrome that is modified by such modifiers as "acute", "prolonged", etc. will also be assigned to this type. If an anatomic abnormality has a pathologic manifestation, then it will be given this type as well as a type from the 'Anatomical Abnormality' hierarchy, e.g., "Diabetic Cataract" will be double-typed for this reason.
abbreviation	dsyn

图 2-3-20　语义类型信息示例

(3)语义类型标注：超级叙词表中的每个概念都要被赋予(标注)一个或多个 UMLS 语义网树形结构中最专指的语义类型。所谓专指，是指尽可能专指。每个语义类型均有定义、实例、使用注释等信息(见图 2-3-20)，指导使用者应用。UMLS 语义网是对超级叙词表概念进行语义类型标注的权威依据，通过对超级叙词表的概念进行语义类型标注，使超级叙词表的所有概念可在 UMLS 语义网的统领下进行范畴组织和语义扩展。

2）语义关系

UMLS 语义网络建立了 54 种语义关系，包括等级关系（is a）和一些相关关系（associated_with）。

（1）等级关系：等级关系是指语义类型、语义关系树形结构中的等级关系 is a。其中，语义类型等级关系如图 2-3-21 所示，“Genetic Function（遗传功能）” is a “Molecular Function（分子功能）”、“Molecular Function（分子功能）” is a “Physiologic Function（生理功能）”、“Physiologic Function（生理功能）” is a “Biologic Function（生物学功能）”。

语义关系树形结构中的等级关系如图 2-3-21 所示，“treats（治疗）” is a “affects（影响）”、“affects（影响）” is a “functionally related to（功能相关）”。

（2）相关关系：除了等级关系，语义网络中还有一些相关关系，主要包括 5 种：物理上相关（Physically_related_to）、空间上相关（Spatially_related_to）、功能上相关（Functionally_related_to）、时间上相关（Temporally_related_to）、概念上相关（Conceptually_related_to），并按树形结构逐级展开，如图 2-3-21 所示。

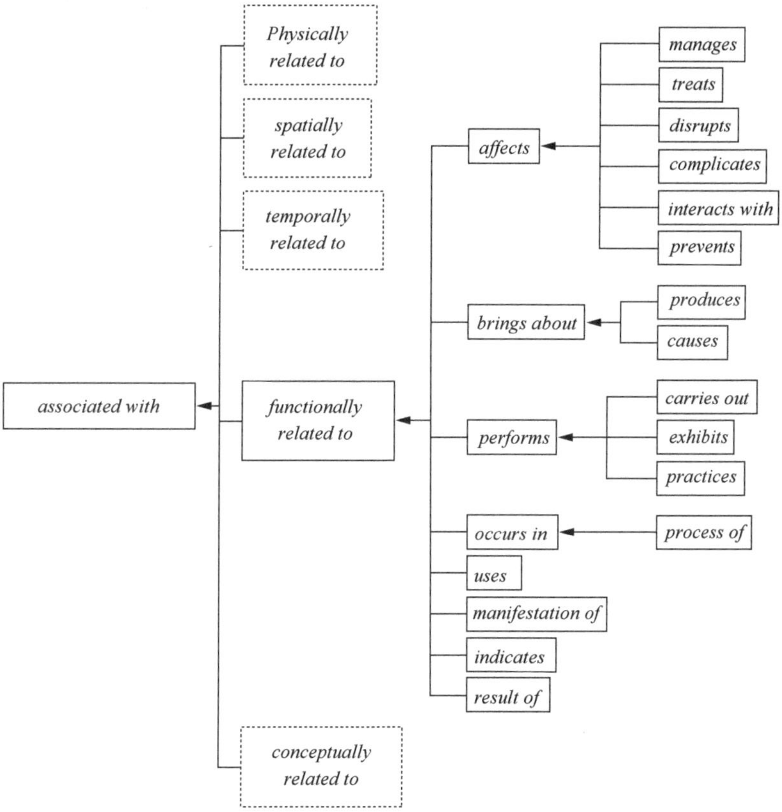

图 2-3-21 UMLS 语义网络等级关系（局部）示例

语义网络中的语义关系一般通过“is a”从上位到下位进行继承。例如，“process of（过程）”关系存在于语义类型“生物学功能”与“Organism（有机体）”之间，因此，该关系在语义类型“Organ or Tissue Function（器官或组织功能）”与“Animal（动物）”

之间也成立；因为“器官或组织功能”是一种“生理功能”，而“生理功能”又是一种“生物学功能”，且“动物”是一种“有机体”。但是，对具有某个语义类型的概念的所有实例而言，语义类型间的关系并不一定适用。例如，语义类型“Sign(体症)”与“Organism Attribute(有机体属性)”之间存在“evaluation of(诊断)”关系，但某个特定体症或有机体属性之间可能并无关联；如体症“overweight(超重)”、“fever(发烧)”分别是有机体属性“body weight(体重)”、“body temperature(体温)”的诊断结果；但“超重”与“体温”、“发烧”与“体重”之间并无“诊断”关系。

在某些情况下，语义网络中的语义关系在依次继承过程中会出现矛盾，从而会被阻断。例如，按继承原则，语义类型“Mental Process(精神过程)”与“Plant(植物)”之间存在“Process of(过程)”关系；但鉴于植物并非有感知的生物，这种关系已被明确地阻断。

部分 MeSH 层级结构对上位与下位语义关系做了标记，如所有解剖学、疾病及精神病学、心理学分支及部分生物科学分支；诸如此类 MeSH 术语之间的关联，已体现在语义网络中，亦即如果两个 MeSH 术语之间存在某种关系，那么这种关系也存在于语义网络的相应语义类型之间。例如，“Amniotic Fluid(羊水)”是一种“Body Substance(身体物质)”，同时也是“Embryo(胚胎)”下位，而胚胎又是一种“Embryonic Structure(胚胎结构)”，因此，“羊水”与其上位“胚胎”之间存在标记关系“Surrounds(围绕)”，这是因为在语义网络中存在“Body Substance Surrounds Embryonic Structure(身体物质围绕胚胎结构)”的关系。图 2-3-22 展示了语义网络中语义类型之间的等级或相关关系。

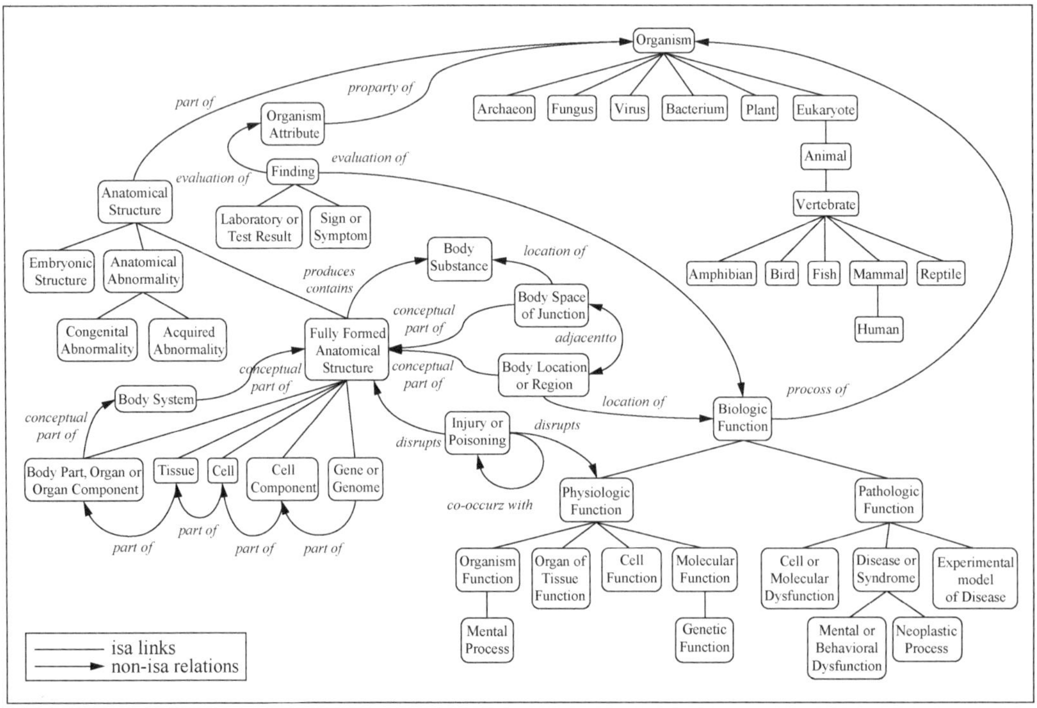

图 2-3-22　UMLS 语义网络关系示例

(3) 语义关系信息：UMLS 语义网络对每种语义关系都进行了定义和描述，如唯一标识符、关系名称、互逆关系名称、定义等信息(图 2-3-23)，供使用者应用。

ID（唯一标识符）	T202
Name（关系名称）	ingredient_of
Tree number（树形结构号）	R1.8
Definition（定义）	Is a component of, as in a constituent of a preparation.
Abbreviation（缩写）	IG
Inverse rel.（互逆关系名称）	has_ingredient

图 2-3-23 语义关系信息示例

3) 语义关联

(1) 概念三元组关系：UMLS 语义网络通过三元组方式进行语义关联，约有 600 多种三元组关系对，其中 500 余种为语义类型之间的关系三元组(形如“语义类型 1、语义关系、语义类型 2”)；54 种为语义关系之间的关系三元组(形如“语义关系 1、isa、语义关系 2”)，如“treats(治疗) is a affects(影响)”。语义类型关系三元组又分为等级关系和相关关系两种，如“Animal(动物) is a Organism(生物体)”、“Sign or Symptom(症状和体征) diagnoses Pathologic Function(生理功能)”。

(2) 语义关联信息：UMLS 语义网络对每种语义关联都进行定义和描述(图 2-3-24)，以方便使用者应用。

Sem. Type1（语义类型1）	Fully Formed Anatomical Stucture
Relationship（语义关系）	Location_of
Sem. Type2（语义类型2）	Biologic Function（生物学功能）
Link status（链接状态）	D

图 2-3-24 语义关联信息示例

4) 数据结构

语义网络由 2 个主文档、2 个语义关系继承文档和 2 个管理文档构成。语义类型和语义关系文档(SRDEF)包括语义类型/语义关系名称、唯一标识符、树形结构号、定义、实例、使用注释等信息，如“STY|T100|Age Group|A2.9.4|An individual or individuals classified according to their age.|Adult; Infant, Premature; Adolescents; Aged,80 and over|||||”。语义网络结构文档(SRSTR)通过“语义类型 1|关系|语义类型 2|链接状态”形式表示语义网络的结构，如“Acquired Abnormality|result_of|Behavior|D|”。语义关系完整继承集文档(SRSTRE1/SRSTRE2)，是对 SRSTR 的扩展描述，SRSTRE1 用标识符表示语义网络结构，如“T020|T186|T190|......”，SRSTRE2 用名称表示，如“Acquired Abnormality|isa|Anatomical Abnormality|......”。数据管理文档 SRFIL 和 SRFLD 分别用于文档和元数据描述。

语义网络通过 SRDEF 文档的语义类型唯一标识符、语义类型名称、语义类型树形号与超级叙词表的 MRSTY(语义类型文档)相互关联，见图 2-3-25。

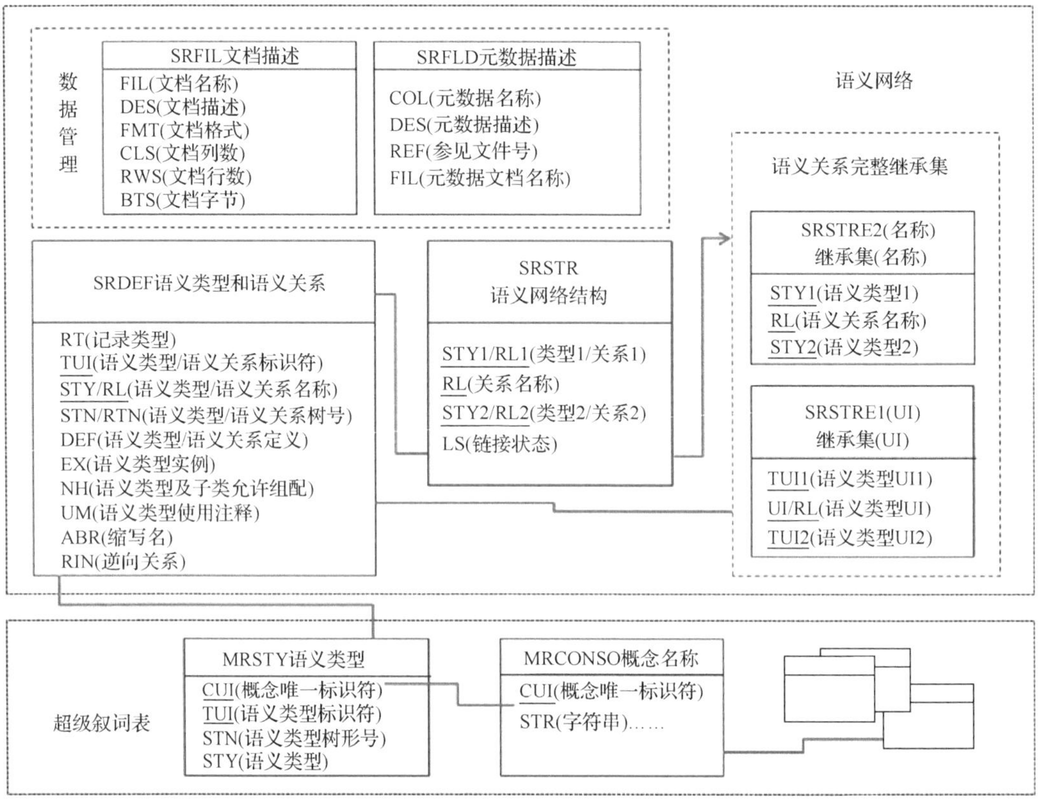

图 2-3-25 语义网络框架结构

3. 专家词典和词汇工具

1)专家词典

构建专家词典(SPECIALIST lexicon)的初衷，是为专家自然语言处理系统(SPECIALIST Natural Language Processing System，NLP)提供必要的词汇信息。专家词典在本质上是一本通用的英语词典，主要收录来自道兰氏图解医学辞典、美国传统词频书、朗文当代高级词典等多种渠道的常用英语及生物医学常用词汇条目；就规模而言，专家词典含47万个词条，涉及86万条词汇变化形式，包括句法(syntax)、词法(morphology)、字法(orthography)，以及其他专家自然语言专家处理系统所必需的信息。句法是指如何将若干词语组合起来，创建出某种涵义；词法是指词的屈折变化规则、派生词、组合词；字法是指词拼写方面的变化，如“oe/e”。

专家词典中的每个记录条目包括词汇的基本形式、词类、词汇变化规则、拼写变化等信息。词的基本形式是指词的非变化形式或词的原形(base)；词类包括动词、名词、形容词、副词、代词、介词、连词等 11 种，用“cat”字段做标识；词的变化形式有名词的单复数形式，动词的规则与不规则变化形式，形容词和副词的原级、比较级、最高级形式等。在专家词典中，每个词汇都作为独立的入口词，连同唯一入口标示符(entry unique identifier，EUI)，记录在“entry”字段中。由于词的屈折变形存在规则与不规则两种情况，专家词典定义了“variants”字段，用于记录这种词法信息；若该字段取值为“reg”，即表明屈折形式遵从变形规则。例如，动词“treat”及名词“virus”在专家词典中的入口登记信息分别如下：

```
{base=treat
entry=E0061964
cat= verb
variants=reg
}
```

```
{base=virus
entry=E0064702
cat= noun
variants=reg
}
```

而当某个单词的屈折形式并非来自变形规则时，专家词典不但用“irreg”指明这种不规则变形信息，还列出了该词具体的屈折变形词。例如，专家词典将动词“eat”、名词“woman”分别记录成：

```
{base=eat
entry=E0024352
cat=verb
variants=irreg|eat|eats|ate|eaten|eating|
}
```

```
{base=woman
entry=E0065549
cat=noun
variants=irreg|woman|women|
}
```

其中，“|eat|eats|ate|eaten|eating|”依次为动词“eat”的原形、第三人称单数形式、过去式形式、过去分词及现在分词；而“|woman|women|”为名词“woman”的原形及复数形式。显然，专家词典这种将单词与它的屈折变形信息相结合的登记方式，为词形归并等自然语言处理带来丰富的词典信息与数据支持。

2) 词汇工具

在英语中，词汇常常通过一些变化以适应不同的语境，如动词时态的变化、形容词比较级的变化、名词单复数的变化，词汇处理工具有助于忽略这些变化，发现类似术语、发现词汇的变体形式、匹配术语到超级叙词表的概念，以及创建索引。SPECIALIST 词汇工具集是一组基于专家词典和词汇处理规则的 Java 程序，常用工具主要包括原形化工具、词索引生成器、词变体生成器，以及用于原形化的辅助程序集合。词汇工具主要用于记录自然语言中的单词及术语的高度变异性。一个单词通常具有若干个变形词，例如，动词“treat”有 3 个变形词，即第 3 人称单数形式“treats”、过去式及过去分词“treated”，现在进行时“treating”，除了这种变形及字顺引起的变体，超级叙词表及其他受控词表中的短语还存在其他形式的变体，而词汇工具可辅助使用者忽略这些变化形式。

(1) *原形化工具*：词汇程序 Norm 可生成原形化词串，在超级叙词表中用于生成原形化字符串索引 MRXNS。对任何输入而言，Norm 将依次进行如下处理：去所有格、用空格代替标点符号、去停用词、字母大写变小写、生成每个屈折变形词的原形、提取每个原形、按字顺排序。如图 2-3-26 所示，右侧多个词形不同的术语，经 Norm 原形化后，都将生成同一个结果“disease hodgkin”。可见，Norm 的处理结果是输入词串的一个原形版本，以使用户忽略字符大小写、屈折及拼写变化、标点符号、所有格、停用词、符号、连字符及字顺。但是，这些处理(特别是按字顺排序)会使原形化后的结果缺少可读性。

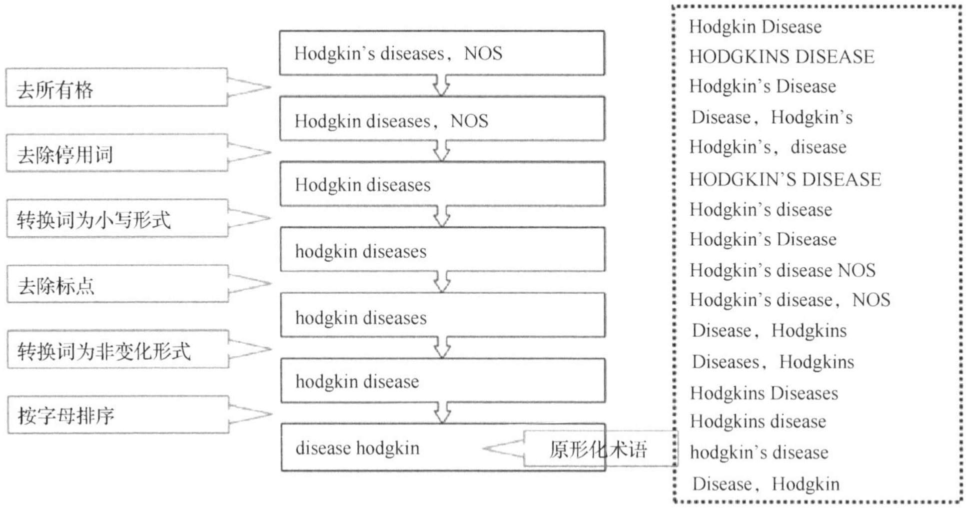

图 2-3-26　Norm 原形化处理

值得提出的是，对于个别特殊单词，原形化后可能会有多种形式。这是因为一些英文屈折变形词具有多个原形。例如，“leaves”可能是名词“leaf”的复数，抑或动词“leave”的第三人称单数形式。在这种原形化结果可能出现歧义的情况下，Norm 将在不做任何筛选的前提下直接返回所有的原形。但是在某些特殊的应用中，用户要求输出结果与输入项的个数之间必须是一对一的关系，而非 Norm 命令所表现出的一对多。此时，应考虑使用 Norm 的另一个版本 LuiNorm(lvg 命令为-f：N3)。LuiNorm 与 Norm 的不同之处为，对任何输入而言，前者的输出是唯一的。在 SPECIALIST 词汇工具集中，这种处理歧义的屈折变形词还原问题的技术称为标准化(canonicalization)。标准化过程预先计算出单词的原形，接着将屈折变形后可能为同一单词的所有原形聚合为一类，最后从这一类原形中选出一个原形，并作为类中所有屈折变形词还原时的代表。LuiNorm 选择代表词时逐次采用了以下的规则：标准化代表首先从专家词典中选择；标准化代表不包含非 ASCII 编码的字符；标准化代表为类中字符长度最短的；标准化代表的字顺优先。

虽然标准化提供了一种歧义的处理方式，但也会引入不精确的处理结果。例如，单词“left”、“leave”及“leaf”因屈折变形词“leaves”而处于同一类，它们的标准化代表都是“leaf”；使用 LuiNorm 还原“left”时得到结果“leaf”，而 Norm 处理后为“left”与“leave”，但是“left”与它的标准化代表“leaf”其实并没有关系。因此，对同一输入而言，LuiNorm 与 Norm 的输出并不一定相同。除了输入与输出的个数之间要求必须为一对一关系的特殊应用之外，一般情况下都应使用 Norm。

(2)词索引生成器：词索引生成器 WordInd 可将词串切分成单词，在超级叙词表中用于生成 MRXW 的词索引。通常 WordInd 程序在处理时，同时将输出词转换为小写。如非必要设定，wordInd 在输出时进行去重处理。例如，用 WordInd 处理字符串“Heart Disease, Acute”时，将输出 3 行：

heart
disease
acute

(3)词变体生成器：Lvg(lexical variant generator，词变体生成器)是词汇工具中最重要的一个，它像一个工具箱，里面有许多工具，包括 62 个流组件、36 个命令选项。每个流组件有不同的功能，表 2-3-2 展示了其中的部分功能。作为一种命令行工具，Lvg 从命令窗口或文件中获取输入，处理完毕后又将结果输出到命令窗口或文件中。Lvg 命令的一般格式为 lvg -f:命令选项。

表 2-3-2 一些常用的 Lvg 命令选项及功能示例

流组件	功能	输入项	输出项
A	返回输入项的首字母缩写词	high-altitude headache	HAH
a	返回首字母缩写词的全称	AIDS	acquired immune deficiency syndrome acquired immuno-deficiency syndrome
B	返回输入中各个单词的原形	Scans, Whole Body	scan whole body
b	返回输入项的原形	ate	eat
E	获取唯一标识符(EUI)	virus	E0064702
i	生成输入项的屈折变形词	virus	virus viruses
N	原形化处理(即 Norm)	leaves	leaf leave
s	生成输入项的拼写变形词	acquired immune deficiency syndrome	acquired immune deficiency syndrome acquired immuno-deficiency syndrome
w	按字顺对输入项排序	Scans, Whole Body	Body Scans Whole
y	生成输入项的同义词	eye	ocular ophthalmic optic

其中，“lvg”表明将要执行 Lvg 命令，“-f”来自单词“flow”，因此 Lvg 被称为一种流处理命令，而“命令选项”为用户预期执行的具体操作。Lvg 流组件可以任意选择或组合以满足文本模式识别、词汇索引生成等词汇转换处理的特定需求。例如，-f：i 只简单地生成词汇的变体，而-f：l：i 可生成词汇变体并将输入中字母大写变成小写形式。

Lvg 程序从标准输入中读取数据，并将结果返回到标准输出。输入可通过命令行(lvg-f:i)从键盘获取，亦可从外部文件(lvg -f:i -i:file)读取，或通过其他命令(COMMAND|lvg -f:i)指向 Lvg。输出结果可直接传递到屏幕(默认)，或写到文件(lvg -f:i-i:INFILE -o:OUTFILE)中，抑或转向其他命令(lvg -f:i -i:infile |COMMAND)。

Lvg 程序按行输入记录，每行可含有多个字段，默认分隔符是“|”，亦可通过-s 选项设置其他字段分隔符。通常，Lvg 默认将处理第一个字段，亦可通过-t 选项指定其他字段。所以“dog”和“dog|canine|UI4567”，都将输出“dog”的变化形式。随着-t 标识设置 2，“dog|canine|UI4567”将输出“canine”的变形。在这种设置下，对于单独字段输入(如“dog”)，Lvg 将忽略-t 设置。

(三)应用情况

1. 主要应用领域

UMLS 是一个庞大的术语和软件集合，通过提供大量的健康及生物医学词表和标准，实现不同计算机之间的互操作功能。使用者可利用 UMLS 开展新研究或完善已有应用，如电子病历系统、分类工具、词典或语言翻译工具。目前，UMLS 主要应用在以下领域：生物医学信息系统的智能化检索、自然语言系统研究、专业词表的编制、自动标引、医学专业搜索引擎的开发、电子病历系统的创建、临床数据的获取等。

2. 术语服务

UMLS 提供三种术语服务方式(UMLS terminology services，UTS)。①Web 浏览器：包括超级叙词表浏览器(metathesaurus browser)、语义网络浏览器(semantic network browser)、专家词典和词汇处理工具(SPECIALIST lexicon and lexical tools)在线使用。②MetamorphoSys 工具:一款针对三个知识源的安装程序,亦可看成是特殊用途而定制超级叙词表的软件工具，并且可提供 UMLS 的本地定制应用，包括将 UMLS 数据导入用户数据库管理系统。③Web 应用程序接口:支持用户应用系统调用 UMLS 数据,包括 REST API、SOAP API 两种方式。UTS 需通过账号登录访问，初次使用者需先申请账号。

1)超级叙词表浏览器

UMLS 超级叙词表浏览器提供两种导航模式供使用者选择：检索(Search)或树形(Tree)导航。图 2-3-27 是检索导航模式截图，使用者需先指定超级叙词表版本，再选择

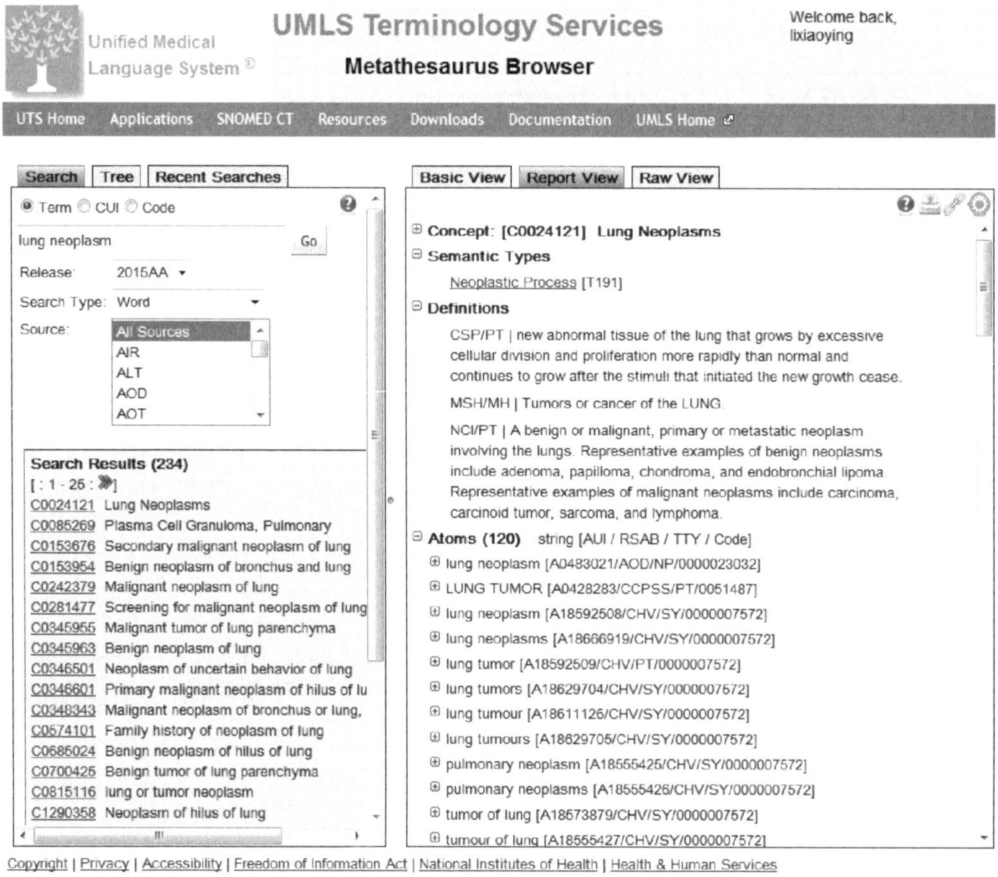

图 2-3-27 UMLS 超级叙词表浏览器

检索方式，目前共有术语(Word)、模糊匹配(Approximate Match)、精确匹配(Exact Match)、原形精确匹配(Normalized String)、原形模糊匹配(Normalized Word)、右截断匹配(Right Truncation)、左截断匹配(Left Truncation)共7种方式。使用时需先指定检索范围，即全部UMLS来源表(All Sources)或某个特定的来源表；之后，在检索框中输入检索内容，点击"Go"按钮后，符合检索内容的所有结果会出现在左下方；待使用者选择某个相应的检索结果后，相应信息将会显示在右侧，包括UMLS数据文件模式(Raw View)、概念模式(Report View)两种方式显示查询结果，供使用者浏览相关信息(包括语义类型、定义、属性、等级关系及其他关系等)；基本模式(Basic View)是Raw View简化版，省略了等级关系信息。

2)语义网络浏览器

UMLS语义网络浏览器提供两种导航模式供使用者选择：树形结构和字顺导航。图2-3-28为树形结构导航模式，指定语义网络版本后，使用者可通过双击某个节点，浏览相关信息，包括定义、属性、上位语义类型及语义关系等。在字顺导航模式下，使用者需先指定语义网络版本，再选择语义类型或关系标签，相应的语义网络知识信息将会展示在右侧。

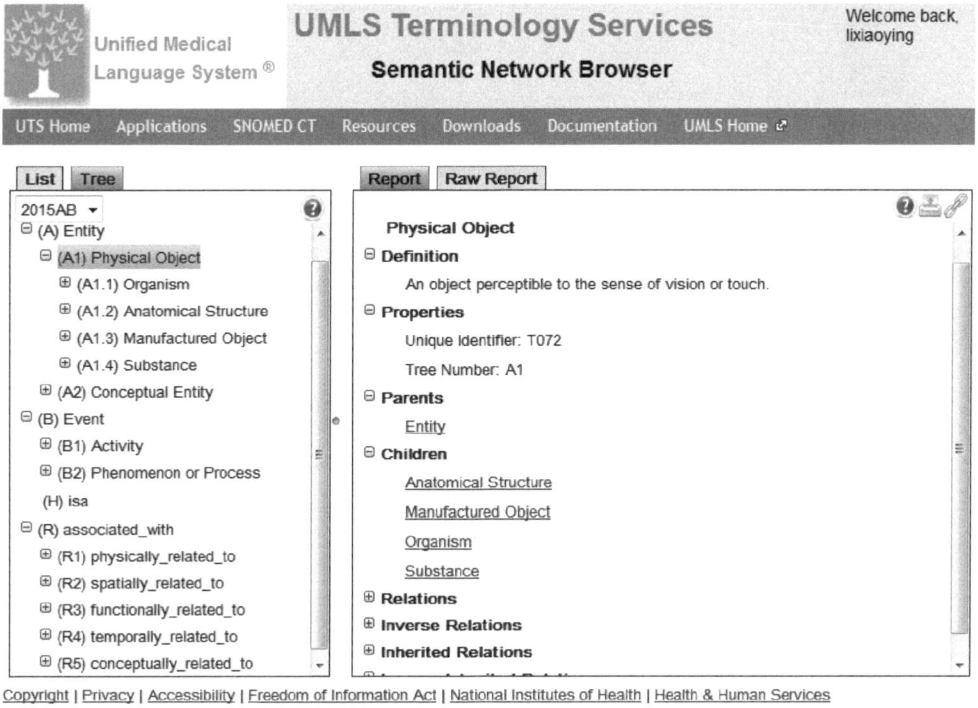

图2-3-28　UMLS语义网络浏览器(树形结构导航)

3)专家词典和词汇处理工具在线使用

专家词典和词汇处理工具目前已集成到专家自然语言处理工具(图2-3-29)中，包括专家词典及其浏览工具，以及集原形化工具Norm、词索引生成器、词变体生成器于一体的词汇处理工具Lvg。

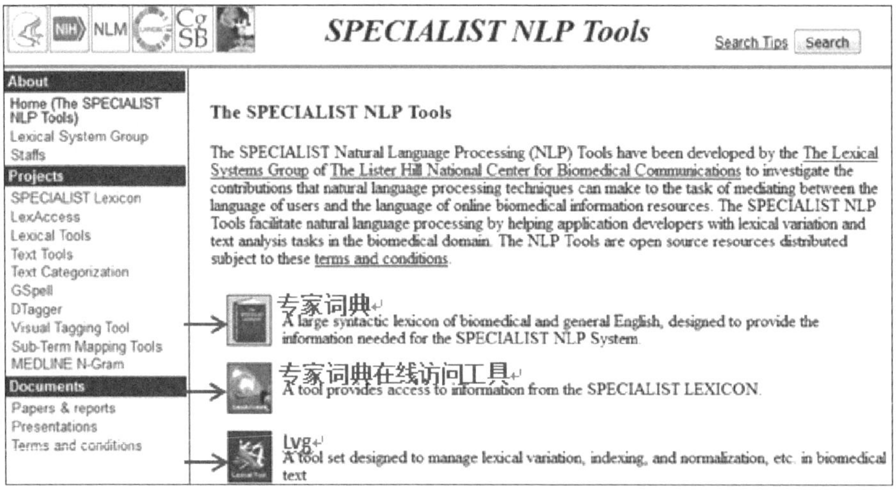

图 2-3-29　NLM 专家自然语言处理工具

图 2-3-30 是专家词典在线浏览工具界面，用户输入检索词后，可查看该词在专家词典中的登记信息，包括入口号 entry、词性、派生变形信息等。

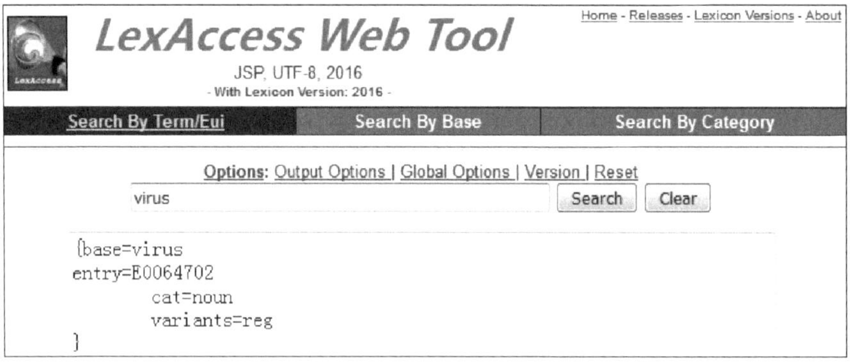

图 2-3-30　UMLS 专家词典在线浏览示例

图 2-3-31 是 Lvg 词汇处理工具在线访问页面，可通过切换导卡选择原形化工具 Norm 和 LuiNorm、词索引生成器 WordInd 等不同工具；用户输入查询后，可在下方浏览区查看相应的词汇处理结果。

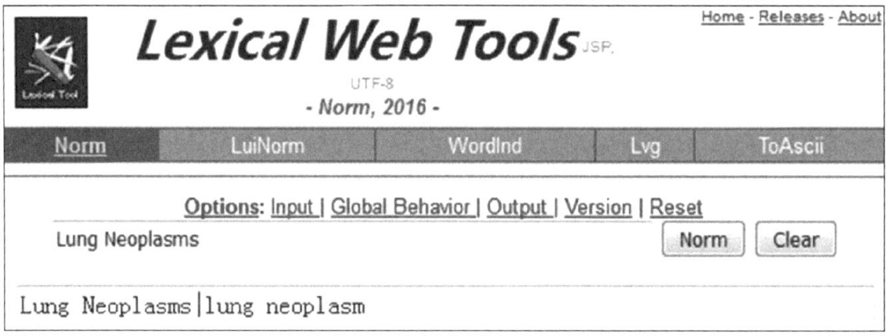

图 2-3-31　UMLS 原形化工具 Norm 在线浏览示例

4)数据获取

UMLS 数据每年更新两次，分别命名为 AA、AB 版本。如需获取 UMLS 超级叙词表、语义网络、专家词典及词典工具相关数据，使用者可从 UMLS 官网页面获取 UMLS 数据文件，并按照安装指南，运行 UMLS MetamorphoSys 定制程序获得本地版的 UMLS。图 2-3-32 是 UMLS MetamorphoSys 定制程序示例，通过选择安装可获得 UMLS 超级叙词表、语义网络、专家词典及词典工具三种知识库；完成安装后，使用 MetamorphoSys 可浏览 UMLS 超级叙词表数据文件。

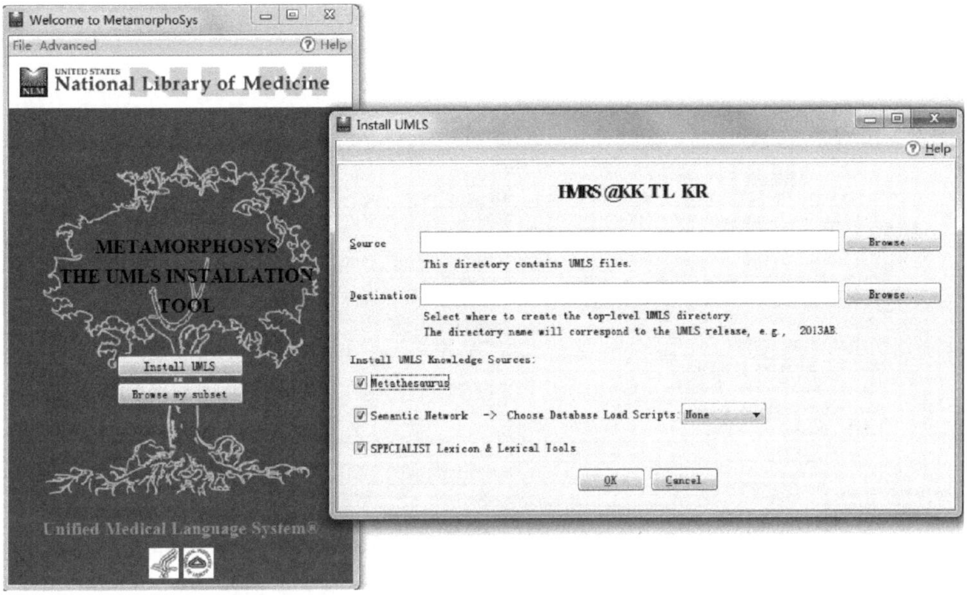

图 2-3-32 UMLS 本地安装及浏览程序 MetamorphoSys 示例

鉴于超级叙词表是一个多用途术语表，收集了为不同用途而编制的来源表中的概念和术语，因此在特定应用中，需定制超级叙词表以获得最佳使用效果。实际上，来源表都是为某些特定用途而编制的，例如，观测指标标识符逻辑命名与编码系统 LOINC 用于标准实验数据交换，而对于自然语言处理等相关应用而言却不适用。如图 2-3-33 所示，基于 MetamorphoSys，使用者可自由选择 UMLS 超级叙词表中的来源表，从而定制满足特定应用的术语集合。

完成数据定制后，利用 MetamorphoSys，可浏览使用者自行生成的本地 UMLS 数据。使用时，用户打开图 2-3-34 所示界面；其中，左侧为导航区，包括树形导航(Tree Browser)、标识符检索(UI Search)、术语检索(Word Search)三种模式；右侧为浏览区，与超级叙词表在线浏览器类似，可按 Raw View、Report View 两种方式显示查询结果，供使用者浏览相关信息，包括语义类型、定义、属性、等级关系及其他关系等。

除了利用 MetamorphoSys 生成专家词典和词汇处理工具之外，使用者可从 NLM 官网上直接下载专家词典和词汇处理工具的 Java 源码(图 2-3-35)，以便嵌入到任何相关的应用程序中灵活使用。

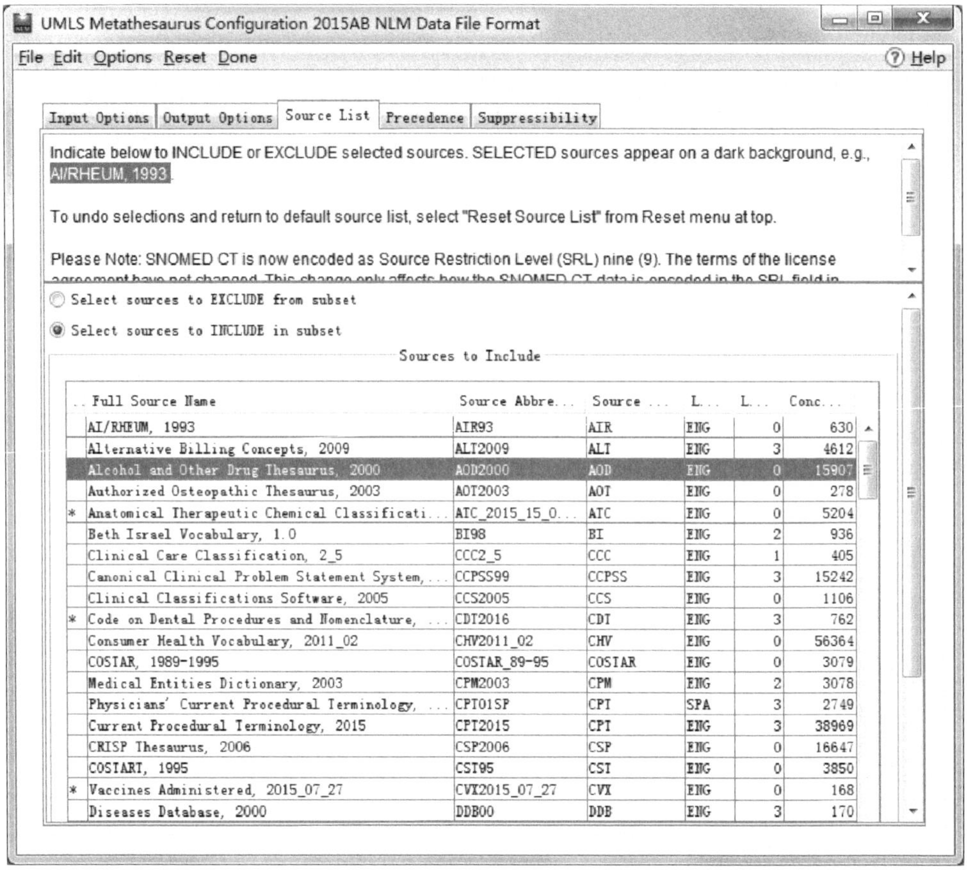

图 2-3-33　基于 MetamorphoSys 定制 UMLS 超级叙词表示例

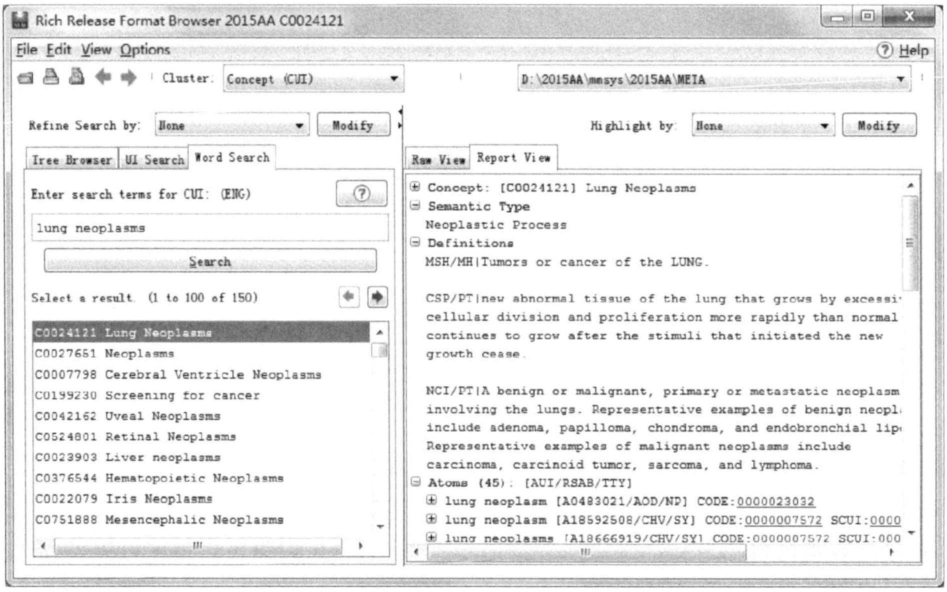

图 2-3-34　UMLS 超级叙词表本地浏览器

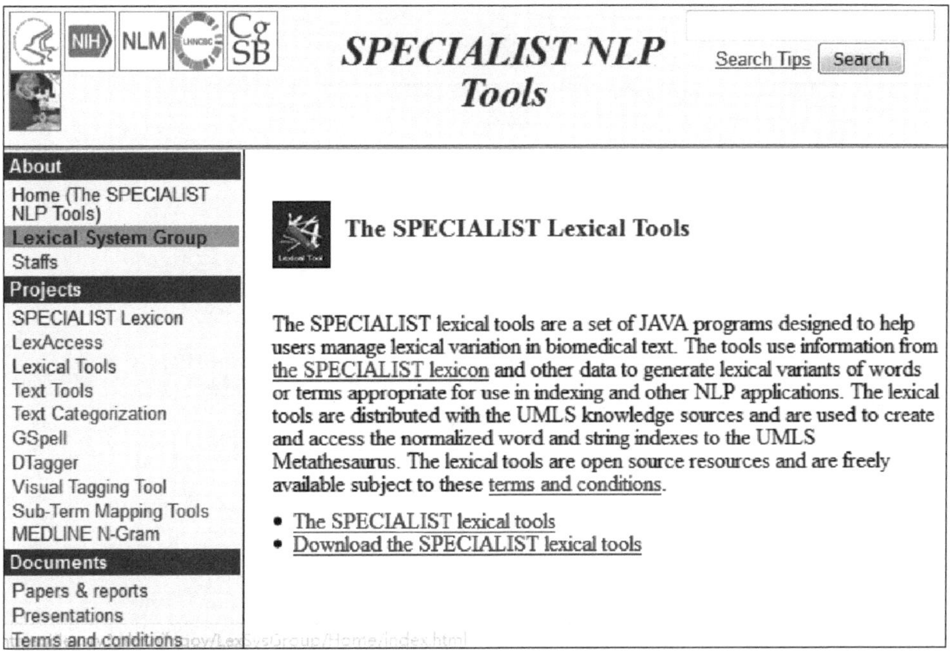

图 2-3-35 UMLS 词典工具相应源码下载界面

三、中文一体化医学语言系统(CUMLS)

(一)概述

中文一体化医学语言系统(Chinese Unified Medical Language System, CUMLS)，由中国医学科学院医学信息研究所研制。CUMLS 的主要目标是构建一个有效服务于医学信息资源组织的、面向计算机应用的、可持续发展的知识组织体系。CUMLS 通过自然语言-主题语言-分类语言的一体化建设，以及搭建多种知识组织系统间的关联网络，力图构建一个多元化的知识组织体系。

中文一体化医学语言系统建设可追溯到 1996 年，当时为解决数据库建设过程中数据量急剧增长与文献加工能力明显不足的矛盾，医科院信息所构建了面向计算机应用的知识组织工具“医学关键词-主题词-分类号自动转换系统”。2000 年，为适应网络环境下复杂医学信息资源组织和利用的需要，该所正式提出构建中文一体化医学语言系统，并相继开展了 UMLS 系统架构分析研究、多词表整合机制研究、基于 UMLS 构建医学本体可行性研究，以及中文一体化医学语言系统发展模式研究等一系列基础和试验研究。经过长期努力和建设，目前 CUMLS 已形成一定规模，并成为医学信息领域里的一项重要基础工程。

(二)组成架构

中文一体化医学语言系统由医学词表系统、CUMLS 语义网络、构建工具和平台几部分构成(图 2-3-36)。

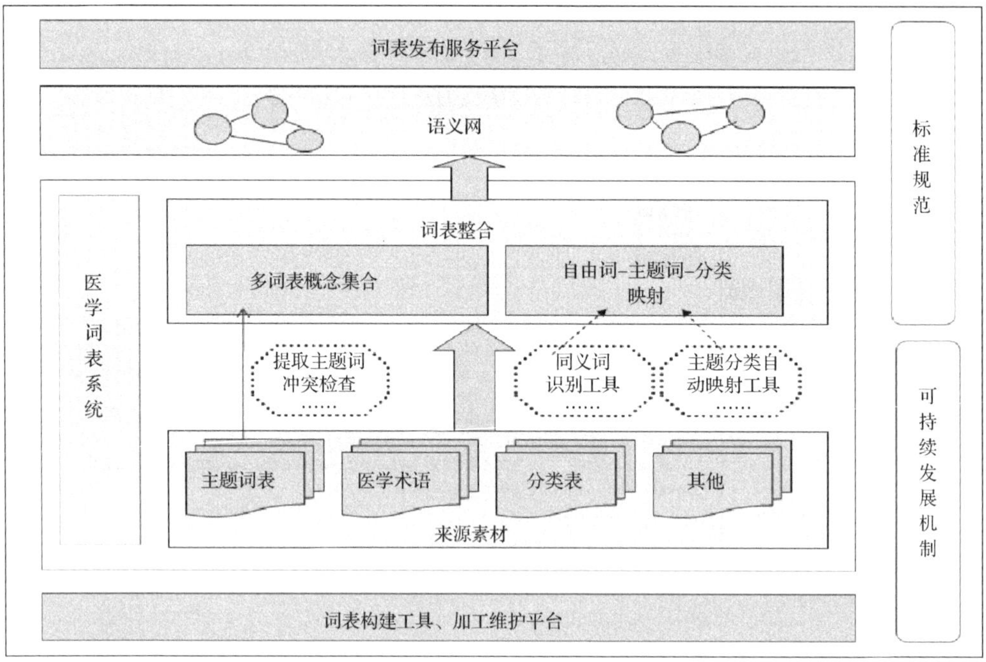

图 2-3-36 CUMLS 的组成

1．医学词表系统

1）基本概念

医学词表系统集成了多个来源词表，在词表统一框架体系下，以概念为核心、以继承来源词表关系为基础，形成概念集合和词表网络系统；同时，概念也可与范畴类目和文献关键词相互关联，形成主题语言-分类语言-自然语言相互关联的系统（见图 2-3-36）。

2）词表内容

医学词表系统涵盖了 20 余种生物医学领域内的叙词表、分类表、术语表及医学文献的关键词，其中重要的来源素材包括《MeSH（中文版）》、《中医药学主题词表》、《肿瘤叙词表》、《人类基因命名表》、《化学物质名称表》、《中国图书馆分类法·医学专业分类表》（简称《医学专业分类表》）、《中国图书馆图书分类法（R 类）与医学主题词表、中医药学主题词表对应表》（简称《医学主题分类对应表》），此外还包括来自医学文献关键词的《医学语料库》。医学词表系统共收录医学概念约 15 万条，医学术语 100 余万条，医学类目上万条。

3）数据结构

医学词表系统由 10 余个文档组成，逻辑上大致分为概念名称文档、来源表属性文档、映射关系文档，以及任务文档（图 2-3-37）。

（1）*概念名称文档*：概念名称文档是所有文档的核心，承担着连接各来源表及语义网络的作用。概念名称文档包括概念的中英文名称、概念名称标识符系统、概念名称状态标识符系统、语义类型、来源表名称等内容。概念名称唯一标识符（CUI）及其标识符系统将不同来源词表相同涵义的术语串联起来形成概念集合。该文档是所有来源表关联整合的基础。

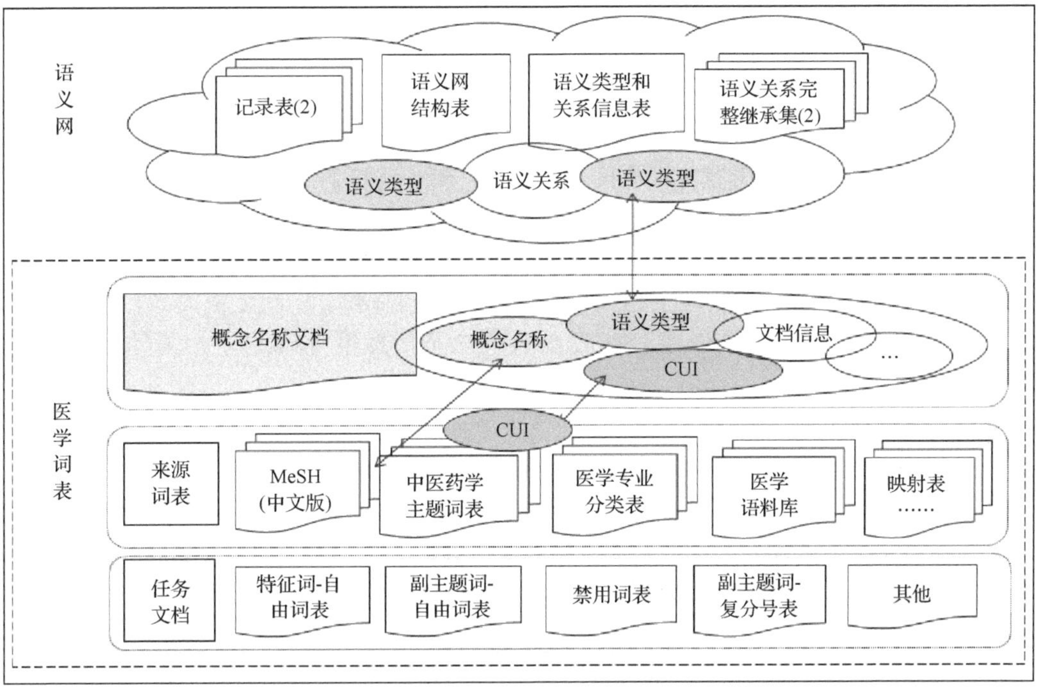

图 2-3-37 CUMLS 主体架构

(2)来源表属性文档：来源表属性文档与概念名称文档相关联，承担着概念与若干来源表相关属性关联的作用，包括记录来源表概念关系的文档、记录概念描述性属性及管理性属性的文档等，各文档通过概念名称唯一标识符关联。

(3)映射关系文档：映射关系文档包括自由词-主题词、主题词-分类号的映射，这些文档起着关联自然语言-主题语言-分类语言的作用。这种自由词-主题词-分类号的映射目前仅限于部分重要的来源，如《MeSH(中文版)》、《中医药学主题词表》、《医学专业分类表》，以及医学语料库。下面是映射原则的简要说明。

①自由词-概念-主题映射：从自由词到概念的映射只限于同义关系，从概念到主题的映射包括同义关系及一些在检索上可作为同义词看待的近义词或入口词。

②主题-分类映射：两者主要为等同关系和等级关系的映射。为适应计算机处理需要，要对类号进行扩充，对仿分类号、复分类号进行处理，如儿科类号的仿分、地理复分号与地理主题词的映射、临床医学专题复分号与副主题词的映射等。

(4)任务文档：该类文档用于完成特定的任务，如为提高计算机自动标注效果，建立了自由词-特征词表、自由词-副主题表、禁用词表等，用以解决医学常用词或高频词对主题概念自动标注产生的噪声。

2. CUMLS 语义网络

1)基本描述

CUMLS 语义网络在继承 UMLS 语义网络体系架构基础上，进行了本地化改造和内容扩充，如结合中国传统医学对语义类型进行适当扩充、结合中文语言表达习惯丰富语义关系描述信息。语义网络为词表系统提供了统一的组织框架和顶层类目体系，同时还可深度揭示概念间的语义关系。

2) 语义网络的组成

CUMLS 语义网络包括语义类型和语义关系两个部分。

(1) 语义类型：为一组较为宽泛的主题类目，按实体和事件进行组织，按等级结构排列，为医学词表中所有概念提供统一的范畴或类目组织。

(2) 语义关系：用于揭示各语义类型之间可能存在的重要关系，包括等级关系(即 is a 关系)，以及相关关系，如物理上相关(如 A 是 B 的一部分)、空间上相关(如 A 包围 B)、功能上相关(如 A 引起 B)、位置上相关(如 A 与 B 同时发生)和概念上相关(如 A 与 B 功能相似) 5 类。

3) 语义网络数据结构

语义网络由 6 个文档构成。语义类型和语义关系基本信息表包括记录类型、语义类型或语义关系唯一标识符、名称、树形号、释义、实例、使用注释等内容；语义网络结构表包括语义类型或关系名称、关系和链接状态信息，如"细胞|部分|组织|D|"这条记录表示细胞是组织的一部分，关系可以继承；2 个副表分别从名称和 UI 号对语义网络完整继承关系集进行描述；2 个记录表分别描述表信息和字段信息。语义网络通过语义类型与概念名称文档建立关联(图 2-3-37)。

3. 构建工具和平台

CUMLS 词表构建工具包括同义词识别工具、语义相似度计算工具、主题分类自动映射工具，以及主题词/副主题词自动组配工具等。

CUMLS 加工平台包括以下内容：①素材仓储和管理；②词表构建和管理，包括单表、映射表及整合表加工等；③语义网络构建和管理；④质量控制和统计分析；⑤用户管理等。

CUMLS 发布平台可供医学信息专业人员和普通用户使用，系统具备多种查询浏览功能，支持精确和模糊检索、中英文双语检索、导航检索，以及对各来源表及整合词表的查询、浏览和显示。

(三) CUMLS 应用研究

从应用角度来看，CUMLS 能够支持中文生物医学文献信息的自动标注及分类转换，支持概念和主题层面的智能检索、主题相关检索，支持分类导航检索，支持自然语言检索，支持双语检索，支持关联词表的主题聚类、主题分析，支持热点监测、趋势预测和评价研究等应用。下面以中国生物医学文献服务系统(SinoMed)为例，介绍 CUMLS 在文本标注和知识检索服务中的应用。

1. CUMLS 在医学文本自动标注中的应用

基于 CUMLS，可进行医学文献文本内容的主题词、分类号的自动获取，并将标注结果作为文本特征加以表示。医学文本内容的自动标注包括词表工具准备、文本数据处理、文本主题标注及主题分类转换等 4 个环节(图 2-3-38)。

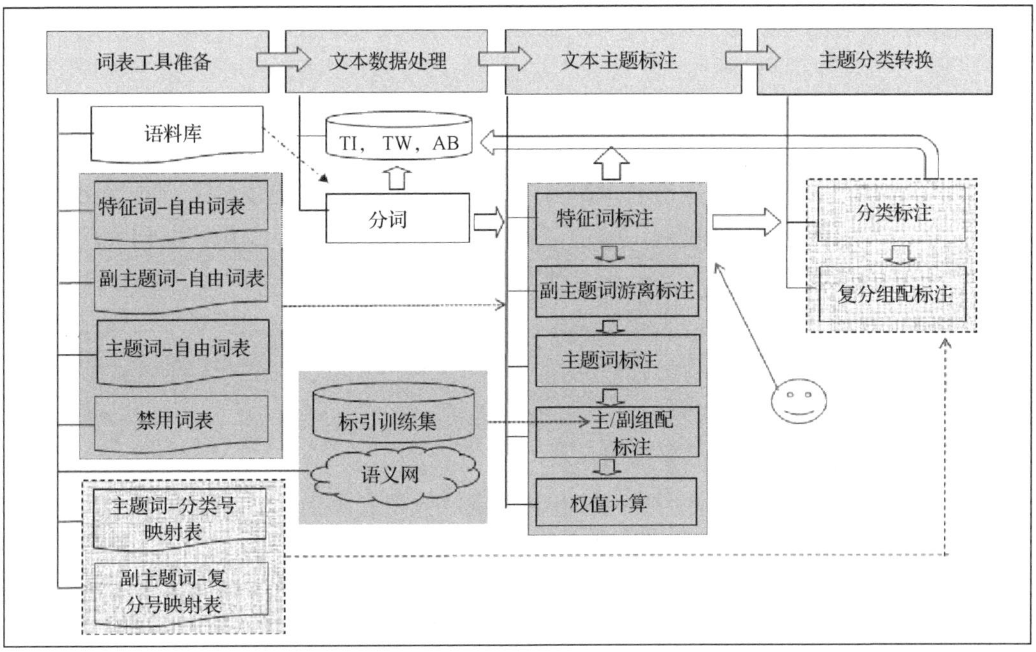

图 2-3-38　基于 CUMLS 的医学文本自动标注流程

1) 词表工具准备及文本数据处理

词表工具包括：医学语料库；主题词-自由词词典、副主题词同义词词典、特征词同义词词典、禁用词词典、语义网络和标引训练集；主题词与分类号映射表、临床专用复分号与副主题词映射表。

文本数据处理是指提取文本标注项，基于医学语料库，依据一定规则对标题、关键词、文摘、重点段等进行文本切分匹配。

2) 文本主题标注

切分下的词条包括大量医学高频词，为避免这些词对主题概念标注产生干扰，依据医学文献人工主题标引规则(主题词标引、副主题词组配标引、特征词标引、加权标引)，确定以下步骤。

步骤一：副主题词游离标注。切分下的医学高频词中很多是表示主题概念某个方面的词汇，属于副主题词范畴，如“诊断”这个概念可转换成副主题词也可转换成主题词，这类词先用副主题词同义词词典进行过滤、提取，进行副主题词游离标注，而不转换成主题词“诊断”。

步骤二：特征词标注。一些高频词是表示研究对象的词，属于特征词范畴，如“儿童”这个概念可转换成特征词也可转换成主题词，对这类词先用特征词同义词词典进行过滤、提取，进行特征词标注，而不转换成主题词“儿童”。

步骤三：禁用词过滤。依据禁用词词典对高频和宽泛概念的主题词进行过滤，如“研究”不能被标注成主题词“研究”。

步骤四：主题词标注。经过上述降噪处理后保留下的词条大大缩小了主题概念范围，在此基础上依据主题词-自由词词典对主题词进行提取和标注，使主题标注更为专指和准确。

步骤五：主题词/副主题词组配标注。主题词与副主题词组配在一定程度上体现了概念之间的关系，概念间关系的提取是医学文献自动标注中的难点。目前主要采用标引训练集和语义网络两种方法尝试对自动标注推荐出的主题词和游离副主题词进行自动组配标注。

步骤六：权值计算。标注后的主题词、副主题词、特征词数量很多，要依据词条出现的位置、频率等赋予不同权值，确定合理的主题词标注数目。这样，文献主题概念揭示既反映了文献的实质内容，又可避免过度标注分散主题内容。

步骤七：回代标注结果。主题自动标注结果作为文本标识项加以表示，标注结果可直接用于检索系统或进行人工审核以提高自动标注效果。自动标注和机辅标注相结合是当前文献主题标注的主要模式。

2. CUMLS 在知识检索服务中的应用

中国生物医学文献服务系统(SinoMed)内嵌了《中文医学主题词表》和《医学分类表》，这些知识组织工具是 CUMLS 的重要组成部分，基于上述工具 SinoMed 实现了词表的可视化服务，普通用户很容易通过专业词表的使用提升检索效果，此外还实现以下了多种知识检索服务。

1)主题词表和分类表导航检索

通过主题词表和分类表的可视化表达及导航，很容易实现基于主题和分类的文献数据检索，包括主题词的扩展或非扩展检索、加权与非加权检索、主题词与副主题词组配检索、副主题词扩展检索等功能(图 2-3-39)，以及按学科体系的分类检索。

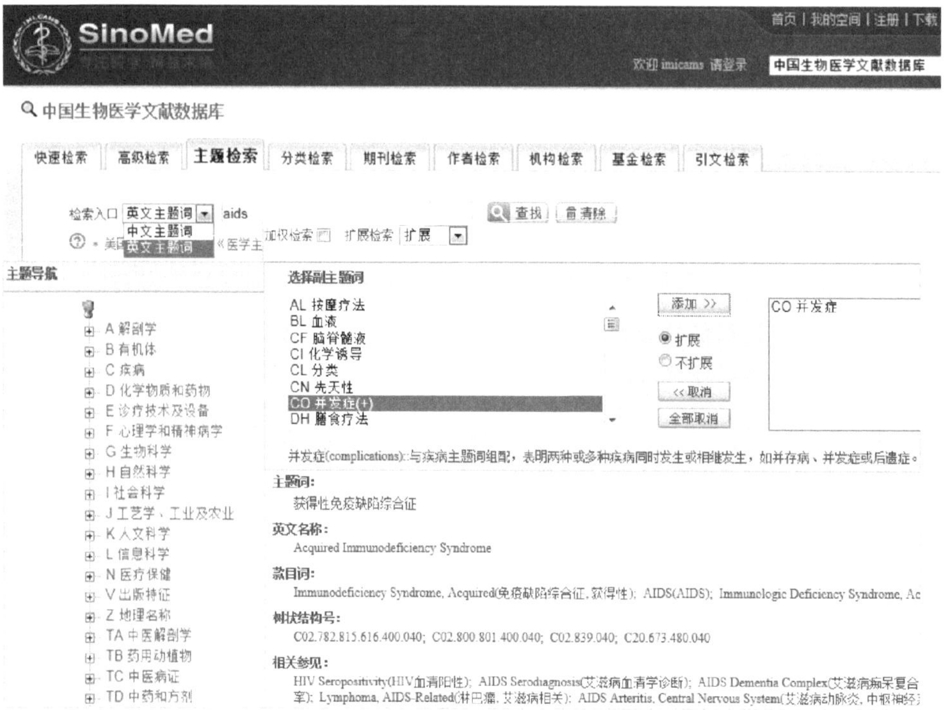

图 2-3-39　中国生物医学文献数据库主题词表辅助检索页面

2) 智能检索

系统基于 CUMLS 的底层支撑，可自动将用户提交的检索词转换成主题词，或在同义词群中进行搜索。例如，输入检索词“AIDS”，系统可自动转换成如下一组术语进行查询：(“AIDS” [全字段] OR“获得性免疫缺陷综合征” [全字段] OR“艾滋病” [全字段] OR“后天性免疫缺陷综合征” [全字段]OR“获得性免疫缺陷综合征” [主题词])。

3) 主题相关检索和文献相关度计算

系统基于 CUMLS 及相应算法和规则，可实现文献主题词相关检索及文献相关度的计算。

4) 知识链接和主题分析

系统支持主题概念间的知识链接和关联，支持对主题和学科领域进行分析，结合期刊、时间、作者、地域等内容进行综合分析，以可视化的形式呈现给用户。

5) 双语检索

系统支持一定意义上的中英文双语检索。

四、中医药一体化语言系统(TCMLS)

(一) 简介

中医药学语言系统(Traditional Chinese Medicine Language System，TCMLS)由中国中医科学院中医药信息研究所研制，是一个遵循中医药学语言特点，利用本体论的思路，参照统一医学语言系统(UMLS)的方法，建立的计算机可理解的语言集成系统。该系统是中医药学术语集成、语言翻译、自然语言处理及语言规范化的工具，也是数据处理与应用的基础，对于中医药术语规范化标准化工作具有重大意义。

(二) 中医药学语言系统的发展过程

自本体技术在医学领域被广泛应用后，医学知识获取、知识检索等方面有了飞跃的发展。UMLS 是医学知识管理、检索、获取的一个有效工具，它整合了 200 多个词表、100 多万个概念，用于提高医学知识的计算机处理能力，并取得了成功。在此背景下，中医药学语言系统从创建到目前为止经历了三个发展阶段。

第一阶段，即建设初始阶段。中国中医科学院中医药信息研究所自 2002 年起开始研制中医药学语言系统。在系统建设初期，尹爱宁和张汝恩(2003)对中医药学语言系统建立的方法、技术标准进行了深入的研究，方青(2004)用本体论的研究方法提出了建立中医药语言系统的方案，主要通过将中医药学领域知识建立概念集合和语义集合，定义本体的类及层次结构等方法实现概念和语义的规范存储。

本阶段主要使用 Protégé 软件进行建设。Protégé 是一个本体加工软件，主要适用于小规模的本体建设。加工的形式是由全国十几家中医药科研单位和大学院校进行分类的单机加工，最后由中国中医科学院中医药信息研究所统一汇总。由于是多个单位分别加工数据，虽然有统一的加工规则，但是所加工数据难免有所重复和矛盾。

第二阶段，即迅速成长阶段。自 2005 年开始，基于 web 加工平台的成功部署，各单位加工人员在统一的网络平台上协同共建，提升了加工效率，使得 TCMLS 的规模迅速扩大。但由于加工人员主观性和专业性水平的差异，也造成了数据质量的一些问题。故而在这个阶段，中医药学语言系统虽已拥有大量的数据，但系统中的数据存在很多质量问题。

第三阶段，即稳定发展阶段。经过上一阶段大规模数据的增加，中医药学语言系统已收集了大部分的现代文献概念术语，其数据增量开始逐年放缓。系统的重点工作放到了提升系统性能和语言系统的科学研究等方面。2009 年，中国中医科学院信息所购买了维思比公司的 vBuilder 软件，该软件是在成熟的商业软件基础上，为中医药学语言系统量身改造的。该平台提供了更多的自由配置功能，可以自由增减加工项目等，并且提供了丰富的加工辅助功能，如报表系统、数据导入导出功能等。

随着中医药学语言系统的发展日趋成熟，其设计理念和成功经验也被应用于中医古籍语言系统、传统针灸知识体系、五行子系统概念模型构建等方面。

(三) 中医药学语言系统的组成

中医药学语言系统由基础词库系统和语义网络两部分组成(贾李蓉，2005)。

1. 基础词库系统

基础词库系统是整个中医药学语言系统的核心组成部分，是在对现存各种主题词表、分类表、数据库、工具书中有关词汇进行分析、选择和组织的基础上产生的大型词库，本系统基础词库涵盖可控词表中医药学科系统及中医药学科相关联的生物、植物、化工等自然和人文科学专业词汇。基础词库建立在全面、广泛、准确、严谨的基础上，词条属性符合中医药学科自然语言与可控词的双重属性，用准确、完整的方式揭示与表达中医药学科及相关术语。

基础词库的词语以概念为词条基本单位，形成概念(正名)、字符串(术语词)二级结构，分成两个不同的域值。不同术语表达同一概念的词语要能连接在一起，形成二者的关联。例如，“肺”与“华盖”、“心肾不交”与“水火不济”等同一概念的两种表达方法。另外，当同一个术语表示不同的概念时，采取的是用定义区别、根据定义分类的原则。例如，“太阳”一词，在中医药学里既可指太阳穴，又可指太阳经。这类词在中医药学的基础词库里就根据定义区别并进行语义分类。

每个概念词的字段设计主要有概念词、同义术语[包括英(拉)文译名]、广义概念、概念定义、概念释义、来源(出处)、相关概念、语义类型等。

中医药学语言系统的基础词库以涵盖中医药学科及其相关学科的概念术语为目标，目前已收录概念 12 万余个，术语 30 万余个。系统目前仍在建设中，词汇、概念在不断添加和修正。该系统除了收词量大、覆盖范围广外，还表现为对概念术语的语义控制方面，即每一概念至少被标引为一种语义类型，达到控制概念多方位语义关系的目的。其不仅为中医药术语规范化、标准化工作打下一定的基础，更为自然语言处理中医药学知识提供了方便。

2. 语义网络

语义网络是构建语言系统概念词相互关系的权威规则。中医药学语义网络综合各类可控词表的特征，以中医药学科及相关学科的概念为主干，同时对照统一医学语言系统结构和特点，设计中医药学语言系统网络结构。整体结构符合中医药学结构特点，同时能满足现有中医药信息数字化需求，以中医药学为基础，涉及与其相关联的学科，如医学、生物学、制药工艺等。语义网络是通过语义类型，为出现在中医药学语言系统基础词库中的所有概念提供一种目录组织结构。目前，中医药学语义网络由 127 种语义类型和 58 种语义关系组成。

1）语义类型

中医药学语言系统的语义类型是以统一医学语言系统的语义类型为基础原型，重新设计，并重点增加中医药语义类型。中医药语义类型的建立是以中医药教材体系为主，经过多次专家论证，目前共形成 127 种语义类型。语义类型分为两大类：实体与事件，其中实体包括 54 种语义类型，事件包括 73 种语义类型，并由此展开树形结构，形成严格的等级关系。

2）语义关系

在语义网络中，语义类型可以看成是有层次结构的“节点”，而把这些节点连成网的连接，称为“链”，“链”所表达的是语义类型之间的“关系”称为语义关系。

在语言系统中将语义关系按照等级关系和相关关系分为两大类，相关关系下又分为“物理上相关”、“功能上相关”、“时间上相关”、“空间上相关”、“概念上相关”5 类。目前中医药学语言系统的语义关系是沿用统一医学语言系统的语义关系，并在此基础上进行了适当的调整。其中，在功能上相关增加了“与……表里”和“归经”，概念上相关增加了“与……类似概念”和“概念上对应”，现共有 58 种语义关系。

(1) 等级关系链：语义网络中最常用的链是表达语义类型之间的等级关系。也就是说，如果一种语义类型与另一种语义类型之间是“is a”关系，则表示第一种语义类型在定义上比第二种语义类型更为专指。例如，语义类型“阴阳学说”在等级结构中的位置如图 2-3-40 所示。

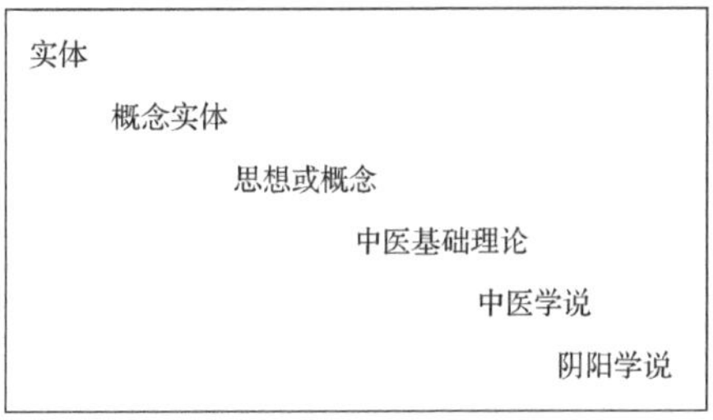

图 2-3-40　语义类型等级结构示意图

(2) 相关关系链：表达语义类型之间的多样性关系除等级关系“is a”之外,其余 57 种语义关系是相关关系链(associated with)，表示语义类型之间的非等级相关关系。语义网络为每一种语义关系设定一个定义，并规定它可链接的语义类型。例如，语义关系“影响”(affects)的定义是“对…产生一种直接的效果”，意为对一种存在的条件、状态、环境或物的改变或影响，包括“对…起作用、改变、影响，使易感染、催化、激发、调节、

气的功能	影响	现象或过程
气的功能	影响	生物现象或过程
气的功能	影响	生理现象或过程
气的功能	影响	生理功能(中医生理)
气的功能	影响	精的功能
气的功能	影响	气的功能
气的功能	影响	血的功能
气的功能	影响	津液功能
气的功能	影响	脏腑功能
气的功能	影响	经络功能
气的功能	影响	腧穴功能
气的功能	影响	阴阳功能
气的功能	影响	五行功能
气的功能	影响	心理功能(中医心理)
气的功能	影响	情志
气的功能	影响	七情
气的功能	影响	神
气的功能	影响	病理现象或过程
气的功能	影响	中医病因病机疾病
气的功能	影响	中医病因病机
气的功能	影响	中医疾病
气的功能	影响	证候

图 2-3-41　语义关系示意图

抑制、阻碍、增强、有助于…、致使、修订”。在中医药学语言系统中可链接的语义类型如图 2-3-41 所示。

从上例可见，对语义关系“影响”所下的定义包含了较为宽泛的语义范围，因而能够链接较多的语义类型节点，并分别表达语义类型之间的多样性相关关系。如上述例子表达的是中医气的功能对人体生理病理所产生的作用。

综上所述，语义网络不仅设计了语义类型等级结构和语义类型之间可能存在的语义关系，而且对每一种语义类型和每一种语义关系都给出了定义、注释和使用规则。它们是构成语义网络的重要因素，也是用于标引具体概念时可供遵循的权威规则，在实际中需要根据情况灵活运用。

（四）中医药学语言系统建设平台

中医药学语言系统目前使用的是由维思比公司开发研制的 vBuilder 在线加工平台，是一种基于网络的控制词表建立和提取系统，能提供异地中医药科研临床工作者共同加工，不受时间、地域的限制，且用户可以有效地对层次结构控制词表进行浏览和探索，并准确地利用控制词表来搜索、提取信息，并对信息建立索引。

vBuilder 平台分为管理器和编辑器。

管理器的功能包括：设置用户、权限，控制词表的添加删除、备份合并，设置阶段，互联网搜索引擎，编辑系统消息，系统选项等。管理器首页见图 2-3-42。

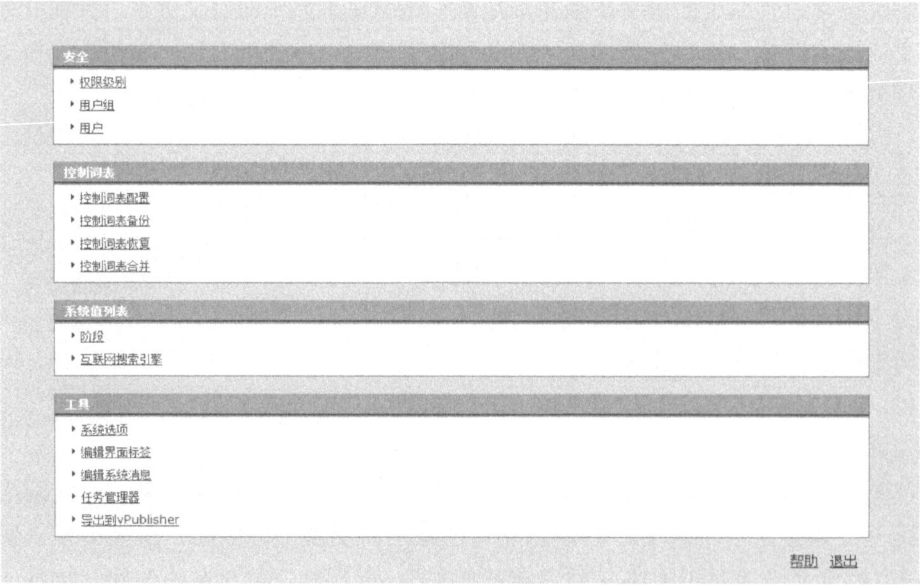

图 2-3-42　管理器界面

编辑器界面如图 2-3-43 所示，包括树形结构构建、概念加工、搜索功能、数据统计、图形展示等，能够满足日常加工和浏览。

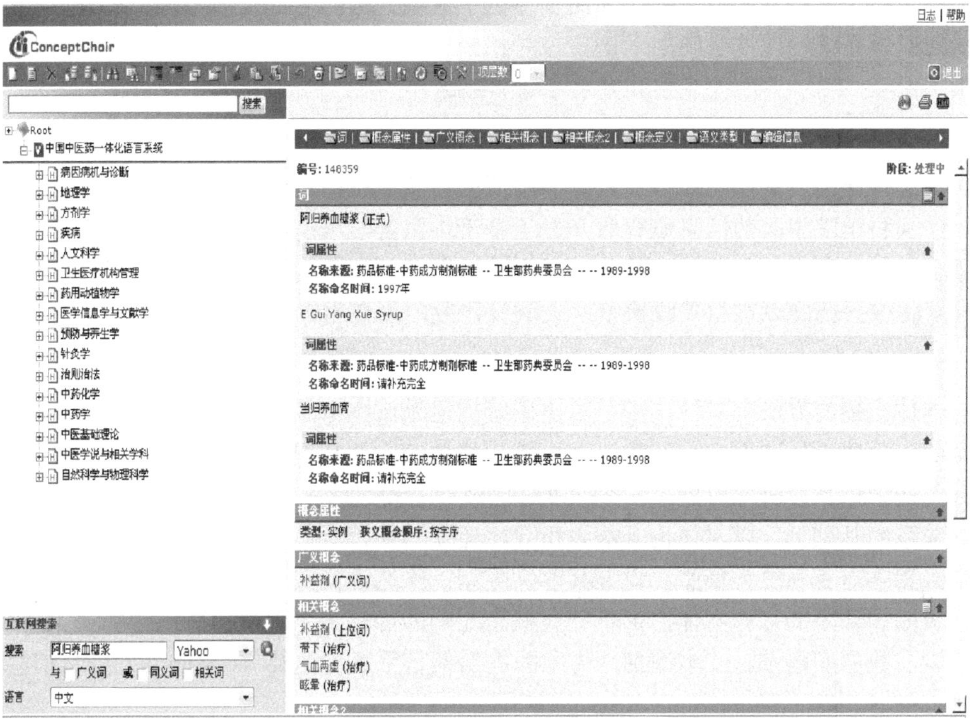

图 2-3-43　编辑器界面

（五）中医药学语言系统的应用

中医药学语言系统作为中医药领域的一个权威术语系统，不但是对各种概念术语的规范定义，更是希望借此提高计算机程序解读和理解用户提问的中医药学等相关词汇和语义的能力，并利用这种理解帮助用户检索和获取相关的机读情报。其主要可应用于数据处理、知识检索、自然语言处理、专业词表编制、本体建设等。

1. 数据处理

中医药学语言系统在数据处理方面主要应用于数据库建设支持。中国中医科学院中医药信息研究所将该系统应用于中医药数据库的加工建设中。数据库构建主要包括数据信息表的设计、存储数据的选择、数据规范与加工、数据平台搭建，以及数据信息展示等过程。这些过程确保了数据库构架的科学性与合理性，以及数据的有效性、规范性和可利用性。

由于中医药信息的不规范性，中医药语言系统被用于数据库建设中信息抽取的标准化、规范化、结构化处理。例如，中药药理实验数据库规范标准采用的是中医药学语言系统与其他自建标准词汇表。其中，关于中医药学概念知识均采用中医药学语言系统的术语为标准规范，如“单味药”、“药用部位”、“产地”、“原植物”、“炮制方法”、“药物剂型”、“药理分类”、“方剂”、“化学成分”、“药物组成”、“方剂”、“疾病”、“证候”等，其他现代医学知识则采用标准词汇表，如“微生物”、“变化指标”等。

中医药学语言系统为数据库的加工提供了数据规范的保证，而数据库的建设过程中又能为语言系统发现提供新的术语。二者相辅相成，互相促进，一方面为数据库的建设提供了保障，另一方面也完善和发展了语言系统。

2. 知识检索

中医药学语言系统在知识检索方面主要应用于文献检索(贾李蓉和刘丽红，2012)。中国中医科学院中医药信息研究所开发了基于中医药学语言系统的文献检索服务平台，该平台以中医药学语言系统为基础，提供中医药文献检索、术语检索及相关检索等多种功能，将中医药文献进行关联检索和关联性研究，为使用者开阔思路。

3. 本体建设

本体构建的方法有多种，基于术语系统构建领域本体是其中的一种方法。中国中医科学院朱玲博士后利用中医药学语言系统构建传统针灸知识本体(朱玲等，2014)，以传统针灸知识体系为研究对象，在系统考辨针灸学主要概念术语，明确其内涵外延、演变、相互关系的基础上，以本体论方法为指导，建立其知识源数据(针灸主要概念术语集)，以中医药学语言系统为参照，设置其语义类型，筛选语义关系，设计语义结构，构建传统针灸知识体系的知识本体，揭示针灸概念之间的隐性关系，从而有利于针灸文献的全面检索、数据库建设、文本挖掘，为中医古籍语言系统构建及 TCMLS 的完善优化提供基础与借鉴。

第四节　本　　体

一、本体概述

本体是用形式化的结构表示具体领域的概念及关系，构成要素包括类、属性、关系、函数、规则等。本体可以是针对各种领域本体都普遍适用的共同对象构成的上层本体，也可以是适用于某个子领域的领域本体。在现代生物医学发展中，生物医学本体发挥着越来越重要的作用，尤其在领域数据集成、信息检索、数据标注、自然语言处理与决策支持研究和应用等方面。

(一)本体基本概念

ontology 概念起源于哲学领域，它也是西方哲学探讨的基本研究领域和重心，可译为“存在、本体、本体论、存在论”，主要探索客观存在或事实(现实中的具体对象或概括、抽象)本质或规律，目前已经泛化至许多个领域，如计算机科学、信息科学、人工智能、知识工程、语言学等。在不同的领域中，ontology 的含义也不相同。

随着计算机科学或人工智能的发展，ontology 的概念含义也在不断地丰富与发展变化中。比较有代表性的定义，如 1991 年 Neches 等认为 ontology 是“提供构成某特定学科领域概念的基本术语和关系，以及利用这些术语和关系限定这些概念的内涵和外延”；1993

年 Gruber 等认为 ontology 是“概念模型的规范说明”，这是 ontology 最广泛使用的定义之一；1997 年 Borst 在此基础上进一步加以界定，认为 ontology 是“共享概念模型的形式化规范说明”。1998 年 Studer 基于已有定义进行深入探讨，认为 ontology 是“共享概念模型的明确形式化规范说明”，包含概念模型(conceptualization)、明确(explicit)、形式化(formal)和共享(share)4 层含义。①概念模型：通过抽象出客观世界中一些现象(phenomenon)的相关概念而得到的模型，其表示的含义独立于具体的环境状态。②明确(explicit)：所使用的概念及使用这些概念的约束都有明确的定义。③形式化(formal)：指 ontology 是计算机可读的或能被计算机处理的。④共享(share)：指 ontology 中体现的是共同认可的知识，反映的是相关领域中公认的概念集，即 ontology 针对的是团体而非个体的共识。

综合上述定义，本书中采用 Studer 对于 ontology 的定义“共享概念模型的明确的形式化规范说明”。在计算机、信息科学领域，ontology 可译为“本体”（以下均称为“本体”），主要指基于学科术语、语义关系建立概念模型或形式化的规范说明，明确描述和共享的领域概念体系、知识及规则。本体是一种特殊类型的结构化术语集或共享词表，是明确的、形式化的、可共享的领域规范，也是一种在语义或知识层面描述信息的概念模型建模工具。

(二)本体类型

本体的分类视角(如形式化程度、目的和描述对象)明确了不同类型本体间的差异，如根据本体的形式化程度不同，可以把本体分为高度非形式化的(highly informal)、结构非形式化的(structured-informal)、半形式化的(semi-formal)和严格形式化的(rigorously formal)；根据本体的描述对象不同，可以把本体分为特殊领域本体(如医药、地理、金融等)、一般世界知识本体、问题求解本体和知识表示语言本体等。领域本体是以某一领域为描述对象的本体(区别于领域的问题和任务)，问题求解模型是以问题求解方法为描述对象的本体，表示本体是以知识表示语言为描述对象的本体。本体的类型有很多，目前仍没有能够广泛认可的划分标准，其中，以下两种比较有代表性。

Guarino 于 1997 年提出了从详细程度与领域依赖度两个方面对本体进行划分。描述或刻画建模对象的详细程度高的称为参考本体(reference ontology)，详细程度低的称为共享(share ontology)。依照领域依赖程度，可以细分为顶层本体、领域本体、任务本体和应用本体 4 类。①顶层本体：描述的是最普遍的概念及概念之间的关系，如空间、时间、事件、行为等，与具体的应用无关，其他种类的本体都是该类本体的特例。②领域本体：描述的是某个特定领域(如医药、地理等)中的概念及概念之间的关系。③任务本体：描述的是特定任务或行为中的概念及概念之间的关系。④应用本体：描述的是依赖于特定领域和任务的概念及概念之间的关系。

Perez 于 1999 年在各种本体分类角度的基础上，归纳出知识表示本体、普通本体、顶级本体、元(核心)本体、领域本体、语言本体、任务本体、领域一任务本体、方法本体和应用本体 10 种本体类型。这种划分方式是对 Guarino 提出的本体类型的扩充和细化，但由于这 10 种本体之间有时存在交叉，层次关系划分仍不够清晰。

（三）本体建模元语

1999 年，Perez 等用分类法分析了本体的构成，归纳了类（classes）、关系（relations）、函数（functions）、公理（axioms）和实例（instances）5 个基本的建模元语，其中 classes 也可写成 concepts。

类（classes）或概念（concepts）指任何事务，如工作描述、基本功能、行为活动、实施策略和推理过程。从语义上讲，它表示的是具体事实或抽象对象的集合，框架结构一般采用三元组进行界定，包括概念名称、与其他概念间关系及概念描述。

关系（relations）指在特定领域中概念间的相互作用或影响，一般定义为 n 维笛卡儿积的子集 R：$C_1 \times C_2 \times \cdots \times C_n$。从语义层面上讲，基本的概念关系共有 part-of、kind-of、instance-of、attribute-of 4 种，但在实际的本体建模中，概念间关系可根据领域本身的具体情况及需求定义、细化或增加。part-of 表达概念之间部分与整体的关系。kind-of 表达概念之间的继承关系。instance-of 表达概念的实例与概念之间的关系。attribute-of 表达某个概念是另一个概念的属性。

函数（functions）是一类特殊的关系。该关系的前 $n-1$ 个元素可以唯一决定第 n 个元素。形式化的定义为 $F:C_1 \times C_2 \times \cdots \times C_{n-1} \rightarrow C_n$，如 mother-of（a,b）表示 b 是 a 的母亲。

公理（axioms）代表永真断言，如概念乙属于概念甲的范围。

实例（instances）代表元素。从语义上讲，实例表示的就是对象。

在实际的本体建模实践中，并非要这 5 类元语才能创建本体，概念关系也不仅限于上述 4 种，都可以根据领域的具体情况及构建本体的需求而加以选择，以满足实际需要。

（四）本体构建

1. 本体构建规则

虽然目前已有的本体很多，但由于本体的创建机构、目的及应用领域不同，本体构造的过程及遵循的原则也有所差异，所以对于构造本体的基本原则及性能评估指标还没有统一或公认的标准。不少研究人员在构造本体的实践中，也提出了有助于本体构建的一些规则，其中 Gruber 于 1995 年提出的指导本体构造的 5 条规则颇有影响。①清晰性（clarity）：本体必须有效地说明所定义术语的意思。定义应该是明确、客观的，与背景独立的。当定义可以用逻辑公理表达时，它应该是形式化的。定义应该尽可能的完整，完全能表达所描述术语的含义。②一致性（coherence）：本体应该是一致的，也就是说，它应该支持与其定义相一致的推理。它所定义的公理，以及用自然语言进行说明的文档都应该具有一致性。③可扩展性（extendibility）：本体应该为可预料到的任务提供概念基础。它应该可以支持在已有的概念基础上定义新的术语，以满足特殊的需求，而无须修改已有的概念定义。也就是说，人们可以在不改变原有定义的前提下，而以这组存在的词汇为基础定义新的术语。④编码偏好程度最小（minimal encoding bias）：概念的描述不应该依赖于某一种特殊的符号层的表示方法，因为实际的系统可能采用不同的知识表示方法。⑤本体约定最小（minimal ontological commitment）：本体约定应该最小，只要能够满足特定的知识共享需求即可。本体是以词汇为基础的，因此可以通过定义约束最弱的公理及只定义通讯所需的词汇来保证，对待建模对象给定尽可能少的约束。

Gruber 的 5 条规则是构建本体时遵循的基本思路和框架，但比较模糊，实践中难以把握。Perez 在 Gruber 5 个本体构建规则的基础上进行了细化与扩充，提出了 10 项本体构建规则，即明确性和客观性(clarity and objectivity)、完全性(completeness)、一致性(coherence)、最大单调可扩展性(maximum monotonic extendibility)、最小本体化承诺(minimal ontological commitments)、本体差别原则(ontological distinction principle)、层次变化性(diversification of hierarchies)、最小模块耦合(minimal modules coupling)、同属概念具有最小语义距离(minimization of the semantic distance between sibling concepts)、命名尽可能标准化(standardization of names whenever is possible)。在具体的实践过程中，仍需要根据构建本体的类型、面向领域及用户等因素综合考虑，增加领域专家的参与，权衡和灵活应用各个原则，才能快速构建高质量的本体。

2. 本体构建方法

本体构建方法是指开发人员根据实际需求创建本体的基本步骤及原理，即用计算机可理解的方式将领域知识表示出来，它影响着本体对知识的表示和逻辑推理能力。目前已有的本体构建方法都是在具体项目的本体构建实践中提出的。国外主要的构建方法有骨架法、KACTUS 法、TOVE 法、METHONLOGY 法、IDEF5 法、SENSUS 法和七步法等。樊小辉等 2011 年针对这几种本体构建方法进行了分析与评述，认为其成熟程度度依次为：七步法＞METHONLOGY 法＞IDEF5 法＞TOVE 法＞骨架法＞SENSUS 法＞KACTUS 法。

七步法由斯坦福大学医学院提出，是基于 Protégé 工具的一种领域本体构建方法，共包括确定知识本体的专业领域和范畴、考查复用现有知识本体的可能性、罗列本体需要的关键术语、定义类和类的层级体系、定义类的属性、定义属性的分面、创建实例等 7 个步骤，因此被称为七步法。

METHONLOGY 方法由西班牙马德里理工大学 AI 实验室提出，是基于骨架法的一种比较通用的本体构建方法，主要用于创建有关化学元素周期表的本体，包括管理、开发、维护三个阶段。管理阶段，包括任务的进展情况、需要的资源、如何保证质量等问题；开发阶段，分为规范说明、概念化、形式化、执行及维护 5 个步骤；维护阶段，包括知识获取、系统集成、评价、文档说明、配置管理 5 个步骤。

IDEF5 法由美国 KBSI(Knowledge Based Systems Inc.)公司开发，通过图表和细节说明获取客观存在的概念、属性和概念间关系并形式化，继而描述和获取企业本体。具体包括组织和范围、数据收集、数据分析、知识本体的初步开发、本体的精炼与验证 5 个步骤。

TOVE 法，也称评价法，是 Gruninger 和 Fox 等基于 TOVE 工程本体的开发进行的经验总结。这种方法的本体构建基本流程如下：激励情节的获取；定义直接可能的应用和所有解决方案；提供潜在的、非形式化的对象和关系的语义表示；非形式化能力问题的明确表达；术语的规范化；形式化能力问题的明确描述；将规则形式化为公理；调整能力问题解决方案的条件，从而使知识本体趋于完备。

骨架法，也称 EO 工程法，是 Uschold 和 King 基于 1995 年开发的 EO（enterprise ontology）本体中的经验总结，包括明确本体应用的目的和范围、构建本体、本体评价、本体成文等 4 个步骤。

3. 本体构建工具

国内外存在很多本体构建项目及实践，也已经提出了许多本体编写工具，大致可以分为两大类：一是基于某种特定语言的本体构建工具，如基于 Ontolingua 语言的 Ontolingua、基于 Loom 语言的 Ontosuarus、基于 Ocml 语言的 WebOnto 等；二是独立于特定的本体描述语言、可以支持多种本体格式的本体构建工具，如 Protégé、WebODE、OntoEdit、OILEd 等，支持 XML、RDF（s）、DAML+OIL 等格式本体的导入导出及编辑，这类工具具有良好的可扩展性。由于构建工具中的本体描述语言及机制的不同，已有的工具仍存在一些问题，如不同本体工具之间无法兼容与交互，异构系统中创建的本体无法复用，部分工具缺乏中文支持，工具功能仍局限于编辑、尚不够完善等。

针对已有的本体构建工具，徐国虎和许芳等 2006 年提出一个包括可用性、软件结构、文件格式、知识表达能力、推理机制 5 个方面、19 个二级指标的评价框架，针对 Ontiolingua Sevrer、Ontosaurus、WebOnto、Protégé-2000、OntoEdit、WebODE、OILEd 和 DUET 等 8 种常用的本体构建工具进行了分析评价，认为知识表示形式与本体描述语言的不同导致了本体构建工具间的差异性，统一标准化的本体构建工具应具备界面友好、易使用、能交互共享、支持协作开发、多语种等特点，也能支持本体标引、编辑、评估、合并与集成、推理检验等本体生命周期的大多数过程。8 种工具的比较结果如表 2-4-1 所示。

4. 本体描述语言

本体描述语言是用计算机可理解的方式标记特定领域的基本概念及概念间关系，为本体的构建提供建模元语，将本体内容转化为机器可读的逻辑表达格式，这样才有利于计算机的处理、开发与共享。目前，在本体开发环境和工具方面，已经产生了许多用于本体描述的语言，如斯坦福大学知识系统实验室的 Ontolingua、KACTUS 项目使用的概念建模语言 CML（conceptual modeling language）、英国开放大学知识媒体研究所的 Tadzebao 及 WebOnto、基于谓词逻辑的高级编程语言 LOOM、基于谓词演算的 Cyc 系统描述语言 Cycl、OKBC、OCML、KIF、Flogic 等。随着语义网络的发展，本体交互与共享成为关键，构建过程趋于快速、简易，随之产生了一些应用于万维网的新的本体表示语言，如 XML、RDF、RDF Schema、SHOE、XOL、OIL、DAML+OIL、OWL 等。这些语言在知识表示、推理等方面都各有特点，多是基于自然语言、框架、语义网络或逻辑语言等来描述本体，目前仍没有一种能够同时兼备清晰的知识表示和高效的推理功能。

表 2-4-1 8 种本体构建工具比较（徐国虎和许芳，2006）

功能＼工具名称	DUET V0.3	OILEd V3.4	OntoEdit professional V3.0	Ontolingua Sevrer V1.0.650	Ontosaurus V1.9	Protégé-2000 V2.1.2	WebODE V2.0	WebOnto
获取方式	免费	开源	注册免费	在线免费	注册免费	开源	注册免费	在线免费
使用指南	Y	Y	Y	Y	Y	Y	Y	Y
协同工作	Y	N	Y	Y	Y	N	Y	Y
可视化	Y	N	N	N	N	Y	Y	Y
本体库	N	Y	Y	Y	Y	Y	N	Y
体系结构	插件	单机	单机，C/S	C/S	C/S	单机	三层	C/S
可扩展性	N	N	插件扩展	Y	N	插件扩展	插件扩展	N
本体存储	N	文件	文件、数据库	本体	文件	文件/数据库	JDBC	数据库、JDBC
备份管理	N	N	N	N	N	N	Y	Y
导入格式	DAML+OL	RDF(S), OIL, DAML+OIL	XML, RDF(S), Flogic, DAML+OIL	Ontiolingua IDI,KIF	LOOM IDL, ONTO KIFC++	RDF(S), XML Schema	XML, RDF(S), CARIN	OCML
输出格式	DAML+OL	RDF(S), OIL, DAML+OIL, SHIQ Dotty HTML	XML, RDF(S), Flogic, DAML+OIL，SQL	KIF-3.0 CLIPS CML KSL LOOM 等	LOOM IDL, ONTO KIFC++	XML, RDF(S), DAML+OIL, JAVA, HTML, CLIPS Flogic, XML Schema	XML, RDF(S), Flogic, OILD, DAML+OIL, CARIN, Java	OCML, Ontiolingua, GXL OIL, RDF(S)
表示形式	面向对象类	DL(DAML+OIL)	Frames+FOL (Ontiolingua)	DL(LOOM)	DL(LOO,M)	Frames+FOL+Metaclasses	Frames+FOL	Frames+FOL
公理语言	N	DAML+OIL	Flogic	KIF	LOOM	PAL	WAB	OCML
构建方法	Rational Ruse	N	Onto-knowledge 法	N	N	N	METHONTOLO-GY 法	N
推理引擎	无	内置 FaCT	内置 OntoBroker	外附 ATP	内置 PowerLoom	内置 PAI, 外附 Jess FaCT Flogic	内置 Prolog，外附 Jess	内置
语法检验	N	N	Y	Y	N	Y	Y	Y
一致性检验	N	Y	Y	N	Y	Y	Y	Y
自动分类	N	Y	N	N	Y	N	N	N

Ontolingua 是一种基于 IF(knowledge interchange format)，提供统一的规范格式来构建本体的语言。Ontolingua 为构造和维护本体提供了统一的、计算机可读的方式。由 Ontolingua 构造的本体可以很方便地转换到各种知识表示和推理系统中，如 Prolog、CORBA 的 IDL、CLIPS、LOOM、Epikit、Algernon 和标准的 KIF。目前，Ontolingua 主要是用作本体服务器上创建本体的语言，已有不少项目使用了 Ontolingua。

Cycl 是 Cyc 系统的描述语言，它是一种体系庞大而非常灵活的知识描述语言。该语言在一阶谓词演算的基础上，扩充了等价推理、缺省推理等功能，而且具备一些二阶谓词演算的能力。在该语言的环境中配有功能很强的可进行逻辑推理的推理机。

Loom 是 Ontosaurus 的描述语言，是一种基于一阶谓词逻辑的高级编程语言，属于描述逻辑体系。它具有以下的特点：①提供表达能力强、声明性的规范说明语言；②提供强大的演绎推理能力；③提供多种编程风格和知识库服务。该语言后来发展成为 PowerLoom 语言。PowerLoom 是 KIF 的变体，它是基于逻辑的、具备很强表达能力的描述语言。

资源描述框架(resource description framework，RDF)是描述网络中资源的 W3C 标准。RDF 是一个用来描述网络资源的框架，诸如网页的标题、作者、修改日期、内容及版权信息等。它使用 XML 编写，使用 Web 标识符(URI)来标识资源，使用属性和属性值来描述资源，提供了针对数据的模型及语法，可以被计算机阅读和理解。

示例：资源是可拥有 URI 的任何事物如“http://www.w3school.com.cn/rdf”，属性是拥有名称的资源如“author”，属性值是某个属性的值“David”；资源、属性和属性值的组合可形成一个陈述“the author of http://www.w3school.com.cn/rdf is David.”。RDF 可用于描述购物项目的属性、Web 事件的时间表、有关网页的信息(如内容、作者，以及被创建和修改的日期)、网络图片的内容和等级、搜索引擎的内容、电子图书馆等。RDF Schema 是 RDF 的扩展。

网络本体语言(web ontology language，OWL)是 W3C 开发的一种网络本体语言，以 RDF 词汇扩展的方式开发，源于 DAML+OIL 网络本体语言，用于发布和共享本体。OWL 包括 OWL Lite、OWL DL、OWL Full 三个子语言。

二、OBO Foundry

(一)OBO Foundry 概述

OBO 的全称是 The Open Biological and Biomedical Ontologies，前称是 The Open Biomedical Ontologies，也称 The Open Biological Ontologies，是一系列采用 OBO 文件格式进行本体知识表示和存储生物医学数据型本体的集合，是美国国家生物医学本体中心 NCBO 的 BioPortal 的主要组成部分。OBO 的目标是创建能够在不同生物医学领域进行共享的受控词表，促进实现不同形式生物医学数据的集成，使得数据发挥更大的作用。在实际应用中，可以将 OBO 当作一个资源仓库和统一的本体模型，用来实现生物医学领域相关项目成果的集成和互操作。

OBO Foundry 是由 OBO 发展而来的联合实验项目，是一个致力于合作和遵循共同准则的本体开发者合作联盟，其使命是构建一个能够覆盖所有生物医学领域的本体家族，该家族所有成员本体都有很好的逻辑表达形式，内容上都是准确无误的，且所有成员本体间都能够进行很好的互操作。

截至2017年2月，OBO Foundry收录本体资源151个，删除了历史收录的本体资源41个，目前还在不断更新中。它涵盖了生物医学领域主要的数据型本体，覆盖了生物化学、生物过程、生物功能、解剖学、表型、蛋白质等多个领域。

（二）OBO Foundry入盟准则

OBO Foundry是一个开放的联盟，任何致力于生物医学领域本体开发的个人或团体都可以申请加入。OBO的贡献者一般是生物医学研究者和本体开发者。基于此，为更好地履行其使命，OBO Foundry在成立初期就制定了一系列管理和规范生物医学本体开发、共享方面的准则，所有加入者都必须遵循这些准则。规则措辞处于持续完善中，见表2-4-2。

表2-4-2　OBO Foundry入盟准则

序号	准则内容	准则名称	准则概要	级别
1	开放(open)	开放(open)	除了需要致谢和不允许使用者进行修改后重新发布外，本体必须是开放的，可以在没有任何使用限制下被使用	MUST
2	格式(format)	通用格式(common format)	采用通用格式语言开发，建议至少有一种是OBO或OWL格式	SHOULD
3	唯一标识符(uris)	唯一标识符空间(identifier space)	本体中所有类和关系(属性)须有一个唯一URI标识。URI建议基于基本RUI进行构建，由前缀和局部唯一标识符组成，前缀是本体在Foundry中唯一标识，局部唯一标识符不应含有人可以理解的标签	MUST
4	版本(versioning)	版本(versioning)	需要提供版本更新元数据，以鉴别不同版本	MUST
5	内容界定(delineated content)	明确界定的内容(clearly delineated content)	本体具有清晰明确的描述内容	MUST
6	文本定义(textual definitions)	文本定义(textual definitions)	本体中所有术语均有文本式的唯一定义，防止多义的生物医学术语造成歧义	SHOULD
7	命名约定(naming conventions)	命名约定(naming conventions)	需遵循OBOFoundry中关于类标签组成、句法和语义的统一约定	MUST
8	关系(relations)	关系(relations)	所有本体均使用的关系采用OBO关系本体中的定义模式，如part_of、develops_from、regulates等	MUST
9	维护(maintenance)	maintenance in light of scientific advance	能够随着学科的发展对本体进行更新维护	SHOULD
10	联系人(Locus of authority / contact person)	联系人(contact person)	有一个联系人，负责联盟与本体开发者间的通讯交流	SHOULD
11	用户(users)	用户使用记录(documented plurality of users)	多人或机构用户使用本体记录	SHOULD
12	合作(collaboration)	承诺合作(commitment to collaboration)	与OBO Foundry其他成员合作进行Foundry本体开发	SHOULD
13	记录(documented)	记录(documented)	尽可能提供全面而详细的文档	SHOULD

资料来源：http://bioportal.bioontology.org/.

这些准则的核心目标之一就是保证开发者复用 OBO Foundry 中已有的术语和关系及其定义，而不是重新创建，以尽可能保证相同知识在不同本体中具有相同的表达形式和语义知识。据相关研究统计，OBO Foundry 中 30%的候选本体复用了其他候选本体的术语，90%的候选本体中含有与其他候选本体术语交叠的术语。

（三）OBO Foundry 本体资源

根据本体加盟和创建、改造方式，OBO Foundry 门户网站提供三类本体资源：成员本体、候选本体和兴趣本体、其他本体资源。OBO Foundry 成员本体是在其 2010 年成立时就选定的，共 8 个，均通过专家评估，完全符合入盟准则。分别为：生物化学实体 CHEBI（chemical entities of biological interest）、3 个基因本体（gene ontology cellular component、gene ontology molecular function 和 gene ontology biological process）、表型与性状本体 PATO（phenotypic and trait ontology）、蛋白质本体 PRO（protein ontology）、XAO（xenopus anatomy ontology）和 ZFA（zebrafish anatomy ontology）。

OBO Foundry 候选本体和兴趣本体是后续感兴趣加入的，近 100 个，且在稳定增长。这类本体资源是异质的，只有一小部分声明将遵循 OBO Foundry 入盟准则。其中，只有 6 个候选本体表示将加入 Foundry 中，分别为细胞类型本体 CT（cell type）、解剖学基础本体 FMA（foundational model of anatomy ontology）、环境本体 EnvO（environment ontology）、人类表型本体 HPO（human phenotype ontology）、生物医学调查本体 OBI（ontology for biomedical investigations）和序列本体 SO（sequence ontology），其他还有 IDO（传染病本体）、植物本体 PO（plant ontology）及 NCBI Taxon（NCBI 生物分类法）等。

OBO Foundry 中其他本体资源包括本体映射文档（mapping files between ontologies）、生物医学格式本体 BFO（BioMedical format ontology）、关系本体（relation ontologies）、具有统一逻辑定义的跨本体文档等。

可通过 OBO Foundry 官方门户网站 http://www.obofoundry.org/或 NCBO 的 BioPortal 访问、浏览和下载 OBO 本体资源，通过 OBO 编辑器、OnBee 等浏览器进行浏览。

（四）OBO 本体格式

OBO 本体由 4 个部分组成：术语、术语释义库、OBO 语法库和 OBO 关系本体形成的语义网络。OBO 本体中每一个节点都代表一个在现实世界中存在的实体类，类与类之间通过某种语义关系链接。OBO 本体使用 OBO 文件格式（也称 OBO 本体语言）表示本体知识，OBOFoundry 中每个本体都有自己独立的 OBO 文件。

OBO 文件格式针对本体中类（classes）、关系（relations）、关系属性（attributes of relations）、关系之间的关系（relations of relations）、实例（instances）、标识符（identifiers）等进行了详细的规范。下面是 OBO 对一个本体类基本描述形式结构的定义：

```
[Term]
id: term-id
name:term-name
is_a:term-id-super
relationship:relationship-id term-id-R
```

类即为本体中的术语，描述现实世界中的对象或过程的类型。由于术语名称不一定是唯一的，所以类根据其定义和 ID 判断。OBO 的类(classes)类似于 OWL or DAML+OIL 中的类(classes)。

类之间存在关系，可能是 OBO 中已经定义的关系类型(如 is_a，指一个类或关系是另一个类或关系的子类)，也可能是用户定义的类型。

实例表示具体的实例，是抽象类实例化后的结果，如作者“John Day-Richter”，是″Computer Programmer″的实例。

OBO-Edit 中的每个类、关系或实例都有一个唯一的标识符。OBO 模型中，标识符是字符串形式，<IDspace_name>:<identifier>中<IDspace_name>是简短的标题字符串，<identifier>是任意长度的字符串。

(五)OBO 语义关系

1. OBO 语义关系

关系或关系类型是指实体间的关系或逻辑描述语言中的属性(properties)。目前 OBO 主要的语义关系共有数十种，如 is_a,part_of，integral_part_of,proper_part_of,located_in, contained_in,adjacent_to，transformation_of,derives_from,preceded_by,has_participant,has_agent, instance_of 等，每种语义关系都有自己一致且明确的正式定义。关系与其他关系之间也存在关系，如“is_a”、“inverse_of”。类似 classes 关系也可以有子类型,如果一个关系 A 到关系 B 存在 is_a 关系，则 A 是 B 的子关系。OBO 模型允许用户定义新的关系。OBO 模型也预定义了一些可以应用在所有本体中的内置关系(Built-in Relations)，是不能更改的，如 is_a、disjoint_from、inverse_of、union_of。

2. OBO 语义关系属性

关系具有方向性、对称性、传递性、循环性和范围等属性。①方向性(directionality)：除了标记为“symmetrical”外，关系都在单个方向上成立，如关系“leaf part_of plant”是单方向的，并不能表明任何植物都有叶片。如果需要表明任何植物都有叶片，则用“plant has_part leaf”。②对称性(symmetry)：如果一个关系在两个方向上均成立，则关系是对称的。如果 P 是一个对称关系，A 到 B 存在关系 P，则 B 到 A 也存在关系 P。对称关系可以认为是逆反关系。③传递性(transitivity)：如果 P 是一个可传递的关系，A 到 B 存在关系 P,B 到 C 存在关系 P,则 A 到 C 也存在关系 P。例如，“Is part of”和“is bigger than”是可传递的。④循环性(cyclicity)：关系是循环的，如“develops_from”。⑤域和范围(domain & range)：关系的域和范围是固定的。如关系“has_pet”域为“person”，因为有宠物的一定是人；范围为“animal”，因为“has_pet”的目标一定是动物，通过“K-9 cop” has_pet “Doberman”可知,“K-9 cop”到“person”、“Doberman”到“animal”一定都存在 is_a 关系。表 2-4-3 是 OBO 部分语义关系及其属性示例。

表 2-4-3　OBO 部分语义关系及其属性示例（修改自 Smith et al., 2005）

关系名称	传递性	对称性	自反性	非对称
is_a	+	-	+	+
part_of	+	-	+	+
integral_part_of	+	-	+	+
proper_part_of	+	-	-	-
located_in	+	-	+	-
contained_in	-	-	-	-
adjacent_to	-	-	-	-
transformation_of	+	-	-	-
derives_from	+	-	-	-
preceded_by	+	-	-	-
has_participant	-	-	-	-
has_agent	-	-	-	-
instance_of	-	-	-	-

3. OBO 语义关系类型

任何给定的关系可以有两种应用方式，“类级（class level）”关系或“实例级（instance level）”关系。类级关系关联着两个类，实例级关系则关联着两个实例。对于每个类级别的关系，至少存在一个实例级关系。类级关系可以认为是类被实例化、描述实例级关系所必须存在的关系。例如，类级关系“finger part_of hand”，表明现实世界中任何特殊的手指（e.g., John's left index finger）一定属于现实世界中特定的手（John's left hand）；特定对象之间的关系（johns_left_index_finger part_of johns_left_hand）就是实例级关系。OBO 语义关系大多数为实体类之间的关系（<class,class>），是普遍适用的；OBO 本体也包括一种实例及其相关类之间的关系（<instance, class>）。所有类级关系由一系列的实例级关系组成，关联着两个实例或实例及其相关类。

OBO 定义的关系也可以分为基本关系、空间关系、时间关系、参与关系 4 类。基本关系，包含了生物医学本体中常用的基本关系；空间关系（spatial relations），从实例的空间区域角度关联生物实体类；时间关系（temporal relations），实例存在不同时间段的生物实体类间关系；参与关系（participation relations），不同类型的生物实体类间的关系。OBO 的语义关系及类型如表 2-4-4 所示。

表 2-4-4　OBO 的语义关系及类型（修改自 Smith et al., 2005）

基础关系	空间关系	时间关系	参与关系
instance_of	located_in	transformation_of	has_participant
is_a	Location-of	derives_from	participates-in
part_of	contained_in	derives_into	has-agent

续表

基础关系	空间关系	时间关系	参与关系
has-part	contains	preceded_by	agent-in
integral_part_of	adjacent-to	precedes	
has-integral-part			
proper_part_of			
has-proper-part			

（六）OBO to OWL

OBO Foundry 主要倡议采用 OWL-DL 和 OBO 两种本体描述语言。OBO Foundry 中的主要本体一般都有这两种描述版本。

OBO 语言起源于 GO 的研发，是一个生物医学本体统一描述模型，采用类似于用逻辑语言 OWL 或 DAML+OIL 描述的本体，是根据生物群体需要而设计的，具有自己的特质，可以跟踪包括历史编辑数据在内的大量元数据。语义网是 WWW 在本体技术上的一个发展，OWL（the web ontology language）是 WWW 的本体描述语言，是语义网模型的一个重要组成。相对于 OBO，OWL 具有更强的语义描述能力。为更好地促进 OBO 本体共享和在生物医学领域的应用，实现 OBO 本体与 OWL 本体的互操作，OBO Foundry 开展了 OBO 与 OWL 间在语法、关系、唯一标识符、子集（subset）等各个层面的互操作方法和规则研究，解决了两个语言之间的不兼容，实现两种本体语言将的双向转换。

为实现与 OWL 的无缝映射，OBO Foundrys 首先将 OBO 结构可分为三层，即核心层、词表层和本体扩展层，是各层所包含的主要语法和关系等，见表 2-4-5；然后建立 OBO 的 3 层模型与语义网技术模型间的映射关系，如图 2-4-1 所示。

表 2-4-5 OBO 的三层结构划分方式（修改自 Tirmizi et al., 2011）

序号	层次	内涵	内容
1	OBO 核心层（OBO core）	OBO 中的概念可以是术语也可以是关系。OBO 核心层主要是给概念分配唯一标识符 ID，管理 ID 空间，采用 3 元组存储关系	id，idspace，relationship
2	OBO 词表层（OBO Vocabulary）	OBO 词表层允许通过名称、评论等元数据对概念进行标注。支持对子类、子属性和关系类型进行描述	name，definition，comment，is_a， domain，range
3	OBO 本体扩展层（OBO Ontology Extension）	除了概念层标签，OBO-OE 层支持对各元数据进行标签，允许定义概念的同义词、等价概念和弃用情况，支持领域内特有属性的定义，支持关系属性的定义	format-version，version，date，saved-by，auto-generated-by，namespace， defaultnamespace，subsetdef，alt_id，relationship，subset，synonym，s_obsolete， is_cyclic，is_transitive，is_symmetric，impor，synonymtypedef，intersection_of，union_of，disjoint_from，replaced_by， consider，inverse_of，transitive_over

OBO 核心层的命名标签可直接使用 RDF 的标签，OBO 词表层命名标签可采用 RDF Schema 结构标签，OBO 本体扩展层可采用 OWL 中的结构标签进行定义（部分可以直接

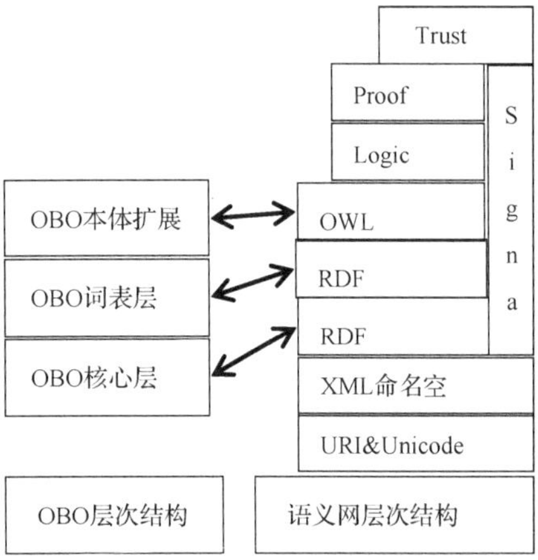

图 2-4-1 OBO-语义网各层映射模型图
（修改自 Tirmizi et al., 2011）

映射，部分需要扩展定义）。

Foundry 已采用 JAVA 完成配套转换工具的开发。使用者可用 OBO2OWL 转换工具将一个 OBO 本体转换成 OWL 本体，也可以将一个 OWL 本体转换成 OBO 本体，即实现 OBO 本体和 OWL 本体的双向转换，且在转换过程中能够保证语义知识的不丢失。目前 OBO-Edit 和 Morphster 等生物医学本体编辑器都整合了 OBO2OWL 转换工具。

（七）OBO 本体编辑与浏览工具 OBO-Edit

OBO 本体采用的是自己的本体编辑工具 OBO-Edit。OBO-Edit 是一个开源的跨平台本体编辑器软件，主要用于浏览和编辑 OBO 文件，最初由 John Day-Richter 研发，主要是为满足生物学领域专家编辑、检索和创建领域本体的需要，使用本体推理语言（DAML+OIL）作为本体描述语言，用于创建、编辑和浏览 OBO 格式的本体，目前已能够处理其他本体格式，如 OWL，实现与 protégé 本体编辑工具的交互。如图 2-4-2 所示，OBO-Edit 是一个基于图形的工具，它侧重于提供一个友好的界面对本体进行整体图形结构展示，借助 OBO-Edit 能够使用简单类及关系快速构建大型本体。

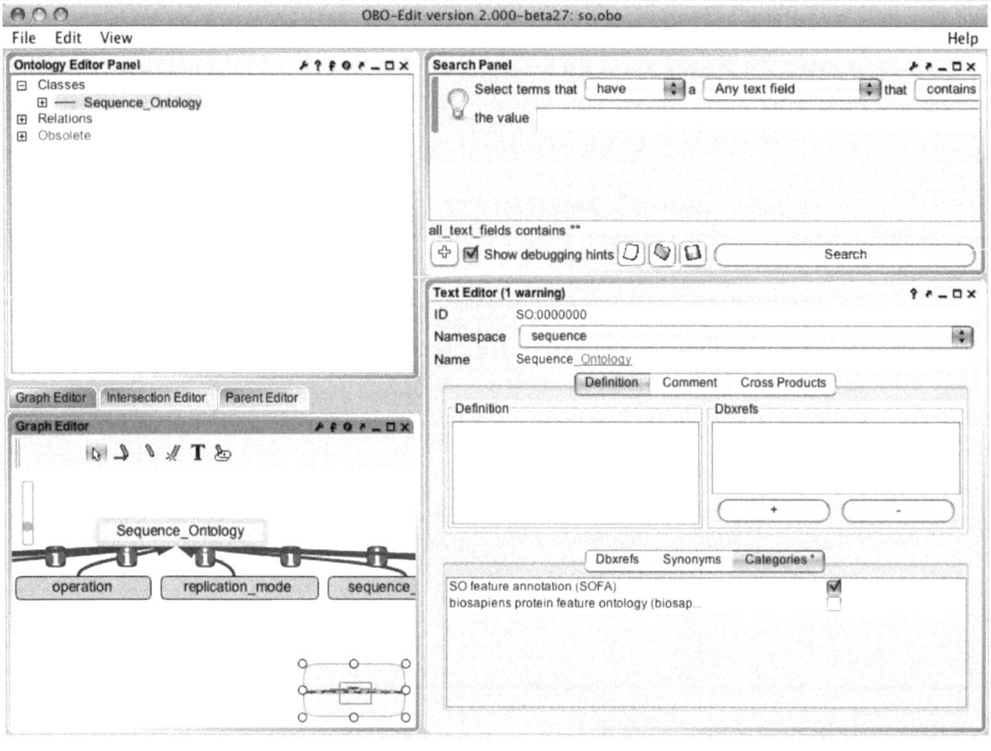

图 2-4-2 OBO-Edit 图形编辑器

三、BioPortal

BioPortal(http://bioportal.bioontology.org)由美国国家生物医学本体中心(NCBO)研发的一个开放的生物医学本体仓储平台，能够支持 OWL、RDF、OBO 等多种格式本体的统一存储；创建目标是为科学研究人员、临床医师与生物医学信息系统开发人员提供生物医学本体一站式消费服务，为不同生物医学资源的集成提供基础支撑。

(一)资源

1. 本体资源

截至 2017 年 2 月，BioPortal 已收录 540 余个生物医学本体、7 767 402 个类，标引了 48 个生物医学资源，标引记录达 3953 万，直接注释 954 亿，扩展注释达 1447 亿。收录本体如细胞本体(cell ontology)、活体检定本体(bioassay ontology)、ontofood 等。BioPortal 根据本体涉及的术语内容，将这些本体分为 40 个大类，如解剖学、动物发育、生物过程、细胞、基因产物、免疫学、植物解剖学、蛋白质、健康、影像、临床等，具体见表 2-4-6。

表 2-4-6 BioPortal 本体分类

英文类名	中文类名	英文类名	中文类名
Anatomy	解剖学	Imaging	影像学
Animal development	动物发育	Immunology	免疫学
Animal gross anatomy	动物大体解剖学	Microbial anatomy	微生物解剖学
Arabidopsis	拟南芥属	Molecule	分子
Biological process	生物过程	Mouse anatomy	老鼠解剖学
Biomedical resources	生物医学资源	Neurological disease	神经系统疾病
Cell	细胞	Neurological	神经学
Cellular anatomy	细胞解剖学	Other	其他
Chemical	化学	Phenotype	表型
Development	发育	Physicochemical	物理化学
Dyfunction	机能障碍	Plant	植物
Ethology	动物行动学	Plant anatomy	植物解剖学
Experimental condition	实验条件	Plant development	植物发育
Fish anatomy	鱼类解剖学	Protein	蛋白质
Gene product	基因产物	Subcellular	亚细胞
Genomic and proteomic	基因组和蛋白质组学	Subcellular anatomy	亚细胞结构
Gross anatomy	大体解剖学	Taxonomic classification	系统分类
Health	健康	Upper level ontology	上层本体
Human	人	Vocabularies	词汇
Human development anatomy	人类发育解剖学	Yeast	酵母

2. 标引资源

BioPortal 可以通过本体注释工具 Annotator 和资源索引器 Resource Index 进行标引、注释，实现生物医学资源的集成检索，目前已完成了包括 PubMed、PubChem、OMIM 等在内 48 个生物医学资源的集成与关联。Resource Index 是一个基于注释和生物医学数据标引的系统，可通过本体关联生物医学数据资源。其主要功能是使用户通过本体术语定位生物医学数据。BioPortal 提供由注释器自动生成的注释集服务。总之，BioPortal 不仅为研究者、临床医师和开发者提供一站式访问医学本体，也支持生物医学资源的数据集成。

目前的标引资源、记录数量及更新时间具体见表 2-4-7。

表 2-4-7　BioPortal 标引资源(截至 2017 年 2 月)

资源名称	记录数量	最后更新时间	资源名称	记录数量	最后更新时间
Adverse Event Reporting System Data	1 650	2014/7/23	Gene Expression Omnibus DataSets	41 156	2015/4/7
Aging Genes DB (via NIF)	346	2015/4/1	GeneNetwork (via NIF)	2 058 565	2014/5/6
Antibody Registry (via NIF)	1 510 381	2013/6/27	Integrated Disease View (via NIF)	2 208	2015/4/2
Array Express	48 565	2014/5/6	Integrated Videos (via NIF)	13 787	2015/4/2
ARRS GoldMiner	1 155	2015/4/7	InterNano Process Database	11	2015/4/28
AutDB (via NIF)	431	2015/5/6	MICAD	823	2015/4/7
BioGRID (via NIF)	1 197 257	2015/5/6	ModelDB (via NIF)	941	2015/4/2
BioModels	1 147	2014/5/26	NIH RePORTER (via NIF)	976	2015/3/16
Biositemaps	2 434	2015/4/5	Online Mendelian Inheritance in Man	24 792	2015/4/7
caArray	182	2015/4/5	Pathway Commons	2 323	2015/4/7
caNanoLab	1 059	2014/8/27	PDSP Ki database (via NIF)	47 304	2014/5/18
Cell Centered Database (via NIF)	471	2015/5/6	PharmGKB [Disease]	837	2014/4/29
Cell Image Library (via NIF)	9 044	2015/5/6	PharmGKB [Drug]	1 643	2014/4/29
ClinicalTrials.gov	167 147	2014/5/6	PharmGKB [Gene]	1 242	2014/4/29
Conserved Domain Database (CDD)	52 510	2015/4/7	PubChem	142 452	2015/4/7
Coriell Cell Repository (via NIF)	21 087	2015/5/6	PubMed	24 358 442	2014/5/12
CTD ChemDisease (via NIF)	5 858	2015/3/30	PubMedHealth Drugs (via NIF)	3 638	2015/4/2
CTD ChemGene (via NIF)	31 914	2014/5/13	PubMedHealth Tests (via NIF)	846	2014/5/16
CTD Disease Pathway (via NIF)	6 909	2015/3/31	Reactome	295 239	2015/4/7
Database of Genotypes and Phenotypes	836	2015/4/16	ResearchCrossroads	707 513	2015/4/8
Drug Related Gene Database (via NIF)	68 986	2015/4/2	Stanford Microarray Database	18 838	2015/4/7
DrugBank	4 774	2015/4/5	ToxinDB (via NIF)	2 946	2015/4/2
Entrez Gene (via NIF)	8 140 360	2015/3/31	UniProt KB	533 515	2015/4/8
GEMMA (via NIF)	635	2014/8/3	WikiPathways	2 185	2015/4/15

(二)体系结构

BioPortal 采用分层的体系结构方法，每层都有其独立的逻辑和结构模型。BioPortal 结构如图 2-4-3 所示。

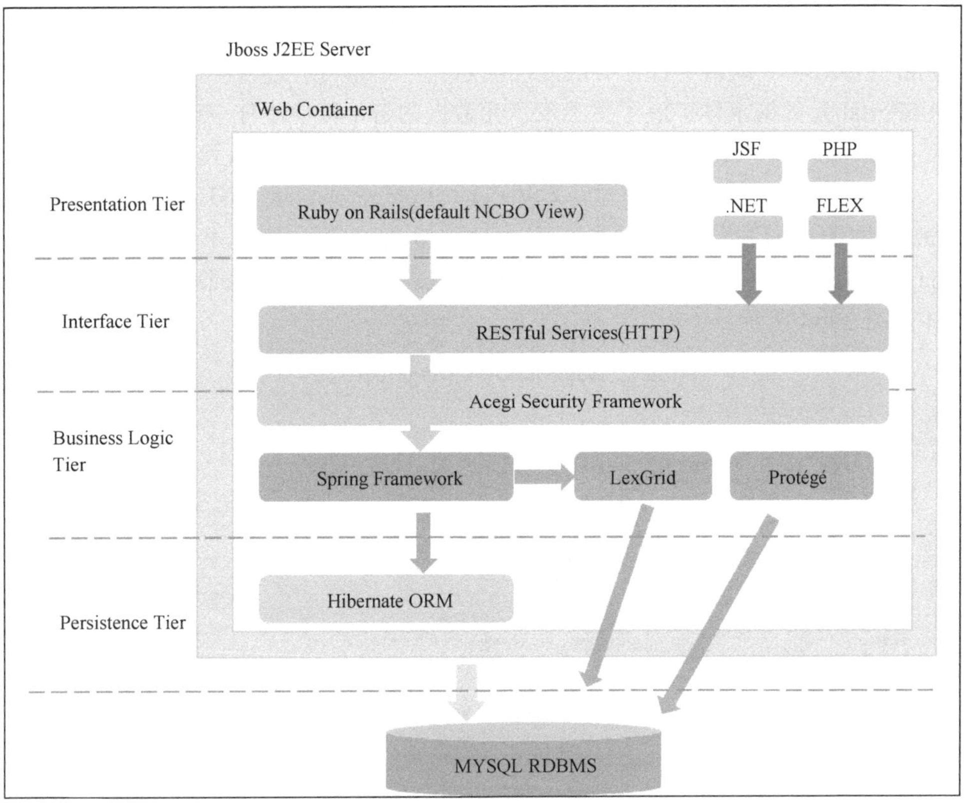

图 2-4-3　BioPortal 结构图

其中，表现层使用 Rubyon-Rails 技术，由 RESTful Web 服务驱动，提供 BioPortal 的用户界面；接口层包含了 RESTful 网络服务，在用户界面呈现了 BioPortal 的所有功能，如浏览、搜索、本体概念展示、可视化等；业务逻辑层提供访问本体和资源索引的 API。BioPortal 中的本体可以用 OWL、RDF、OBO 格式或 Protégé 框架语言表示。BioPortal 使用 Mayo Clinic's LexGrid 系统(http://informatics.mayo.edu/LexGrid)存储 OBO 格式的本体和获取标准的生物医学术语，如 UMLS。Protégé 则作为 OWL、RDF 和 Protégé 框架本体的编译器。

(三)元数据本体

BioPortal 采用 Metadata Ontology 表示所有存储本体的详细情况，包括系统内部信息和从平台收集的信息，如不同本体中的类之间的映射、本体评论等。元数据类型如下。

(1)本体元数据：描述本体及其起源信息，描述本体及其来源，包括本体名称、域、描述和关键字、作者、许可证信息、版本、引用和指标，如类和属性的数量；

(2)映射：概念之间的映射，以及与映射相关联的元数据，诸如如何创建映射，是手动创建的还是由特定算法(以及哪个)，映射的语义环境；

(3)本体评论：用户提交的本体评论，作为 BioPortal 本体评价的一部分；

(4)类注释：用户提供的注释，包含问题、意见和建议，这些通常向具体本体类的作者、使用本体的项目提出；

(5) 用户信息：例如，用户概况，关于每个本体和每个项目管理的描述信息，向 BioPortal 贡献注释、映射和评论等的人的信息。

BioPortal 元数据本体扩展了用于表示元数据的若干其他本体，诸如本体元数据词汇 (ontology metadata vocabulary，OMV) 用于描述本体自身的大多数元数据，如域、作者、版本、本体语言等；变化本体和注释本体 (The Protégé changes and annotations ontology, CHAO) 提供了他们注释的通用注释和本体组件的定义；映射本体 (Protégé mapping ontology) 提供了用于描述概念和对应元数据之间的一对一映射的词汇表。BioPortal 元数据本体如图 2-4-4 所示。

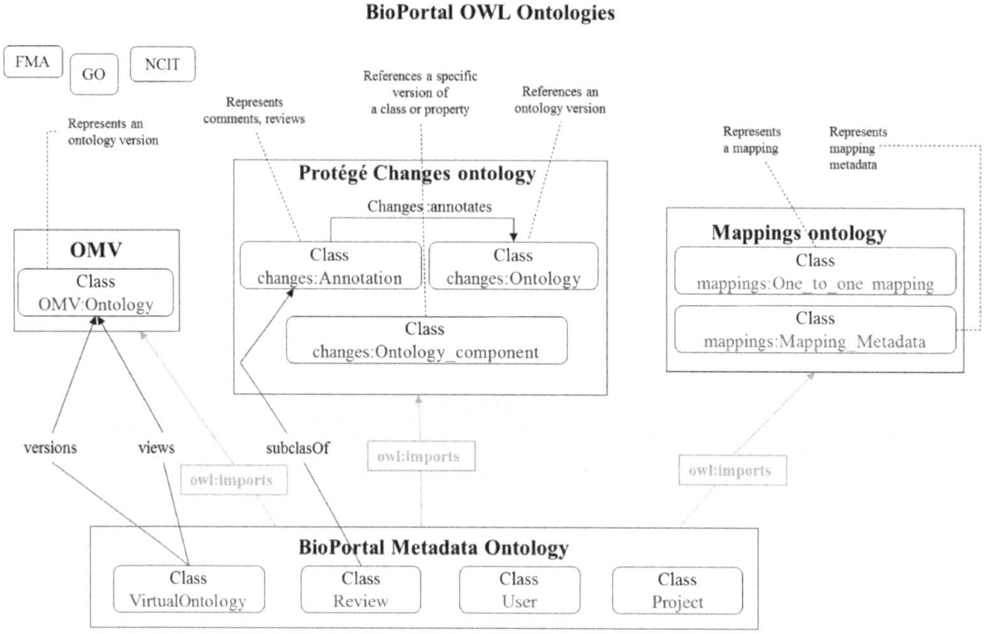

图 2-4-4　BioPortal 元数据本体

(四) 网络服务

BioPortal Web 服务就是 RESTful 服务，内容涉及获取本体元数据、获取本体内容、下载本体、检索本体。具体项目包括：浏览资源库中存储的本体，跨本体搜索术语，浏览本体间术语的映射关系，接收本体评价与反馈，用本体术语作注释文本，按术语集成生物医学资源，浏览使用 BioPortal 资源的项目。

1. 本体浏览与检索

BioPortal 主页集本体浏览、检索与概念检索于一体，可以通过检索定位具体的本体、在所有本体中搜索特定术语、检索用本体中特定概念标引的资源等。通过首页或检索 (Search) 标签，在检索框中输入文本，可获取术语中包含该文本的所有术语，匹配范围包括术语名称、术语 ids、同义词、属性值等。可以设置精确或近似检索，也可以通过 “Categories” 或 “Ontologies” 进一步缩小检索范围，“Ontologies” 选择框可以指定需要查询的本体(图 2-4-5)。

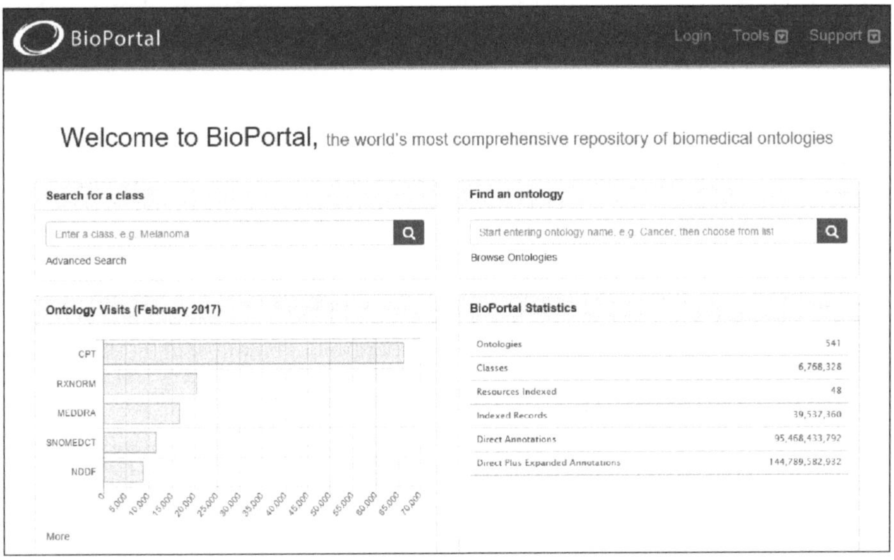

图 2-4-5 BioPortal 本体检索

2. 本体映射

本体间的映射是将本体应用于数据和信息集成的一个关键环节。BioPortal 也展现不同本体的术语之间的映射关系,用户可以浏览或下载已有的映射(图 2-4-6)。

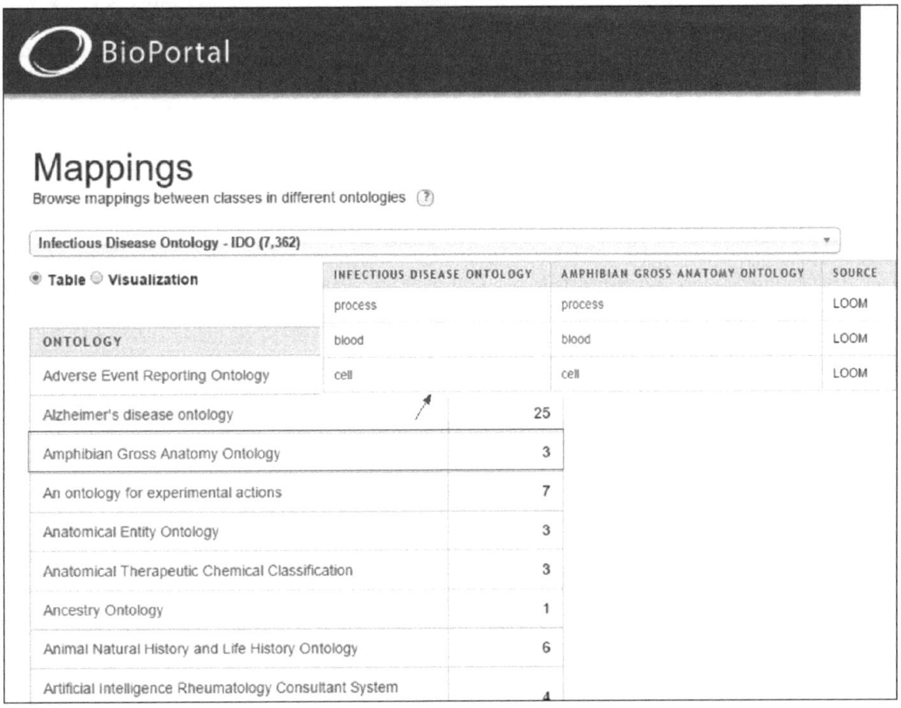

图 2-4-6 BioPortal 本体映射

NCBO 映射主要是基于 LOOM 算法，通过词形方面或唯一标识 URI 进行自动映射的，如基于术语的优选词及其同义词的词形表现形式，映射关系为 skos:closeMatch；来自于不同本体、具有相同 URI 的术语间映射关系为 skos:exactMatch。BioPortal 中的映射关系类型及定义见表 2-4-8。

表 2-4-8　BioPortal 中的映射关系类型及定义

映射类型	语言	属性	定义
identical, the same	OWL	owl:sameAs	owl:sameAs 用于描述两个 URI 表示同一个个体
related（但不一定相似）	RDFS	rdfs:seeAlso	rdfs:seeAlso 指定一个可能为该主题资源提供额外信息的资源
related match	SKOS-Reference	skos:relatedMatch	skos:relatedMatch 用于描述两概念间的相关联的映射链接，是 skos:mappingRelation 的子属性、owl:SymmetricProperty 的实例。映射具有对称型，是双向的
close match	SKOS-Reference	skos:closeMatch	skos:closeMatch 是 skos:mappingRelation 的子属性，用于关联两个极其相似的概念，在某些检索系统中可交换使用。skos:closeMatch 映射关系多次传递容易造成概念失真，故不能作为一个传递性的属性
exact match	SKOS-Reference	skos:exactMatch	skos:exactMatch 是 skos:mappingRelation 的子属性 owl:TransitiveProperty 和 owl:SymmetricProperty 的实例，用于关联两个在多数检索系统中均可交换使用的两个概念，是对称和可传递的
broad match	SKOS-Reference	skos:broadMatch	skos:broadMatch 和 skos:narrowMatch 用于描述两个概念间的等级映射链接，是 skos:mappingRelation 的子属性
narrow match	SKOS-Reference	skos:narrowMatch	skos:narrowMatch 和 skos:broadMatch 是互逆的
homologous to			链接两个源于具有共同祖先的不同物种的解剖学术语，主要用于描述解剖学术语

资料来源：http://www.bioontology.org/wiki/index.php/BioPortal_Mappings.

四、OpenGALEN

（一）OpenGALEN 概述

GALEN（Generalised Architecture for Languages, Encyclopaedias, and Nomenclatures in medicine）是欧盟项目（1992—1999），是一项经典的生物医学本体工程项目，旨在为临床系统提供可重用的术语系统，目的在于为临床系统提供可重用的术语资源。GALEN 技术由欧盟框架III（GALEN Project）和框架 IV（GALEN-In-Use Project）项目资助并开发。GALEN 项目早期研发了 GRAIL（GALEN Representation and Integration Language）概念建模语言，建立了本体的通用参考模型（GALEN Common Reference Model），阐述了详细的描述逻辑，尝试着在模型中使用不同的结构，同时通过临床示范项目测试了该方法的实用性。GALEN 的一个主要特征是在细化填充本体前，对顶层知识及描述形式进行定义，它仅提供描述术语所需的模块，允许组合简单概念。例如，概念“Adenocyte（腺细胞）”与“Thyroid gland（甲状腺）”，GALEN 可以用概念组合（Adenocyte which<is structural component of Thyroid gland >）表示甲状腺细胞，而非直接提供术语“Adenocyte of thyroid gland”。

OpenGALEN 是非营利性的临床医学本体集成系统，由 GALEN 创始人于 20 世纪 80 年代末建立，是一个涉及人体解剖学、病理生理学、外科手术、疾病和药物等诸多领域的大型本体，为 GALEN 通用参考模型及 GALEN 技术描述与规范等 GALEN 项目中产生的资源和文件提供获取途径及访问方式。OpenGALEN 创建目的在于将 GALEN 项目的成果技术广泛应用到医学术语、语言、知识、信息等领域的教学、培训与服务中，以推动医疗保健领域发展。OpenGALEN 本体分成 2738 个模块，包含了 25 000 个概念节点、26 种关系类型，这些模块按照三级树型结构组织起来，使用时可根据相互关系进行分组合并。OpenGALEN 自 1999 年第 1 版到 2010 年第 8 版逐渐完善，目前由 Alan Rector 教授、Pieter de VriesRobbe 教授和 Pieter Zanstra 管理，已于 2012 年不再积极更新。OpenGALEN 的 8 个版本、发布时间及语言，具体见表 2-4-9。

表 2-4-9　OpenGALEN 的 8 个版本、发布时间及语言

版本	发布日期	语言/版本
Version 1	1999-10-27	GRAIL，compiled model
Version 2	2000-04-18	GRAIL / OWL-RDF, compiled model
Version 3	2000-09-01	GRAIL / OWL-RDF
Version 4	2001-04-07	GRAIL / OWL-RDF
Version 5	2001-10-10	GRAIL / OWL-RDF
Version 6	2002-12-17	GRAIL / OWL-RDF, compiled model
Version 7	2005-08-31	GRAIL / OWL-RDF, compiled model
Version 8	2010-01-28	GRAIL / OWL-RDF/ OWL-functional, compiled model

资料来源：http://www.opengalen.org/sources/sources.html#installation

（二）OpenGALEN 通用参考模型

OpenGALEN 的核心成果之一是通用参考模型 CRM（common reference model）。它是由 GRAIL（GALEN representation and intergration language）正式语言表达的通用医学概念（或临床术语）模型，目的在于为与其他编码系统或语言间的映射、数据分析、异构程序间的信息共享等提供支持，应用于医疗过程的分类、电子医疗病案（EHCR）、用户临床记录、决策支持系统、知识获取系统、自然语言处理等，目前包含了解剖学、外科、疾病、手术过程的定义及修改程序，是医学知识描述、临床术语表示与 GALEN 术语服务的基础。GALEN 之所以被称为本体，是因为这个模型如果具备了足够的相关信息，就可以实现自动分类的目的。例如，“Ulcer is a kind of inflammatory lesion”，“The process whose outcome is an ulcer is called ulceration”，“The stomach is a part of the GI tract”，规范后即为“InflammatoryLesion newSub Ulcer”、“(Process which hasSpecificOutcome Ulcer) name UlcerationProcess”。GALEN CRM 包括顶层本体、CRM 本身、向特定应用程序或子域模块的详细扩展、外科手术模型及其他相似模型等 4 个部分的内容。

顶层本体(the high level ontology)，也称为顶层框架，描述本体整体结构、设计概念的分类及本体概念的分类模式，提供一个整体的分类框架。

CRM 本身包含外科、解剖学、疾病、临床等领域可重用的部分，如定义、描述、关联条件等。

向特定应用程序或子域模块的详细扩展，特定区域的详细信息、调查类型等，在特定子域调查时需要的信息，如心血管、泌尿系统、呼吸等。

外科手术模型及其他相似模型，用 CRM 及其扩展部分定义复合概念。这些是从方法和组织上定义的，而非逻辑标准，4 个部分之间没有明确的分界线。

(三) OpenGALEN 顶层分类框架

GALEN 通用参考模型(common reference 或 CORE model)的顶层框架，包括一个分类体系和相关的语义连接类型。模型中，"category"表示概念，"attribute"表示语义链接。按惯例，在任何用 GRAIL 表示的模型中，category 的顶级域为 DomainCategory，最顶层的 attribute 是 DomainAttribute。GALEN 模型顶层分类框架如图 2-4-7 所示。

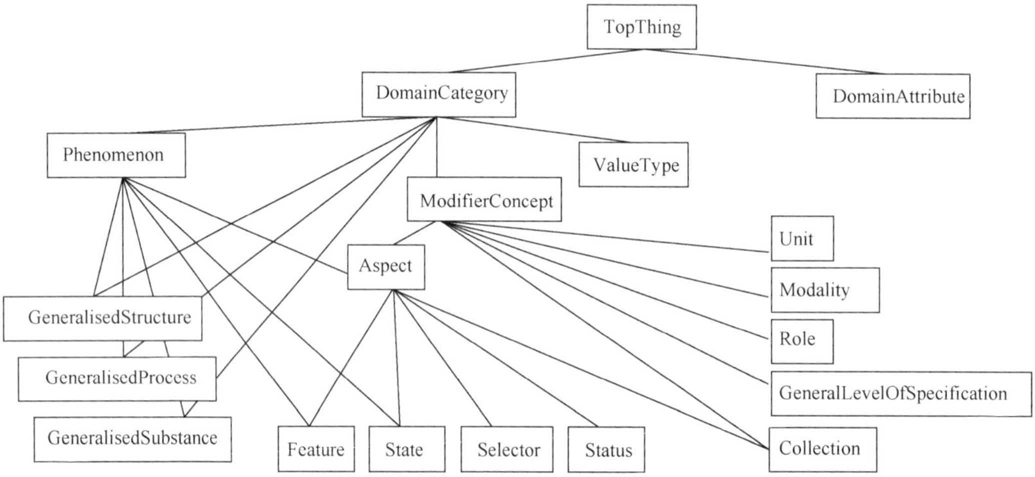

图 2-4-7 GALEN 模型顶层分类框架

OpenGALEN 主要的分类如表 2-4-10 所示。

表 2-4-10 OpenGALEN 主要的分类

概念类	示例
Aspect (方面)	–modifiers' proper, normally used in the pattern: *PrimaryThing which*...modifier
Feature	nominalised relations between such as 'Level' or 'Severity' which must be modified by one ormore States to have a meaning in a 'Feature-State' pair
State	the 'values' of *Features,* e.g. 'mild', 'moderate', or 'severe'
Selector	.values of selections, largely in anatomy, such as 'left/right' or 'upper/middle/lower' as opposedto 'to the left of' and 'to the right of', etc. .electors identify a specific entity rather than modifying it

续表

概念类	示例
Status	modifiers which are used in the 'internal' workings of the model such as *'normal/nonNormal'*, *'countable/indefinitelyDivisible/mass'* and various topological indicators. (There are also a few thingswhich should be 'states' but have never been moved because it makes little practical difference')
Modality (形式)	modalities as described under *First class entities and modifiers* normally used in the pattern *Modality which ...*
Role	arbitrary concepts used to make elementary taxonomies orthogonal, e.g. *DoctorRole, HormoneRole, DrugRole etc.* See roles and role designating attributes, below
Collection	set, system, etc. GALEN has a weak notion of *Collection*. There are no special features inthe formalism to support operations on collections
Unit	mg, day, etc.
GeneralLevelOfSpecification	a category of meta-knowledge which is 'kuged' into the system to help guide certain applications but which is now largely disused
phenomenon	A *Phenomenon* is anything which can be, or can be modified to be, worth noting clinically as nonNormal or pathological. *Phenomenon* is the disjunction of *Thing* (*GeneralisedStructre, GeneralisedProcess, GeneralisedSubstance*), *Feature, Status,* and *Collection*
GeneralisedStructures	abstract or physical things with parts independent of time
GeneralisedSubstances	continuous abstract or physical things independent of time
GeneralisedProcesses	changes which occur over time

资料来源：http://www.opengalen.org/

（四）OpenGALEN 试用

OpenGALEN 为了用户更好地理解 GALEN 参考模型的内容、特征，提供了评估试用版本，主要由三部分组成，包括 Kermanog BV 提供的 GALEN 术语服务器测试版、测试工具客户端 CRM 浏览器、OpenGALEN 通用参考模型的测试数据集。评估试用版本只是 OpenGALEN 通用参考模型的其中一个子集，可通过 CRM 浏览器浏览其等级结构、定位概念。测试客户端的安装过程具体如下。

步骤一：从网站（http://www.opengalen.org/sources/sources.html#installation）下载 OpenGALEN 个人浏览的相关工具包和与编译模型；

步骤二：运行 Opengalen.exe，安装 OpenGALEN toolset，如图 2-4-8 所示；

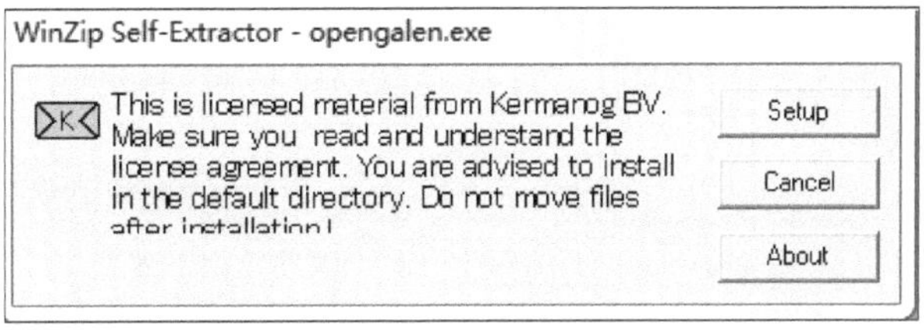

图 2-4-8 安装 OpenGALEN toolset

步骤三：将 OpenGALEN 通用参考模型的编译版本，放置在软件安装的目录“models”下，如“C:\Program Files (x86)\Kermanog\rois\mode”。

步骤四：运行工具 GCE，单击“open existing models”，选择已有的模型“OpenGALEN7.gra”，即可浏览 OpenGALEN7 模型的相关内容，如图 2-4-9 所示。

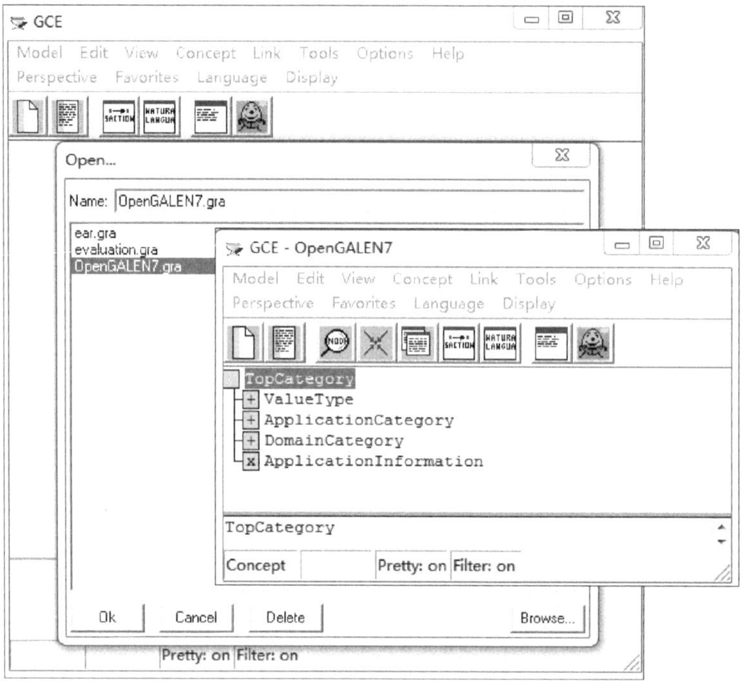

图 2-4-9 浏览 OpenGALEN7

第三章 基 础 医 学

第一节 遗传学本体与术语集

一、NCBI Taxonomy

(一)概述

NCBI Taxonomy 是美国国立生物技术信息中心(National Center for Biotechnology Information，NCBI)研制的，在生物信息学领域被广泛认可和接受的权威生物体分类体系，致力于整合各种来源的生物进化和分类学知识。

美国国立卫生研究院(NIH)于 1988 年设立 NCBI，当时的核苷酸序列数据库(GenBank、EMBL、DDBJ)、蛋白质序列数据库(SWISS-PROT PIR)都使用着不同的分类体系。1991 年，随着 Entrez 的推出，Taxonomy Project 被启动，目的在于融合现有多种分类表形成单一的分类体系，用于浏览 GenBank 资源库中的所有生物体。截至 2017 年 4 月 28 日，NCBI Taxonomy 共有 522 955 个类目，其中高级类目(higher taxa)25 463 个、属级(genus)82 146 个、种级(species)387 810 个。

NCBI Taxonomy 采用 Taxonomy Editor 进行数据更新与维护，日更新。每天可新增 100 余个新物种名称，且更新量还在不断增加。新数据主要来源于 GenBank、EMBL、DDBJ 三大核苷酸序列数据库(NCBI 需在上述 3 个数据库新序列发布之前，完成新物种命名、分类等工作)，小部分来源于 SWISS-PROT、PIR 和 PRF 蛋白质序列数据库。

(二)结构

1. 体系架构

NCBI Taxonomy 设有古细菌(Archaea)、细菌(Bacteria)、真核生物(Eukaryota)、类病毒(Viroids)、病毒(Viruses)、其他(Other)、未分类(Unclassified)7 个大类。类目组织上采用的是进化分类体系架构，即类目间的层级关系体现的是生物体间的进化关系。如图 3-1-1 所示，从生物进化角度，目前我们都认为和鸟类最近的是鳄鱼，因此 NCBI Taxonomy 没有像其他分类法那样，将龟、蜥蜴、蛇和鳄鱼放入大家熟悉的类群爬行纲，而是将鸟类放在类群鸟纲中。

NCBI Taxonomy 不是单一依据序列数据进行生物体分类的，编制团队自己也不会参与生物体进化分析研究，而是综合根据 EMBL、DDBJ、SWISS-PROT、GenBank 等多个权威信息源来确定生物体的分类，其收录的每一个物种至少有一条上述遗传数据库中的核酸或蛋白质序列。现代分子分析技术使得人们对许多生物体的进化有了新的认识，尤其是以前了解甚少的生物体，这是 NCBI Taxonomy 能够进行准确分类的最主要原因，也使得 NCBI Taxonomy 与其他分类法相比，显得更为先进可靠。

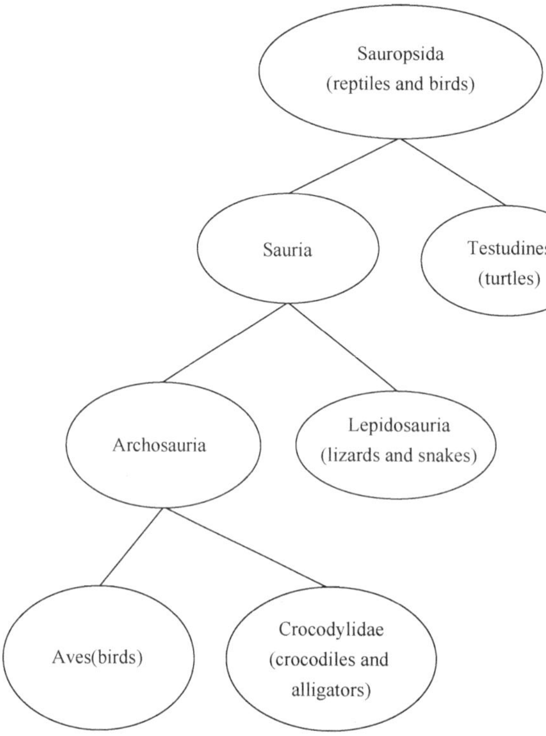

图 3-1-1　NCBI Taxonomy 进化树示例

2. 类目结构

NCBI Taxonomy 数据存储在 SyBase 关系数据库中，数据库名称为 TAXON。TAXON 中每个类目都是一个实体，也是一个节点；每个类目的唯一标识符(taxid)可以与多个类型名称(nametype)关联，即类目可以通过不同类型的多个名称来描述，但只有一个正式名称。类目描述的主要字段及说明如表 3-1-1 所示。

(三)服务与应用

1. 在线浏览与检索

使用 Taxonomy Browser(TaxBrowser)和 Taxonomy Entrez 可以浏览 NCBI Taxonomy 在线数据库。如图 3-1-2 所示，Taxonomy Browser 同时支持树状浏览和检索两种方式。树状浏览(the common tree display)是分类表等级结构的缩略图示；检索目前支持 ID 检索(taxonomy ID)和名称检索，名称检索分为精确检索(complete name)、模糊检索(wild card，通配符“*”检索)、分词检索(token set)和语音检索(phonetic name)。

表 3-1-1 NCBI Taxonomy 数据描述项简介

字段	字段描述	备注
taxid	类目唯一标识符	顺序编码；具有唯一性和永久性特质
scientific name	科学名称	nametype 的一种。一个类目必须有科学名称，且只有一个科学名称
synonym	同义词	nametype 的一种。不是严格意义上的同义词，可以是语义上的同义词，也可以是异体字
acronym	缩略名称	nametype 的一种
anamorph	无性词	nametype 的一种，主要用于真菌类
misspelling	错误拼写形式	nametype 的一种，需有出处
misnomer	不当用词	nametype 的一种，很少用到
common name	通用名称	nametype 的一种
duplicated names	重复名称	nametype 的一种。可无，可多值。NCBI Taxonomy 中大约只有 200 多个重复名称，占所有类目的比例大约 1%
rank	等级，如种、属、科等	兄弟节点的等级可以不同；在进化树中，等级高的类目不能为等级低的类目的下位
genetic code	遗传编码	
GenBank division	GenBank 中的分类编码	
literature citations	引用文献	
abbreviated lineage	根节点“root”到类目“taxon”的路径	
References	参考信息	

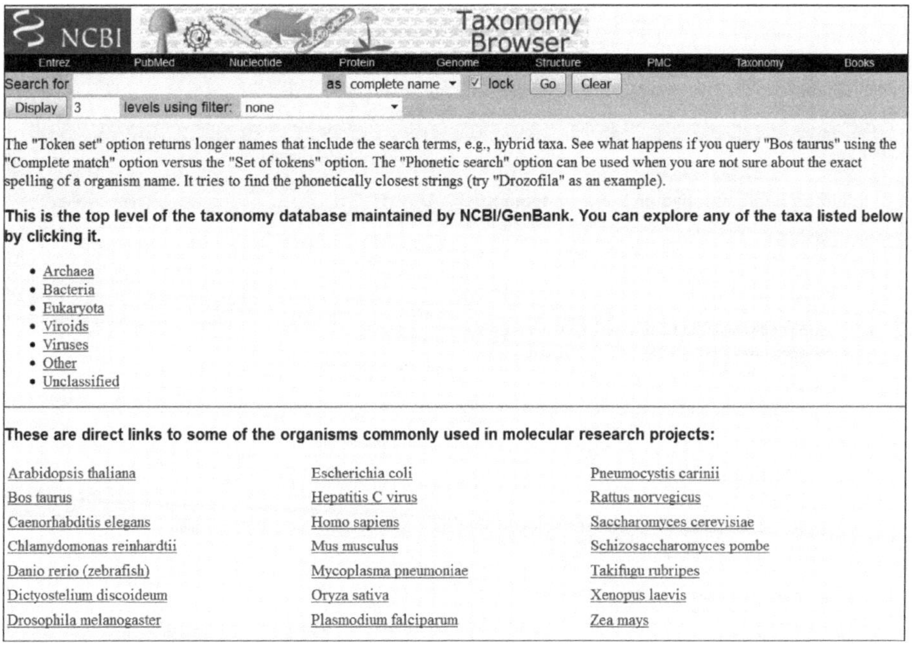

图 3-1-2 Taxonomy Browser 首页

浏览和检索结果提供两种视图：层级视图和具体类群视图。层级视图如图 3-1-3 所示，展示的是命中类目所在类群关系。具体类群视图，如图 3-1-4 所示，展示的是命中类目在 NCBI Taxonomy 数据库中所有相关描述信息、在 Entrez 相关资源中的关联记录数、相关评论和参考资源，以及外部关联资源信息。两种视图间可以相互切换。

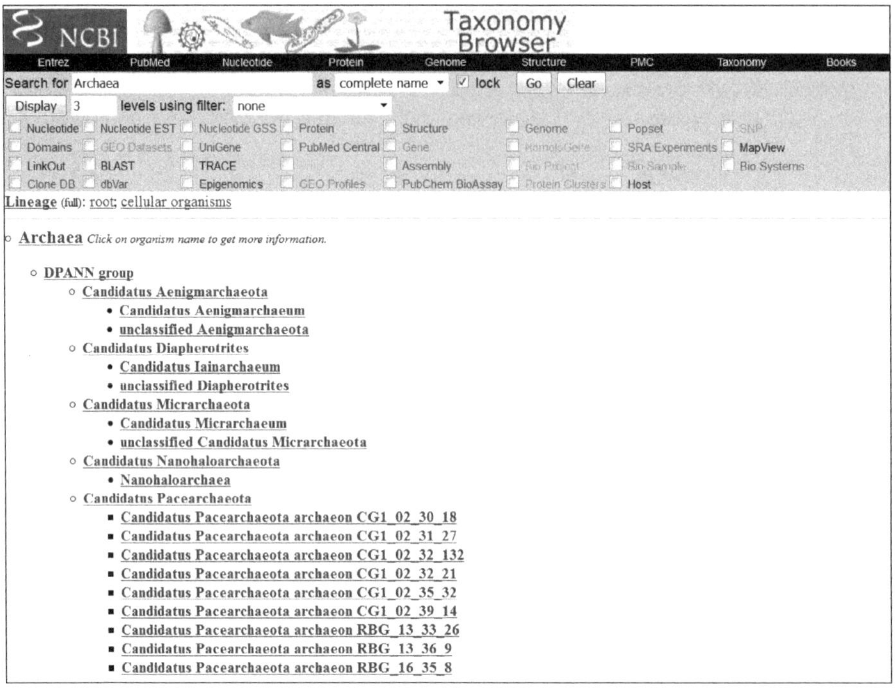

图 3-1-3　Taxonomy Browser 层级视图

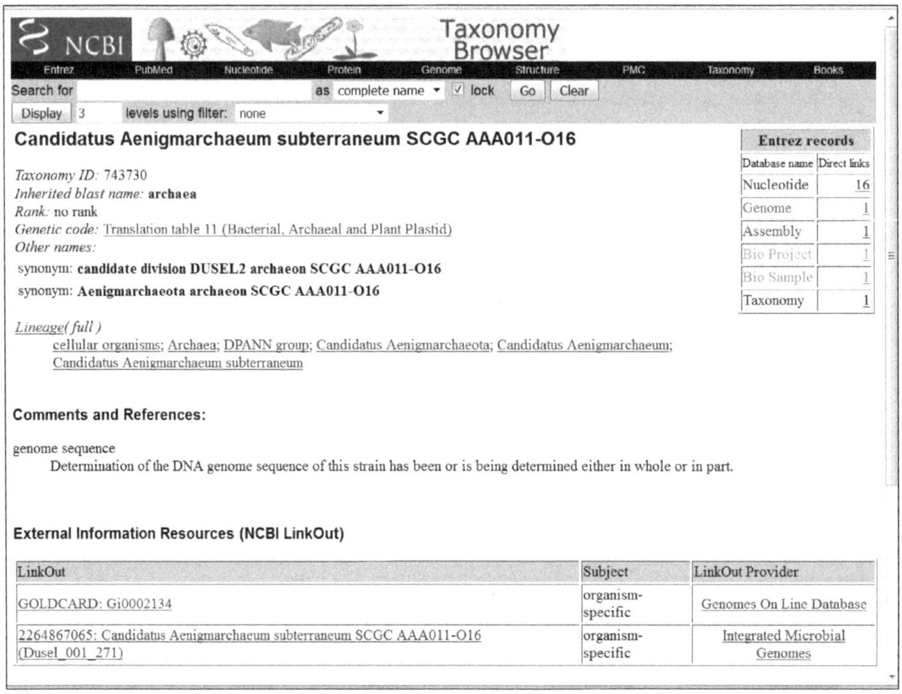

图 3-1-4　Taxonomy Browser 具体类群视图

TaxBrowser 中数据也是日更新。需要说明的是，TaxBrowser 仅展示了 Taxonomy 数据库中可以链接到已发布序列的类群，Taxonomy 数据库未向公众发布的序列对应的物种类群是无法通过 TaxBrowser 查阅的。

2. LinkIn

NCBI Taxonomy 支持第三方通过两种方式在本地创建 TaxBrowser 链接。

第一种是通过生物体名称，如"https://www.ncbi.nlm.nih.gov/Taxonomy/Browser/wwwtax.cgi?name=drosophila+miranda"。

第二种是通过 taxid，如 "https://www.ncbi.nlm.nih.gov/Taxonomy/Browser/wwwtax.cgi?id=7215"。

TaxBrowser 默认返回一个具体类群详细信息视图。如果只需要返回层级关系视图，需通过设置 "lvl" 参数值，如 " https://www.ncbi.nlm.nih.gov/Taxonomy/Browser/wwwtax. cgi?id=7215&lvl=1"，"lvl" 的默认值为 3。此外，还可以通过 "p" 参数设置指定返回 Entrez 具体数据库资源检索结果链接。目前 Entrez 中支持这一参数配置的数据库有 15 个，详见表 3-1-2。

表 3-1-2　支持 LinkIN 服务的 Entrez 数据库列表

Entrez 数据库名称	P 值取值
Nucleotide	nucleotide
Protein	protein
Structure	structure
Genome	genome
PopSet	popset
SNP	snp
3D Domains	domains
Domains	cdd
GEO Datasets	gds
GEO Expressions	geo
UniGene	unigene
UniSTS	unists
PubMed Central	pmc
Gene	gene
Homologene	homologene

3. LinkOut

与 LinkIn 相应，LinkOut 支持从 NCBI Taxonomy 链接到外部相关在线资源，包括全文出版物、生物数据库等，这些资源是对 NCBI Taxonomy 数据的补充。申请创建 LinkOut 需满足"能够直接链接到具体记录"这一基本条件。NCBI 鼓励图书馆、全文服务机构等在线资源服务主体参与到其 LinkOut 项目中。

4. 数据获取

可以通过 3 种方式获取和使用 NCBI Taxonomy 数据。

(1)在线保存：如图 3-1-5 所示，通过 "Taxonomy common tree" 浏览时，可以选择多个类目进行保存。支持 text tree、phylip tree 和 taxid list 三种文件保存格式。

(2)访问 Taxonomy 的 ftp：地址为 ftp://ftp.ncbi.nih.gov/pub/taxonomy/。ftp 日更新。

(3)通过 NCBI 的 API：NCBI 提供很多 API 供公众访问和获取其各类数据资源。

5. 类目分布统计

通过 Taxonomy 在线统计服务可以多个角度及时了解 NCBI Taxonomy 类目分布情况，如总类目数、各大类下的类目数、不同等级的类目数、物种数等。通过统计数字可以直接链接查看具体类种名称列表。统计数据包括 Entrez 发布日期、rank 和 taxa 三个方面，默认显示选定类群的统计数据(所有日期)，可通过复选框 unclassified、uncultured 和 unspecified 从统计数字中排除对应的类群集，自定义统计范围。图 3-1-6 是 Taxonomy 统计界面。

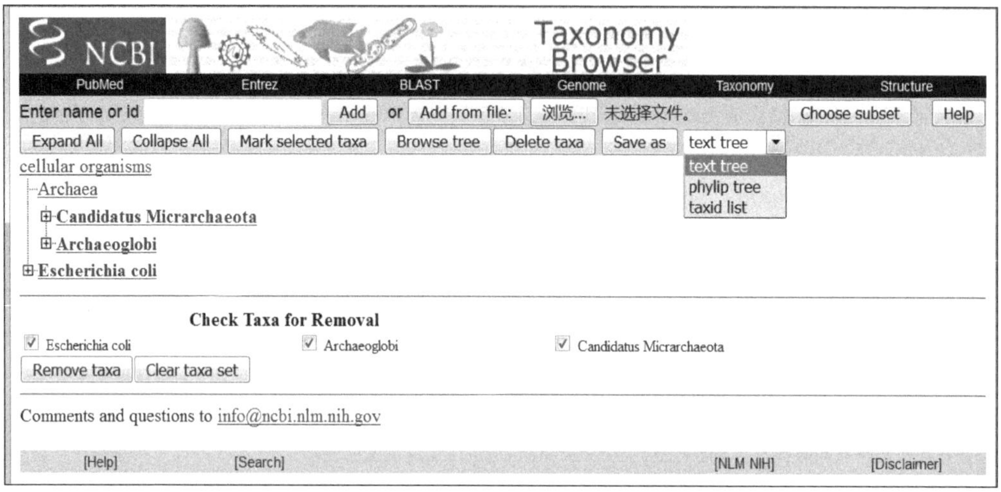

图 3-1-5　NCBI Taxonomy 在线保存数据

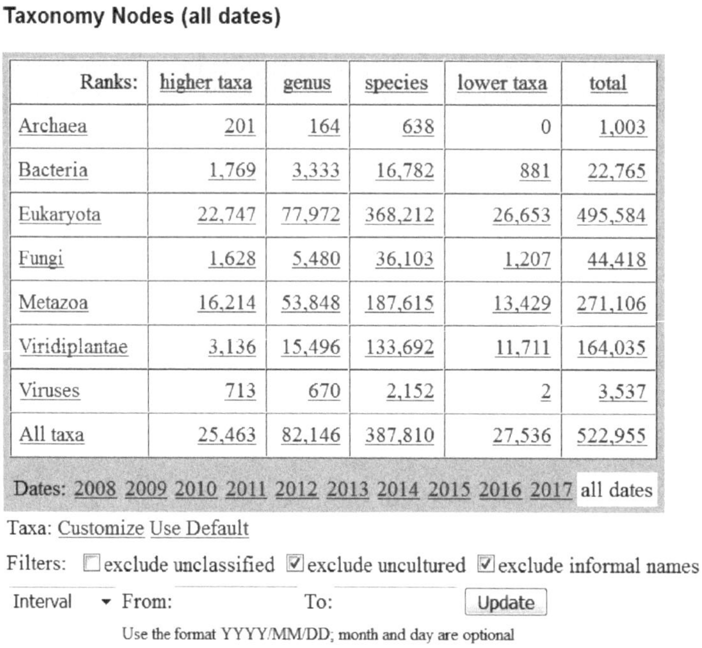

Taxonomy Nodes (all dates)

Ranks:	higher taxa	genus	species	lower taxa	total
Archaea	201	164	638	0	1,003
Bacteria	1,769	3,333	16,782	881	22,765
Eukaryota	22,747	77,972	368,212	26,653	495,584
Fungi	1,628	5,480	36,103	1,207	44,418
Metazoa	16,214	53,848	187,615	13,429	271,106
Viridiplantae	3,136	15,496	133,692	11,711	164,035
Viruses	713	670	2,152	2	3,537
All taxa	25,463	82,146	387,810	27,536	522,955

Dates: 2008 2009 2010 2011 2012 2013 2014 2015 2016 2017 all dates

Taxa: Customize Use Default

Filters: ☐exclude unclassified ☑exclude uncultured ☑exclude informal names

Interval　From:　To:　Update

Use the format YYYY/MM/DD; month and day are optional

图 3-1-6　Taxonomy 统计界面

6. 主要应用

NCBI Taxonomy 致力于整合各种来源的系统进化和分类学知识，主要用于生物医学领域资源的分类、标引、关联、检索和导航，不仅在 NCBI 各类资源、工具的组织和链接中发挥着重要作用，也已成为核苷酸序列数据库(GenBank、EMBL、DDBJ)、蛋白质序列数据库(SWISS-PROT、PIR)等权威数据库的分类标准。1995 年，Entrez 开始利用 NCBI Taxonomy 对其核苷酸和蛋白质领域资源中的生物体进行标引、分类与索引；1997 年，EMBL、DDBJ 开始将 NCBI Taxonomy 作为其标准分类体系；2001 年，SWISS-PROT 数据库也开始使用 Taxonomy。

当然，其典型应用还是 NCBI 的 Entrez 项目。Entrez 是 NCBI 的多数据库集成检索系统，覆盖了 NCBI 的主要数据库，包括 PubMed、GenBank、Protein、Structure、Genome、PopSet、OMIM、Taxonomy、Books、ProbeSet、3D Domains、UniSTS、SNP 和 CDD。NCBI Taxonomy 在 Entrez 集成检索系统的资源标引、关联、检索和导航中起到了核心作用。TaxBrowser 的具体类群视图能够展示 Entrez 相关资源中的关联记录数，并通过记录数链接查询相关联的资源。

二、基因本体(GO)

(一)概述

1998 年，果蝇数据库(Fly Base)、小鼠基因组信息学数据库(Mouse Genome Informatics，MGI)和酵母基因组数据库(Saccharomyees Genome Database，SGD)开始整合。在此背景下，基因本体联盟(The Gene Ontology Consortium，GOC)于 2000 年开始进行基因本体(gene ontology，GO)研发。其目标是建立一套结构化的、精确定义的、通用的控制性词汇或术语系统，对跨物种、跨数据库的基因表达和基因产物属性进行结构化及定义精确的描述，旨在统一各种基因产物数据库的信息表达方式。即使关于某个基因或蛋白质的功能与作用知识处于未知或不断积累变化中，仍然能有一定的规则去描述它。

在 GO 的官方网站(http://www.geneontology.org/page/download-ontology)上，本体数据可以免费获取。GO 有如下定义：①GO 不是基因序列的数据库，不是基因产物的分类目录，GO 描述的是基因产物如何在细胞环境中发挥作用；②GO 不是将生物信息数据库进行标准化统一的途径，GO 提供的可共享词表只是迈向标准化的中间步骤，但仅有这一步是远远不够的；③GO 不是一种指令性标准，它不是那种能跨系统使用的术语或命名体系。加入研究的组织都秉承自愿的原则，通过协作和磋商达成共识。截至 2017 年 2 月，GO 仍在使用的术语达到了 44 421 个，废弃术语 3959 个。

当前，国际上主要的基因组资料库都采用了 GO 本体所提供的术语，这使用户得以通过统一的查询来访问这些资料库。GO 的应用前景很广阔，现在已有的包括：整合来自于不同生物的蛋白质组信息，判定蛋白质结构域的功能，找到在疾病/衰老中异常表达的基因的功能类似性，预测与一种疾病相关的基因，分析在发育中同时表达的基因，建立起自动的、能从文献中获取基因功能信息的工具等。

(二)组成结构

1. 语义结构

GO 本体以物种为中心，包括了原核生物和真核生物、单细胞和多细胞生命体的术语，是由基因产物术语构成的本体。从结构上来说，GO 本体是一个有向无环图，每个术语是一个节点，节点间的弧线表示与领域内或领域间的术语关系；它通过"is a"和"part of"等语义关系，将生物医学概念经过结构化组织而互相关联，并构成大型语义网络。GO 本体的结构也被称为定向非环形曲线结构(directed acyclic graphs，DAG)。这种结构与通常的等级体系不同，在这种结构中，一个子节点可能会有多个父节点，如"hexose biosynthetic process"有两个父节点"hexose metabolic process"、"monosaccharide biosynthetic process"。GO 的每一个术语节点都链接着一些外部基因或蛋白质信息数据库，如 SwissPROT、GenBank、EMBL、DDBJ、PIR、MPS、YPD&womlPD、Pfam、SCOP 和 ENZYME 等。

GO 部分本体的语义结构图形化表示，见图 3-1-7。

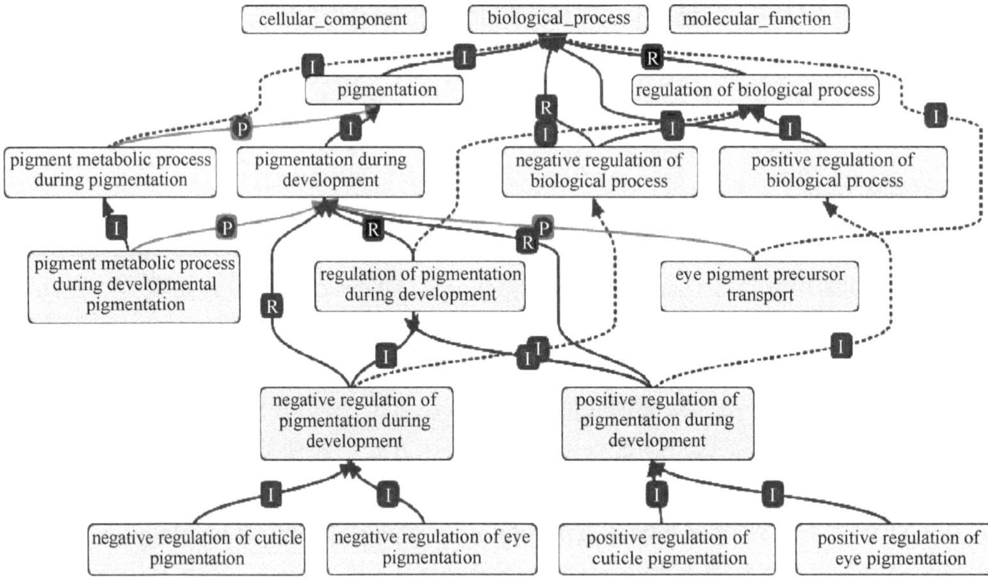

图 3-1-7　GO 本体语义结构图形化表示

基因本体从分子功能、生物学途径、细胞学组件等三个角度，描述生物体的基因产物。这三个根节点是不相关的，也没有共同的父节点，所以 GO 本体也可看成是三个本体或由三个子本体组成的单一本体。

GO 子本体——细胞学组件(cellular component)：细胞及其外环境的组成，指基因产物位于何种细胞器或基因产物组中(如糙面内质网、核或核糖体、蛋白酶体等)。

GO 子本体——分子功能(molecular function)：基因产物在分子水平上的活性，如催化或结合活性；大部分指的是单个基因产物的功能，小部分指由此基因产物形成的复合物的功能。定义功能的义项包括催化活性、转运活性、结合活性等。

GO 子本体——生物过程(biological process)：由分子功能有序组成的具有多个步骤的一个过程，如嘧啶代谢或 α-配糖基的运输等。具有限定起点和终点的分子活动的操作，涉及所有生命单元的运作——细胞、组织、器官和生物体。

2. 术语结构

术语结构包括基本元素(essential elements)和可选项(optional extras)两种。基本元素包括唯一标识符、术语名称、命名空间、定义、与其他术语关系，可选项包括交替 ID、同义词、数据库交叉引用、评论、子集、禁用标签等。GO 术语元数据详见表 3-1-3。

表 3-1-3　GO 术语元数据

元数据	含义	类型
Unique identifier	GO 前缀的七位唯一标识符，术语登录号	基本项
Term name	术语名称	基本项
Namespace	命名空间，表明术语属于三个子本体中的哪一个	基本项
Definition	文本定义，多数术语都有定义	基本项
Relationships to other terms	与其他术语关系，所有术语都有 subclass 关系，其他关系如 part_of、regulates 等	基本项
Secondary ID	备选 ID 或交替 ID，两个或多个术语意义相同被合并成单个术语，就会出现备选 ID	可选项
Synonyms	同义词，可能是 exact、broad、narrow、related	可选项
Comment	评论，术语及用法的额外信息	可选项
Subset	子集，术语属于的指定子集	可选项
Obsolete tag	废弃标签，标明术语已被弃用	可选项

GO 示例术语如图 3-1-8 所示。

如果一个 GO 术语超出了 GO 主题范围、错误命名、定义或以另一种方式能更好地表示，则这个术语将会从发布的本体中移除；术语和 ID 仍然存在于本体中，但该术语被标记为“废弃(obsolete)”，并且去除与其他术语的所有关系，添加注释详细说明废弃的原因，添加标签指定替换术语信息。

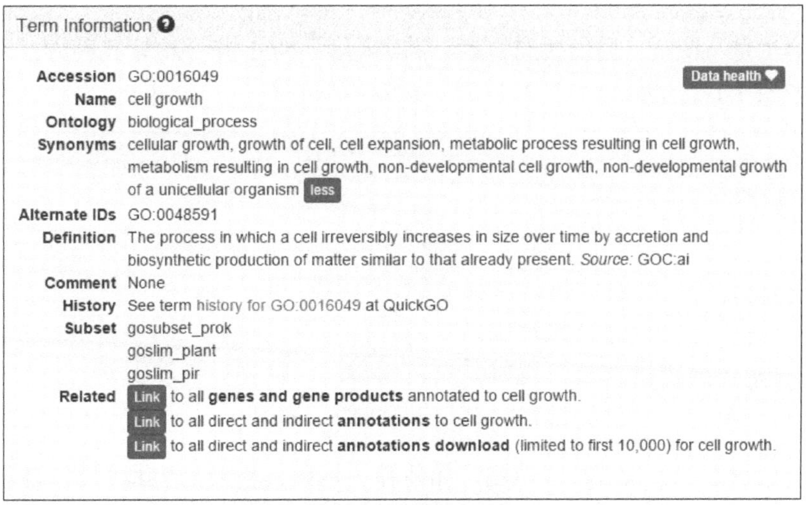

图 3-1-8　GO 术语结构示例

GO 对基因和蛋白质的注释，是针对基因产物而不是基因，阐明了基因产物和用于定义它们的 GO 术语之间的关系。基因产物指一个基因编码的 RNA 或蛋白质产物。注释需要反映在正常情况下此基因产物的功能、生物途径、定位等，而并不包括其在突变或病理状态下的情况。GO 联合会的各个数据库成员采用手动或自动的方式生成注释，这两种方式共有的原理是：①所有的注释都需要有来源,可以是文字、另一个数据库或是计算机分析结果；②注释必须提供支持这种基因产物和 GO 术语之间联系的证据。

（三）在线服务工具 AmiGO

GO 项目为了方便用户导航、利用 GO 本体的术语和注释，在线提供了多种不同的工具软件，多数来自于第三方，GO 本身也提供了 AmiGO 和 OBO-Edit 两种工具。其他第三方工具也有很多。例如，基于 Java 语言的 DAG-Edit，提供了浏览、查询、编辑具有 DAG 数据格式的 GO 数据界面；在 SourceForge 可以免费下载；界面可分为定义编辑面板、文本编辑面板、DAG 浏览器、搜寻/屏蔽面板 4 个部分。MGI GO Browser 的功能类似于 AmiGO，不同之处在于通过它所得到的为小鼠基因。QuickGO at EBI 整合在 EBI 下的 InterPro 中，可通过查询 GO 术语而得到它的定义与关系描述、在 SWISS-PROT 中的定位、在酶分类学(enzyme taxonomy)和转运分类学(TC)中的定位及 InterPro 中的定位等。COBrA 能够编辑和定位 GO 和 OBO 本体；可一次显示两个本体，因此可以在不同的水平进行定位。

AmiGO 允许用户进行本体、注释及基因产物的查询、浏览和可视化；可以通过查询 GO 术语而获取所有具有这个注释的基因产物，或查询一个基因产物而得到它所有的注释关系；可以浏览本体，得到术语之间的关系和术语对应的基因产物数目。目前 AmiGO1.8 和 AmiGO2.0 版可自由切换或使用。

1. 检索

GO 本体主要通过 AmiGo 进行 GO 术语、注释、基因或基因产物、GO 模型、蛋白质家族等的浏览与检索，提供快速检索、高级检索、SQL 指令检索几种方式。AmiGO 2 检索主页如图 3-1-9 所示。

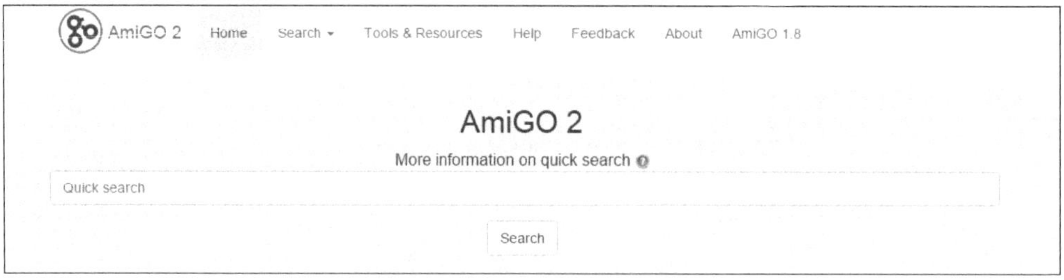

图 3-1-9　AmiGO 2 本体检索

高级检索可选择并设置检索范围，如注释、本体、基因及基因产物。注释可以通过有机体、证据信息、GO 类、注释限定符、注释扩展、贡献者、PANTHER 家族几个角度设置检索范围；GO 本体可以通过来源子本体或子集进行过滤，如是在整个 GO 本体中检索，还是在分子功能、生物学途径、细胞学组件三个独立的子本体中检索。基因及基因产物检索则可从数据库来源、有机体、基因及基因产物类型、PANTHER 家族、直接注释、推断注释几个方面进行检索范围设定。基因及基因产物类型示例见图 3-1-10。

2. 等级树浏览

AmiGO1.8 和 2.0 版都支持 GO 本体的等级结构浏览，以树结构形式展示本体及相关产物，如图 3-1-11 所示。GO 本体包括 biological_process、cellular_component、olecular_function 三个独立的部分。语义之间有类似树的组织结构，“+” / “-” 后面的标志表示该术语与其父结点之间的关系。本体等级结构图中使用不同的图标展示了父子节点间的关系，如 I 表示关系 is a，P 表示关系 part of。

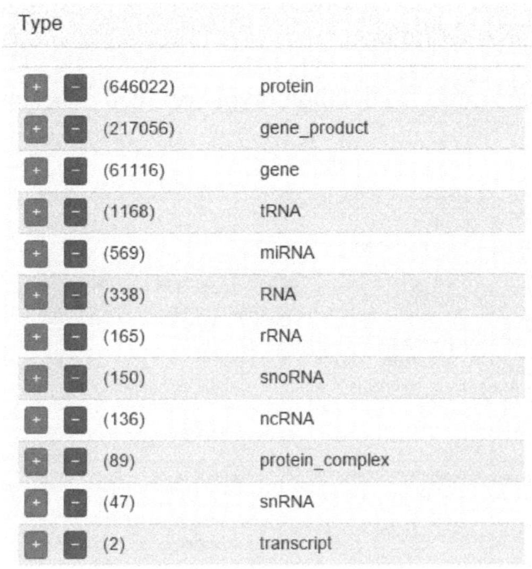

图 3-1-10　基因及基因产物类型

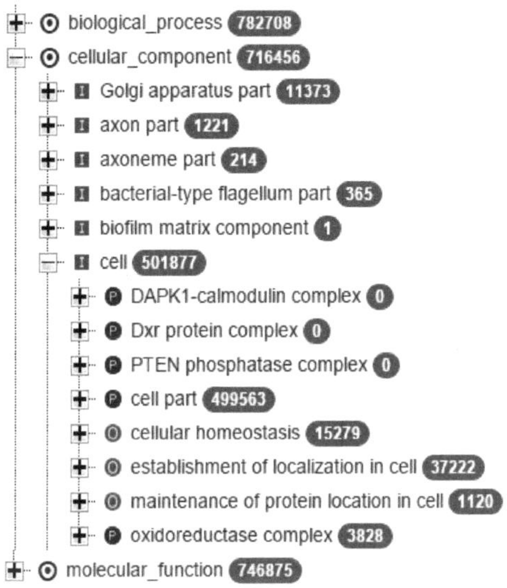

图 3-1-11　AmiGO 2 中 GO 本体等级树浏览

单击任一术语，能够打开新窗口显示该术语的详细信息，包括定义、来源子本体、同义词及其标注的基因产物链接，如图 3-1-12 所示。

Term	cell
Definition	The basic structural and functional unit of all organisms. Includes the plasma membrane and any external encapsulating structures such as the cell wall and cell envelope.
Ontology source	cellular_component
Ontology ID space	GO
Synonyms	n/a
Alt ID	n/a
Gene products	**retrieve gene products annotated to this term for this filter set**

图 3-1-12　AmiGO 2 术语基本信息

3. 术语详细信息

在术语的详细信息页面，除了术语基本信息外，还提供术语标注的相关基因及基因产物信息、图形化展示、树形结构展示、父节点与子节点、映射等信息。

标注的基因产物信息，示例如 homotypic cell-cell adhesion，见图 3-1-13。

Gene/product	Gene/product name	Annotation qualifier	GO class (direct)	Annotation extension	Contributor	Organism	Evidence	Evidence with	PANTHER family	Isoform	Reference	Date
SYK	Tyrosine-protein kinase		regulation of platelet aggregation		GO_Central	Pan troglodytes	IBA	PANTHER:PTN000700478	tyrosine-protein kinase pthr24418		PAINT_REF:24418	20140729
LOC101072875	Tyrosine-protein kinase		regulation of platelet aggregation		GO_Central	Takifugu rubripes	IBA	PANTHER:PTN000701010	tyrosine-protein kinase pthr24418		PAINT_REF:24418	20140730

图 3-1-13　GO 术语标注信息

父节点及子节点信息，标明了详细的语义关系，示例如 homotypic cell-cell adhesion，见图 3-1-14。

Parents of homotypic cell-cell adhesion (GO:0034109)

subject ◆	relation ◆	object ◆
homotypic cell-cell adhesion	is_a	single organismal cell-cell adhesion (GO:0016337)

Children of homotypic cell-cell adhesion (GO:0034109)

subject ◆	relation ◆	object ◆
regulation of homotypic cell-cell adhesion (GO:0034110)	regulates	homotypic cell-cell adhesion
negative regulation of homotypic cell-cell adhesion (GO:0034111)	negatively_regulates	homotypic cell-cell adhesion
platelet aggregation (GO:0070527)	is_a	homotypic cell-cell adhesion
positive regulation of homotypic cell-cell adhesion (GO:0034112)	positively_regulates	homotypic cell-cell adhesion
erythrocyte aggregation (GO:0034117)	is_a	homotypic cell-cell adhesion
cardiac muscle cell-cardiac muscle cell adhesion (GO:0086042)	is_a	homotypic cell-cell adhesion
cardioblast cell midline fusion (GO:0003317)	is_a	homotypic cell-cell adhesion

图 3-1-14　GO 术语父节点及子节点信息

以图形的方式展示当前术语的部分父节点、子节点及其语义关系，即 GO 本体可视化，如图 3-1-15 所示。

（四）与其他分类体系的映射

GO 映射文件包含了来源于 Enzyme、UniProt、ProSite 的类或实体，对应着相同、相似或相关的 GO 术语。这些文件可以通过网络浏览器（http://geneontology.org/external2go/）、CVS 网络界面（http://cvsweb.geneontology.org/cgi-bin/cvsweb.cgi/go/external2go/）、CVS 存储库“go/external2go/”目录下载。映射是人工进行的，文件格式如“external database:term identifier (id/name) > GO:GO term name ; GO:id”。GO 与其他库映射情况见表 3-1-4。

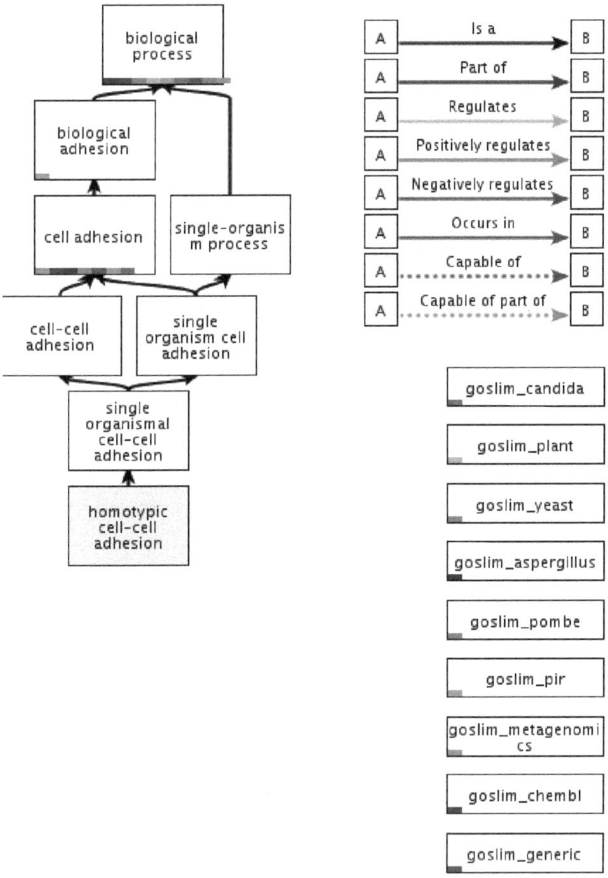

图 3-1-15　AmiGO 2 中 GO 本体可视化

表 3-1-4　GO 与其他库映射情况

Mapping	创建或维护	最近更新
COG functional categories Clusters of Orthologous Groups（COG）	Michael Ashburner and Jane Lomax	2004.6
Enzyme Commission（EC）enzyme numbers	GO editorial staff	每月
Expressed Gene Anatomy Database（EGAD）	Michael Ashburner	2000.10
E. coli Genome and Proteome（GenProtEC）functional categories	Heather Butler and Michael Ashburner	2000.12
HAMAP families High-Quality Automated and Manual Annotation of Microbial Proteomes（HAMAP）;	the HAMAP and UniProtKB UniProtKB-GOA teams	每月
InterPro protein families, domains and functional sites	InterPro team	每月
KEGG pathways and reactions Kyoto Encyclopaedia of Genes and Genomes	Amelia Ireland and a script.	每日
MetaCyc pathways and reactions	GO ontology file by GO editorial staff	每日
MIPS FunCat（MIPS Functional Catalogue）	Michael Ashburner and Midori Harris	2006.1

续表

Mapping	创建或维护	最近更新
MultiFun cell function assignment schema classifications	Michael Ashburner, Jane Lomax and Margrethe Hauge Serres.	2005.12
Pfam domains--InterPro2GO mapping	InterPro team	每月
PIRSF protein superfamilies--InterPro2GO mapping PIRSF; contact: interhelp@ebi.ac.uk ()	InterPro team	每月
PRINTS domains--InterPro2GO mapping	InterPro team	每月
ProDom domains--InterPro2GO mapping	InterPro team	每月
ProSite domains--InterPro2GO mapping	InterPro team	每月
Reactome events and catalyst activities	Reactome curators;GO editorial staff	每日
Rfam RNA families	Sam Griffiths-Jones and Jennifer Daub.	2006.5
Rhea Annotated Reactions Database	Amelia Ireland and a script	每日
SMART domains--InterPro2GO mapping	InterPro team	每月
JCVI（TIGRFAM）protein families	Michelle Gwinn and other TIGR staff.	每月
JCVI roles	Michael Ashburner	2004
UniProt Knowledgebase Mapping of GO terms to UniProt Knowledgebase keywords.	UniProtKB and UniProtKB-GOA teams	每月
UM-BBD（University of Minnesota Biocatalysis/Biodegradation Database）enzyme IDs	GO ontology file by GO editorial staff	每日
UM-BBD pathway IDs	GO editorial staff	每日
UM-BBD reaction IDs	GO editorial staff	每日
UniProt subcellular location	UniProtKB-GOA team	每月

三、人类表型本体（HPO）

（一）概述

人类表型本体（human phenotype ontology，HPO，http://human-phenotype-ontology.github.io/）是一个描述人类疾病表型异常的受控词表，也可认为是包含人类疾病与致病基因相互关系的重要本体。HPO 初期是基于 OMIM（在线人类孟德尔遗传数据库）建立的，构建目的在于提供一个支持人类表型进行大规模计算分析的工具，目前增加了医学文献中的信息。

目前 HPO 本体包含描述表型特征的 11 000 多个术语，OMIM 数据库和 HPO 网站中均可查询描述近 4000 种疾病的 HPO 术语的 115 000 个注释。HPO 本体使用开放生物医学本体（open biomedical ontologies，OBO）格式进行存储，还分别提供了从基因到表型的映射（genes to phenotype）及从表型到基因的映射（phenotype to genes）。目前仍提供在线服务，并积极更新。UMLS 已经整合了 HPO，在其 OBO 版本中存在相互参照信息，如“xref: SNOMEDCT_US:32659003”、“xref: UMLS:C0266295”。HPO 整合词表、注释文件、工具集文档都可以免费获取。一般情况下，用户通过 PURL 获取 HPO 数据，如http://purl.obolibrary.org/obo/hp.obo，http://purl.obolibrary.org/obo/hp.owl。

(二)组成结构

1. 语义结构

HPO 是从 OMIM 中临床部分提取出的描述每个疾病的文本信息，由 OBO-Edit 工具构建，将 HPO 表型术语与 OMIM 中疾病建立对应关系。HPO 共包含 4 个独立的子本体，分别是表型异常(phenotypic abnormality，organ abnormality)、遗传模式(mode of inheritance)、临床调节(clinical modifier)、死亡或衰老(mortality/aging)本体，大部分术语属于表型异常本体。

1)表型异常

表型异常或器官异常(phenotypic abnormality 或 organ abnormality)本体是 HPO 主要的子本体，包含着临床异常的描述。表型异常本体的术语主要基于人体系统或解剖部位组成。二级类如表 3-1-5 所示。

表 3-1-5 表型异常子类

子类–表型异常	翻译
Abnormality of connective tissue	结缔组织异常
Abnormality of the voice	声音异常
Abnormality of the nervous system	神经系统异常
Abnormality of the breast	乳房异常
Abnormality of the eye	眼睛异常
Abnormality of prenatal development or birth	产前发育或出生异常
Constitutional symptom	全身症状
Neoplasm	肿瘤
Abnormality of the endocrine system	内分泌系统异常
Abnormality of head or neck	头部或颈部异常
Abnormality of the immune system	免疫系统异常
Growth abnormality	生长异常
Abnormality of the digestive system	消化系统异常
Abnormality of limbs	四肢异常
Abnormality of the thoracic cavity	胸腔异常
Abnormality of blood and blood-forming tissues	血液和血液组织异常
Abnormality of the musculature	肌肉组织异常
Abnormality of the cardiovascular system	心血管系统异常
Abnormality of the skeletal system	骨骼系统异常
Abnormality of the respiratory system	呼吸系统异常
Abnormality of the ear	耳朵异常/耳畸形
Abnormality of metabolism/homeostasis	代谢异常/体内平衡
Abnormality of the genitourinary system	泌尿生殖系统异常
Abnormality of the integument	皮肤异常

2）遗传模式

遗传模式本体主要包含描述遗传模式的术语，分为常染色体隐性遗传、异质、家族性倾向、线粒体遗传、邻接基因综合征、多因子遗传、散发性、性染色体遗传、体细胞突变、常染色体显性遗传、遗传预测、常染色体隐性遗传几个下位类，如表 3-1-6 所示。

表 3-1-6 遗传模式子类

子类–遗传模式	翻译
Autosomal recessive inheritance	常染色体隐性遗传
Heterogeneous	异质/异种
Familial predisposition	家族性倾向
Mitochondrial inheritance	线粒体遗传
Contiguous gene syndrome	邻接基因综合征
Multifactorial inheritance	多因子遗传
Sporadic	散发性
Gonosomal inheritance	性染色体遗传
Somatic mutation	体细胞突变
Autosomal dominant inheritance	常染色体显性遗传
Genetic anticipation	遗传预测
Autosomal recessive inheritance	常染色体隐性遗传

3）临床调节

临床调节本体包含描述或限定临床表型的术语，如临床上发病的时间、发病年龄和扩散速度、变异性，包含着类似“onset in childhood（发生在儿童期）”、“rapidly progressive（急进型）”、“incomplete penetrance（不完全外显率）”的术语。

4）死亡或衰老

死亡或衰老本体用于描述死亡时间、年龄，如死亡年龄细分为新生儿死亡（neonatal death）、死胎（stillbirth）、成年早期死亡（death in early adulthood）、童年死亡（death in childhood）、青春期死亡（death in adolescence）、婴儿期死亡（death in infancy）、猝死（sudden death）。

HPO 本体中的术语关系在图中以节点和边的形式展示，所有关系都是简单的类和子类的“is_a”关系，如“feet abnormality”与“Abnormality of the lower limbs”，形成一个由“is_a”连接的有向无环图（DAG），类似于等级结构，子节点可以存在多个父节点。例如，术语“abnormality of the atrial septum”同时是“abnormality of the cardiac septa”和“abnormality of the cardiac atria”的子节点，图中越接近根节点的术语越宽泛，越远离根节点的术语越专指（图 3-1-16）。

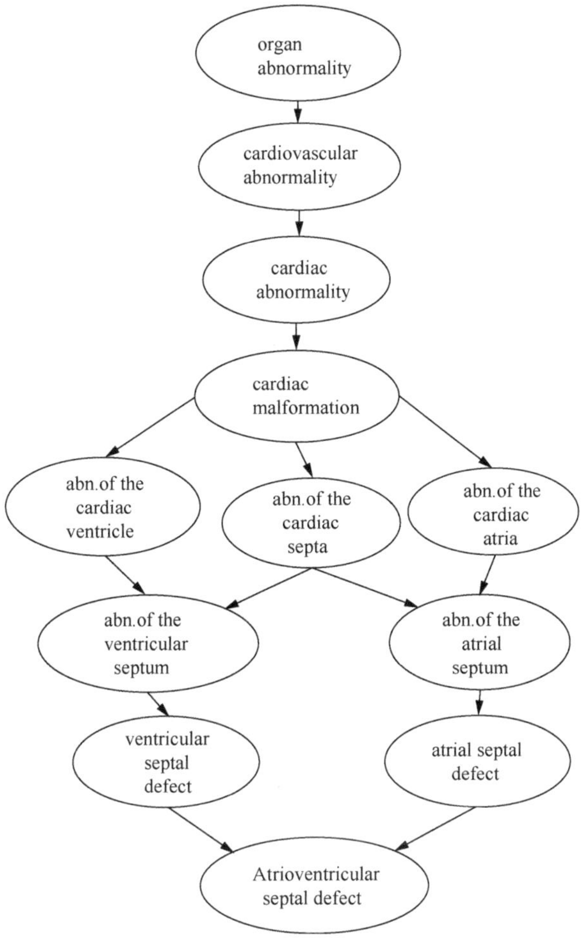

图 3-1-16 HPO 语义结构示例

2. 术语结构

HPO 本体中的每个术语都描述着一个临床异常，这些术语可能是通用术语(如“Abnormality of the musculoskeletal system”)或专指术语(如“Chorioretinal atrophy”)。每个术语都是表型异常、遗传、临床过程、死亡或老龄化这 4 个本体之一。HPO 术语都有一个 ID(如“HP:0001140”)和一个名称(如“Epibulbar dermoids”)，有些术语也含有定义，如“An epibulbar dermoid is a benign tumor typically found at the junction of the cornea and sclera (limbal epibullar dermoid)”; 术语的同义词多来自于 OMIM 记录，如“Epibulbar dermoid”和“Epibulbar dermoids”互为同义词。

HPO 术语的元数据，部分见表 3-1-7。

表 3-1-7　HPO 术语元数据(部分)

元数据	含义	示例
Primary ID	术语的标识符	HP:0000072
Alternative IDs	可替代的标识符	HP:0006003
PURL	统一资源定位符	http://purl.obolibrary.org/obo/HP_0000072
Synonyms	同义词	Uroureter Ureteral dilatation Megaureter
Textual definition	文本定义	The distention of the ureter with urine.
Logical definition	逻辑定义	'has part' some Intersection of - distended - 'inheres in' some ureter - 'has modifier' some abnormal
Superclasses	上级类目	Abnormality of the ureter
Subclasses	下级类目	
Associated diseases	相关疾病(疾病 ID、疾病名称、关联基因)	OMIM:201000；CARPENTER SYNDROME 1；MEGF8 (1954), RAB23 (51715)
Associated genes	相关基因(基因、基因名称)	CHRM3 (1131)；ABDOMINAL MUSCLES, ABSENCE OF, WITH URIN... (OMIM:100100)

术语示例：Neoplasm，见图 3-1-17。

(三)服务与应用

1. 应用工具 Phenomizer

Phenomizer 是基于 HPO 本体进行语义相似度检索的、关于人类基因的临床诊断应用工具。它可以直接浏览每个 HPO 疾病表型术语的信息，以及与之相对应的 OMIM 疾病、被注释的疾病、相对应的致病基因等信息。通过浏览 HPO 本体，可以查询 OMIM 注释的所有疾病或术语，以及 HPO 术语与疾病的关联。具体操作步骤如下。

步骤一：输入患者临床资料

在“feature”标签下，可以在检索框中输入术语名称、同义词、HPO 标识符等，发现与患者特征匹配的术语，并添加到患者特征中，通过“get diagnosis”获得诊断结果，获得可能相关的疾病名称或基因。在特征窗口中，还可以进入该术语关联的 OMIM 条目，在本体中展示该术语的所有父节点或子节点等。在“disease”标签下，可以通过检索发现类似的疾病，并浏览疾病的表型特征，进入 OMIM 浏览相关信息。“ontology”标签下，也可以通过本体等级结构浏览，将描述表型特征的术语添加到患者特征，进行本体结构图形展示或浏览术语的 OMIM 条目等，如图 3-1-18 所示。

Primary ID

HP:0002664

Alternative IDs

HP:0003008, HP:0006741

PURL

http://purl.obolibrary.org/obo/HP_0002664

Synonyms

Oncology

Cancer

Tumor

Oncological abnormality

Neoplasia

Tumour

Textual definition

An organ or organ-system abnormality that consists of uncontrolled autonomous cell-proliferation which can occur in any part of the body as a benign or malignant neoplasm (tumour).

Logical definition

'has part' some

Intersection of

- increased amount
  - 'inheres in' some
    Neoplasm
  - 'has modifier' some
    abnormal

Superclasses

Phenotypic abnormality

Subclasses

Neoplasm by histology

Neoplasm by anatomical site

Associated diseases

Disease id	Disease name	Associated genes
ORPHANET:98849	SYSTEMIC MASTOCYTOSIS WITH AN ASSOCIATED CLONAL HEMATOLOGIC NON-MAST CELL LINEAGE DISEASE	KIT (3815)
ORPHANET:50814	CRANIOLENTICULOSUTURAL DYSPLASIA	SEC23A (10484)
OMIM:151380	LEUKEMIA, ACUTE MONOCYTIC	

图 3-1-17 术语示例 Neoplasm

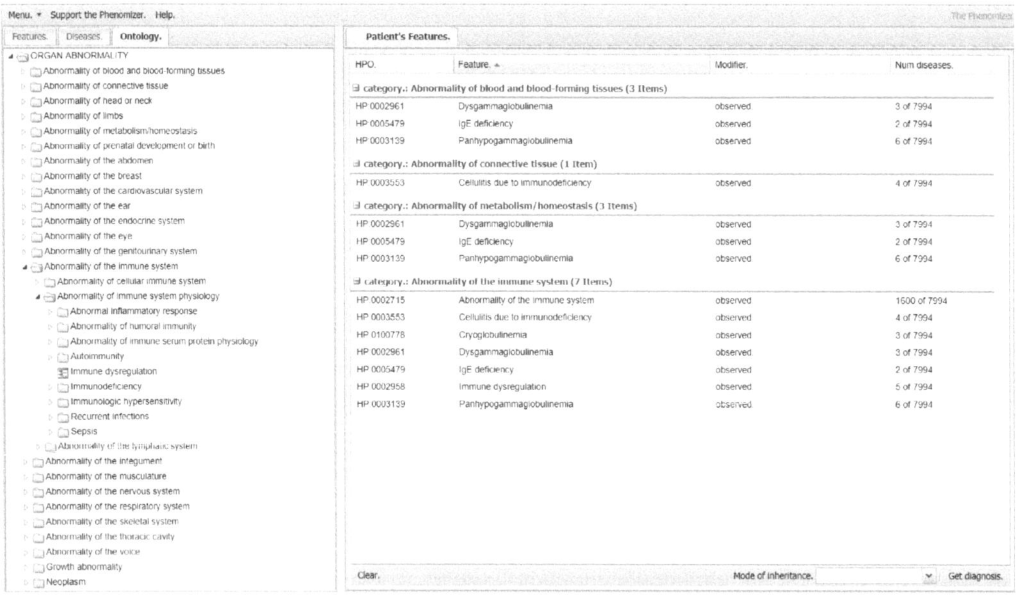

图 3-1-18　Phenomizer 中 HPO 本体等级结构浏览

步骤二：鉴别诊断(get differential diagnoses)

单击“get diagnosis”可以获得第一次的诊断结果，P-value 表示诊断结果的确定性。诊断结果界面，可以查询对应疾病的注释、Google 图片、OMIM 疾病记录，也可展示患者特征和疾病特征的重叠情况。图 3-1-19 显示的红色部分术语均在患者特征和所选择的

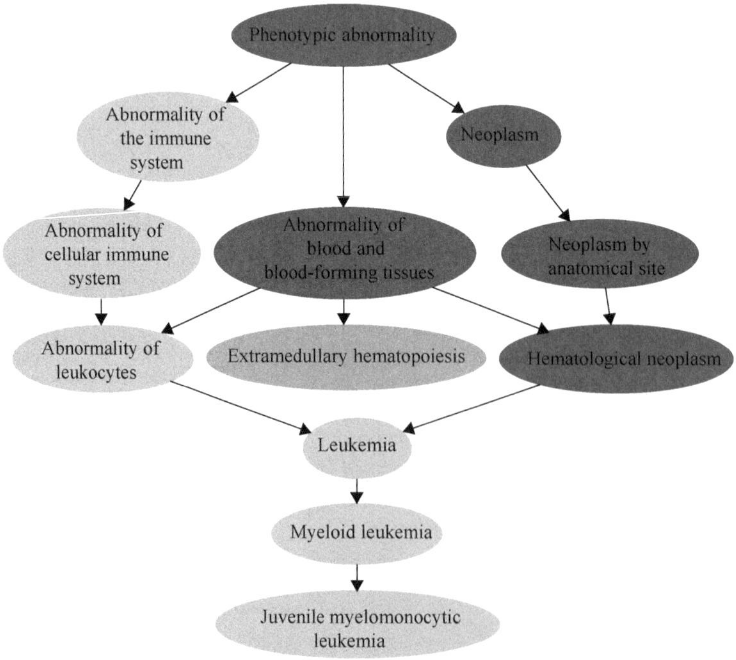

图 3-1-19　HPO 鉴别诊断(彩图请扫封底二维码)

疾病特征中，黄色部分表示仅在疾病特征中而不在检索术语中，蓝色部分表示在检索式中而不在疾病特征中。

2. 在线服务

HPO Browser 目前提供 HPO 本体的在线检索与浏览服务，基本继承了旧版服务工具 PhenExplorer 的全部功能，网址：http://compbio.charite.de/hpoweb/showterm?id=HP:0000001。针对本体中的每个术语，都有一个单独的页面，提供术语的基本元数据信息及相关疾病、相关基因（图 3-1-20）。

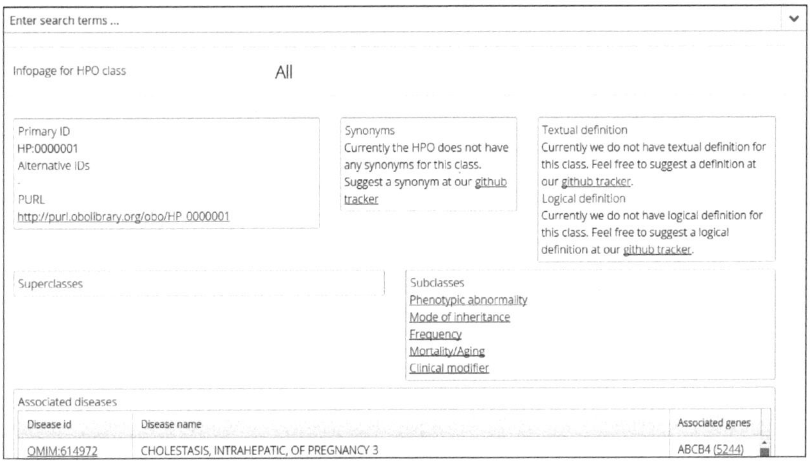

图 3-1-20 HPO Browser

3. 中文版 HPO

目前 HPO 中文版（图 3-1-21）本由华大基因团队、美国医学遗传学学院、南加州大学生物信息学专家共同翻译，成立了中文人类表型标准用语联盟（The Chinese Human Phenotype Ontology Consortium，CPHO），目前正在联合相关领域的专业人士进行编辑优化，包括各

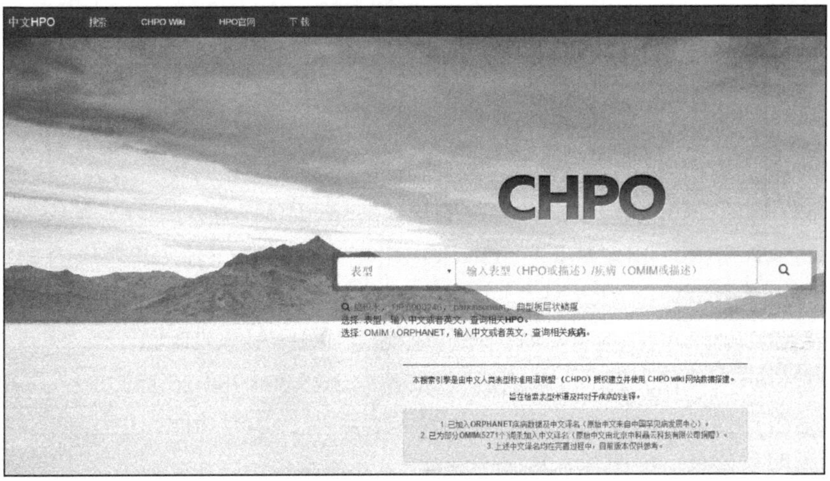
中文HPO
搜索
CHPO Wiki
HPO官网
下载
CHPO
表型
输入表型（HPO或描述）/疾病（OMIM或描述）
选择 表型，输入中文或者英文，查询相关HPO。
选择 OMIM / ORPHANET，输入中文或者英文，查询相关疾病。

图 3-1-21 中文版 HPO

临床专业、遗传咨询、分子生物学等。中文版 HPO 有助于中国临床医生以标准化的医学名词和术语描述罕见病患者的表型，这样有助于诊断疾病、确定治病基因，帮助研究人员寻找疾病与特定表型之间的关系。中文版在线服务网站为http://www.chinahpo.org/index.html。

四、人类孟德尔遗传数据库(OMIM)

(一) 简介

《人类孟德尔遗传》(*Mendelian Inheritance in Man：Catologs of Human Genes and Genetic Disor ders*，MIM)是医学遗传学最权威的百科全书，被誉为医学遗传学界的“圣经”。MIM 包括所有已知的遗传病、遗传决定的性状及其基因，除了简略描述各种疾病的临床特征、诊断、鉴别诊断、治疗与预防外，还提供已知有关致病基因的连锁关系、染色体定位、组成结构和功能、动物模型等资料，并附有筛选的相关参考文献。自 1966 年初版以来，随着医学遗传学的迅猛发展，MIM 的内容急剧扩增，至 1998 年已出至第 12 版。在科学研究已进入数字化年代的当今，印刷版本的 MIM 显然已很难跟上医学遗传学发展的步伐。鉴于此，联机形式的“人类孟德尔遗传”（Online Mendelian Inheritance in Man，OMIM)于 1987 年应运而生，并且免费供全世界科学家浏览和下载。1995 年开始，OMIM 由 NCBI 提供网络服务，并进行每日更新。

人类孟德尔遗传数据库(OMIM)，是一个记录了人类基因和遗传表型的数据库。该库主要着眼于可遗传的或遗传性的基因疾病，包括基因文本信息和相关疾病参考信息、序列记录、图谱和其他相关数据库内容，主要关注疾病表型与致病基因之间的联系，收录了所有孟德尔遗传性疾病和人类基因的相关信息，用来支持人类基因组学和临床遗传学的教学实践与研究工作。MIM 制定的各种遗传病、性状、基因的 MIM 编号是全世界通用的基因标志符。用户可以从 OMIM 的主页通过 MIM 编号、疾病和基因的名字或符号进行搜索，甚至可以使用简单的英语单词来搜索。例如，临床医生可以将患者的临床表型输入到数据库查找相关的疾病信息，又可以针对某些感兴趣的基因或者疾病进行搜索；在 OMIM 中搜索基因和疾病时，还可以同时查询到基因和疾病相关的信息，如基因的序列、染色体位置及一些相关的参考文献等。

(二) 内容

OMIM 的内容由两部分组成：①基因信息，包括 MIM 编号、基因名称或疾病表型名称、HGNC 基金符号，基因位点及相关的疾病表型，如图 3-1-22 所示。基因“V-KI-RAS2 KIRSTEN RAT SARCOMA VIRAL ONCOGENE HOMOLOG”，其对应的 MIM 编号为“*190070”，基因符号为“KRAS”，基因名称别名“ONCOGENE KRAS2”、“KIRSTEN MURINE SARCOMA VIRUS 2”，基因符号别名为“KRAS2”、“RASK2”、“C-KRAS”等，细胞遗传学位点为“12p12.1”，基因组坐标为“12:25,204,788-25,252,092”。②基因描述文本，包括概要描述、克隆与表达、基因结构、映射、基因功能、生化特点、分子遗传学、动物模型等信息，如图 3-1-23 所示。

*190070

V-KI-RAS2 KIRSTEN RAT SARCOMA VIRAL ONCOGENE HOMOLOG; KRAS

Alternative titles; symbols

ONCOGENE KRAS2; KRAS2

KIRSTEN MURINE SARCOMA VIRUS 2; RASK2

C-KRAS

Other entities represented in this entry:

V-KI-RAS1 PSEUDOGENE, INCLUDED; KRAS1P, INCLUDED

ONCOGENE KRAS1, INCLUDED; KRAS1, INCLUDED

KIRSTEN RAS1, INCLUDED; RASK1, INCLUDED

HGNC Approved Gene Symbol: KRAS

Cytogenetic location: 12p12.1 ***Genomic coordinates (GRCh38): 12:25,204,788-25,250,930*** (from NCBI)

Gene-Phenotype Relationships

Location	Phenotype	Phenotype MIM number	Inheritance (in progress)	Phenotype mapping key
12p12.1	Bladder cancer, somatic	109800		3
	Breast cancer, somatic	114480		3
	Cardiofaciocutaneous syndrome 2	615278		3
	Gastric cancer, somatic	137215		3
	Leukemia, acute myeloid	601626	AD	3
	Lung cancer, somatic	211980		3
	Noonan syndrome 3	609942		3
	Pancreatic carcinoma, somatic	260350		3
	RAS-associated autoimmune leukoproliferative disorder	614470	AD	3
	Schimmelpenning-Feuerstein-Mims syndrome, somatic mosaic	163200		3

图 3-1-22 OMIM 基因信息

Description

The KRAS gene encodes the human cellular homolog of a transforming gene isolated from the Kirsten rat sarcoma virus. The RAS proteins are GDP/GTP-binding proteins that act as intracellular signal transducers. The most well-studied members of the RAS (derived from 'RAt Sarcoma' virus) gene family include KRAS, HRAS (190020), and NRAS (164790). These genes encode immunologically related proteins with a molecular mass of 21 kD and are homologs of rodent sarcoma virus genes that have transforming abilities. While these wildtype cellular proteins in humans play a vital role in normal tissue signaling, including proliferation, differentiation, and senescence, mutated genes are potent oncogenes that play a role in many human cancers (Weinberg, 1982; Kranenburg, 2005).

Cloning and Expression

Der et al. (1982) identified a new human DNA sequence homologous to the transforming oncogene of the Kirsten (ras-K) murine sarcoma virus within mouse 3T3 fibroblast cells transformed by DNA from an undifferentiated human lung cancer cell line (LX-1). The findings showed that KRAS could act as an oncogene in human cancer.

Chang et al. (1982) isolated clones corresponding to the human cellular KRAS gene from human placental and embryonic cDNA libraries. Two isoforms were identified, designated KRAS1 and KRAS2. KRAS1 contained 0.9 kb homologous to viral Kras and had 1 intervening sequence, and KRAS2 contained 0.3 kb homologous to viral Kras. McCoy et al. (1983) characterized the KRAS gene isolated from a human colon adenocarcinoma cell line (SW840) and determined that it corresponded to KRAS2 as identified by Chang et al. (1982). The KRAS2 oncogene was amplified in several tumor cell lines.

McGrath et al. (1983) cloned the KRAS1 and KRAS2 genes and determined that the KRAS1 gene is a pseudogene. The KRAS2 gene encodes a 188-residue protein with a molecular mass of 21.66 kD. It showed only 6 amino acid differences from the viral gene. Comparison of the 2 KRAS genes showed that KRAS1 is lacking several intervening sequences, consistent with it being a pseudogene derived from a processed KRAS2 mRNA. The major KRAS2 mRNA transcript is 5.5 kb. Alternative splicing results in 2 variants, isoforms A and B, that differ in the C-terminal region.

Alternative splicing of exon 5 results in the KRASA and KRASB isoforms. Exon 6 contains the C-terminal region in KRASB, whereas it encodes the 3-prime untranslated region in KRASA. The differing C-terminal regions of these isoforms are subjected to posttranslational modifications. The differential posttranslational processing has profound functional effects leading to alternative trafficking pathways and protein localization (Carta et al., 2006).

Gene Structure

McGrath et al. (1983) first reported that the KRAS2 gene spans 38 kb and contains 4 exons. Detailed sequence analysis showed that exon 4 has 2 forms, which the authors designated 4A and 4B.

The KRAS2 gene has been shown to have a total of 6 exons. Exons 2, 3, and 4 are invariant coding exons, whereas exon 5 undergoes alternative splicing. KRASB results from exon 5 skipping. In KRASA mRNA, exon 6 encodes the 3-prime untranslated region. In KRASB mRNA, exon 6 encodes the C-terminal region (Carta et al., 2006).

图 3-1-23 OMIM 基因描述文本

OMIM 包含的每一种疾病表型或基因均会有一个独特的六位数 MIM 编号，编号的头一个号码表示遗传方式的分类(表 3-1-8)，编号前通常还会有一个符号表示条目的类型

(表 3-1-9)。

表 3-1-8 MIM 编号首号码表示的遗传方式

首号码	MIM 编号范围	遗传方式
1	100000～199999	染色体显性位点或外显特质(于 1994 年 5 月 15 日创建)
2	200000～299999	染色体隐性位点或外显特质(于 1994 年 5 月 15 日创建)
3	300000～399999	X 连锁位点或外显特质
4	400000～499999	Y 连锁位点或外显特质
5	500000～599999	线粒体位点或外显特质
6	600000～	染色体位点或外显特质(于 1994 年 5 月 15 日创建)

表 3-1-9 MIM 编号前符号表示的条目类型

编号前符号	含义
*	该条目是一个基因
#	该条目描述的通常是表型，但不能代表一个唯一的基因位点
+	该条目包含了已知序列的基因及表型的描述
%	该条目描述了已经确定的孟德尔表型或表型位点，但其分子基础未知
None	说明该表型的孟德尔遗传机制还未明确，或者该表型与其他表型的区别还不明确
^	说明这个条目已经不存在了，它已经从数据库中移除，或者被移至其他条目

(三) Web 服务

1. 检索服务

OMIM 提供了便捷的检索功能，用户可以通过 MIM 编号、疾病名称、基因名称或者疾病表征进行检索，同时还提供了 OMIM 高级检索、临床概要高级检索、基因图高级检索等方式，如图 3-1-24 所示。OMIM 高级检索可以限制检索的文本范围、MIM 编号特征，以及染色体、数据更新创建时间等方面；临床概要高级检索可以限定数据更新创建时间和临床概要的描述方面，如身体部位或临床症状特征等；基因图高级检索支持通过基因域、基因位点、染色体等内容进行检索，并能够限定相应的染色体。检索方式包括基本检索(basic search)、词组检索(phrase search)、通配符检索(wildcard search)、字段检索(fielded search)、近似检索(proximity search)等。

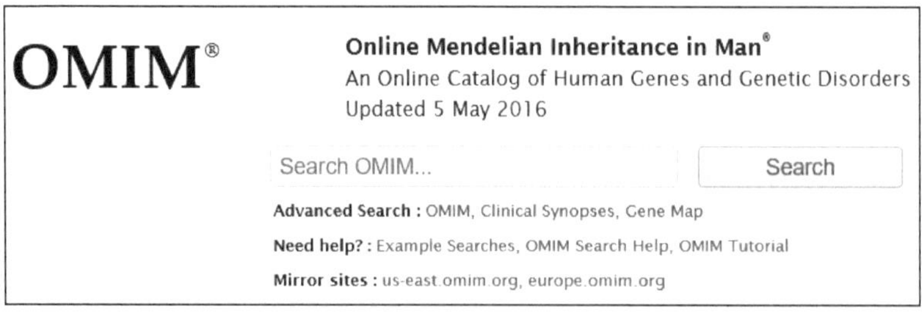

图 3-1-24 OMIM 默认检索界面

2. MIMMatch

MIMmatch 可以让你发现对某条 OMIM 记录也感兴趣的其他研究者。注册成为 MIMmatch 用户，可以修改或更新感兴趣的基因或疾病。此外，也可以与其他注册者分享用户名称，这样你的用户名就仅向你指定的用户显示。

3. 统计

OMIM 的统计功能包括 OMIM 更新列表、入口词统计、基因图统计等。OMIM 更新列表按月统计了自 1995 年 12 月以来的数据库更新或新增情况，如图 3-1-25 所示。

OMIM Update List

Updates since the database was placed on the web in December 1995

2016	Jan	Feb	Mar
New	57	60	31
Updated	405	497	346

2015	Jan	Feb	Mar	Apr
New	52	46	43	54
Updated	593	698	618	552

图 3-1-25　OMIM 更新列表

OMIM 入口词统计，展示了最新统计的常染色体、X 染色体、Y 染色体、线粒体的数量，如图 3-1-26 所示。

OMIM Entry Statistics

Number of Entries in OMIM (Updated March 18th, 2016) :

Prefix	Autosomal	X Linked	Y Linked	Mitochondrial	Totals
* Gene description	14,432	704	48	35	15,219
+ Gene and phenotype, combined	81	2	0	2	85
# Phenotype description, molecular basis known	4,348	303	4	29	4,684
% Phenotype description or locus, molecular basis unknown	1,500	126	5	0	1,631
Other, mainly phenotypes with suspected mendelian basis	1,693	112	2	0	1,807
Totals	22,054	1,247	59	66	23,426

图 3-1-26　OMIM 入口词统计

OMIM 基因图统计，可以按照遗传表型、人类染色体进行分类统计，如图 3-1-27 所示。

OMIM Synopsis of the Human Gene Map (Updated March 18th, 2016) :

Chromosome	Count	Chromosome	Count
1	1,568	13	295
2	991	14	518
3	851	15	472
4	610	16	635
5	719	17	922
6	921	18	235
7	744	19	991
8	556	20	409
9	596	21	163
10	576	22	364
11	962	X	830
12	831	Y	53

图 3-1-27　OMIM 基因图统计

五、人类基因组织基因命名表（HUGO）

（一）简介

人类基因组织（HUGO）基因命名委员会（HGNC）为每个已知的人类基因赋予基因名

称和相应缩写符号，这些批准的基因名称和符号被收录在 HUGO 基因命名表中。所有符号都是独一无二的，每个基因只有一个基因符号，以便进行数据查询。HUGO 基因命名表中，大多数赋予的符号代表蛋白质编码基因，但也有部分命名表示假基因、非编码 RNA、表型和基因组功能。HGNC 是人类基因组组织的一个委员会，其具有为人类基因组项目提交的基因分配命名的优先权。目前，HGNC 已批准了 25 000 余个基因符号。

（二）内容

HUGO 基因命名表是一部记载基因信息的术语表，其不仅提供了规范的基因命名信息，还收集了基因的其他命名形式，如别名、曾用名、遗传学位点等(表 3-1-10)。例如，基因“alpha-1-B glycoprotein”，其对应基因符号为“A1BG”，基因编号为“HGNC:5”，基因座类型为“gene with protein product”，遗传学位点为“19q13.43”。HUGO 基因命名表中描述基因信息的字段含义见表 3-1-11，其中基因编号、基因符号、基因符号别名、基因名称、基因名称别名、细胞遗传学位点、基因座类型、基因座类型组等信息为核心内容。

表 3-1-10　HUGO 基因命名表示例

基因编号	基因符号	基因名称	基因座类型	遗传位点
HGNC:5	A1BG	alpha-1-B glycoprotein	gene with protein product	19q13.43
HGNC:37133	A1BG-AS1	A1BG antisense RNA 1	RNA, long non-coding	19q13.43
HGNC:24086	A1CF	APOBEC1 complementation factor	gene with protein product	10q21.1
HGNC:7	A2M	alpha-2-macroglobulin	gene with protein product	12p13.31
HGNC:27057	A2M-AS1	A2M antisense RNA 1 (head to head)	RNA, long non-coding	12p13.31
HGNC:23336	A2ML1	alpha-2-macroglobulin-like 1	gene with protein product	12p13
HGNC:41022	A2ML1-AS1	A2ML1 antisense RNA 1	RNA, long non-coding	12p13.31
HGNC:41523	A2ML1-AS2	A2ML1 antisense RNA 2	RNA, long non-coding	12p13.31
HGNC:8	A2MP1	alpha-2-macroglobulin pseudogene 1	pseudogene	12p13.31
HGNC:30005	A3GALT2	alpha 1,3-galactosyltransferase 2	gene with protein product	1p35.1

表 3-1-11　HUGO 基因命名表基因信息字段

字段名称	含义
hgnc_id	HGNC 基因编号
symbol	HGNC 基因符号
name	HGNC 基因名称
alias_name	基因名称别名
alias_symbol	基因符号别名
prev_name	以前的基因名称
prev_symbol	以前的基因符号
location	基因细胞遗传学位点
locus_group	基因座类型组名称
locus_type	基因座类型
gene_family	HGNC 基因家族名称
gene_family_id	HGNC 基因家族编号
date_approved_reserved	数据批准日期
date_modified	数据进入修订日期

续表

字段名称	含义
date_name_changed	基因名称修改日期
date_symbol_changed	基因符号修改日期
status	基因符号状态
uuid	检索服务器唯一编号

此外，在 HUGO 基因命名表中还建立了每个基因与其他生物分子及各遗传学数据库的关联(表 3-1-12)，通过 HGNC 基因编号或基因符号可以快速实现与多种分子生物信息资源数据建立关联，从而实现分子生物信息资源的集成整合(图 3-1-28)。

表 3-1-12 HUGO 基因命名表相关数据库链接字段

字段名称	含义
bioparadigms_slc	SLC tableS 数据库基因符号
ccds_id	CCDS 项目基因编号
cd	Human Cell Differentiation Molecule database 基因符号
cosmic	COSMIC 数据库基因符号
ena	International Nucleotide Sequence Database Collaboration (GenBank, ENA and DDBJ) 基因编号
ensembl_gene_id	Ensembl 数据库基因编号
entrez_id	Entrez gene 数据库基因编号
enzyme_id	ENZYME 数据库 EC 登记号
homeodb	Homeobox 数据库 ID
horde_id	HORDE 数据库基因符号
imgt	international ImMunoGeneTics information system 基因符号
intermediate_filament_db	Human Intermediate Filament Database 基因编号
iuphar	IUPHAR/BPS Guide to PHARMACOLOGY 数据库编号
kznf_gene_catalog	Human KZNF Gene Catalog 数据库编号
lncrnadb	lncRNA 数据库编号
lsdb	Locus Specific Mutation Database 基因名称以及 URL
mamit-trnadb	Mamit-tRNA 数据库编号
merops	MEROPS 肽数据库编号
mgd_id	Mouse genome informatics 数据库基因编号
mirbase	miRBase 数据库编号
omim_id	Online Mendelian Inheritance in Man (OMIM) 数据库编号
orphanet	Orphanet 数据库编号
pseudogene.org	Pseudogene.org 数据库编号
pubmed_id	Pubmed 和 Europe Pubmed Central 数据库编号
refseq_accession	RefSeq 数据库核苷酸编号
rgd_id	Rat genome database 基因编号
snornabase	snoRNABase 数据库编号
ucsc_id	UCSC 数据库基因编号
uniprot_ids	UniProt 数据库蛋白质编号
vega_id	Vega 数据库基因编号

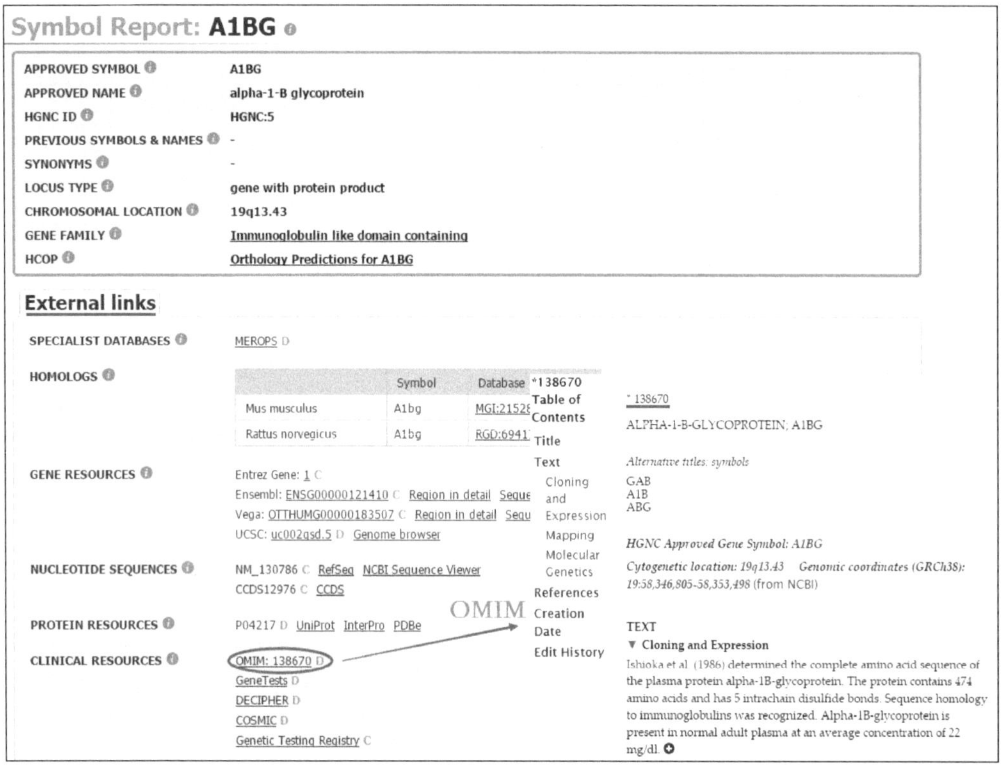

图 3-1-28　HUGO 基因外部链接

（三）Web 服务

1. 检索服务

HUGO 基因命名表提供基本检索和高级检索功能，高级检索的检索类型包括全部信息检索、基因符号检索、基因家族检索和网站页面检索，支持以“*”和“?”进行截词检索，支持 AND、OR、NOT（或“-”）等逻辑组配符号，支持双引号（“ ”）进行短语检索等。在检索结果页面，依据基因、基因家族、网站等文档类型进行分类展示。每一项检索内容分三行显示：第一行显示基因符号、基因名称、基因家族名或网页标题名；第二行显示文档内容；第三行显示检索时具体匹配的字符串。检索页面如图 3-1-29 所示。

2. 数据获取

HUGO 基因命名表提供全字段、指定字段或 web-service 接口三种数据下载方式，所有的数据内容都可以免费获取。

（1）全字段下载：可以按照人类 22 对常染色体、X 染色体和 Y 染色体分别进行下载，也可以直接下载全部的基因命名表，支持的下载格式包括 TXT 文本及 JSON 格式（图 3-1-30）。

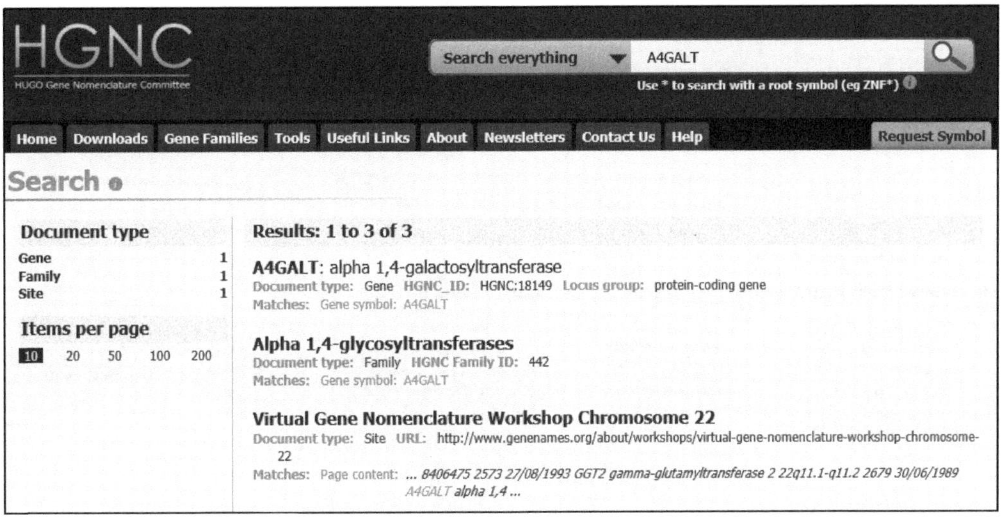

图 3-1-29　HUGO 基因命名表检索页面

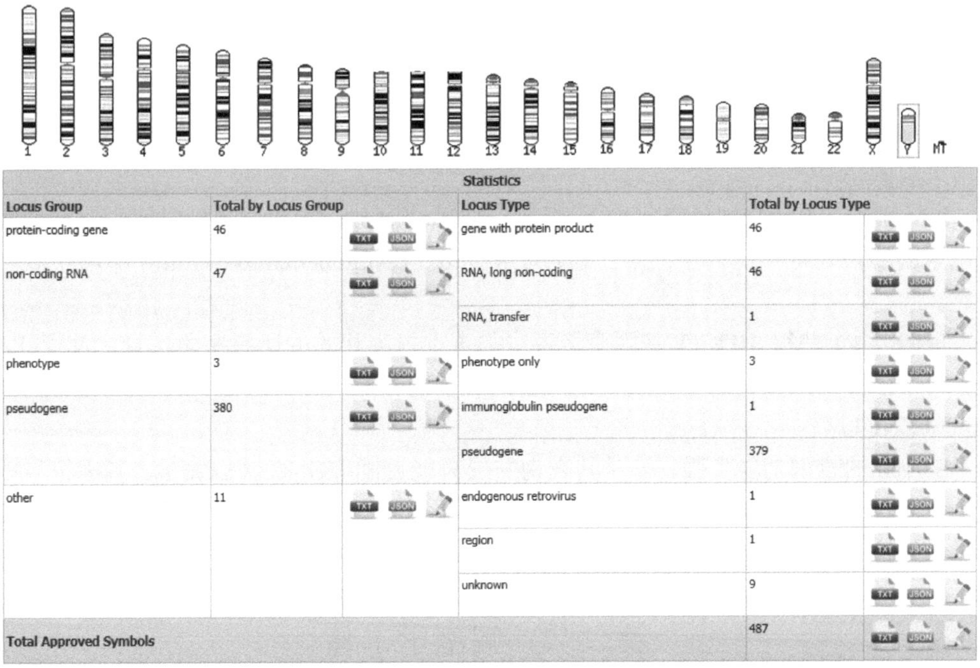

Statistics

Locus Group	Total by Locus Group		Locus Type	Total by Locus Type	
protein-coding gene	46	TXT JSON	gene with protein product	46	TXT JSON
non-coding RNA	47	TXT JSON	RNA, long non-coding	46	TXT JSON
			RNA, transfer	1	TXT JSON
phenotype	3	TXT JSON	phenotype only	3	TXT JSON
pseudogene	380	TXT JSON	immunoglobulin pseudogene	1	TXT JSON
			pseudogene	379	TXT JSON
other	11	TXT JSON	endogenous retrovirus	1	TXT JSON
			region	1	TXT JSON
			unknown	9	TXT JSON
Total Approved Symbols				487	TXT JSON

图 3-1-30　HUGO 基因命名表全字段下载

(2)指定字段下载：可以根据需要，选择相应的字段，并通过染色体限定下载的范围(图 3-1-31)。

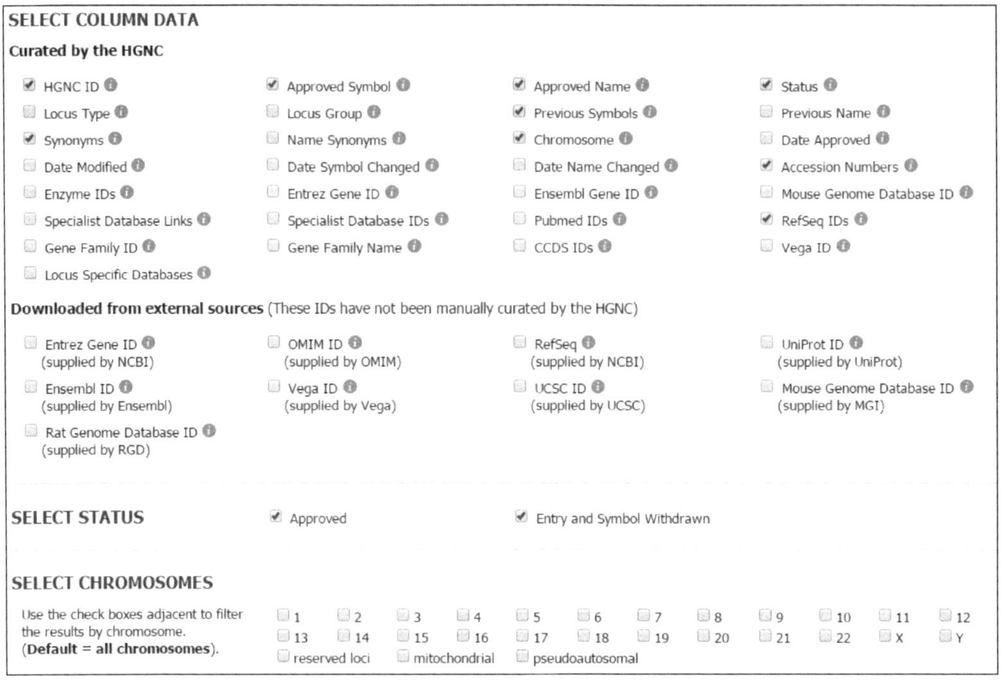

图 3-1-31　HUGO 基因命名表指定字段下载

(3) 通过 REST web-service 获取数据：REST web-service 提供 info、fetch、search 三类请求服务。

Info 用于了解 REST web-service 可以获取哪些服务，如数据更新时间、文档数量、可检索的字段、可存储的字段等。通过 URLhttp://rest.genenames.org/info 即可获取相应信息。

Fetch 用于获得 HUGO 基因命名表中与查询内容相关的所有字段信息，使用 Fetch 服务时，需要指定查询的字段及查询内容，其查询 URL 如http://rest.genenames.org/fetch/symbol/ZNF3。

Search 的查询功能更强，但是其查询结果只能返回 HGNC 基因编号、基因符号以及查询评分，使用 Search 服务时，不指定查询字段时默认在所有字段进行查询，同时还支持通配符检索的功能。其查询的 URL 如http://rest.genenames.org/search/symbol/ZNF3。

第二节　解剖学本体

解剖学是涉及生命体的结构和组织的生物医学分支学科，包括动物解剖学和人体解剖学。其中，人体解剖学指专门研究人体形态和构造的科学，用于揭示人体各系统和器官的形态、结构特征，以及各器官、结构间的毗邻和连属关系，是进一步学习医学基础课程和临床医学课程的重要基础。而关于解剖学领域的知识组织体系构建与应用研究，至今已取得相当显著的成果，产生一些具有较高影响力的本体和应用实践。

一、解剖学基础模型本体（FMA）

（一）概况

解剖学基础模型本体（foundational model of anatomy ontology，FMA）是由美国华盛顿大学结构化信息研究组（Structural Informatics Group，SIG）开发的精确陈述人体解剖结构相关知识的领域本体，主要描述人体表型结构的符号化表示中所需的类或类型及其关系，以达到人体结构符号化建模可供计算机系统操作及解释的目标。该本体研究始于 1995 年，开发时使用了英语、拉丁文、法语、西班牙语、德语等多种语言，且其本体框架可扩展到其他物种。利用 Protégé 本体框架的知识采集工具，FMA 对从宏观可见到分子级范围的多达 7.5 万个解剖类以亚里士多德型类层次结构进行组织。FMA 目前已集成到美国华盛顿大学结构信息研究组开发及维护的解剖信息系统分布式框架信息资源中，且已入选 NCBO、OBO 等本体仓储。

对于教育、临床医学、电子健康病例、生物医学研究，以及所有与卫生保健服务和管理相关领域的知识建模与应用程序开发者而言，FMA 使得解剖学知识以符号（而非图形）方式展示成为可能。由于 FMA 确保了在不同应用中，在表示解剖学类名称时的一致性，目前已成为解剖学领域的术语标准，可看成是一种为广大用户群体开发解剖学应用程序的生物医学信息资源，并非只是为解剖学领域的学生、教师及其他特殊用户群体专门设计的终端应用程序。

在解剖学领域，与传统解剖信息资源（如图谱、教科书、字典、叙词表或术语表）不同，FMA 是一种知识资源的新类型，致力于将解剖学信息编制为计算机语言，其对解剖学信息进行编码的方式，支持开发新一代“智能”的教育、临床实践及研究应用所需的机器推理。

（二）组成结构

FMA 本体由 7.5 万解剖类、13 万术语、来自 168 个关系类型的约 210 万语义关系实例构成，是目前生物医学科学领域中规模最大的机器知识资源之一。解剖类按上下位等级结构进行组织，如图 3-2-1 所示，其中包含解剖实体（anatomical entity）、属性实体（attribute entity）等 8 个一级大类，以及 8.2 万个下位类。

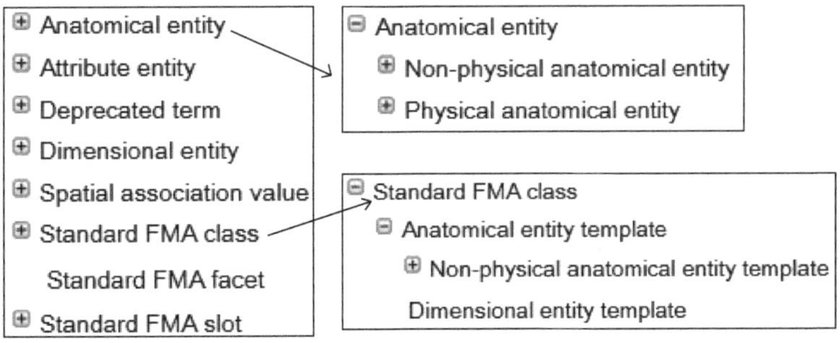

图 3-2-1　FMA 本体等级结构

FMA 本体包括多达 4.4 万的解剖类优选名称的英语同义词，以及超过 1.5 万其他语种的概念同义词术语(拉丁语 8500 条、法语 4700 条、西班牙语 500 条、德语 350 条)。FMA 的关系网包含了多达 250 万条语义关系，主要为相同类的内部关系和涉及不同类的类间关系。图 3-2-2 为解剖类“Liver(肝脏)”在 FMA 本体中的相关术语、定义及部分语义关系示例，其中术语用英语及拉丁语两种语言表示，语义关系包括直接上位、相关关系等多种类型。

术语	优选	Liver （英语）
	入口	Hepar （拉丁语）
定义	Lobular organ which has as its parts lobules connected to the biliary tree. Examples: There is only one liver.	
语义关系	直接上位	Lobular organ
	相关_位于	Abdominal cavity
	相关_特有三维形状	Solid irregular ovoid
	相关_胚胎发育始基	Foregut
	相关_分界	Surface of liver
	相关_神经分布	Hepatic nerve plexus
	相关_静脉引流	Right hepatic vein
	相关_静脉引流	Left hepatic vein
	相关_淋巴引流	Anterior diaphragmatic lymphatic chain
	相关_淋巴引流	Parasternal lymphatic chain
	相关_淋巴引流	Hepatic lymphatic chain
	相关_淋巴引流	Diaphragmaticlymphatic chain
	相关_组成部位	Hepatic artery proper
	相关_组成部位	Intrahepatic branch of portal vein
	相关_组成部位	Right portal vein
	相关_组成部位	Intrahepatic biliary tree
	相关_组成部位	Liver parenchyma
	相关_组成部位	Liver stroma
	相关_组成部位	Intrahepatic tributary of hepatic vein
	相关_组成部位	Serosa of liver

图 3-2-2　FMA 本体中解剖类术语及部分语义关系示例

FMA 中最大的类即人体，最小的解剖类是由多个原子以共价键结合在一起而形成的生物分子。FMA 描述解剖学实体的颗粒度非常细致，例如，从生物分子到细胞、组织、器官、器官系统、主要身体部位，直至整个身体。FMA 包含了建模整个人体结构所需的所有解剖类及关系。另外，FMA 为 UMLS 超级叙词表来源之一，并与 MeSH、SNOMED CT、NCI 等词表存在概念与术语交叉。

FMA 由互相关联的 4 个部分组成：解剖学类目(anatomy taxonomy，At)、解剖学结构抽象表达(anatomical structural abstraction，ASA)、解剖学变化抽象表达(anatomical transformation abstraction，ATA)及元知识(metaknowledge，Mk)。其中，解剖学类目依据

共性(归属)及特性(差异)，对解剖学实体进行分类；解剖学结构抽象表达指定了 At 中实体之间存在的部分-整体及空间关系；解剖学变化抽象表达描述了 At 实体在产前发育及产后生命周期中的形态学变化；元知识详述了在 FMA 其他三个组成部分中描述类及关系的原理、规则及定义。因此，FMA 可表示成 FMA = (At, ASA, ATA, Mk)。

(三)应用情况

解剖学是生物医学及信息领域的基础，通常是与健康相关的教育及培训所讲授的第一门课程，因为脱离了解剖实体，就无法描述其他非解剖生物医学原理。例如，流动理所当然地认为是存在于心房及血管，就像胃炎与胃、痴呆与大脑；而健康及疾病状态可理解成从生物大分子到细胞、组织、器官、器官系统及身体部位的解剖结构的属性。于此，FMA 中所描述的类对几乎所有的生物医学领域都适用。

1. 典型应用

华盛顿大学数字解剖学图谱术语表(University of Washington Digital Anatomist，UWDA)是由美国华盛顿大学结构信息研究组研发的用于全面展示解剖结构的信息系统，可供临床医师、教师及学生使用。该术语表主要由解剖学分类体系，以及选自 FMA 本体的结构化关系组成。项目组开发数字解剖学信息系统的初衷，是认为解剖学是所有生物医学(包括临床医学)的基础。而健康或疾病状态可看成是从分子到身体部位等尺寸大小不等的解剖结构的属性。因此，项目组以全面展示解剖结构为目标，以期满足所有基于解剖学知识的生物医学应用和对病历报告等生物医学信息建模的需求。用户可从该信息系统查询特定的解剖学问题，获得动态展示查询结果的三维图片，以及从网络上相关知识库查找与当前查询相关的信息。该信息系统包含很多模块，如可视化数据库、三维建模、实时渲染、虚拟现实等。

基于 FMA 本体，UWDA 提供一些在线标注的解剖图谱集，如基于断层标本、MRI 扫描及计算机重构的人脑二维和三维视图，交互式神经解剖学教学大纲(包括血管和脑室、脊髓、脑干和颅神经、感觉和运动系统、小脑和基底神经节、眼球运动、下丘脑和边缘系统、皮质连接、前脑和 MRI 扫描切片等章节，见图 3-2-3)，基于断层标本的冰冻组织(1mm 厚)重构的胸部器官三维视图，基于断层标本、MRI 扫描及计算机重构的膝盖二维和三维视图等。

自 1988 年 UWDA 构建之初，即受到全球高校和科研机构的广泛关注和使用。从 1992 年起，华盛顿大学的神经解剖学和系统解剖学课程就开始使用数字解剖学项目的多个图谱集；1994 年以后，其他研究所也开始使用这些图谱集。1995 年 6 月引入 UWDA 网络版本后，数字解剖学项目获得了外界评审机构颁发的 6 项网络奖。在 1995 年 6 月至 1996 年 6 月短短一年的时间里，来自全球 81 个国家的网络访问量就超过 13 000 次；最高访问量出现在期中和期末考试时间，而最低访问量是放假期间；日平均访问次数大约为 4073 次，曾经最高的日访问次数为 25 000 次。此外，在线反馈良好，主要表现在资源多样、信息访问途径多，以及存在与其他解剖课程的链接等。

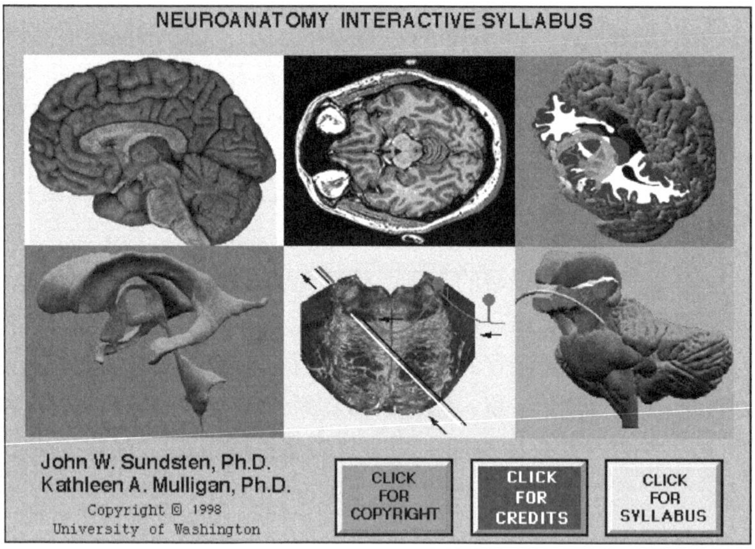

图 3-2-3　基于 FMA 标注的交互式神经解剖学教学大纲

2. 其他应用

此外，FMA 也应用到其他项目中。①由美国国家心理健康研究所(National Institutes of Mental Health，NIMH)牵头的人脑项目(Human Brain Project)，已将开发神经解剖学本体作为目标之一，并且已考虑将 FMA 作为原型，以展示 FMA 的语义结构及实现机制在神经解剖学领域的可扩展性。②验证用于发现人类疾病的动物模型正确性的一个重要条件，便是验证从基因到细胞、组织、器官、器官系统及身体部位的解剖等价性。在美国国立癌症研究所(NCI)人类癌症的小鼠模型协会(Consortium for Mouse Models of Human Cancer，MMHCC)要求下，FMA 编制机构已开发了一项在 FMA 人体解剖结构的基础上，符号化展示小鼠前列腺及乳腺的实验研究。③Dan Cook、John Gennari、Onard Mejino 及 Adriana Emmi 等人正在开发的生物物理学本体(ontology of physics in biology，OPB)，采用了 FMA 本体构建方法。④FMA 已向美国国防先进研究项目局(Defense Advanced Research Projects Agency，DARPA)资助的虚拟士兵(Virtual Soldier)演示项目的第一期工程提供了全局框架。⑤在美国科学家联合会(Federation of American Scientists)、美国全国卫生基金会(National Sanitation Foundation，NSF)与 DARPA 联合研发的数字人类(Digital Human)项目中，已选用 FMA 作为候选解剖学本体，并将其作为已有本体间映射与匹配的桥梁和参考。

3. 数据获取

FMA 本体是一种开放获取资源，使用者可通过申请版权许可可以获取相应数据(FMA 每周都执行自动的纠错工作，其编制者也定期进行人工审核)。目前，FMA 支持三种本体数据下载格式：①MySQL 关系数据库格式，通过配置，可在 Protégé 中浏览 FMA 本体类及关系；②OWL Full 格式，由美国国家生物医学本体中心 Natasha Noy 完成代码编写；③CLIPS(C Language Integrated Production System)格式(后两者不推荐在 Protégé 中使用)。此外,使用者亦可通过软件工具 FME(FM Explorer),在线浏览 FMA 本体(图 3-2-4),相应的访问网址为 http://fme.biostr.washington.edu/FME/index.html; FME 基于 Protégé 框架构建,但目前已不再更新;因此,推荐使用者访问另一个在线浏览系统 FMA browser (http://purl.org/sig/fma/browser),提供用户检索及等级导航等多种访问方式,其界面首页如图 3-2-5 所示。

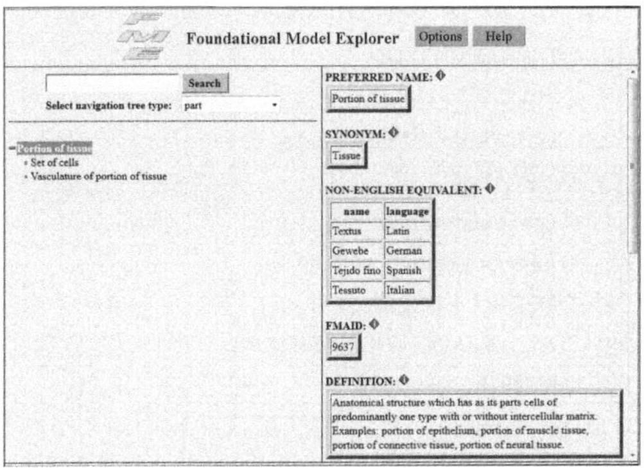

图 3-2-4 FME 在线浏览软件

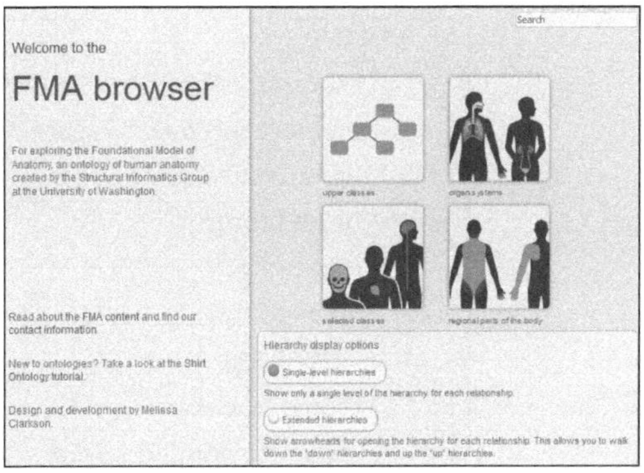

图 3-2-5 FMA 浏览器

二、神经命名大脑层级表(NEU)

(一)概况

神经命名大脑层级表(Neuronames Brain Hierarchy, NEU)是由华盛顿大学国家灵长目研究中心神经科学系(Neuroscience Division, National Primate Research Center at the University of Washington)开发的关于灵长目(人与猕猴)大脑结构的综合型神经解剖学本体,主要作为一种计算机系统索引结构而被神经解剖学的专家和学者广泛使用。目前,NEU 已整合到神经命名大脑门户网站(BrainInfo Neuroanatomical Portal, BrainInfo)中,帮助使用者认识大脑结构,并可链接到其他 50 多处神经命名网站的 1500 个网页(尤其是关于人类大脑解剖结构),从而获取更多的相关信息。BrainInfo 包含神经命名表(NeuroNames)、模版图谱(Template Atlas)及神经图谱(NeuroMaps)共 3 个独立知识库(可在线访问);其中,神经命名表提供了大脑结构索引及其相应的描述信息,模版图谱展示了从灵长目大脑中发现的解剖结构,而神经图谱则通过解剖信息与图谱之间的映射关联来体现解剖结构具体部位知识。

(二)组成结构

NEU 提供了 1.5 万条神经解剖学术语信息,包含 850 个解剖结构的标准英语及拉丁语名称(若某一解剖结构目前尚无对应的英文或拉丁文名称,该术语来自对应语种的直接翻译),涉及主要解剖结构、对应的上下层结构及相关的表层特征,并从 580 个主要解剖结构对大脑做出定义。每个解剖结构都具有唯一缩写,便于标识图例、图片和表格。此外，NEU 包含关于 4 个物种(人类、猕猴、大鼠、小鼠)大脑结构的 1500 个图例，用于图形化展示人与猕猴大脑结构之间的差异。图 3-2-6 为 NEU 本体等级结构，其中包含了约 1500 个相关的神经解剖学实体及 9000 条同义词。

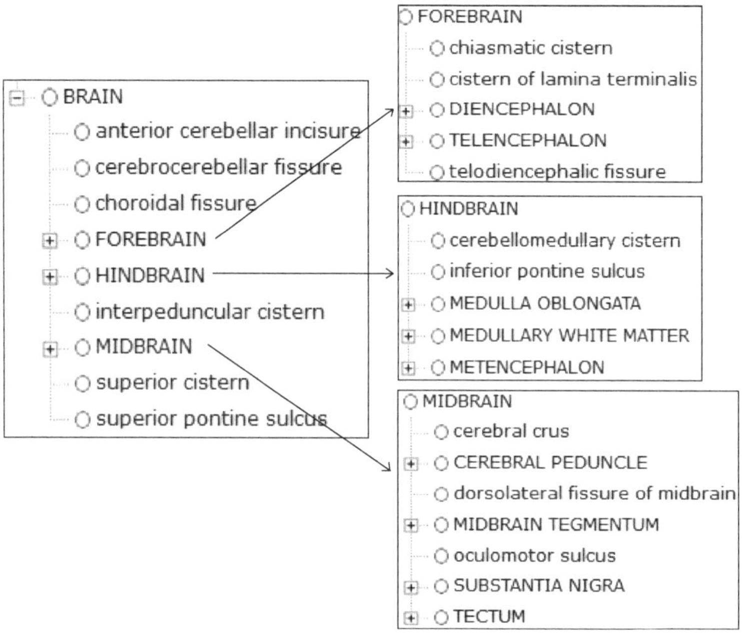

图 3-2-6　NEU 本体等级结构

NEU 本体中的术语由经典的神经解剖学名称组成，主要目标是为计算机化的知识库提供关于大脑结构与功能的检索信息，通过系统化的命名方式来定义人脑及短尾猿大脑解剖结构。这些解剖学名称主要来自 1983 年出版的 *Nomina Anatomica*，及其之后的两版扩充表 *Human Neuroanatomy*、*The Human Nervous System*。而相应的编制与发展标准为：①构建可表示整个大脑每一层级的详尽体积结构；②列出最小体积结构的所有表面特征。另外，在从表示同一概念的多条术语选取概念优选名称时，NEU 遵循一定的遴选原则，如避免人名、拉丁文、歧义术语，与上下位名称一致，短术语优先于长术语等。

NEU 本体中的大脑解剖学实体，分为结构(structure)、子结构(substructure)、表面特征(superficial feature)及附属结构(ancillary structure)共 4 种类型。其中，结构是描述大脑及其内部组织的通用术语；结构可能指体积或表面特征，亦可是其他结构的重要或主要组成部分；对其他结构而言，某一结构可能是其等级的上位或其下位。子结构是已命名的上位结构(super structure)的组成部分。子结构可能是不可再细分的主要结构(primary structure)，也可能是其他更深层级的上位结构。而上位结构或组成结构(composite structure)由两个或多个子结构组成。就 NEU 而言，大写术语代表组成结构，小写术语表示主要结构，只有人类才具有的解剖结构用(H)加以区分，而仅在猕猴中发现的结构用(M)标识。表面特征是与边缘有关的结构部分，但不属于结构类，包括表层特征(surface feature)及附件(appendage)两种类型；两者区别在于，表层特征无体积，而附件以一定的体积附着于某一结构。附属结构(ancillary structure)是大脑的一个分支，其基于一定的准则来界定，而非二分法。

此外，NEU 本体还包含一部分辅助术语(ancillary terms)。辅助术语是指与结构相关但与 NEU 本体中的结构定义不一致的神经解剖术语。虽然这些术语代表真实的神经解剖实体，但并不是描述灵长类大脑必须的结构组成。因此，在 NEU 本体中，这部分术语被单独列出。辅助术语可分为 5 大类：①细分大脑结构的其他方式或方法；②大脑中可能存在，但实际上为大脑之外的其他结构，如脊髓；③描述纤维通道的术语；④与细胞结构、骨髓结构、胚胎学特征有关；⑤用于定义功能性特征或连接部位的结构或部位。在 NEU 本体中，辅助术语以英文术语名称精确描述，供使用者参考。

NEU 本体的每个解剖结构都具有物种属性。对于某一解剖结构而言，相应的物种属性为多值，表明该结构在这些物种中用于拓扑同源结构。NEU 本体基于同源性拓扑及近亲上位结构的子结构共同编制，而这一准则为当前大脑结构神经解剖学普遍采用的经典分类法。此外，对于 NEU 中的每一个解剖结构，编制者都尽量表明其相应的物种信息(如人类、猕猴、大鼠)，以及获取该信息的资料来源。一般而言，所列的资料来源为编制者已查阅相关文献中的第一篇著作，而并非首次报道该信息的资料。对于 NEU 本体中所涉及的解剖结构及其术语，其主要来源见表 3-2-1。

表 3-2-1　NEU 本体中术语主要来源

语种	物种	来源
英文	人脑	Human Neuroanatomy、Correlative Anatomy of the Nervous System、The Human Nervous System、Atlas of The Human Brain in Section
	除人类的灵长目大脑	The Neocortex of *Macaca mulatta*、Interpretive Atlas of The Monkey's Brain、A Stereotaxic Atlas of the Brain of the Cynomolgus Monkey (*Macaca fascicularis*)、A Cytoarchitectural Study of the Prefrontal Area of the Macaque Monkey
	大鼠大脑	A Digital Rosetta Stone for Primate Brain Terminology、The Rat Brain in Stereotaxic Coordinates、Brain Maps: Structure of the Rat Brain
	小鼠大脑	Comparative Cytoarchitectonic Atlas of the C57BL/6 and 129/Sv Mouse Brains、The Mouse Brain in Stereotaxic Coordinates
拉丁	人脑	Nomina Anatomica、An Atlas of The Basal Ganglia, Brain Stem and Spinal Cord (Based On Myelin-Stained Material)、Allocortex
	除人类的灵长目大脑	Zur zyto-und myeloarchitektonik des Rhombencephalon des Rhesusaffen (*Macaca mulatta* Zimmerman)、The Thalamus of The *Macaca mulatta*: An Atlas for Use with the Stereotaxic Instrument、A Stereotaxic Atlas of The Java Monkey Brain (*Macaca irus*)

如前所述，NEU 本体所描述的解剖结构，均以英语及拉丁语两种语言表示；此外，编制者亦尽可能收集了概念名称在俄语、德语、印尼语、法语、西班牙语、意大利语等其他语种中的同义术语(表 3-2-2)。

目前，NEU 本体已作为来源词表之一，整合到 UMLS 超级叙词表中，且与 FMA、MeSH、SnomedCT 等词表之间存在概念与术语交叉。

表 3-2-2　NEU 本体解剖类定义及相关术语示例

NEU ID	定义	语种	术语	术语类型	术语来源	物种
2052	The term brainstem refers to a composite substructure of the brain. It includes the midbrain, the pons and the medulla. Some authors include the cerebellum and/or parts of the interbrain. A discussion of differences in the use of this term is presented in Anthoney-1994.	英语	brainstem brain stem	优选词	Willis-1981 Parent-1996 Savel'ev-1996	人类
		拉丁语	truncus cerebri			
		俄语	ствол головного мозга мозговой ствол ствол конечного мозга		—	
		德语	Stammhirn Hirnstamm	同义词		
		印尼语	batang otak			
		法语	tronc cérébral			
		西班牙语	tronco encefálico tronco del encéfalo			
		意大利语	tronco cerebrale tronco encefalico			

（三）应用情况

NEU 整个开发过程共花费 17 年时间（1991～2008 年），以后 NEU 每年更新一次。使用者可通过在线方式（图 3-2-7），检索与大脑结构有关的术语或浏览大脑结构；亦可通过申请许可，下载、复制 NEU 数据库。

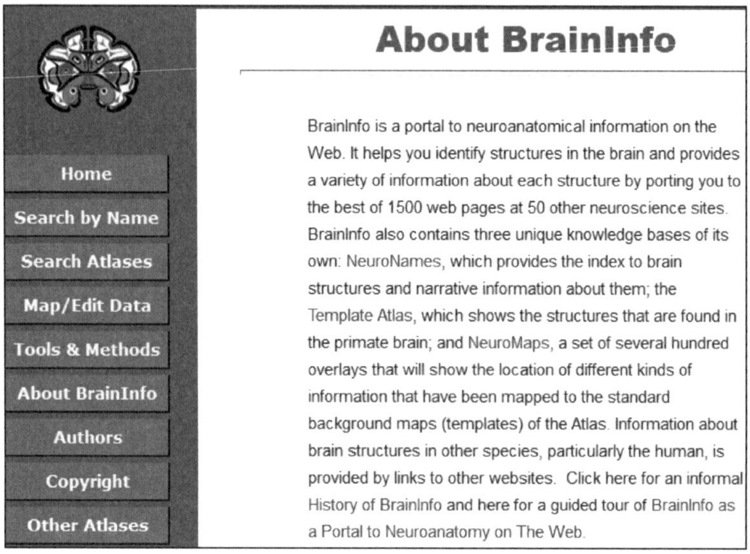

图 3-2-7　NEU 在线访问页面

第三节 其 他

一、心理学索引主题词表(PSY)

(一)概述

《心理学索引主题词表》(Psychological Index Terms®，PSY)是由美国心理学会(American Psychological Association，APA)编制的心理学专业叙词表，主要用于心理学信息和文档的索引、编目和检索。1974 年首次出版，2007 年以后 PSY 不再发布纸质版，均已电子形式发布。PSY 词表定期更新，最新版(电子版，2015 年)共包含 9000 多个受控词汇。

(二)术语组织

根据词汇间的等级结构关系、字顺和主题，PSY 通过术语关系、术语轮排、术语聚类三种形式组织所有术语。

PSY 词表最重要的内容是其关系部分(relationship section)，按照字顺和互见参考的形式排列术语，并提供每一个术语的所有信息(表 3-3-1)，包括定义、与其他术语的等级结构关系，以及其他帮助用户判断是否使用当前术语的其他信息。

表 3-3-1 PSY 关系部分可标引词条组成示例“Peripheral Neuropathy”

Postable Index Term (with date of entry)	Peripheral Neuropathy^{2006}	
Posting Note Subject Code Number of posting and unique five-digit code	PN 162	SC 37575
Scope Note Provides a definition and/or information about the proper use of the term	SN Disease or degenerative state of the peripheral nerves in which motor, sensory, or vasomotor nerve fibers may be affected.	
Historical Note Provides information about the historical usage of a term since its introduction to the Thesaurus	HN In May 2006, this term was created to replace the discontinued term PERIPHERAL NERVE DISORDERS, PERIPHERAL, NERVE DISORDERS was removed from all records containing it and replaced with PERIPHERAL, NEUROPATHY, its postable counterpart.	
Used For (Non-postal term)	UF Peripheral Nerve Disorders	
Broader Terms	B Nervous System Disorders^{1967}	
Narrower Terms	N Neuralgia^{1973}	
Related Terms	R Muscular Dystrophy^{1973} Paralysis^{1973} Peripheral Nervous System^{1973}	

PSY 词表关系部分术语包含的信息主要如下。

(1)标引词(postable index term)：以粗体形式展现，右上角的年代上标表示术语被纳入词表的年代。

(2) 标引次数(posting note，PN)：PN 记录该标引词标记 PsycINFO 记录的次数。需要注意的是，PN 只记录 2006 年 5 月后入库数据使用该标引词标注的记录数。

(3) 唯一标识符(subject code，SC)：SC 由 5 位数字组成，是每一个标引词的唯一标识符。

(4) 范畴注释(scope note，SN)和历史注释(historical note，HN)：标引词含义存在歧义，或者在 PSY 词表发展过程中该术语的适用范围发生了变化，此时，可通过 SN 和 HN 了解该术语的正确用法。SN 提供术语的定义，HN 提供词表发展过程中索引词变迁和检索建议。

(5) 非标引词(nonpostable index term)：是 PSY 的非优选词，不能用于标注。通过 used for(UF)关系与相应可标引词关联。

(6) 上位词(broader term，B)和下位词(narrower term，N)：显示标引词之间的等级关系，其中 broader term 指向上位术语，而 narrower term 指向下位术语。

(7) 相关标引词(related term，R)：用于描述与当前标引词相关的其他标引词。R 字段的提示信息可以帮助用户找到感兴趣的相关术语。

因此可以得知，"Peripheral Neuropathy"一词在 PSY 词表中的唯一标识代码为"37535"，于 2006 年被 PSY 采纳用于替换前索引词"PERIPHERAL NERVE DISORDERS"，用以表示外周运动神经、感觉神经或血管运动神经疾病或病变。PSY 主题词表中，"Peripheral Neuropathy"与"Nervous System Disorders"、"Neuralgia"分别存在上下位等级结构关系，与"Muscular Dystrophy"等主题词含义相关。PsycINFO 数据库中，一共有 162 篇文献使用主题词"Peripheral Neuropathy"进行标引。

术语轮排(rotated alphabetical terms section)按字顺列出 PSY 词表所有标引词(postable index term)和非标引词(nonpostable index term)，能够帮助用户根据拼写快速查找术语。

术语聚类(term clusters section)按照术语(包括可标引索引词和非可标引词)之间的概念关系组织术语，并通过概念之间的分类关系组织所有概念。当前，PSY 词表共有 9 个术语聚类(表 3-3-2)。一个术语可能出现在多个聚类下，也有部分术语并不包含在这 9 个术语聚类里。

表 3-3-2 PSY 词表术语类及子类

术语聚类		
COMPUTERS CLUSTER(计算机类) • Applications • Automation • Computers & Communication • Computers & Media • Education & Training • Equipment • Human Machine Systems & Engineering • Information	DISORDERS CLUSTER(心理障碍类) • Antisocial Behavior & Behavior Disorders • Diagnosis • Disorder Characteristics • Learning Disorders & Mental Retardation • Physical & Psychosomatic Disorders • Psychological Disorders • Speech & Language Disorders • Symptomatology	EDUCATIONAL CLUSTER(教育类) • Academic Learning & Achievement • Curricula • Educational Personnel & Administration • Educational Testing & Counseling • Schools & Institutions • Special Education • Student Characteristics & Academic Environment • Student Populations • Teaching & Teaching Methods

续表

术语聚类		
LEGAL CLUSTER(法律类) • Adjudication • Criminal Groups • Criminal Offenses • Criminal Rehabilitation • Laws • Legal Issues • Legal Personnel • Legal Processes	NEUROPSYCHOLOGY & NEUROLOGY CLUSTER(神经心理学和神经学类) • Assessment & Diagnosis • Electrophysiology • Neuroanatomy • Neurological Disorders • Neurological Intervention • Neurosciences • Neurotransmitters & Neuroregulators	OCCUPATIONAL & EMPLOYMENT CLUSTER(职业和就业类) • Career Areas • Employee, Occupational & Job Characteristics • Personnel Management & Professional Personnel Issues • Occupational Groups • Organizations & Organizational Behavior
STATISTICAL CLUSTER(统计类) • Design, Analysis & Interpretation • Statistical Reliability & Validity • Statistical Theory & Experimentation	TESTS & TESTING CLUSTER(测试与实验类) • Academic Achievement & Aptitude Measures • Attitude & Interest Measures • Intelligence Measures • Nonprojective Personality Measures • Perceptual Measures • Projective Personality Measures • Testing • Testing Methods	TREATMENT CLUSTER(治疗类) • Alternative Therapies • Behavior Modification • Counseling • Hospitalization & Institutionalization • Medical & Physical Treatment • Psychotherapy • Rehabilitation • Treatment (General) • Treatment Facilities

(三)词表应用

PSY 是美国心理学会的专业词表，目前 APA 开发的所有数据库资源均已实现 PSY 术语标引，包括心理学文摘索引数据库 PsycINFO、心理学灰色文献数据库 PsycEXTRA、心理学期刊全文数据库 PsycARTICLES、心理学电子书数据库 PsycBOOKS、心理学评论数据库 PsycCRITIQUES 等，这些数据库都采用基于 PSY 的检索。

二、生物医学调查本体(OBI)

(一)概述

医学调查型本体以生物医学调查本体(the ontology for biomedical investigations，OBI，http://obi-ontology.org/)为代表。OBI 是一个国际性项目，前身为功能基因组学调查本体(FuGO)。OBI 本体是对生物医学领域中的调查设计、协议、仪器、材料、程序、数据和分析类型等进行描述，提供能支持实验数据整合的受控术语，对所有的生物医学调查进行建模。本体中涵盖的术语涉及生物材料、仪器(或仪器的一部分)、电子病例图像或数字信息实体、调查设计和实施(其中包括个人实验)及数据转换等。OBI 本体数据通过官网、Bioportal、Ontobee 均可获取。

(二)组成结构

1. 语义结构

OBI 本体是一个描述生命科学和临床调查的整合型本体，包含适用于各个生物和技术领域的通用术语和特定领域的专业术语。它的核心是关于一个调查的模型。一个调查由三部分组成，如计划阶段进行研究设计、执行阶段实施研究设计、调查报告阶段撰写研究报告。“调查”的输出是研究报告，包含了调查本身的陈述及结论。

BFO 作为 OBI 的顶层本体和基本框架，描述了各个领域可能涉及的科学研究的通用概念；信息本体 IAO(the information artifact ontology)用于描述通用信息内容实体，最初是作为 OBI 的一个分支。OBI 本体主要有物质实体(material entity)、计划过程(planned process)、信息内容实体(information content entity)三部分组成，具体如图 3-3-1 所示。

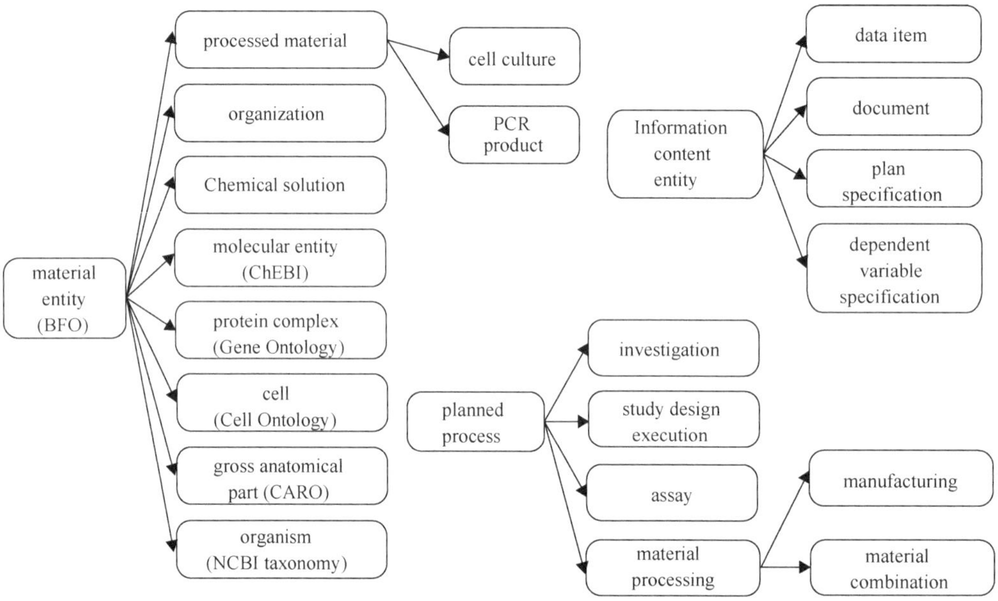

图 3-3-1　OBI 本体

物质实体(material entity)：整合了 BFO 的对象、对象部分及其汇集的资源，输入自然物质对象，如“processed material”输出一些物质过程(material processing)，输入生物或研究主题就会获得与其相关的生物调查信息。

计划过程(planned process)：实现了“计划规范”，包括描述所需点的客观规范，具有指定的输入和输出。类目，如物质过程(material processing，input: material, output: material)、化验(assay，input: material, output: data item)、数据变换(data transformation，input:data item output:data item)。

信息内容实体(information content entity)：在 IAO 本体的定义中指出，每一个信息内容实体都是某个物质对象，如“计划规范”“期刊论文”“数据项”等。

OBI 主要组成部分 material entity、planned process、information content entity 三者的主要语义关系如图 3-3-2 所示。

2. 术语结构

OBI Core 是 OBI 本体及相关本体的关键术语集，主要是为了 OBI 初始用户快速理解本体中重要的高层次术语及关系，为本体开发者提供 OBI 的组织基础及新增专指术语可以适用的结构。OBI Core 由两部分组成：①属于 OBI 和 IAO 的 29 个术语组成的“inner core”，如“acquisition”、“assay”、“data item”等；②属于其他本体的 17 个术语组成的“outer core”，如“biological_process from the Gene Ontology”等。这 46 个术语用 OWL 推理而形成一个约 100 个术语的集合，成为“完整核心集(complete core)”。具体如表 3-3-3 所示。

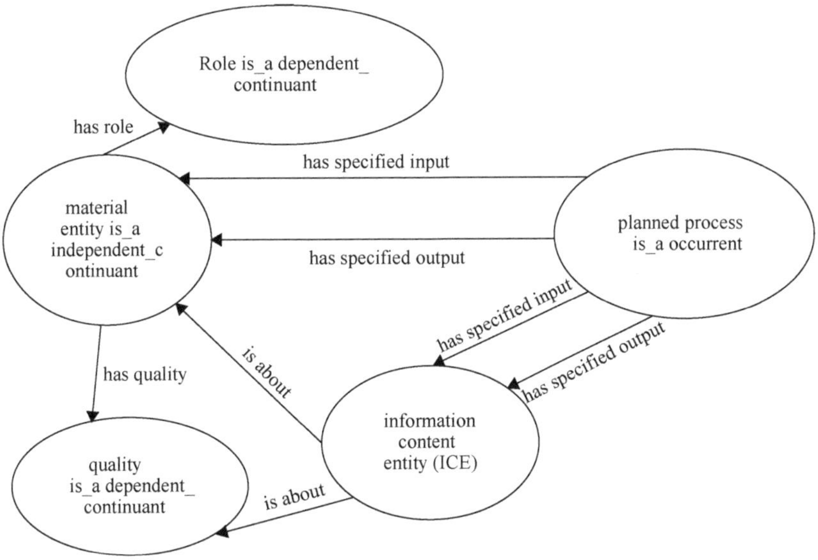

图 3-3-2 OBI 主要组成部分语义关系

表 3-3-3 OBI Core 术语集

OBI Inner Core	OBI Inner Core	OBI Outer Core
acquisition	information content entity	biological_process from the Gene Ontology（GO）
assay	investigation	cellular_component from the Gene Ontology（GO）
centrally registered identifier（CRID）registry	investigation agent role	molecular_function from the Gene Ontology（GO）
centrally registered identifier（CRID）symbol	measure function	cell from the Cell Ontology（CL）
conclusion textual entity	measurement datum	environmental material from the Environment Ontology（EnVO）
data item	plan	geographical location from Gazetteer（GAZ）
data transformation	planning	gross anatomical part from the Common Anatomy Reference Ontology（CARO）
dependent variable specification	population	Homo sapiens from the National Center for Biotechnology Information Taxonomy（NCBITaxon）
device	protocol	measurement unit label, included to connect to the Ontology of Units of Measurement（UO）
document	specimen	molecular entity from Chemical Entities of Biological Interest（ChEBI）
documenting	specimen collection	organism, included to connect to the National Center for Biotechnology Information Taxonomy（NCBITaxon）
human subject enrollment	study design	quality, included to connect to the Phenotypic Quality Ontology（PATO）
hypothesis textual entity	study design execution	disease course from the Ontology for General Medical Science（OGMS）
independent variable specification	study subject role	

资料来源：http://obi-ontology.org/page/Tutorials.

（三）应用

应用OBI本体的项目包括NIF、Eagle I、BRO、IEDB、ITPPR、FGED - MGED Ontology、ISA 、MIBBI、CogPO 等。NIF 致力于用 OBI 进行术语数据转换，与 Eagle I、BRO 的术语、服务进行对齐；提供 NLX 术语标识符与 OBI 术语标示符的对应。Eagle IT 项目正在建立一个在全国范围内进行资源检索的网络，开发一个可标引、查询的应用本体，致力于本体集成和交互，为实验室、服务、仪器、试剂、协议、人类研究、样本库、培训机会等提供目录。

三、转化医学本体（TMO）

（一）概述

转化医学本体（translational medicine ontology, TMO）是一个高级的、以患者为中心的本体，它提供了将转化医学多个领域桥接起来的术语，这些领域包括假说管理、探索研究、药物研发与规划、临床研究、临床实践。TMO 将现有的领域本体桥接起来，并提供了一个框架将贯穿整个从实验台到病床（bench to bedside）的转化医学事业中的、以患者为中心的数据间能够建立起联系并进行整合。

TMO 的研究团队来自于 WWW 联盟的医疗保健和生命科学利益集团。团队成员主要来自于医药公司、医学院校、医院，有美国国立卫生研究院、默克公司、哈佛医学院、礼来制药厂、阿斯利康公司等。

团队的研究目标是证明（展示）如何利用语义网络技术使得基于信息的转化医学活动更加便利和有效。其主要活动包括：①开发原型知识库，这一原型知识库可捕捉术语和专业知识来形成正式本体，进而使得自动推理成为可能；②促使本体活动能成为满足日益增长的、开放需求的全球模式，使得本体能链接生物医学数据，成为语义网的一部分。团队希望证明系统可用于以下目标和任务：①利用本体和开放链接（药物）数据来整合患者数据；②为临床试验确定合适的患者；③呈现个性化医疗；④促进药物发现；⑤跨越基础医学、临床研究和医疗保健来创造新的机会。

（二）结构

TMO 的描述语言是 OWL，存储格式是 RDF，查询语言是 SPARQL。TMO 的使用首先从设计用例开始，本体中要包含能映射到其他本体的基本术语。TMO 为数据整合提供全局模式，同时促进跨异构资源复杂查询更公式化和有规划。TMO 可以让研究人员更快地回答新问题，从而减少集成全球异构数据的多余负担，提高药物相关项目的成功。

TMO 定义了 75 个类别，这些类别横跨材料实体、任务、进程和信息实体。例如，材料实体如分子、蛋白质、细胞系、药物制剂；任务有项目、目标、活性成分；进程有诊断、研究、干预；信息实体有剂量、作用机制、迹象/症状、家族史。TMO 扩展了基本形式化本体的基本类型，并利用了相关本体中的关联关系。

提到 TMO，就涉及转化医学知识库（The Translation Medicine Knowledge Base，TMKB）。

TMKB 是一个由 TMO、RDF 化数据库集、相对应的映射构成的具备 RDFS 推理功能的语义网络知识库。如读者想了解详细内容，可参阅相关文献。

（三）应用

Dumontier 等学者 2010 年通过聚合来源于多数据源的、感兴趣的、有语义注释的阿尔茨海默病（AD）相关数据来论证了 TMO 的价值。同时利用 Protégé 4.0.2 来建立 TMO，并将 TMO 作为一个 OWL2 兼容本体来呈现。TMO 术语最初是从一个关于问题的语法分析获得的，这些问题可划分为 16 种不同类型用户所感兴趣的问题，用户包括研究、临床护理和商业领域。

TMO 未来工作将聚焦在与药物发现和药物研发相关实体的增加上，其目的是促进 TMO 在药物工业上的作用。另一个主要目标是开发一个基于角色的用户界面，这一用户界面将鼓励 EHR 供应商使用本体，如使用 TMO 不仅指导问题回答，还可改善数据的展示和集成。TMO 有助于促进科学家使用系统来处理大量的卫生保健和生命科学数据。

第四章 临 床 医 学

第一节 国际疾病分类法系列(ICD)

ICD 系列作为国际分类家族编写的分类法，广泛应用于临床疾病数据统计、病案管理和其他相关流行病学。尽管 ICD 能适用于多种不同的应用，但是它并不能满足各种用户的全部需求，如 ICD 不能全面描述所有的健康问题。因此，WHO 国际分类家族在 ICD 之后还研制了一系列的分类表，包括《国际功能、残疾和健康分类(ICF)》、《国际疾病分类肿瘤学专辑(ICD-O)》、《精神和行为障碍分册》等，共同为临床病案统计、疾病诊断记录、医疗保险发挥着重要作用。

一、WHO 国际分类家族概述

分类法(taxonomy)是一种根据资源内容属性对资源进行分门别类、系统地组织和揭示的方法，它强调的是概念之间的层级聚合与类别体系，是由等级结构和术语两个基本元素组成、具有多种用途的一种知识组织工具。

疾病分类法是针对医学中出现的各种疾病名称、与疾病相关的其他问题，如疾病诊断、功能残疾、初级医疗护理等，进行分类并编码，从而方便对疾病相关数据的储存、检索与分析。

(一)ICD 编制机构：世界卫生组织国际分类家族简介

世界卫生组织(WHO)国际分类家族是在编制 ICD 的过程中形成的想法，始于 1989 年 ICD-10 国际会议。近些年，通过 ICD 应用和相关 WHO 健康分类的开发，“家族”的概念被进一步发展。现在国际分类家族已经形成一套整体的分类产品，它们享有相似的特征并能在健康和保健系统的各个方面单一或联合地提供信息。

WHO 国际分类家族旨在提供与健康和健康管理有关的信息领域概念框架，基于此建立一种共同语言去改善交流并允许对各国在卫生保健状况、服务和时间上的各种交叉数据进行比较。

为了更好地管理和推动国际疾病家族的发展，国际疾病家族成立了世界卫生组织和国际分类家族网(简称 WHO-FIC 网)，努力建设符合科学性和分类学原则的分类家族，以期适应国际上的各种临床应用，满足不同用户的需求。

(二)世界卫生组织国际分类家族框架划分

WHO 国际分类家族试图制定国际标准的框架，为临床医学应用提供健康信息系统的建筑模块。图 4-1-1 展现了在 WHO-FIC 网中分类的家族体系。

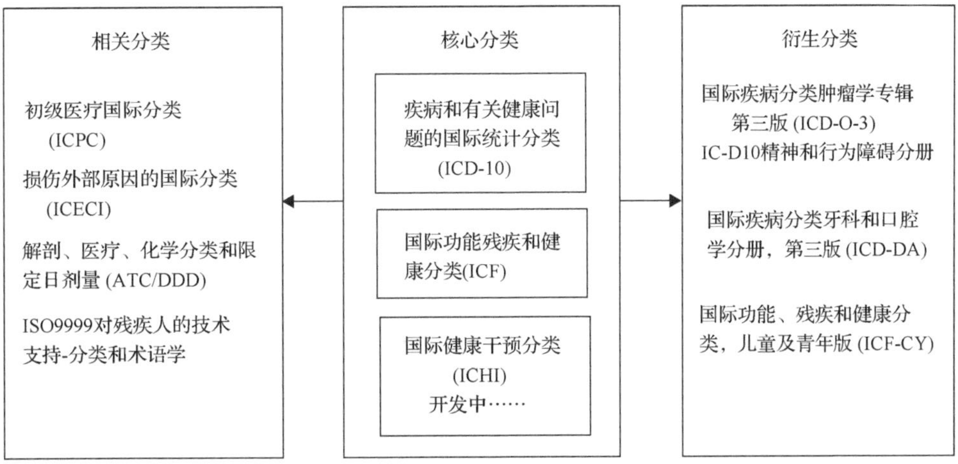

图 4-1-1 世界卫生组织国际分类家族(WHO-FIC)网框架图

1. 核心分类

核心分类是以 ICD 为主，覆盖健康系统下的主要要素，涵盖与死亡、健康、疾病、功能、残疾、健康干预密切相关的一些分类法。WHO 制定的一系列核心分类已经被国际标准认可，且在世界各国得到官方同意与广泛接受，并被推荐作为健康问题报告的国际分类指南。此外，这些分类法还可作为其他分类法修订本的模板，包括结构、属性与分类的定义上的修订。

目前，WHO-FIC 中有两个核心分类：ICD 用于捕捉死亡和疾病相关的信息，ICF 用于捕获人在不同领域的伤残与功能方面的信息。WHO 一直在探索用新的国际健康干预分类(ICHI)来替代旧的国际医疗操作分类的可能性，这个过程还需要经过多个阶段，包括多方咨询、现场试验并获得 WHO 理事会批准。

2. 衍生分类

衍生分类是在核心分类基础上产生的。衍生分类可以是在核心分类的基础结构或分类体系的基础上衍生出来，提供核心分类未涉及的一些更详尽的细节，也可以通过对取自一个或多个核心分类中的某些项目进行重新编排或整合而成。衍生分类常常被特别指定用在国家或国际水平中。

在 WHO-FIC 中，衍生分类包括 ICF 和 ICD 的专科试用本，如《国际疾病分类法-肿瘤学分卷》(ICD-O-3)、《国际疾病分类法牙科和口腔学分册》第三版(ICD-DA)、ICD-10之《精神和行为障碍分册》、《国际疾病分类神经学分册》第二版(ICD-NA)。

3. 相关分类

相关分类是那些部分参照核心分类，或者是仅仅在结构的特定方面与核心分类相关的分类。为了维护、更新且修正分类家族统计分类的规则，鼓励将部分相关分类中对应的问题进行拆分，以为增加不同分类法之间的协调性提供更多的机会。在 WHO-FIC 中的相关分类包括：初级医疗国际分类(ICPC-2)，损伤外部原因的国际分类(ICECI)，解剖、医疗、化学分类和限定日剂量(ATC/DDD)。

二、ICD 概述

(一)ICD 简介

ICD 国际疾病分类表(International Classification of Diseases)是由世界卫生组织国际分类家族编制，依据疾病的某些特征，按照特定规则将疾病分门别类，并用编码的方法来表示的医学知识组织系统。它是临床诊断命名的重要参考依据，广泛应用于疾病的分类，以及其他健康问题的记录，便于临床信息系统或流行病学监控。

由于国际分类家族对 ICD 的推广及其在全世界范围内的广泛应用，现在 ICD 已经被翻译为多种版本。截至目前，世界上 ICD 的不同语种版本包括阿拉伯语、汉语、英语、法语、俄语、阿尔巴利亚语种、捷克语、克罗地亚语、丹麦语、荷兰语等约 50 多种。

(二)ICD 发展历程

ICD 有 110 年的发展历史，国际统计研究所为了对死亡进行统一登记，成立了对死亡原因分类的委员会，1893 年该委员会主席 Jacques Bertillon 提出一套分类方法——《国际死亡原因编目》，此即为第一版。以后基本上为 10 年修订一次，第 5 次修订会议于 1938 年在巴黎举行，对国际上疾病的分类进行了统计，对死亡的认定标准进行了界定。1946 年第 6 次修订版由世界卫生组织承担，首次引入了疾病分类，并强调继续保持用病因分类的哲学思想。1955 年、1965 年分别召开了第 7、8 次修订大会，1975 年召开第 9 次修订大会，在 ICD-8 的基础之上新增了大量的疾病，并对很多特定编码体系进行调整与修订。1990 年第 43 届卫生大会通过了《疾病和有关健康健康问题的国际分类——第 10 次修订本》。1999 年 1 月 1 日，世界卫生组织出版 ICD-10 替代 ICD-9，更名为《疾病和有关健康问题的国际分类——第 10 次修订本》，在世界各国广泛推广与应用，并建立了 ICD 更新的正式机制：十年进行一次全面的修订，每年进行小范围的更新，如果需要的话，每三年进行较大的更新。2018 年 6 月 18 日，世界卫生组织(WHO)发布了《疾病和有关健康健康问题的国际分类——第 10 次修订本》第 11 版(ICD-11)英文预览版，将于 2022 年 1 月 1 日正式生效。

ICD 系列的形成阶段如表 4-1-1 所示。

表 4-1-1 ICD 系列形成历史阶段划分

名称	版本	理念	编制机构	编制时间
《国际死亡原因编目》	ICD-1	对死亡原因进行分类	国际统计研究所	1893 年
《国际死亡原因编目》	ICD-2	对死亡原因进行分类	国际统计研究所	1903 年
《国际死亡原因编目》	ICD-3	对死亡原因进行分类	国际统计研究所	1913 年
《国际死亡原因编目》	ICD-4	对死亡原因进行分类	国际统计研究所	1923 年
《国际疾病列表》	ICD-5	对疾病进行统计、死亡认定标准界定	国际统计研究所	1938 年
《国际疾病列表——第 6 次修订》	ICD-6	首次引入了疾病分类，并强调继续保持用病因分类的哲学思想	世界卫生组织	1946 年
《国际疾病分类——第 7 次修订》	ICD-7	同 ICD-6	世界卫生组织	1955 年

续表

名称	版本	理念	编制机构	编制时间
《国际疾病分类——第 8 次修订》	ICD-8	同 ICD-6	世界卫生组织	1965 年
《国际疾病分类——第 9 次修订》	ICD-9	新增大量的疾病，并对很多特定编码体系进行调整与修订	世界卫生组织	1975 年
《疾病和有关健康问题的国际分类——第 10 次修订本》	ICD-10	修改编码方式，对章节体系进行重新调整	世界卫生组织	1990 年
《疾病和有关健康问题的国际分类——第 11 次修订本》	ICD-11	对章节体系进行重新调整	世界卫生组织	2012 年；2018 年发布

（三）ICD 编制目的

ICD 定义了疾病、精神障碍、损伤及其他相关的健康状况，覆盖了疾病领域的所有方面，并且赋予每一个疾病统一的标准编码，允许如下操作：①对基于证据的决策支持系统进行健康信息简单的存储、检索和分析；②在不同医院、地区、设备和国家之间共享、比较研究健康信息；③在同一个地区不同时间段的健康数据比对。

ICD 能够用于对记载在多种类型的健康和生命记录上的疾病及其他健康问题进行分类，其最初应用于对死亡的登记和死亡病因的分类，随后范围逐渐扩展到疾病诊断，用于对具有正规诊断的疾病和损伤的分类。因此，ICD 提供各种各样的体征、症状、异常所见、申诉和社会情况以代替在有关健康记录仪上的诊断。它能够用于对记录在如“诊断”、“入院理由”、“治疗情况”、“会诊理由”此类标题下的数据进行分类，这些标题广泛出现在各种健康记录中，通过这些记录能对各种健康信息与数据进行统计，便于临床决策者的决策分析。

ICD 的主要用户包括物理学家、护士、医疗卫生行业工作人员、医疗领域科研人员、健康信息管理人员、政府决策者、保险行业工作人员和国家卫生事业管理人员。世界卫生组织所有的成员国都在使用 ICD，超过 117 个国家使用 ICD 对死亡率进行统计，并将其作为健康状况的主要指标。该分类系统有助于监控世界范围内的健康死亡率和疾病发生率，并且面向国际千年发展目标来测度人类的发展进程。

三、ICD-10 体系结构及应用

自 ICD-10 开始，对其旧版本 ICD 的结构进行较大程度的调整，通过表 4-1-2 可以清晰了解到 ICD-9 与 ICD-10 之间的结构调整。

表 4-1-2　ICD-9 与 ICD-10 基本信息对比表

差别属性　表名	ICD-9	ICD-10
分类表名	国际疾病分类	疾病和有关健康问题的国际分类
编码方式	纯数字	字母与数字组合
内容改变	17 章	21 章
索引数	6 万条	7 万条
注释	无	每章下面有对章节整体的注释说明

（一）ICD-10 简介

ICD-10 由世界卫生组织第 43 次大会在 1990 年 5 月通过，目前已经在全世界 100 多个国家广泛使用，并且被 2 万多篇科学论文所引用。

1. ICD-10 分类原理

ICD 的分类原理是依据疾病的 4 个主要特征，即病因、部位、病理及临床表现（包括症状、体征、分期、分型、性别、年龄、急慢性、发病时间等）进行编码与分类，形成以病因为主，解剖部位、临床表现、病理改变为辅的混合轴心。构成正确的疾病诊断有四个基本成分，即病因、解剖部位、临床表现（症状、体征、性别、年龄分期、分型、轻重、急慢性、发病时间等）、病理改变（肿瘤形态学和肾病综合征的诊断依据）。每一特性构成了一个分类标准，形成一个分类轴心，因此 ICD 是一个多轴心的分类系统。

ICD 分类的基础是对疾病的命名，没有名称就无法分类。但疾病又是根据其内在本质或外部表现来命名的，因此疾病的本质和表现正是分类的依据。分类与命名之间存在一种对应关系，当对一个特指的疾病名称赋予一个编码时，这个编码是唯一的，且表示了特指疾病的本质和特征，以及其在分类里的上下左右关系。

2. ICD-10 编码规则

ICD 是一个可变轴心的分类，其结构的研制来自威廉法尔早年在分类结构国际讨论中的提议：为了所有实际的、流行病学的目的，疾病的统计数据应该按下列方式分组，即流行性疾病、全身性或一般性疾病、按部位排列的局部疾病、发育性疾病、损伤。ICD-10 各章基本可以识别出这个分类思路。

ICD 是由三位数类目组成的单一编码表，每个类目可进一步分为多达 10 个四位数亚目。第 10 次修订本使用字母与数字组合的编码，即在第一位用一个字母，第二、第三和第四位各用一个数字。第四位数在一个小数点之后，故编码的数字范围从 A00.0 到 Z99.9，但是未使用 U，因为编码 U00～U49 分配给了某些病因不明的新疾病，编码 U50～U99 可用于科学研究。

ICD 编码在使用时的规则主要依据整个类目表各章节的类目按照病理情况进行编码选择，主要准则包括如下两点。

(1) **确定主导词**：对疾病或损失来说，常常是病理情况的一个名词即是主导词；但某些以形容词或人名名词表示的情况也可作为主导词包括在索引中。

(2) **阅读放在主导词后面的括号内的术语说明**：包括理解修饰词是否会影响编码的问题。

（二）ICD-10 结构分析

1. ICD-10 类目体系

1）ICD-10 的整体框架

ICD-10 是国际上应用比较广泛的疾病术语分类表，明确其基本信息及框架体系对本国的临床病案应用意义重大，经过整理分析，其基本信息及框架见表 4-1-3。

表 4-1-3　ICD-10 基本信息及框架表

全称	《疾病和有关健康问题国际分类——第 10 次修订本》	编制机构	世界卫生组织 WHO
术语量	13505	概念数	11 533
覆盖领域	和疾病相关的各种疾病统计	更新频率	每年
范畴体系	分为 21 章：传染病，肿瘤，血液，内分泌营养疾病，精神和行为障碍，神经系统疾病，眼和附器疾病，耳和乳突疾病，循环系统疾病，呼吸系统疾病，消化系统疾病，皮肤系统疾病，肌肉骨骼系统疾病，泌尿生殖系统疾病，妊娠，分娩和产褥期，起源于围生期的疾病，先天性畸形，症状体征等，损伤中毒和外因的某些后果，死亡的原因，影响健康和与保健机构接触的因素		
应用	为临床病案记录提供统一的代码与命名标准		

2) ICD-10 各章

本分类共分为 21 章。ICD 编码的第一位数是一个字母，每个字母都与特定的一章相关，只有字母 D 和 H 除外。字母 D 同时用于第二章“肿瘤”和第三章“血液及造血器官疾病和某些涉及免疫机制的疾病”，而字母 H 同时用于第七章“眼和附器疾病”和第八章“耳和乳突疾病”，有 4 章在编码的第一位上使用了一个以上的字母。

每章都有三位数类目及其内容，但没有把各个三位数类目所有可用的编码全部用上，以便为将来的修订和扩展留出相应的空间。

ICD-10 各章的章节排列方式如表 4-1-4 和表 4-1-5 所示。

表 4-1-4　ICD-10 章节体系(中文)

中文
ICD-10 章节体系，共分 21 章(2012 版)：
某些传染病和寄生虫病
肿瘤
血液及造血器官疾病和涉及免疫机制的某些病患
内分泌、营养和代谢疾病
精神和行为障碍
神经系统疾病
眼和附器疾病
耳和乳突疾病
循环系统疾病
呼吸系统疾病
消化系统疾病
皮肤系统疾病
肌肉骨骼系统和结缔组织疾病
泌尿生殖系统疾病
妊娠、分娩和产褥期
起源于围生期的疾病
先天性畸形、变形和染色体异常
症状、体征和临床与实验室异常所见，其他未分类
外伤、中毒等外因造成的一定后果
发病率和死亡率的外部原因
影响健康状况及与卫生服务接触的因素

表 4-1-5　ICD-10 章节体系(英文)

英文
ICD-10 Version: 2010
Certain infectious and parasitic diseases
Neoplasms
Diseases of the blood and blood-forming organs and certain disorders involving the immune mechanism
Endocrine, nutritional and metabolic diseases
Mental and behavioural disorders
Diseases of the nervous system
Diseases of the eye and adnexa
Diseases of the ear and mastoid process
Diseases of the circulatory system
Diseases of the respiratory system
Diseases of the digestive system
Diseases of the skin and subcutaneous tissue
Diseases of the musculoskeletal system and connective tissue
Diseases of the genitourinary system
Pregnancy, childbirth and the puerperium
Certain conditions originating in the perinatal period
Congenital malformations, deformations and chromosomal abnormalities
Symptoms, signs and abnormal clinical and laboratory findings, not elsewhere classified
Injury, poisoning and certain other consequences of external causes
External causes of morbidity and mortality
Factors influencing health status and contact with health services

3）ICD-10 类目各节

各章被细分为三位数类目同类的各节。在第一章，节的标题反映了两个分类轴心——传播的模式和感染病原体的大组。在第二章中，第一个轴心是肿瘤的动态，在平台中，尽管有几个三位数类目是为重要的形态学类型提供的（如白血病、淋巴瘤、黑色素瘤、间皮瘤、卡波西肉瘤），但轴心主要按部位分类。在每节标题后的圆括号中给出类目的范围。

第一章的类目如图 4-1-2 所示。

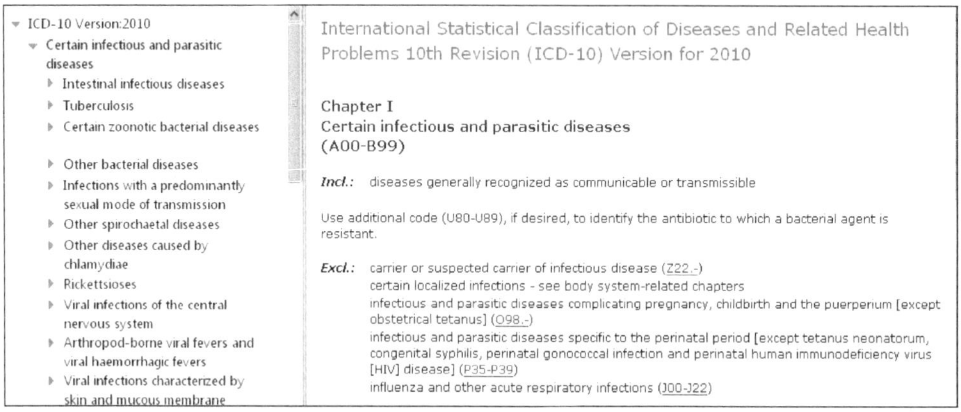

图 4-1-2　第一章的内容显示

从图 4-1-2 中可以看出，每一章的章节名后紧跟着一个括号，用来标识该章所属的类目号。章中各节的呈现方式如图 4-1-3 所示。

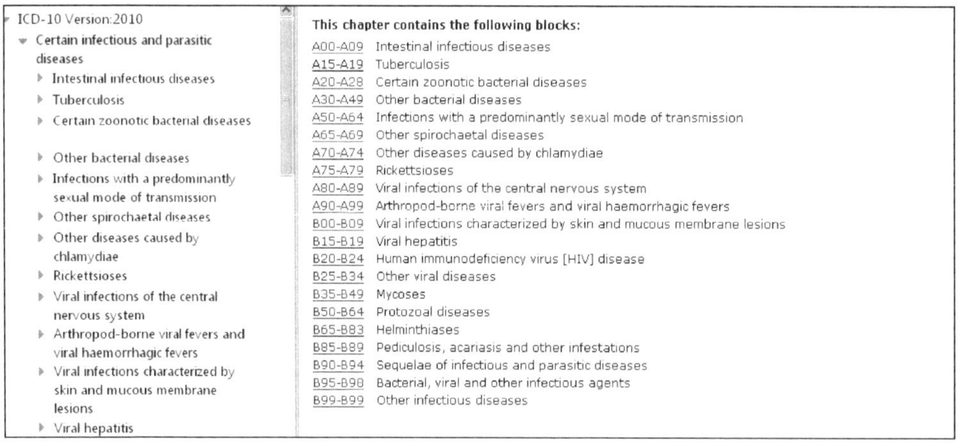

图 4-1-3　ICD 第一章类目及各节图示

图 4-1-3 是从 ICD-10 官方网站截图所得，左列为第一章的各节，包括肠道传染病、结核病、某些动物源性细菌性疾病、其他细菌性疾病等，合计 21 节；右侧显示为各节所示类目的范围，从 A00 至 B99 为第一章。

4）ICD-10 三位数亚目

在每节内都有些三位数类目是用于单一情况的，其选择依据是根据其拼读、严重程度或对公共卫生干预的易感性，而其他类目则用于具有某些共同特征的各组疾病。通常把许多不同但少见的情况分类到“其他”情况，也包括“未特指”的情况。图 4-1-4 所示为 ICD-10 的三位数类目示例。

G10	**Huntington disease** ***Incl.:*** Huntington chorea
G11	**Hereditary ataxia** ***Excl.:*** cerebral palsy (G80.-) hereditary and idiopathic neuropathy (G60.-) metabolic disorders (E70-E90)

图 4-1-4 ICD-10 的三位数类目

5) ICD-10 四位数亚目

四位数亚目是通过小数点后的数字来体现的，目的是：①对三位数类目进行细分，提供多达 10 个亚目的扩展途径；②在用途上，四位数亚目是对三位数类目的细分说明。如果三位数类目是用于单一疾病的描述，四位类亚目则是用于标注其所属的身体不同部位或种类；如果三位数类目是表达一组情况的，则用四位类亚目标明这一组疾病下所属的疾病有哪些实例。

如图 4-1-5 所示，三位数亚目 E22 是指“垂体功能亢进”，即表达的是一组情况，并没有详细说明有哪些情况属于垂体功能亢进的情况。那么该三位数亚目下就通过扩充四位数亚目来对垂体功能亢进具体涵盖的实例进行解释说明，包括 E22.0 肢端肥大症和垂体性巨人症、E22.1 高催乳素血症等具体的表现形式。

E22 Hyperfunction of pituitary gland

Excl.: Cushing syndrome (E24.-)
Nelson syndrome (E24.1)
overproduction of:
- ACTH not associated with Cushing disease (E27.0)
- pituitary ACTH (E24.0)
- thyroid-stimulating hormone (E05.8)

E22.0 Acromegaly and pituitary gigantism

Arthropathy associated with acromegaly+ (M14.5*)
Overproduction of growth hormone

Excl.: constitutional:
- gigantism (E34.4)
- tall stature (E34.4)

increased secretion from endocrine pancreas of growth hormone-releasing hormone (E16.8)

E22.1 Hyperprolactinaemia

Use additional external cause code (Chapter XX), if desired, to identify drug, if drug-induced.

E22.2 Syndrome of inappropriate secretion of antidiuretic hormone

图 4-1-5 ICD-10 的四位数类目

6) 供第五位数或后继位数水平使用的补充细分

第五位数或后继位数水平常常是沿着与低位数不同的轴心划分的亚分类，一般在不同国家对 ICD 进行扩展时使用。

7) 未使用的“U”编码

ICD 中预留了以 U 开头为编码的数据编码，U00～U49 分配给目前病因不明确的新疾病，而编码 U50～U59 则用作科研。

2. ICD-10 类目注释

1) inclusions 术语表与四位数亚目的注释说明

(1) 包括术语(Incl.)：在三位数和四位数的黑标题中，通常列有一些其他的诊断术语，这些术语被称为“包括术语”，而且除标题外，它们被作为分类到该黑标题下诊断性陈述的例子，它们可能是指不同的情况或是同义词，不是黑标题的亚分类。

包括术语如图 4-1-6 所示。

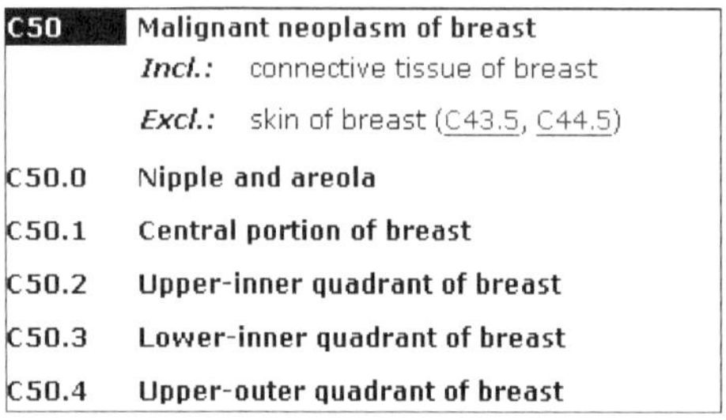

图 4-1-6　ICD-10 的包括术语示例

在图 4-1-6 所示的术语列表中，居于上位的 C50 与 C50.0、C50.1、C50.2 等构成了 PAR 与 CHD 的关系。其中，C50 下分别有 Incl 与 Excl，用于限定隶属于“Malignant neoplasm of breast”下的术语或排除不能包含在“Malignant neoplasm of breast”下的术语。

(2) 不包括术语(Excl.)：在一些黑标题下会有“不包括”的标识，表示该黑标题所指的疾病不包括其后列出的疾病，这个不包括术语后面的圆括号，用来指出该条不包括术语应该分类在他处的类目或编码，即不包括术语应该放到这个编码中。如图 4-1-6 的示例，说明“乳房皮肤的恶性肿瘤”不应该包含在“C50 乳房恶性肿瘤”下，而它的正确编码是 C43.5 或 C44.5。

2) 某种疾病两个 code 同时使用的特殊情况

当一个医疗事件有“主要情况”和“其他情况”两种相伴随的情况时，应该选择附加编码。对“主要情况”指出优选的编码，同时用一个选择性附加编码提供更多信息，优选编码为单因分析指出了“主要情况”，而附加编码则可以包括在多种原因中。

(1) 剑号(+)和星号(*)系统：剑号和星号系统是用于标识两个编码同时使用的不同规则。

主要编码用于对根本疾病进行揭示，通常用剑号做标记；当有临床表现作为辅助说明时，则可选择性附加编码，通常用星号做标记。星号编码通常以三位数类目形式出现。ICD 编码系统总共有 83 个特殊的星号类目，被列在有关各章的开头，如图 4-1-7 所示。

如图 4-1-7 所示，当符号(+)出现在黑标题上，则说明可分类与此黑标题的全部术语都服从双重分类，并且都有相同的选择性编码。

A17+ Tuberculosis of nervous system

A17.0+ Tuberculous meningitis (G01*)
Tuberculosis of meninges (cerebral)(spinal)
Tuberculous leptomeningitis

A17.1+ Meningeal tuberculoma (G07*)
Tuberculoma of meninges

A17.8+ Other tuberculosis of nervous system
Tuberculoma | of | brain (G07*)
Tuberculosis | | spinal cord (G07*)

Tuberculous:
- abscess of brain (G07*)
- meningoencephalitis (G05.0*)
- myelitis (G05.0*)
- polyneuropathy (G63.0*)

A17.9+ Tuberculosis of nervous system, unspecified (G99.8*)

图 4-1-7 剑号与星号系统

(2) **其他选择性双重编码**：除了剑号和星号系统外，还有些情况允许使用两个 ICD 编码以充分描述一个人的情况。在类目表中会有特定的注释说明“需要时，使用附加编码……”，就标出了许多这样的情况，这种附加编码只能用于特殊类目表。例如，对于肿瘤，在第一卷上的形态学编码虽然不是主要 ICD 的部分，但可以加到第二章的编码后以表明肿瘤的形态学类型；对于可分类到“身体系统”各章的局部感染，可以加上来自第一章的编码以表明感染的病原体。

3. ICD-10 特殊符号

在类目表所列举的包括和不包括术语中，ICD-10 还使用了某些特殊管理，涉及圆括号、方括号、冒号、大括号、缩略语 NOS、短语“不可归类在他处者”(NEC) 及标题中“和”字的使用。编码员在应用 ICD-10 进行病案编码的过程中需要清楚地了解这些使用管理。

(1) **圆括号**：圆括号的目的是括起修饰词。这些词可以跟在诊断性术语之后而不影响在圆括号外面将要制定词的编码号。例如，I10 的包括术语中，有多个圆括号标记，如图 4-1-8 所示。

I10 Essential (primary) hypertension
Incl.: High blood pressure
Hypertension (arterial)(benign)(essential)(malignant)(primary)(systemic)
Excl.: involving vessels of:
- brain (I60-I69)
- eye (H35.0)

I11 Hypertensive heart disease
Incl.: any condition in I50.-, I51.4-I51.9 due to hypertension

I11.0 Hypertensive heart disease with (congestive) heart failure
Hypertensive heart failure

I11.9 Hypertensive heart disease without (congestive) heart failure
Hypertensive heart disease NOS

图 4-1-8 圆括号示例 1

该术语为高血压(动脉的)(良性)(特发性)(恶性)(系统性)，意味着对“高血压”这一单独的词或当其被圆括号中的任何词和联合词所限定时，编码均为 I10。

圆括号也可用于围起在不包括术语中所提到的编码，例如，图 4-1-9 中，该示例则表示 H01.0 眼炎，不包括眼结膜炎(H10.5)。

H01	**Other inflammation of eyelid**	
H01.0	**Blepharitis**	
	Excl.:	blepharoconjunctivitis (H10.5)

图 4-1-9 圆括号示例 2

(2)方括号：方括号用于括起同义词、其他词或解释性短语，以及提到前面的注释，起到参见作用，或者提到前面述及的对许多类目共用的一组第四位数亚目等情况。

(3)NOS：字母 NOS 是“其他未特指”的缩写，意味着“未特指”或“未限定”的意思。

(4)不可归类在他处：“不可归类在他处”一词，当使用某个三位数类目的标题时，通常是作为一个警告，即所列情况的某些特指变种可能出现在分类的其他部分。

(5)通用字符类目的使用规则：为了质量控制，将核对程序引入计算机系统非常有必要，ICD-10 提供下列各组类目作为核对内部一致性的基础，其编组的策略是根据这些类目所共有的特殊性质。

例如，星号类目存在这样的限制。

下列星号类目不能单独使用，它们必须联合一个剑号编码，并在剑号编码之后使用：

“D63*, D77*, E35*, E90*, F00*, F02*, G01*, G02*, G05*, G07*, G13*, G22*, G26*,G32*, G46*, G53*, G55*, G59*, G63*, G73*, G94*, G99*, H03*, H06*, H13*, H19*,H22*, H28*, H32*, H36*, H42*, H45*, H48*, H58*, H62*, H67*, H75*, H82*, H94*,I32*, I39*, I41*, I43*, I52*, I68*, I79*, I98*, J17*, J91*, J99*, K23*, K67*, K77*,K87*, K93*, L14*, L45*, L54*, L62*, L86*, L99*, M01*, M03*, M07*, M09*, M14*,M36*, M49*, M63*, M68*, M73*, M82*, M90*, N08*, N16*, N22*, N29*, N33*,N37*, N51*, N74*, N77*, P75*.”

(三)ICD 的临床应用

ICD 的临床应用主要表现在病案首页的使用，方便疾病统计上报及疾病分类统计等，具体而言主要表现在如下方面。

1. ICD-10 在病案首页中的应用

用于电子病案的记录与编码。病案首页是整个病案的缩写，是一份病案的目录，病案首页中的疾病诊断、疾病编码，以及其他信息的漏填、错填会导致病案内容的失真，从而引起各项统计数据的偏差，为医疗纠纷埋下隐患，也为各种医疗保险检查留下隐患。ICD-10 为编码和编码员编制了许多帮助重新确定和选择疾病主要情况的规则及注释。ICD-10 编码是医院临床科研、教学中索引查询所需病案的重要工具，病案首页中疾病诊断的准确填写也是查询到有效信息的重要保证。自 2002 年 1 月 1 日起，中国卫生部要求，住院患者病案按照国际疾病分类 ICD-10 编码原则分类，并上报统计信息。之前使用的 ICD-9 编码停止使用。

2. ICD-10 在疾病分类中的应用

对于医疗机构而言，ICD 是医院疾病分类的标准，ICD 编码是疾病的主要索引之一，统一规范的标准与编码使得病案能够规范医生问诊，使患者在就诊过程中减少疾病名称不规范引起的歧义。另外，通过规范的疾病分类可以将病案中的信息按不同的用途加以归纳，再结合病案中医疗人员的信息及各种检验、治疗的信息，可以对医疗人员的医疗水平与医疗资源利用进行分析，对医疗质量进行评价。

3. ICD-10 在医疗信息化和病案统计中的应用

ICD 的建立和推广应用使得疾病名称得以标准化、规范化，已成为卫生信息化、医院信息系统应用的基础；疾病名称的标准化又使疾病统计信息可在世界范围内得以共享，且具有国际可比性，从而反映出不同国家的卫生状况。同时，规范统一的疾病编码有助于国际间科研活动的交流。

为了推动医疗保险制度建设，作为全国的试点之一，北京市医疗保险预付费系统的疾病统计和医疗质量控制自2007年开始使用ICD-10临床版的疾病分类与诊断及其编码。自 2007 年 4 月 1 日起，按北京市卫生局和北京市医疗保险办公室要求，北京市二级及二级以上医院统一应用 ICD-10 临床版，以规范填写住院病案首页疾病诊断名称和疾病分类编码。

四、ICD 各临床修订版介绍

(一) ICD 临床修订版

1. 修订目的

随着 ICD-10 在国际领域的推广与应用，世界各国的相关机构对英文版本的 ICD-10 进行翻译，至今国际上 ICD-10 已被译成 42 种版本，如阿拉伯语、汉语、英文、法语、俄语、西班牙语等。随着其应用的推广，各个国家在应用的过程中也发现了更多问题，无论是较为广泛应用的 ICD-9，还是目前广泛推广的 ICD-10，通过应用都发现 WHO 的国际分类家族编写的 ICD-10，更是一个指导性的分类思路，在实际应用中需要根据国情进行适度调整。

一方面是由于不同国家的语种问题，不同语种对于同一个疾病的表述存在差异，ICD 的内容不能完全被移植或照搬；另一方面是地域特征，不同国家对一些特定病种会有特定的表达，一个国家还有会一些地域性特征的疾病，如克山病多发自中国，而在 ICD 中完全没有可将之归入的大类，因此不同国家为了遍历临床实践中出现的所有病种，需要对世界卫生组织国家分类家族编写的 ICD 进行本地化改造。在应用 ICD-10 的过程中，美国、加拿大和澳大利亚皆对 ICD-10 的内容进行了本地化的改造与编辑，以期适应本国的现状与病案管理、医疗保险的应用。这些本地化的英文版本中比较有代表性的是澳大利亚的 ICD-10-AM，以及美国的 ICD-9-CM、ICD-10-CM 和 ICD-10-PCS。

2. 修订的版本类型

1) 美国修订版

ICD-10-CM 中文全称为《疾病和有关健康问题的国际分类——第 10 次修订版》，是根据世界卫生组织编制的 ICD 系列版本，经过其授权，分别由各国政府组织权威机构进行相应的改编与调整，以便能适用于美国本土的临床应用。

美国政府为了更好地应用 ICD，陆续研制了 ICD-9-CM、ICD-10-PCS、ICD-10-CM，其中 ICD-9-CM 是对 WHO 编制的 ICD-9 进行改造的临床修订版。随着 ICD-9 退出历史舞台，ICD-9-CM 需要更新或被替代，美国医疗保健与医疗保障服务中心(CMS)研制了 ICD-10-PCS(即 ICD-10-操作规程编码系统)，使其作为 ICD-9-CM 第 3 卷的接替者，其主要目的是用于医院信息化的数据采集、医疗保险赔付和电子档案的记录。该计划实施于 2009 年 1 月 16 日，HHS 出版了最后的规则，提出用 ICD-10-CM 及 ICD-10-PCS 代替 ICD-9-CM 的具体规则，其有效的执行日期为 2013 年 10 月 1 日。

1999 年美国国家健康统计中心再次对 ICD-9-CM 的第 1、2 卷进行了更新并计划用 ICD-10-CM 替代其第 1 卷和第 2 卷，在 2013 年 10 月 ICD-10-CM 完全正式替代 ICD-9-CM 的卷 1 和卷 2。ICD-10-CM 的开发有一个常态的工作团队，包括专业的技术顾问小组、临床研究人员、编码团队、实验室小组及其他人员，以确保所编制术语与编码的准确性和可用性。由此可见，美国政府进行本地化改造的 ICD-10-CM 具有悠久的改造历史及实践历史，在美国本土很好地发挥着临床统计及病案管理的重要作用。

ICD-10-CM 和 ICD-9-CM 之间的替代情况如表 4-1-6 所示。

表 4-1-6　ICD-10-CM 和 ICD-9-CM 版本更新

原版本名称	新版本名称
ICD-9-CM 之第 1 卷，第 2 卷	ICD-10-CM
ICD-9-CM 之第 3 卷	ICD-10-PCS

2) 澳大利亚修订版

ICD-10-AM(The International Classification of Diseases, Tenth Revision, Australian Modification)，中文全称为《疾病和有关健康问题的国际分类——澳大利亚第 10 次修订本》，由澳大利亚国家健康分类中心(NCCH)维护。ICD-10-AM 包括澳大利亚的临床分类，这是一个基于澳大利亚医疗福利计划(MBS)的多轴分类系统，也是作为对 MBS 的扩展，每两年更新一次。

3) 各国手术编码修订版

手术分类是病案/卫生信息技术的重要加工工具，是管理人员所需知识的重要组成部分。手术分类可以用于：医疗付款；医、研、教资料的检索；医院管理；手术分级管理；准入制度；临床路径。

由于 ICD-9 并没有手术编码，因此美国医疗保健与医疗保障服务中心研制了 ICD-9-CM 第三卷(诊断操作)，而澳大利亚、加拿大、德国等也在本国 ICD-10 修订版的基础上研制了相对应的手术操作编码/诊断编码。手术编码是对手术和操作名称的分类，包括对患者直接施行的诊断性及治疗性操作，如外科手术、内科诊断性或治疗性操作、实验室检查及少量对标本的诊断操作、药物治疗。

ICD 系列下各个国家临床修订版的手术操作编码的研制情况如表 4-1-7 所示。

表 4-1-7 ICD 系列各国临床修订版的手术操作编码的研制情况

国家	诊断编码	手术操作编码
美国	ICD-9-CM ICD-10-CM	ICD-9-CM 卷 3 ICD-10-PCS
澳大利亚	ICD-10-AM	ICD-10-AM(ACHI)
加拿大	ICD-10-CA	CCI
德国	ICD-10-GM	OPS-301 2.0

(二)ICD-9-CM

1. ICD-9-CM 简介

美国自 1973 年起，在全国范围内使用 ICD-8 的临床修订本，它保持并扩展了 ICD 的统计、管理和医院索引等功能。1978 年，美国国家卫生统计中心根据各方面的需求，组织了许多学术组织修订和出版《国际疾病分类第 9 版》的临床修订本。“临床”两字强调了它修订的内容更适用于疾病数据的报告、报表的编制和资料的比较。它有助于内部或外部对医疗服务的及时性和适当性进行评估。

ICD-9-CM 共分为三卷。第一、二卷完全与 ICD-9 兼容，但在第五位数上对 ICD-9 进行了增补。第三卷则是对 ICPM 的改编，ICPM 的第五章主要来源于美国的手术操作分类资料，而 ICD-9-CM-3 又是在 ICMP 的第五章基础上进行细分，并得到了世界卫生组织的承认。其工作草案是 1975 年 9 月 30 日到 10 月 6 日在日内瓦确定，标号是 WHO/ICD-9/Rev.Conf.75.4。

2. ICD-9-CM-3 结构分析

ICD-9-CM-3 包括两部分：类目表和汉语拼音顺序索引。

类目标题大约 90%为手术，10%为检查和治疗性操作。

类目表共分 17 章，除第 1 章和第 17 章外，其他章是按解剖系统分类，编码从 00.01～99.99，按大小顺序排列，如表 4-1-8 所示。

类目表按编码的大小顺序排列。其中圆点前的两位数编码代表解剖系统，即手术涉及的身体器官或部位。

亚目和细目：圆点后的两位数编码，表名所行手术操作方式、入路和方法等。亚目指三位数编码，细目指四位数编码，示例见表 4-1-8。

表 4-1-8　ICD-9-CM-3 类目表

章节	名称	编码
第一章	操作和介入，不能分类于他处	00
第二章	神经系统手术	01-05
第三章	内分泌系统手术	06-07
第四章	眼部手术	08-16
第五章	耳部手术	18–20
第六章	鼻、口、咽部手术	21–29
第七章	呼吸系统手术	30–34
第八章	心血管系统手术	35–39
第九章	造血和淋巴系统手术	40–41
第十章	消化系统手术	42–54
第十一章	泌尿系统手术	55–59
第十二章	男性生殖器官手术	60–64
第十三章	女性生殖器官手术	65–71
第十四章	产科操作	72–75
第十五章	肌肉骨骼系统手术	76–84
第十六章	体被系统手术	85–86
第十七章	其他诊断性和治疗性操作	87–99

ICD-9-CM-3 也有类目、亚目和细目的术语。除少数没有细目条目者可编码至亚目外，其余的应编码至细目。

例如：07 类目，其他内分泌腺手术

07.0 亚目，肾上腺区探查手术

07.00 细目，肾上腺区探查术 NOS

当一个手术诊断是肾上腺区的探查术，又没有其他特指时，要编码到 07.00 细目，不能编码于 07.0 亚目。

图 4-1-10 是 ICD-9-CM-3 的术语类目与亚目示例。

3. ICD-9-CM-3 类目注释

ICD-9-CM-3 中的方括号、圆括号、大括号、见、另见、NOS、NEC 的功能基本上与 ICD-10 一致。特殊的格式要求如下。

(1) Code Also（另编）：又称也要编码，是一个重要的指示词，提示在该编码下常会出现一些伴随的其他手术操作，这些同时伴随的手术也需进行编码。

(2) Omit Code（省略编码）：在索引中有时会遇到省略编码的指示，意指当某一手术只是整个手术中的一个先行步骤时，这个手术就不必编码。

(3) 表示有共用细目需要补充：示例见表 4-1-9。

```
00.02        Therapeutic ultrasound of heart
                Anti-restenotic ultrasound
                Intravascular non-ablative ultrasound

Excludes:diagnostic ultrasound of heart (88.72)
            ultrasonic ablation of heart lesion (37.34)
            ultrasonic angioplasty of coronary vessels (00.66, 36.09)


00.03        Therapeutic ultrasound of peripheral vascular vessels
                Anti-restenotic ultrasound
                Intravascular non-ablative ultrasound

Excludes:diagnostic ultrasound of peripheral vascular system (88.77)
            ultrasonic angioplasty of:
                non-coronary vessel (39.50)
```

图 4-1-10　ICD-9-CM-3 术语截图

表 4-1-9　ICD-9-CM-3 类目 38 下共用细目表列表

细目编码	细目说明
.-0	未特指部位
.-1	颅内血管
.-2	头和颈部的其他血管
.-3	上肢血管
.-4	主动脉
.-5	其他胸部血管
.-6	腹部动脉
.-7	腹部静脉
.-8	下肢动脉
.-9	下肢静脉

(4) NOS (not otherwise specified)：其他方面未特指，指手术术式、手术部位、手术入路等方面未特指。

例如：44.29 幽门成形术 NOS　(手术术式)

07.80 胸腺切除术 NOS　(手术部位)

07.69 垂体切除术 NOS　(手术入路)

(5) NEC (not elsewhere classified)：不可分类于他处者。NEC 的出现表示当缺少手术方式、手术部位、手术入路等资料时方可用此编码。简单地说，如果能够分类到其他编码，则不采用此编码。

例如：78.8 骨诊断性操作　NEC

NOS 和 NEC 在类目表中均有出现。

(6) 另编：指示对某个同一时间内完成的操作的各个组成部分也要进行编码；对使用特殊附属操作或设备也要进行编码。

例如：腔静脉-肺动脉吻合术　39.21

另编码：心肺搭桥[体外循环] [心肺机] (39.61)

对于该手术，在编码的过程则应该考虑：分类直视心血管手术一般需要另外编码体外循环(39.61)。

(三) ICD-10-CM 的体系结构及应用

1. ICD-10-CM 概述

1) ICD-10-CM 简介

ICD-10-CM 全称为 *International Classification of Diseases, Tenth Revision, Clinical Modification*，即《国际疾病统计分类临床修订版》(第 10 版)，由美国国家健康统计中心(NCHS)和医疗保健服务中心(CMS)负责编制。ICD-10-CM 的研制遵循 WHO 为 ICD 制定的一系列规则，在此基础之上，根据美国的本土特色和使用习惯进行相应的调整。

2) ICD-10-CM 类目体系

ICD-10-CM 包括两部分：字母索引和术语及代码列表。字母索引包括疾病与损伤的索引、外伤导致的损伤索引、肿瘤药物化学物质列表三部分。

ICD-10-CM 共分 21 章，依然沿用 ICD-10 的章节体系，章节下分为 20～25 个小节，每节下分为具体的疾病类型和代码。ICD-10-CM 术语表将其分别称为类目、亚目和代码。无论是类目、亚目或代码，都是由字母或数字组成。所有的类目都含有 3 个字符，3 个字符合起来称为一个完整的代码。亚目包含 4 或 5 个字符。代码可能包含 3 个、4 个、5 个、6 个或 7 个字符。

ICD-10-CM 整体结构体系为章节体系，见图 4-1-11。

ICD-10-CM 的一级类目体系即“类目”，见图 4-1-12。

1　Certain infectious and parasitic diseases (A00-B99)
2　Neoplasms (C00-D49)
3　Diseases of the blood and blood-forming organs and certain disorders involving the immune mechanism (D50-D89)
4　Endocrine, nutritional and metabolic diseases (E00-E89)
5　Mental and behavioral disorders (F01-F99)
6　Diseases of the nervous system (G00-G99)
7　Diseases of the eye and adnexa (H00-H59)
8　Diseases of the ear and mastoid process (H60-H95)
9　Diseases of the circulatory system (I00-I99)
10　Diseases of the respiratory system (J00-J99)
11　Diseases of the digestive system (K00-K94)
12　Diseases of the skin and subcutaneous tissue (L00-L99)
13　Diseases of the musculoskeletal system and connective tissue (M00-M99)
14　Diseases of the genitourinary system (N00-N99)
15　Pregnancy, childbirth and the puerperium (O00-O99)
16　Certain conditions originating in the perinatal period (P00-P96)
17　Congenital malformations, deformations and chromosomal abnormalities (Q00-Q99)
18　Symptoms, signs and abnormal clinical and laboratory findings, not elsewhere classified (R00-R99)
19　Injury, poisoning and certain other consequences of external causes (S00-T88)
20　External causes of morbidity (V00-Y99)
21　Factors influencing health status and contact with health services (Z00-Z99)

图 4-1-11　ICD-10-CM 章节体系

A00-A09	Intestinal infectious diseases
A15-A19	Tuberculosis
A20-A28	Certain zoonotic bacterial diseases
A30-A49	Other bacterial diseases
A50-A64	Infections with a predominantly sexual mode of transmission
A65-A69	Other spirochetal diseases
A70-A74	Other diseases caused by chlamydiae
A75-A79	Rickettsioses
A80-A89	Viral and prion infections of the central nervous system
A90-A99	Arthropod-borne viral fevers and viral hemorrhagic fevers
B00-B09	Viral infections characterized by skin and mucous membrane lesions
B10	Other human herpesviruses
B15-B19	Viral hepatitis
B20	Human immunodeficiency virus [HIV] disease
B25-B34	Other viral diseases
B35-B49	Mycoses
B50-B64	Protozoal diseases
B65-B83	Helminthiases
B85-B89	Pediculosis, acariasis and other infestations
B90-B94	Sequelae of infectious and parasitic diseases
B95-B97	Bacterial and viral infectious agents
B99	Other infectious diseases

图 4-1-12 ICD-10-CM 的一级类目体系

ICD-10-CM 的二级目录为类目下的分支，即“亚目”，通常包含 4 或 5 个字符。示例见图 4-1-13，图中 A02.2、A02.20-A02.29 皆属于其亚目的内容。

A02.2 Localized salmonella infections

- A02.20 Localized salmonella infection, unspecified
- A02.21 Salmonella meningitis
- A02.22 Salmonella pneumonia
- A02.23 Salmonella arthritis
- A02.24 Salmonella osteomyelitis
- A02.25 Salmonella pyelonephritis
  Salmonella tubulo-interstitial nephropathy
- A02.29 Salmonella with other localized infection

图 4-1-13 ICD-10-CM 的亚目示例

最后一个部分称为“代码”，“代码”可能含有 6 个或 7 个字符，示例见图 4-1-14。代码是亚目再进行细分的层级，图中 H53.141 属于“代码”。

H53.14 Visual discomfort
Asthenopia
Photophobia

- H53.141 Visual discomfort, right eye
- H53.142 Visual discomfort, left eye
- H53.143 Visual discomfort, bilateral
- H53.149 Visual discomfort, unspecified

图 4-1-14 ICD-10-CM 的代码示例

2. ICD-10-CM 结构分析

ICD-10-CM 的应用规则主要是通过其描述属性的定义进行界定的，ICD-10-CM 对 ICD-10 的调整主要表现为应用规则、美国特定病种名称等的调整，摒弃了 ICD-10 中烦琐的星号、剑号等应用规则，取而代之的是一些描述属性的注释。通过对 ICD-10-CM 描述属性及术语表结构的分析，总结出与应用密切相关的属性列表，如表 4-1-10 所示。

表 4-1-10　ICD-10-CM 的描述属性信息列表

描述属性名称	描述属性中文释义
ALT_SORT_CODE	交替选择类号
CHAPTER_NOTE	章节注释
Includes　Notes	出现在 3 个字符之后是为了进一步定义或举例
NOTE	注释(本表内部章节、术语等)
SOS	映射集注释
CODE_ALSO	解释两个代码完整描述一种基本状况，两个代码的顺序是任意的，取决于疾病的重要程度和事件的原因
CODE_FIRST/ USE_ADDITIONAL	使用注释：由于潜在病因导致的既有潜在病因存在又有多种全身症状时，ICD-10-CM 有一套编码规则，即潜在病因跟在有临床表现的疾病代码之后。“code first”表示有临床表现的疾病，要先使用此代码。若出现“疾病在他处分类”表示代码不允许跟着诊断原则的代码之后，它们必须跟随主要疾病代码联合使用，而且必须紧跟在最主要疾病之后
EXCLUDES Notes	有两种排除在外的注释，每种注释有不同的定义，但是都是用来表明使用中某一种一种代码与另一种代码要互斥
EXCLUDES1	“EXCLUDES1”表示完全排除，提示“不用此编码”，当条目标有 EXCLUDES1 时，表示该代码被排除在外，不允许在此使用
EXCLUDES2	“EXCLUDES2”代表“此处不包含”，表明排除在外的疾病不属于该疾病的任何部分，这种疾病是当患者在同一时间段有两种疾病时要排除在外，当在一个代码下出现“Excludes2”注释时，表示这个代码可以同时使用此代码和被排除在外的代码

ICD-10-CM 中的术语编码在应用过程中，除了直接查找其对应代码之外，还要特别注意每个代码下面的一些注释属性的名称，这些注释属性等同于使用规则。下面以图 4-1-15 为例进行解析。

A05.1　Botulism food poisoning

Botulism NOS

Classical foodborne intoxication due to Clostridium botulinum

Excludes1: infant botulism(A48.51)

wound botulism(A48.52)

图 4-1-15　ICD-10-CM 描述属性示例

在图 4-1-15 中，A05.1 下出现了“Excludes 1”的注释属性，则说明在利用 ICD-10-CM 进行病案编码或录入的时候，若病患属于“A05.1 Botulism food poisoning”的疾病时，要严格排除“Excludes 1”标识后的那些术语及其代码。ICD-10-CM 中的其他各类描述属性的应用规则皆为此理。

3. ICD-10-CM 应用

ICD-10-CM 中的编码主要应用于美国入院与出院记录、多发病种统计、医疗保险的数据统计，每年更新。2011 年 1 月发布的版本中收录术语量为 102 764 条，概念数为 98 180

条，比ICD-9-CM的术语量(40 491条)和概念数(20 812条)有了很大的提升。截至目前，CDC官方网站已经发布ICD-10-CM的最新版本，替换2011年12月的版本。ICD-10-CM中的编码主要应用于美国入院与出院记录、多发病种统计、医疗保险。

(四)ICD系列在国内的本地化建设与应用分析

卫生信息化建设的重中之重即是开展标准建设。根据2010年卫生部统计信息中心对全国3765所医院信息化现状的调查结果显示，80%以上与收费相关的各类信息化系统应用最为广泛，说明以收费为中心的HIS系统已在大部分医院广泛应用，而HIS中的数据传输与共享离不开疾病编码标准及其他相关数据字典的建设。自1990年起，卫生部在《关于医院使用统一住院病案首页的通知》中规定，病案首页统一使用国际疾病分类编码。国内各个医院、卫生信息中心等机构都相继采用了ICD系列，并积极开展对ICD使用规则的学习与培训。

虽然国家各个层面已经制定了不同层面的术语标准，但是这些标准制定机构分散，存在较为严重的各自为政现象。ICD系列是最早进入中国医院信息化中的数据标准，但是由于国情不同，决定了ICD中的一些术语与中国本土的疾病不能完全匹配。另外，国际的ICD系列是一个可供各个国家扩展的版本，其类目体系较粗，并不能完全与临床中的疾病名称完全匹配，因此国内各个卫生机构为了能完成病案统计，都根据本地情况进行了相应的本地化建设。

1. ICD本地化建设情况

国际疾病分类系统的建立目的是将不同国家或地区，以及不同时间收集到的死亡和疾病数据进行系统地记录、分析、解释和比较。WHO在编制ICD的前言中写道："ICD既不打算也不适用于为不同的临床项目做索引。ICD用于财务方面，如开账单或资源分配，也有某些限制。"

1)本地化改造的原因分析

WHO ICD主要为宏观的流行病学、疾病统计、死因统计和国际交流比较服务，其分类不需要太细，编码数量不需要太多。超出上述应用范围，如应用于医学临床、DRGS等，则需要更能反映学科问题的细化分类，直接采用WHO ICD难于满足这些工作需要。因此，许多国家在WHO ICD基础上，根据国情和实际工作需要修改制定了细化的分类标准，适当进行增补、删除和扩展，并将之定为临床修订版或国家版本。例如，美国采用ICD-9-CM(即将采用ICD-10-CM)，加拿大采用ICD-10-CA，澳大利亚采用ICD-10-AM等。此外，应用DRG，要求ICD编码更加细化，以准确反映和区分患者病情。从DRG的分组模型可以清楚看出这种需求。据此，也需要开发能够满足要求的特殊ICD版本。

基于如上几种考虑因素，国内不同地区分别结合本地统计中心的病案统计上报数据，组织各地区的专家进行ICD-10国内临床版的修订工作。到目前为止，已经有卫生部在2011年12月31日发布要求各地区试运行的《疾病分类与代码(修订版)》、北京市卫生局发布的《国际疾病分类ICD-10北京临床版》等。

卫生部编撰的修订版希望在全国范围内实现疾病编码的统一，提出试运行一年，但是根据课题组在北京地区不同医院的走访，了解到北京地区的各个医院并没有执行，因为卫生部的政策只是强调“试运行”，并未提及强制使用，而之前北京地区的医院信息中心皆用的是北京临床版，目前依然使用的是北京临床版。

2）政策层面提出基于 ICD-9 进行疾病内容扩充与建设

从国家行政机构单位上而言，开展疾病标准建设的机构主要是卫生部统计信息中心及各地区的卫生局统计信息中心，负责对 ICD-10 的疾病进行修订与更新，并指导各个地区的应用。由于各地都在开展对 ICD-10 的本地化改造，因此 ICD-10 在国内尚未实现统一编码。

为推进疾病分类标准化、规范化，卫生部组织国内医院各个行业的专家对《疾病分类与代码》标准进行了修订，以满足临床路径管理、按病种付费、医院评审、重点学科评审、传染病报告等需要。卫生部办公厅于 2011 年 12 月 30 日发出“关于印发《疾病分类与代码（修订版）》的通知”。

《疾病分类与代码（修订版）》标准由卫生部统计信息中心组织修订，具体工作由中国医院协会病案管理专业委员会承担，北京等 18 个省份的 38 家医院参与编码工作。修订依据为北京协和医院董景五主译的《ICD-10（中文版）》（2008 版）、《ICD-O-3（肿瘤分册第 3 版）》和《ICD-9-CM（手术分册）》。在 4 位 ICD-10 标准代码基础上拓展到 6 位代码，共对 22 542 种疾病进行了扩展，扩展码的疾病条目来源于部分省份疾病编码字典库及医院出院患者数据库。

各个地区的卫生局统计信息中心，也在制定适用于本地的疾病分类与代码，如北京市卫生局为了规范北京地区医院疾病分类编码工作，提高编码水平，使编码数据质量满足卫生统计要求，于 2007 年编制完成《疾病分类与代码（北京临床版）》，并于 2008 年 1 月在全北京地区推行运用。

此外，卫生部医政司/医管司也在开展电子病历应用规范与术语字典规范的研究。

3）北京地区疾病分类 ICD-10 临床版的建设情况

2005 年 8 月，以北京大学附属医院和教学医院为主的 12 家医院加入北京 DRGS 课题组，同时启动了《国际疾病分类（ICD-10）北京临床版》的研发工作，后全北京市多家医院参与，于 2006 年底开发完成可以实用的 ICD-10 北京临床版。

北京临床版在研发初期主要参考了 WHO ICD-10（2005）、《疾病和有关健康问题的国际分类——第 10 次修订本》中译本、《疾病分类与代码（GB/T14396—2001）》、《国际疾病分类（ICD-10）应用指导手册》、《澳大利亚 ICD-10-AM》、部分医院的疾病分类字典库，以及北京市卫生局信息中心积累多年的出院患者调查表中的诊断和编码资料，后期还参考了 ICD-10-CM 和卫生部统编教材第 6 版，进行了必要的修改。2007 年上半年，在北京市卫生局信息中心的领导下，对全市三级医院的编码和病案管理人员进行了系统培训和应用推广，下半年全市三级医院正式使用临床版。2007 年下半年，对全市二级医院进行了广泛培训，自 2008 年 1 月开始，实现了全市二级以上医院统一使用临床版。ICD-10 临床版由临床版字典库、应用手册和索引三部分组成。

4）组织专业机构进行 ICD 系列的翻译

国内最初在临床信息系统与病案统计上用的版本都是由 WHO-FIC 中心负责翻译的版本，后期由于各地本地化病种增多，国家在要求各个地区应用 ICD 的时候，可以根据本地情况进行新增与调整，因此后期没有跟随国际 ICD-10 的更新进行更新。前期历次翻译版本与翻译时间如下。

（1）ICD-9 的翻译：《国际疾病分类第 9 次修订本（ICD-9）》第一卷，1984；《国际疾病分类第 9 次修订本（ICD-9）》第二卷，1987。

（2）ICD-9 的应用：美国在应用 ICD-9 的过程中发现没有手术编码，紧接着由美国卫生美国国家健康统计中心和医疗保健与医疗保障服务中心组织专家团队编制 ICD-9-CM（临床修订版），包括 ICD-9-CM-1 和 ICD-9-CM-2；此两册是对 WHO 编制的 ICD-9 的美国修订版，并在此基础上编制了 ICD-9-CM-3，该版本即为“手术及医疗操作分类”标准与代码。国内在 1989 年翻译出版了《手术及医疗操作分类（ICD-9-CM-3）》。

（3）随着 ICD-9 被 ICD-10 替代，WHO-FIC 中心于 1996 年、1997 年、1998 年分别推出《疾病和有关健康问题的国际分类——第 10 次修订本》（ICD-10）第一、二、三卷。目前，国内应用的最新版本是人民卫生出版社 2008 年出版的第 2 版 ICD-10。

（4）1999 年翻译出版《国际疾病分类神经学分册第 2 版（ICD-NA-2）》。

（5）2001 合作编译《国际功能、残疾和健康分类（ICF）》。

（6）随着肿瘤专科医院的增多，WHO-FIC 中心于 2003 年翻译了《国际疾病分类肿瘤学专辑第 3 版（ICD-O-3）》。

为配合上述书籍的使用，WHO-FIC 中心还编写出版了与之相关的书籍作为培训或应用教材，如《ICD-9 病伤死亡原因和医院疾病分类类目表及其使用说明》、《医院疾病及手术操作分类应用手册（ICD-9）》等。

5）建立系统的维护体系

ICD-10 北京临床版的应用除开发上述三个工具外，还建立了一个维护体系，包括：一个专家组，一个值班员，一个邮箱，一个平台。北京临床版专家组成立于 2007 年，主要由来自 30 多个医院的资深编码员组成。在卫生局信息中心，由各医院轮流派遣一位工作人员作为值班员，通过固定电话辅助解决编码问题。专家组开设了一个专用邮箱，收集医院编码工作中发现的问题和编码修改建议。借助全市联网的统计信息平台，专家组及时发布编码问题解决情况和编码标准更新情况，及时有效地支持医院编码工作。

2. 国内 ICD 应用的现状分析

国内为了迎接信息化的发展趋势，在临床术语标准建设上也开展了不同层面、不同深度的尝试与探索。国内各个医院、卫生信息中心等机构都相继采用了 ICD 系列，自 1990 年起，卫生部在《关于医院使用统一住院病案首页的通知》中规定，病案首页统一使用国际疾病分类编码；正式提出病案首页要求使用 ICD-9 中的国际疾病统一编码，1993 年开始在国内临床领域推广实施，采用的版本是北京协和医院世界卫生组织国际分类家族合作中心出版《疾病和有关健康问题的国际分类（ICD-10）》。此后，北京协和医院国际分类家族合作中心在2008年对ICD-10的更新内容进行了修订及再版。

病案首页要求统一使用ICD-10，一方面是为了DRG分组提供依据，另一方面是为了给各地区卫生局的统计中心上报数据，便于国家从宏观层面了解居民健康水平、了解各种发病率的病种类型与分布区域，便于国家出台各种宏观政策。

但是国家在政策层面一直没有出台强制政策去要求全国层面的病案统计或病案管理要实现统一，目前，国内ICD应用的情况整体而言遵循这样的原则：疾病编码以ICD为统一标准，但是各个地区可以自行扩充和调整。

1）开展ICD系列应用的培训

全国医院推行ICD-9已经多年，国家卫生部ICD-10的培训和试点也已经展开，并且经常举办培训班对ICD-10的使用方法进行培训。

2）国家层面推广应用ICD，发布应用ICD-10的政策

国家卫生部批准于1987年起在我国正式使用ICD-9编码进行疾病统计与死因统计工作。1993年5月，国家技术监督局发布了等效采用ICD-9编制的“疾病分类与代码”国家标准，标志着我国应用国际疾病分类的工作从此走上了法制化的轨道。随着WHO在1994年完成出版，FIC中心也在1996～1998年编译完成出版《ICD-10（中文版）》的三卷书。

中华人民共和国国家技术监督局于1993年5月14日发布GB/T 14396—1993国家标准，等同使用世界卫生组织《国际疾病分类》第9次修订版（ICD-9），作为疾病分类与代码的国家标准，1994年1月1日实施，这是我国卫生部制定的第一个国际标准。世界卫生组于1989年召开的第四十三届世界卫生大会通过了《疾病和有关健康问题的国际分类——第10次修订本》，并于1993年1月1日起生效，但ICD-10三卷书的全部出版拖延到1994的下半年。

国内各个医院、卫生信息中心等机构都相继采用了ICD系列，ICD系列在国内的实施始于1990年3月20日卫生部卫医司字（90）第15号文件《关于医院使用统一的病案首页的通知》，正式提出病案首页要求使用ICD-9中的国际疾病统一编码，1993年开始在国内临床领域推广实施。2001年11月20日国家质量监督检验检疫总局发布了疾病分类与代码GB/T14396—2001修订的标准，等效采用世界卫生组织WHO（ICD-10）《疾病和有关健康问题的国际分类——第10次修订版》，2002年6月1日实施。此后，董景五组织团队在2007年对ICD-10的更新内容进行翻译，并在2008年再版。

3）成立疾病分类合作中心，统一管理和研究ICD

在世界卫生组织的推荐下，经卫生部批准，我国已于1981年在北京协和医院成立了WHO疾病分类合作中心，随后，在WHO推广应用健康类分类工作的过程中，按照WHO的要求，中心名称改为“WHO国际分类家族合作中心（简称WHO-FIC中心）”。该中心的职能范围主要是：促进国际疾病分类为死亡率、发病率统计和医院病案索引的使用，并根据实践经验对其改进做出贡献；促进国际医疗操作分类和国际功能、残疾和健康分类在其各自应用范围的使用，并根据实践经验对其改进做出贡献；对分类和术语，以及在国际分类应用的经验之间的联系提交报告；与卫生部卫生统计信息中心紧密协作，找出在健康数据收集、处理和分析方面所存在的问题、如何解决这些问题，并对新的和革新的技术与方法提供文件用于现场试验和估价；支持各个委员会和工作组的工作，建立

这些机构以帮助 WHO 对 WHO-FIC 成员国修订本的开发、试验、执行、应用、改进和更新。

《国际疾病分类(ICD-10)应用指导手册》是卫生部统计信息中心委托北京协和医院世界卫生组织疾病分类合作中心于 2001 年 7 月编辑完成的一套工具书，收集了北京、广东、四川、黑龙江省及军队系统的几家有较大影响医院的数据库(其中每一数据库的用户都有数百家医院)，经过整理、核对、筛选完成，汇集了大约 10 000 条疾病条目。

3. 国内应用 ICD-10 的问题分析与挑战

1)医院内部的临床应用实践并未实现 ICD 的统一编码

在临床的具体实践中，医生在为患者就诊的过程中，电子病历的撰写对病种的名称并未用 ICD 进行撰写，而是用医院自己系统的疾病编码。主要原因在于：一方面，医生较为熟悉自己医院的系统，且 ICD 规则使用起来复杂，并非所有的临床医生都能明确 ICD 的所有使用规则，因此为了就诊的便捷，医生书写的电子病历并未在真正意义上实现 ICD 的交互，不过目前国内几乎所有三级医院 HIS 系统都嵌入了 ICD 编码，临床医生只是选择可以往上靠的疾病名称，并未进行完整的 ICD 编码；另一方面，由于一些专科医院对疾病病种分类太细，在 ICD 中无法找到对应码，所以用自己自编的疾病名称与代码。

2)国家层面未实现统一编码体系，不能实现异构信息系统的互联互通

专科医院有两套编码系统，统计室负责上报数据，按照地区要求的标准进行 ICD 编码，便于医疗保险报销与疾病统计之用。病案室单做一套为院内科研人员科研之用的编码系统，便于院内科研人员对病案数据的检索与查询。病案室以 ICD 的编码为蓝本，在此基础上根据医院自身的积累自行扩充病案的疾病名称规范，病案室编码的目的是为了方便院内科研人员做科学研究之用，提供规范统一业界认可的编码，如北京肿瘤医院即是采用这种方式，因为肿瘤医院在肿瘤领域已经积累了长足的经验，长期以来对 ICD-O-2、ICD-O-3 进行维护，并以 ICD-O 为蓝本，建立了医院内部的肿瘤编码系统，因此，肿瘤医院病案室的疾病名称和编码与北京市要求统一的疾病编码并不一致。而为了上报需要，肿瘤医院的统计室采用的是北京地区统一要求的 ICD 编码。至今两个科室的编码并未统一。

因此，就目前应用 ICD 的整体情况来看，一个医院内部都存在编码不统一的情况。统一的应用只是表现在各个地区向统计局上报的数据上，且基本只能保障本地区疾病统计应用的统一，尚未实现国内所有地区应用 ICD 的统一版本，无法实现跨区域的医院信息系统的互联互通。

3)ICD-10 本地化改造依据的版本落后

从北京地区进行北京临床版的修订开始，根据修订年限可看出，依据的《ICD-10》是 2003 年董景五主译的版本，而此版依据的版本是 WHO 于 2007 年推出的更新版。在 ICD-9-CM-3 的应用上也存在版本滞后的现象，也是以 1987 年翻译版本为主，虽然结合了澳大利亚修订版的内容，但是和国际的更新并未能同步。结合前期的调研，无论是 WHO 的 ICD-10，还是美国的临床修订版 ICD-9-CM-3，都一直在不断更新，最短的更新周期为半年，而且 ICD-9-CM-3 在 2010 年已经被 ICD-10-PCS 所替代。由此可见，国内

应用国际 ICD 的版本存在严重滞后。

4) ICD-10 的术语存在应用局限

由于疾病的种类与类型存在很多特殊性，尤其是涉及一些专科病种的诊断，为了更明确地对专科性的疾病名称进行编码，就需要细化到疾病病灶的发生部位，或者发病机制等，而这些特别细节的疾病名称，有一些并不能在已经细化后的本地化 ICD 版本中找到对应。加之医学是一个飞速发展与变化的学科，经常会出现一些新发的疾病或病种，而这些新发病种在 ICD-10 上并不能立刻更新出来。因此，单就 ICD-10 术语的全面性而言，也存在一定的应用局限。

五、ICD-11 修订及研发进展

1. ICD-11 修订的需求背景

世界卫生组织有法律授权从事对国际健康标准分类及术语的开发。WHO 从 ICD 的第 6 版开始，以每十年为周期进行 ICD 的修订更新工作。在国家和国际卫生疾病相关的数据收集、分类、处理和描述方面，ICD 就是这方面的国际标准。1967 年，所有 WHO 的成员国一致接受使用第一个“国际规则”，即使用 ICD 的死亡率和发病率的统计标准。

ICD-10 在 1982～1989 年期间每年例会中都会进行修订，并在 1990 年的世界卫生大会上被正式采用。在接下来的 10 年间其被不断的修订更新。1999 年，WHO 理事机构通过和成员国之间的磋商由秘书长提出了一种新的现代化更新策略，因此原计划要在 2000 年更新发布的 ICD-11 版本被暂停上线。暂停上线的原因是当时 ICD-10 在成员国中被采用的概率较低，截至 2000 年，ICD-10 被 191 个成员国中的 96 个国家使用。而且 ICD 在卫生信息系统中存在一些问题，如千年虫并发症。因此，暂停 ICD-11 的上线更为保险。

接下来的几年中，WHO 使用 WHO 家族国际分类网络(WHO FIC)来解决 ICD 的更新问题，并在 2003～2007 年期间制订了修订策略。ICD 修订过程的目标具体如下。

第一，确保 ICD 的分类标准与科学进展高度一致，有着多样性的用途，如死亡率和发病率的数据统计，在基层医疗、特殊医疗和科学研究中的临床应用等。

第二，继续将 ICD 中的国际标准以多种语言的形式表达出来，并对不同的国家采用不同的参照数据。

第三，与“计算机卫生信息系统”进行链接，做好卫生系统的电子化联通工作。

为了实现这些目标，WHO 提出一个 ICD 的国际修订计划，希望在内容分类的修订中与卫生科学的发展保持一致，同时在使用现代卫生信息标准的过程中添加一些期望的功能。该修订计划希望以一种开放且可记录的方式搜集所有利益攸关者在修订过程中的所进行的投入。2007 年 4 月，由 WHO 总干事向各成员国通知该计划开始启动。同时，ICD 互联网平台正式上线，可供所有感兴趣的团队来从事版本修订工作。一些国家已经开始了 ICD 的临床修改工作(如澳大利亚、加拿大、德国、美国)，他们的修改被系统整合并排序后收入到 ICD 的修改版中。修订计划小组将在下面的第一部分进行介绍。

2. ICD-11 修订方式

1) ICD11 修订过程的组织架构

WHO 计划协调国际版本的修订过程，开发一个大型的项目平台，邀请所有成员国参与修订。修订计划的核心要素包括如下几点。

(1)公共互联网平台：方便链接到其他的分类和专业术语的编辑控制机制，且方便所有用户以搭积木的方式来进行分类标准的更新。支持参与者提出建议，发表评论，参与翻译、现场测试、审查等功能。

(2)专题咨询小组(TAG)：成立专家小组指导和审查 ICD 在学科领域的工作。TAG 主要用来指导 ICD 关于“死亡率”和“发病率”，以及特殊领域如“质量与安全性指示”和“机能与残疾”。

(3)修订指导小组(RSG)：主要由 TAG 的负责人组成，负责监督 ICD 的修订工作，辅助 WHO 秘书处协调整体的修订过程。在 2007～2012 年，每年召开一次面对面的会议，每个月召开一次网络会议。

(4)世界卫生组织国际分类网络平台(WHO FIC Network)：ICD 的修订工作通过 WHO FIC Network 开放共享，包括世界卫生组织合作中心、一些国际非政府组织和一些学术研究中心均参与其中。该网络平台尽管没有覆盖所有的联合国成员国，但是在 ICD 修订过程中起到的作用相当关键。ICD 最终修订版将提交给 WHO 领导机构来正式批准。可以预见，在这次 ICD 修订工作完成后，未来的 ICD 的更新维护工作都将交由该网络平台来进行。

(5)ICD 互联网平台作为一个社会参与的计算平台，拥有着很高的知名度：ICD 互联网平台还关联了很多论坛及社交媒体，如 Facebook 和 Twitter。在未来，将会有更多人通过这些渠道参与到 ICD 的修订过程中。

2)ICD11 修订特点

ICD11 正在通过一种革新的、协作的方式进行开发，世界卫生组织正在组织专家和用户通过基于网站的协同平台参与到 ICD11 版本的修订进程中，产出结果将是一个基于用户输入与需求的分类体系。其修订方式具有如下特征：①ICD-11 修订过程中允许用户基于协作的网站平台进行编辑与处理，并且该平台对所有有兴趣参与到该版本修订的利益团体免费开放。为了确保数据的质量，将采取同行评议的方式确保协同编辑数据的准确性及中肯性。②允许个人层面使用的自由下载(如果需要打印则需要付费)。③将以多语种形式进行发布。④定义、生命指针、症状、其他疾病相关内容将会被定义为一种结构化的方式，从而保证各项记录的准确性。⑤ICD-11 能与电子健康档案等信息系统相兼容。

3. ICD11 修订的阶段划分

自从 2007 年 ICD 的修订过程开始以来，ICD 已经为疾病和其他相关的健康问题的分类进行了重新设计用来适应不同的国情。这项工作分如下几个阶段进行。

1)Alpha 阶段

该阶段主要完成了如下工作：在 ICD-10 内容和结构的基础上有了进一步改善，加入了在传统 ICD-10 更新中无法添加的变化；结合专题咨询小组 TAG 的专业知识对健康科学的进展进行了系统的研究与整合；使用现代卫生信息标准建立了一个强大的 ICD 信息系统，包含所有 ICD 条目的“基础组件”，并针对不同的用途允许选择使用不同的代码子集，如死亡率、发病率、初级卫生保健和专业护理等。ICD 信息系统还集成了标准术语；完成了基于互联网的数字化编辑功能，使得专家可以更有效地对 ICD 进行协同编辑。同样，该架构也可用于审查、评论、翻译、现场测试和制定新建议等方面。

2) Beta 阶段

经过 6 年的 Alpha 阶段，在 2014 年 1 月，ICD Beta 版正式上线。当前的 ICD 2014 Beta 版对应不同的用途有相应稳定的编码集。在基础组件部分，使用现代化卫生信息技术将所有的 ICD 项目以系统的形式进行编码分类。该系统结构采用 ICD 内容模型，为每个类别与对应的信息标准术语进行关联，如全称、定义、包含项和排除项、临床表现、实验结果、针对标准等。

3) Beta 版选定阶段(2014～2017)

ICD 修订时间原定于 2015 年截止。然而因为 WHO 秘书处决定要与世界卫生组织成员国和多方利益攸关者进行商讨，所以将向世界卫生大会提交 ICD 最终版的时间推迟到了 2017 年。其中考虑了以下因素：ICD 2013 Beta 版发展阶段，以及合理安排余下任务的审查、提案补充、现场测试、翻译、过渡期的准备等工作。

4) ICD11 的最终版定稿

ICD-11 的最终版定稿将使用索引将医学词汇和对应的编码链接。在印刷版和电子版中均能使用。一旦通过现场测试，得到符合预期的结果，就可以将其融入 ICD 修订中：

- 卷一：死亡率和发病率的联合线性化数据统计；
- 卷二：参考指南；
- 卷三：ICD-11 打印索引。

从向世界卫生大会提交 ICD 最终版到批准完成预计需要至少 6 个月的时间。最终方案将公开征求公众意见，并为 ICD-10 转换到 ICD-11 做好指导工作。目前 ICD-10 仍然在不断地更新维护中。这些将作为“交叉表”，并允许作为死亡率和发病率统计数据的过渡期使用。总之，这些工作将同时进行。如何在编辑提议、现场测试和协商交流等方面做好相互配合与及时沟通，将会是对专家组工作的极大考验。

4. ICD11 的未来维护方案

Beta 草案在经过多次测试更加稳定之后，将会被提交给 WHO 理事机构来进行审批通过。目前采用每天更新维护的方式来保证 ICD 修订工作在下一个十年期到来时能够完成。WHO 采用一种过渡策略来协调同步 ICD-10 的更新工作，以及将来 ICD-11 的维护工作。

目前的修订模式是“一个基础——不同用途的多种兼容线性化”，该模式增强了 ICD 编码集在不同环境下的相似性，允许在电子化结构中灵活捕捉到更多细节。使用通用标识符的 iCAT 平台提供了两个功能：一个是对其他分类和术语有着良好的连接结构，另一个是包含同行评审功能的可控编辑系统。在 ICD-11 正式发布之后，有新的提议和审查出现仍然会用于下一个 ICD 版本的修订过程。这种维护方案将会取代现有的 ICD-10 更新模式。

在这个新的维护方案中，根据标准维护流程，如果有新的提议将会被立即处理。在每年的 10 月将会进行一次回顾总结，并将结果提交给 WHOFIC 理事会。新的提议将会在下一年被批准使用。因此，ICD 命名方式将会变为 ICD 2017、ICD 2018 等。这种维护机制有利于版本控制，保证更新的相对稳定和向后兼容。WHO 也将会对 ICD-10 进行持续更新，直到大部分成员国都采用 ICD-11。

六、与 ICD 相关的分类法介绍

（一）国际基层医疗分类法（ICPC）

1. ICPC 概述

ICPC 国际基层医疗分类法，全称为 International Classification of Primary Care，由全科医生/家庭医生国立学院、大学和学会世界组织 WONCA（the World Organization of National College，Academies and Academic Associations of General Practitioners/Family Physicians）于 1987 年出版。该编码由 WONCA 下的 WONCA 国际分类委员会（WONCA International Classification Committee，WICC）进行维护。

ICPC 用于对卫生保健的三个主要元素进行分类处理的工具，其处理的三个主要元素是：RFE、诊断/问题和护理过程。其涉及的基层卫生问题包括生物、心理、社会各个方面，其编制的最终目的是弥补 ICD 分类系统难以覆盖全面的问题。

ICPC 最开始是基于文献数据收集与分析，自从电子病历实践的出现，它的使用迅速蔓延到电子临床和研究体系中。ICPC 和早期的 WONCA 分类法兼容，如 IC-HPPC-2-Defined 和 IC-Process-PC。

ICPC-1 是 1987 年由 WONCA 出版的，这一分类法在世界分类法中开辟了新天地。该分类法不仅适用于就诊原因分类，也可用于健康问题和医疗过程分类。

ICPC-E 是 1993 年出版的“欧洲共同体使用的国际基层医疗分类法：具有多语言层”（The International Classification of Primary Care in the European Community: With a Multi-Language Layer）。

ICPC-2 是 1998 年出版的，它对系统进行了修订，目的是为了与 WHO 在 1992 年出版的 ICD-10 相联系，并进一步完善该分类系统。

ICPC-2-E 是 2000 年发布的修改后的 ICPC-2 电子版本，后续的 ICPC-2 版本也都标注了发布日期。

2. ICPC 的结构分析

ICPC 是一个按二轴（biaxial structure）分类的系统，两个轴向分别是“章节”（chapter）和“组分”（component）。ICPC 共有 17 个章节，每一个章节分成 7 个组成部分。该系统分类代码由代表“章节”的一个英文字母和代表“单元”的两位阿拉伯数字组成，见表 4-1-11。以肺炎（Pneumonia）为例，ICPC-2 中编码为 R81，R 表示呼吸器官代码，81 表示疾病组分代码，见图 4-1-16。

表 4-1-11　ICPC 的二轴分类系统

第一轴：器官系统		第二轴：医学组分	
代码	章节	代码	组分
A	综合和非特异性的	1～29	症状和主诉
B	血液，造血器官和免疫机制	30～49	诊断、筛查和预防
D	消化	50～59	用药、治疗和操作
F	眼	61～61	检查结果
H	耳	62	行政管理
K	循环	63～69	转诊和其他就诊原因
L	肌肉骨骼	70～99	疾病
N	神经		
P	心理		
R	呼吸		
S	皮肤		
T	内分泌、代谢和营养		
U	泌尿		
W	妊娠、分娩和计划生育		
X	女性生殖		
Y	男性生殖		
Z	社会问题		

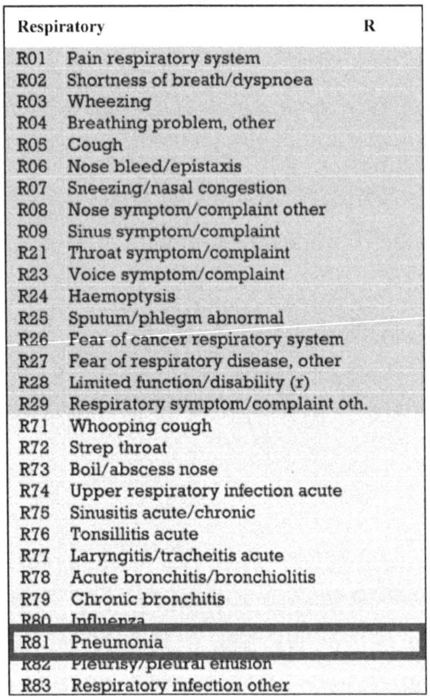

Respiratory	R
R01	Pain respiratory system
R02	Shortness of breath/dyspnoea
R03	Wheezing
R04	Breathing problem, other
R05	Cough
R06	Nose bleed/epistaxis
R07	Sneezing/nasal congestion
R08	Nose symptom/complaint other
R09	Sinus symptom/complaint
R21	Throat symptom/complaint
R23	Voice symptom/complaint
R24	Haemoptysis
R25	Sputum/phlegm abnormal
R26	Fear of cancer respiratory system
R27	Fear of respiratory disease, other
R28	Limited function/disability (r)
R29	Respiratory symptom/complaint oth.
R71	Whooping cough
R72	Strep throat
R73	Boil/abscess nose
R74	Upper respiratory infection acute
R75	Sinusitis acute/chronic
R76	Tonsillitis acute
R77	Laryngitis/tracheitis acute
R78	Acute bronchitis/bronchiolitis
R79	Chronic bronchitis
R80	Influenza
R81	Pneumonia
R82	Pleurisy/pleural effusion
R83	Respiratory infection other

图 4-1-16　ICPC-2-English-Pneumonia

ICPC 章节全部基于人体器官系统，其定位原则优先于病因学。根据 SOAP 准则，ICPC 可以结构化患者就诊编码，即不仅含有诊断编码，还包括就诊原因、治疗原因和实验结果的代码。

3. ICPC-2 与 ICD-10 的映射

ICPC2-ICD-10 词表是一个用于电子病历的半自动双编码的诊断专业术语。

ICPC 比 ICD 更为细化，不仅含有诊断编码，而且包含就诊原因、治疗原因和实验结果代码。ICPC-2 与 ICD 部分条目可以相互转换。由于没有现成的循证医学证据可循，社区医生在工作中仅能够凭借经验划分疾病与问题。

映射规则有如下几种情况：①按照通常的定义使用，如：denominator The lower portion of a fraction used to calculate a rate or ratio；②根据词语在 ICPC 和转换项目（transition project）中的引用及使用情况来解释和映射，以说明词语不同于其常规用法的情况，如根据 ICPC 的使用方法定义 age groups：0～4 岁，5～14 岁，15～24 岁，25～44 岁，45～64 岁，65～74 岁，75 岁以上；③同义词间的相互映射，如 linkage, mapping, crosswalk, conversion structure 和 cross reference 均被视为同义词。

在 ICPC2-ICD-10 映射表中用高亮蓝色表示的词，其含义为索引词条或参考词条，目的是对某些新生词条利用本地词条索引进行进一步的解释说明(图 4-1-17)。

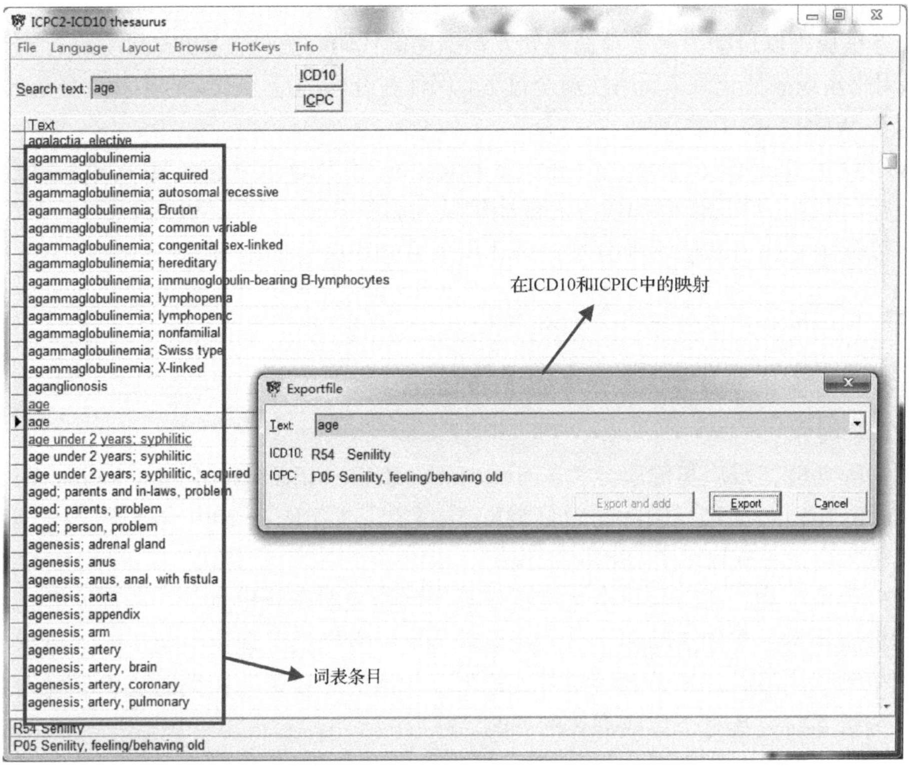

图 4-1-17 ICPC-2 与 ICD-10 的映射界面(彩图请扫封底二维码)

4. ICPC 的应用

1) 总体情况

ICPC 最开始是基于文献数据收集与分析；随着电子病历的应用，ICPC 的使用迅速蔓延到电子临床和研究体系中。该系统的开发与使用，使得医务人员首次能够使用单一的分类系统进行分类。目前，它已经被翻译成 20 余种语言。ICPC 作为一个为全科/家庭医生和基层医疗的分类法逐渐被世界认可，并作为全科医疗中一项标准化分类工具。

2) 在健康档案中的应用

在全科医疗个人健康档案记录中，ICPC 可以对健康档案中 SOAP 4 个记录中三个要素进行分类，分别是就诊原因、健康问题和干预过程/措施。

3) 在基层医疗诊断中的应用

ICPC 除采用 ICD 中的疾病名称外，以“症状和主诉”形式诊断和记录不明确的健康问题，有助于基层医疗中特有问题或资料的收集、分析和利用。例如，了解某地区全科医疗诊所患者患病情况和就诊原因时，使用 ICPC-2 对记录结果进行分类和编码，并且利用该方法客观地评价居民医疗服务需求状况等。例如，在基层卫生信息化软件设计开发时，使用 ICPC 有助于避免部分基层医生诊断的随意性和混乱性，也可以增加统计信息的准确性。

4）在社区医疗中的应用

在社区医疗信息系统中，实验结果直接用编码的数值表示，不需要人工编码。例如，药物处方模块可以自动为药物及其他处方数据存储代码。另外，ICPC 针对流行病学的分类，可用来组织病情记录，反映疾病全过程，保证在社区医疗卫生调查中获取足够的病例。

5）在 WHO FIC 中的应用

WHO FIC（Family of International Classification）由 ICD、ICF 和 ICHI 构成其中心分类，涵盖医疗、保健、卫生、长期护理等大健康领域的医学分类。目前，WHO FIC 纳入 ICPC-2，用户可以使用它作为基层医疗分类，也适用于有全科医生的地方。

（二）国际功能、残疾和健康分类（ICF）

1. 国际功能、残疾和健康分类（ICF）概述

1）ICF 简介

《国际功能、残疾和健康分类》（International Classification of Functioning, Disability and Health, ICF），简称《国际功能分类》，由世界卫生组织在 2001 年 5 月 22 日第 54 届世界卫生大会上正式命名并在国际上使用。

ICF 为从生物、心理和社会角度认识损伤所造成的影响提供了一种理论模式。它为从身体健康状态、个体活动和个体的社会功能上探索提供了理论框架。ICF 超越纯粹的医学或生物学的障碍，考虑到残疾对人类生产生活的重要影响；同时也将环境因素考虑在内，分析并研究其对个体或群体的影响。

ICF 提供了一种新的理论与应用模式，它不仅可以对疾病进行诊断，注意健康状态的结果，并且建立了一种国际性的术语系统。这将促进国际性的比较研究与制定国际性的政策。该分类也将满足世界上处于残疾状态人们的需要，使残疾人成为卫生工作者的合作者，并为制定有关社会政策发挥作用。

2）ICF 版本变迁

ICF 由最初版本（1980 年版 ICIDH）发展至今，共经历了几个阶段，如表 4-1-12 所示。既往的版本均为测试而用。

表 4-1-12　从 ICIDH 到 ICF 的发展过程

时间	版本	名称
1980 年	ICDIH	《国际残损、残疾和残障分类》
1996 年	ICDIH-2α	《国际损伤、活动和参与分类》
1997 年	ICDIH-2β-1	《国际损伤、活动和参与分类》
1999 年	ICDIH-2β-2	《国际损伤、活动和参与分类》
2000 年	ICDIH-2 最终版	《国际功能、残疾和健康分类》
2001 年	ICF	《国际功能分类》

其表达模式有所转变，如图 4-1-18～图 4-1-20 所示。

(1) ICIDH (1980 版) (图 4-1-18)。

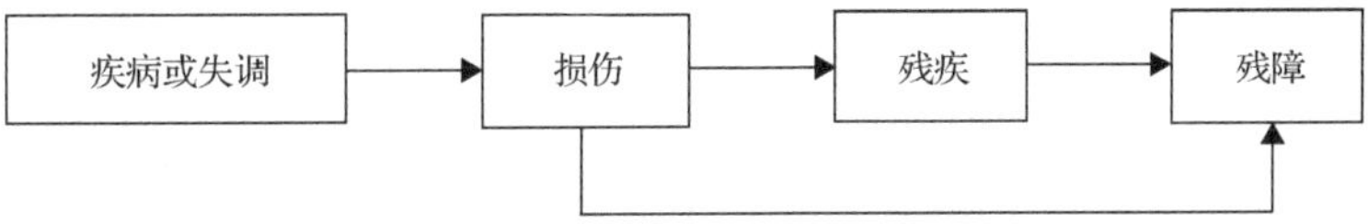

图 4-1-18　第一版 ICF 结构图

(2) ICIDH-2β-1 (1997 版) (图 4-1-19)。

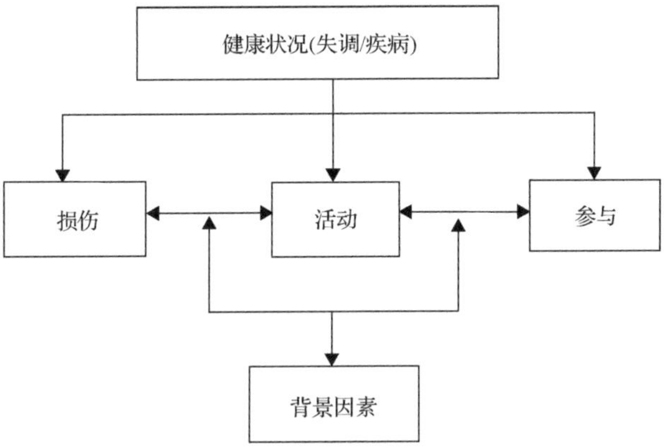

图 4-1-19　ICIDH-2β-1

(3) ICIDH-2 终极版 (2000 年中文版) (图 4-1-20) 和 ICF (2001 中文版)。

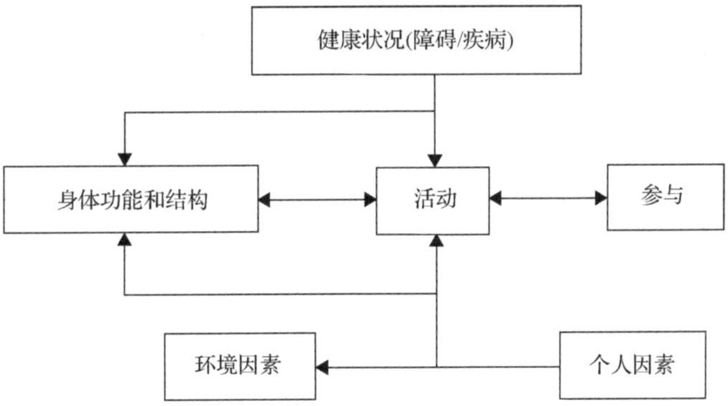

图 4-1-20　ICIDH-2 终极版

从 ICF 的发展史来看，ICF 已从"疾病的转归"分类（ICIDH 1980 版）转变为一种"健康的成分"的分类。"疾病的转归"着重于疾病的影响或由此可能产生的其他健康状况；而"健康的成分"确定了由什么构成健康。根据 ICF 的模式，某种"健康状况"或"功能状态"的产生并非单纯由一种损伤或疾病引起，它是由包括环境因素、个人因素、活动参与等在内的所有因素决定的，同时它对 CIF 的其他成分也有影响。

2. ICF 的结构分析

ICF 由两大部分组成：第一部分是功能和残疾，包括身体功能(以字母“b”表示)和身体结构(以字母“s”表示)、活动和参与(以字母“d”表示)；第二部分是背景性因素，主要指环境因素(以字母“e”表示)。ICF 运用了一种字母数字编码系统，因而可以对广泛的、有关健康的信息进行编码(如诊断、功能和残疾状态等)，为临床提供一种统一和标准的语言及框架来描述患者的健康状况，以及与健康有关的状况；同时，运用这种标准化的通用语言可以使全世界不同学科和领域进行相互交流。

ICF 总共包含 1424 个有意义的、互不相关的或相互独立的类目。总体上 ICF 类目是连续和完备的，包括人类体验的全部范围。ICF 类目被组织在一个层次嵌套结构内，分为 4 个不同的水平。ICF 类目通过独特的字母数字编码来表示，通过编码，ICF 可以在个体及群体水平上分类功能和残疾。如图 4-1-21 所示，ICF 词表共 30 个章节，每个章节中条目数量不同。例如，身体功能部分，共 8 章，二级水平条目 114 个，三级水平条目 323 个，四级水平条目 48 个，依此类推。具体词表举例如图 4-1-22 所示。

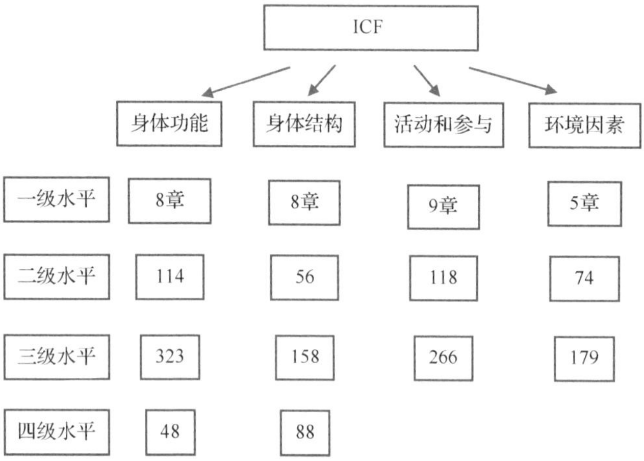

图 4-1-21　ICF 词表结构及子目录分布图

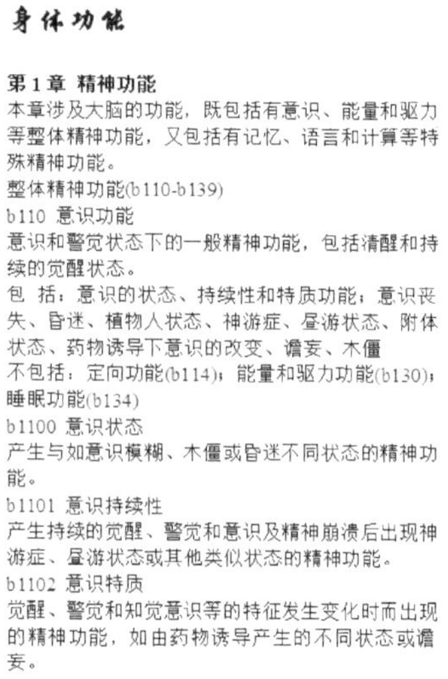

身体功能

第 1 章　精神功能

本章涉及大脑的功能，既包括有意识、能量和驱力等整体精神功能，又包括有记忆、语言和计算等特殊精神功能。

整体精神功能(b110-b139)

b110　意识功能

意识和警觉状态下的一般精神功能，包括清醒和持续的觉醒状态。

包　括：意识的状态、持续性和特质功能；意识丧失、昏迷、植物人状态、神游症、昼游状态、附体状态、药物诱导下意识的改变、谵妄、木僵

不包括：定向功能(b114)；能量和驱力功能(b130)；睡眠功能(b134)

b1100　意识状态

产生与如意识模糊、木僵或昏迷不同状态的精神功能。

b1101　意识持续性

产生持续的觉醒、警觉和意识及精神崩溃后出现神游症、昼游状态或其他类似状态的精神功能。

b1102　意识特质

觉醒、警觉和知觉意识等的特征发生变化时而出现的精神功能，如由药物诱导产生的不同状态或谵妄。

图 4-1-22　ICF 词表条目编码、题目及定义举例

3. ICF 的应用

ICF 为综合分析身体、心理、社会和环境因素提供了一个有效的系统性工具。它可以应用于保健、保险、社会保障、就业、人权、科学研究、制定计划和政策、教育和训练，以及经济和人类发展等各个领域。具体体现为：①它提供了研究健康状态结果的一种框架，这种框架是依据科学知识和各个领域专家的经验而建立的；②它确定了说明健康状态的术语，这套术语有助于改进卫生保健工作者、其他领域的人员和残疾人之间的交流，它是一种可在不同领域内共同使用的术语系统；③它为认识残疾性对个体生活及参与社会的影响提供了理论基础。这一点有着十分重要的意义，因为不仅要对疾病做出诊断，还要对其影响做出分析；④它对健康状态的结果进行定义，有利于提供更好的保

健，并为残疾人参与社会提供更好的服务，这是提高残疾人生活质量并促进其自立的关键；⑤它可以对不同国家、不同卫生服务领域的数据进行比较，这是国际上早就期望实现的愿望；⑥它为卫生信息系统提供一种系统化的编码方案，因为长期以来，国际上一直缺乏一种有关流行病或其他数据的统一编码系统；⑦它促进了对健康状态结果的研究，该系统可以建立更有效的数据收集方法，以收集促进或阻碍残疾人参与社会生活的数据。

具体而言，ICF 可以应用于：①统计工具：用于数据采集和编码(人口研究、残疾人管理系统等)；②研究工具：测量健康状态的结果、生活质量或环境因素；③临床工具：用于评定，如职业评定、康复效果评定；④制定社会政策工具：用于制定社会保障计划、保险赔偿系统及制定与实施政策；⑤教育工具：用于课程设计，确定认知和社会行动需要。

(三)儿童和青少年版国际功能、残疾和健康分类(ICF-CY)

1. ICF-CY 简介

为了弥补 ICF 在儿童青少年功能与健康分类方面的不足，世界卫生组织于 2007 年颁布了《国际功能、残疾和健康分类(儿童和青少年版)》(International Classification of Functioning, Disability and Health Children and Youth Version, ICF-CY)，它是在《国际功能、残疾和健康分类》(ICF)的基础上的扩展分类，并与 ICF 兼容，以更广泛的类目编码用于描述儿童和青少年的功能及健康状况。ICF-CY 可以协助临床医生、教育工作者、研究人员、管理人员、政策制定者和家长记录的成长特点，以促进他们的健康成长和发育。

ICF-CY 提供一种理论架构、通用的语言和术语，记录婴儿、儿童和青少年在身体功能和结构、活动、参与和环境等方面的表现。ICF-CY 为综合分析身体、心理、社会和环境因素提供了一个有效的系统性工具。它的内容涵盖了在生命头 20 年的儿童的身体功能、身体结构、残疾和健康等内容。ICF-CY 总计在 ICF 基础上有 237 处更新，其中 99 处为包括和不包括项目标准的扩展内容，并且增加了 138 条相应的新编码和类目。ICF-CY 可作为通用的记录代表儿童和青少年残疾与功能的语言，用于开展跨领域、学科和国家的相关残疾与康复服务、政策和研究。

ICF-CY 的版本沿革经历了几个发展阶段。第一个草案完成于 2003 年，并于 2004 年通过现场测试。随后形成 ICF-CY 草案 β 版并于 2005 年进行现场测试。ICF-CY 最终版草案于 2005 年末提交世界卫生组织专家评审。此次评审的建议被纳入终稿，并呈交 2006 年秋季在突尼斯举办的世界卫生组织国际分类家族网络(WHO-FIC)年度会议。作为第一个来源于 ICF 的分类，ICF-CY 在 2006 年 11 月正式被官方认可并出版。

ICF-CY 国际中文版本从 2008 年获得 WHO 正式授权，在 WHO-FIC 中国合作中心 ICF 分中心架构下成立了专家委员会，负责 ICF-CY 的翻译与标准化工作。ICF-CY 国际中文版于 2013 年正式出版发行。

2. ICF-CY 结构分析

ICF-CY 采用了与 ICF 相同的残疾架构，将残疾(disability)定义为一种涵盖损伤、活动受限和参与局限的概括性术语。残疾是指有某些健康状况的个体与个人因素和环境因素之间相互作用的消极方面。

由图 4-1-23 可见，ICF-CY 分类系统的内涵分为 4 个部分，应用这 4 个部分测量与评估身心障碍者的各种身体、心理功能的限制与能力。第一维度是身体功能与身体结构；第二维度是活动，ICF 中每个身体系统与功能都对应着各种活动的机能，采用“活动”取代“障碍”的负面描述；第三维度是参与，取代残障概念；第四维度是背景性因素，指个体生活和生存的全部背景。

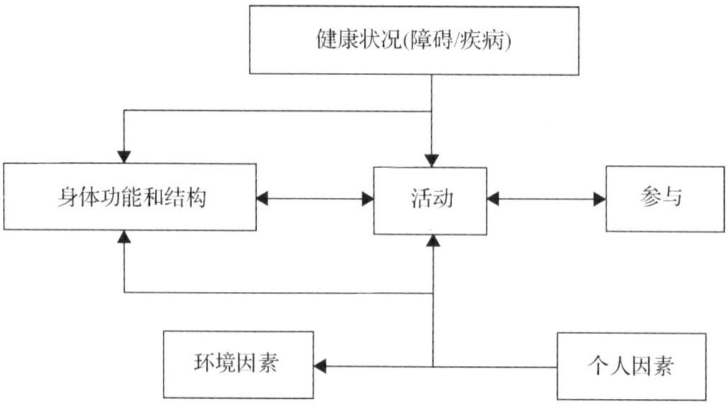

图 4-1-23　ICF-CY 结构分析示例

ICF-CY 分类系统将残损作为结果，将其看成是残疾现象的一部分，使用的是生物-心理-社会模式和残疾的包容性模式。残疾的包容性模式认为，残疾是人类的功能状态；残疾不是某一类人(残疾人)独有的特性，而是人类所具有的共同特征；所有人都可能会经历残疾，只是某些人的功能障碍可能是永久性的或是临时性的，功能障碍的严重程度也不相同，严重的功能障碍可能需要他人协助和社会支持。虽然 ICF-CY 和 ICF 采用了相同的模式，但 ICF-CY 更关注儿童面临的问题，这些问题主要涉及家庭环境、发展迟滞、参与和环境对儿童发育及发展的影响。

3. ICF-CY 应用

ICF-CY 用来记录儿童和青少年健康和功能的特点，方便临床医生、教育工作者、公共政策制定者、家庭成员、消费者和研究人员使用。ICF-CY 提供一种理论架构、通用的语言和术语，记录婴儿、儿童和青少年在身体功能和结构、活动受限、参与局限和环境等方面表现出来的问题。应用的领域主要涉及以下 4 个方面：①儿童残疾与康复政策开发、实施及监测。例如，设计儿童的残疾标准，建立符合联合国《残疾人权利公约》的儿童康复政策并检测康复效果；②儿童功能和残疾流行病学调查。例如，统计儿童残疾的流行率，分析残疾儿童的主要功能障碍；③儿童残疾与康复计划，以及康复干预与结局和经济效益评估。例如，基于儿童的功能障碍，建立符合 ICF-CY 的康复需求评价体系和康复计划，根据康复的计划匹配康复干预资源和措施，并对康复的功能结局和经济效益进行评估分析；④儿童医疗信息管理及数据库系统建设与管理。基于 ICF 建立涉及儿童身体功能、身体结构、活动、参与及环境因素的儿童功能数据库，并应用数据库技术实施儿童康复的科学管理。

ICF-CY 的出版和发行，以及在残疾儿童领域的广泛应用，将为残疾和康复领域提供新的理论、方法和工具，提升儿童青少年康复医疗的标准化水平。WHO 根据分类发展的原则，计划将 ICF-CY 统一整合到新版本 ICF 中，ICF-CY 将得到广泛应用。

(四)国际医疗操作分类手术编码

1. ICPM 基本情况

早期的 ICD 并没有手术分类，所以美国在 1959 年编辑了手术操作作为 ICD 的补充，后来世界卫生组织认识到各国对医疗操作分类的要求，在 1971 年组织国际工作组，由美国医学会负责召集会议，研究比较各国的手术分类方案，编写了国际医学操作分类。世界卫生组织在 1978 首次出版了《国际医疗操作分类》(*International Classification of Procedures in Medicine*，ICPM)。它是国际疾病分类的一个补充分类，也是整体分类系统的一个重要组成部分。

国际医疗操作分类的使用目的同国际疾病分类一样，主要也是用于统计、医院管理、病案资料的存储与检索。

2. ICPM 设计特点

①允许那些希望详细分类手术操作的人扩展该分类系统，也就是说其编码的尾部是开放性的，可根据需要自行增补。

②适用于住院患者和门诊患者的分类。

③包括为了统计、管理和临床研究目的的各类操作。例如，探查、放射学、手术和其他诊断性、预防性、治疗性操作。

3. ICPM 基本结构

ICPM 的基本结构如表 4-1-13 所示。

表 4-1-13　ICPM 的基本结构

第一卷	第二卷
第一章　医疗诊断操作	第三章　医用放射学和某些用于医疗的物理学
第二章　实验室操作	第六、七章　药物、药剂和生物制品
第四章　预防性操作	
第五章　手术操作	
第八章　其他治疗性操作	

国际医疗操作分类的第一卷除有一个类目表外，还有一个独立的索引。

第二卷也有一个类目表和两个分别独立的索引，是第三章和第六、七章操作名称的索引。

国际医疗操作分类的一个特点是在各章编码前面都加上章号。例如，胆囊切除术，是第五章的内容，因此采用“5-510”，横线前的 5 表示：第五章 淋巴活组织检查；又如，“1-426”，横线前的 1 表示第一章。

按照 1975 年修订会议的建议和 1976 年世界卫生大会的决议(WHA29.35)，世界卫生组织于 1978 年出版了试行的国际医学操作分类(ICPM)。有少数国家采纳了这一分类，其他许多国家用其作为本国外科手术分类的基础。世界卫生组织疾病分类合作中心的主任们认识到世界卫生组织在最后完成和出版该分类之前，有必要经过起草提案、征求意见、再次起草和进一步征求意见的过程，这对于像医学操作这样一个迅速进展的领域是不适当的。因此，中心主任们建议 ICPM 不必和 ICD 第 10 次修订本一起修订。

4. ICPM 与 ICD-9-CM-3 比较

伴随 ICD-9-CM-3 的不断更新，ICPM 逐渐退出历史舞台，通过细致分析，可以发现 ICD-9-CM-3 具有更高的实用价值，主要区别包括如下几点：①美国每年都对 ICD-9-CM-3 进行修订和补充，保持其与临床和当代科学的同步发展；②在 ICD-9-CM-3 中保留了 ICPM 第五章中的所有从 01～86 的三位数编码；③ICD-9-CM-3 非手术性操作从手术操作中分离出来，归入 87～99 类目　各种诊断性和治疗性操作；④非手术性操作中建立了操作与介入分类一章，编码为 00；⑤ICD-9-CM-3 分类结构以解剖部位为主，各类操作都归入解剖系统。例如，胃活组织检查归入胃的手术中，而 ICPM 将所有的活组织检查单独列出归入该书的第一章；⑥ICD-9-CM-3 分类的类目是以两位数为基础，而 ICPM 加上章号是三位数。例如，鼻部手术 ICD-9-CM-3 类目编码是 21，ICPM 类目编码是 5-21。必须加注章号才能与其他操作编码区分开来；⑦对于 ICPM 的分类轴心不利于临床使用的部分，ICD-9-CM-3 进行了调整。ICPM 除手术外，其余各章都是以手术操作方式为轴心，其结果是将一个部位的各种操作分散至各章中，这样使用起来不方便。ICD-9-CM-3 调整的结果是把分散到各章的操作归到解剖部位之下；⑧ICD-9-CM-3 去除 ICPM 的章号，增加了第四位数的细目编码，从而扩展了临床存储检索资料的功能。

由此可以看出，根据国际的经验，大家都不使用国际医疗操作分类 ICPM。其理由主要有两个。

(1) *更新不及时*：作为一个手术分类系统，保持相对长时间的稳定是必需的。但它又不同于疾病分类系统，人类对许多疾病的认识都比较明确、一致，新的疾病认识发展比较缓慢，很少变更，因此可以使用较长的时间后再进行修订。

手术操作则完全不同，操作方法日新月异。新的医疗设备不断产生和引进、新的手术操作方式不断增加，如果不经常修订分类系统，必定不能适用于当前情况，系统很快就会落伍。而世界卫生组织自 1978 年至今没有对 ICPM 做任何修订，这必定影响系统的先进性。

(2) *同一种操作应当归类于一处，而 ICPM 的某些操作不能遵循这个分类原则*：在 1987 年的专家委员会上要求世界卫生组织考虑在第 10 次修订时至少对试行的 ICPM 的第五章“手术操作”的大纲加以更新。为响应这一要求和许多国家所表示的需要，秘书处做出计划并编制一个医学操作的类目表。该表在 1989 年的中心主任会议上提交给中心主任并被认为可以作为各国对手术操作的统计出版物或报告书的指导，也有利于各国之间的比较。该表的目的是识别一些操作及一组操作并规定把它们作为开发国家分类的基础，从而改进这种分类的可比性。会议承认该类目表的价值，即使其任何出版物都要在第 10 次修订本执行之后才能发表，仍应继续进行其开发工作。但实际上其更新没有跟上，已经逐渐被 ICD-9-CM-3 所替代。

第二节 系统化临床医学术语集(SNOMED CT)

一、SNOMED CT 概述

(一)SNOMED CT 简介

《系统化临床医学术语集》(*The Systematized Nomenclature of Human and Veterinary Medicine Clinical Terms*，SNOMED CT)是由美国病理学会编著出版的当今世界上最庞大的医学术语集，是在美国病理学会编制的 SNOMED RT 与英国国家卫生服务部(National Health Service，NHS)编制的《临床术语集》(第 3 版)(*Clinical Terms Version* 3，CTV3)相互融合的基础上，经过扩充和结构重组而形成的。从最初 SNOP 采用的 4 轴分类体系扩充到目前 SNOMED CT 的 19 轴分类体系，其用途也从满足以病理学术语为主体内容的分类和检索变为能够满足信息化时代临床信息系统的检索、数据汇聚、分析和交互共享，它的应用可使卫生保健知识更加易于获取，并应用于决策支持、统计报表、结果测量、公共卫生监督、卫生研究、成本分析等。

(二)SNOMED CT 编制目的与用途

SNOMED CT 提供了一个标准化的临床用语来表达医生经常使用的临床习语，并且支持计算机对其进行自动判读。电子健康记录的使用能够促进医患之间的沟通，并且提高相关信息的可及性，如果临床信息存储在一个基于内容的检索系统中，就可以支持临床过程的实时决策支持，也可以为准确地追踪临床报表进行研究和管理提供条件。因此，基于 SNOMED CT 的临床信息系统在临床评估和疾病诊疗、人口疾病监测，以及提供基于证据的卫生保健服务方面都具有重要的应用价值。在个人保健方面，SNOMED CT 有助于在诊疗咨询过程中采用一致的、共同的表达方式记录相关临床信息，帮助决策支持系统对输入信息进行检查并提供实时建议；有助于在医疗服务机构之间共享患者的部分信息，并且确保服务机构对相关信息能够获得准确一致的解释和说明；有助于基于修订后的临床指南，准确、全面地搜索和识别需要随访或改变治疗方案的患者。在人群保健方面，SNOMED CT 有助于对新出现的健康问题的早期识别、人口健康的监测及不断变化的临床实践的响应；有助于准确、有针对性地获取相关信息、减少医疗资源的浪费和医疗差错的发生；有助于临床研究过程中数据的获取，为治疗方法的改进提供证据支持；有助于对临床记录中的离群值和异常值进行详细分析，以加强审查保健服务。在循证医学方面，SNOMED CT 有助于临床记录之间的关联，从而为完善临床指南和临床方案提供依据；有助于提高个人护理的质量，减少不恰当的和重复的诊疗费用；有助于减少不良医疗事件的影响和发生频率，提高医疗保健服务的成本效益和质量。

(三)SNOMED CT 发展历程

SNOMED CT 的发展已有 40 多年，经历了不断地更新，逐渐发展完善到目前的版本。SNOMED CT 前身是 1965 年推出的系统化病理学术语集(Systematized Nomenclature of Pathology，SNOP)，最初是以病理学为基础的 4 轴，目前已经扩展为 19 个层级体系。其重要的发展历程见表 4-2-1。

表 4-2-1 SNOMED 的发展历程

SNOMED 版本	年份	历史事件
SNOP	1965	SNOMED 的前身，为病理学家在医疗数据的存储和检索方面提供工具
SNOMED	1974	SNOP 更名为 SNOMED，其包含了病理学术语之外的临床术语和医学专业术语
Electronic Version of SNOMED	1977	开发 SNOMED 的电子版，便于在医疗信息系统中使用
SNOMED II	1979	SNOMED II 被公认作为临床和病理解剖术语的国际标准
	1993.4	一体化医学语言系统(UMLS)整合 SNOMED
SNOMED III (SNOMED International)	1993.9	在国际医疗界广泛接受并翻译成多种语言的版本
	1997.6	SNOMED 与 LOINC 进行临床参考术语的交叉映射
SNOMED 3.4	1997.10	SNOMED 术语映射到 ICD-9-CM 编码
SNOMED 3.5	1998.8	SNOMED 3.5 增加了症状、体征和医学观察术语表，以及病理术语表、肿瘤术语表、畸形术语
SNOMED RT	1999.1	开发 SNOMED RT，意为健康状况、疾病状况、病理、治疗和愈后等方面提供语义统一的临床术语
	1999.3	计划将 SNOMED RT 与 NHS Clinical Terms Version 3 (Read Codes)合并为 SNOMED CT
	2000.5	SNOMED RT 正式推出；包含 12.1 万多个完全指定名称，涉及临床实践中使用的 19 万多个术语或同义词；代码集还包括了 34 万多个明确定义的语义关系
SNOMED RT 1.1	2001.6	此版本包括北美护理诊断协会提供的护理诊断概念、奥马哈系统，以及乔治敦家庭医疗保健分类
SNOMED CT	2002.1	SNOMED CT 包含了约 32.5 万个与临床知识有关的概念，以保证数据记录准确、无歧义；包含 80 多万个描述，用于记录临床概念的同义词；包含 95 万多个链接，用于表达临床概念之间的语义关系；SNOMED CT 还与其他医学术语表，如 ICD-9-CM、ICD-O3、ICD-10、LOINC 和 OPCS-4 等进行映射，以用于健康报告、计费和统计分析
	2007.4	国际医疗术语标准发展组织(IHTSDO)负责 SNOMED CT 的维护、发布和知识产权

（四）SNOMED 系列版本

1. SNOMED II

《系统化医学命名》第 2 版(SNOMED II，SNM)是由美国病理协会于 1979 年创建的，并作为临床和病理解剖术语的国际标准。系统化医学命名第 2 版的概念分为 7 个轴，分别是形态测量、形态学、病因、功能、疾病、操作、职业。系统化医学命名第 2 版在 1993 年被系统化医学命名国际版所取代。

2. SNOMED III

《系统化医学命名》第 3 版(SNOMED III，SNOMED International，SNMI)又称为系统化医学命名国际版，其中，1998 年出版的 3.5 版本有对应的中文翻译版。系统化医学命名第 3 版的概念分为 12 轴，分别是：化学品、药品和生物制品，疾病/诊断，功能，常规连锁/修饰符，制药公司名单，生物体，形态学，职业，物理因素，力和活动，操作，社会背景，形态测量。系统化医学命名国际版在 2000 年被系统化医学命名参考术语(SNOMED RT)所取代。

3. Clinical Terms Version 3

临床术语第 3 版（Clinical Terms Version 3，CTV3，Read Codes，RCD）又称为红色代码，是由 James Read 博士创建的，由英国国家卫生服务编码和分类中心负责维护。红色代码包含数十万的术语、同义词和缩略语，涵盖了患者护理过程中的症状、体征、治疗、调查、职业、诊断、药物和设备等方面。红色代码还包括不同的版本，如美式英语版（RCDAE）、合成术语版（RCDSY）、美式英语合成术语版（RCDSA）等。临床术语第 3 版与系统化医学命名参考术语在 2002 年合并形成了系统化临床医学术语集（SNOMED CT）。

（五）SNOMED CT 维护与授权

2007 年 4 月，美国病理学会（CAP）将 SNOMED CT 的维护、发布、知识产权转让给国际医疗术语标准发展组织（IHTSDO）。作为拥有术语使用许可权的美国病理学会，在与 IHTSDO 的合同约定下继续对 SNOMED CT 进行研究与开发，并继续提供与 SNOMED CT 相关的产品及服务。

目前 IHTSDO 公布使用 SNOMED CT 有两种途径：一是成员免费使用；二是非成员付费使用。

(1) *成员用户*：有两种类型的成员：一类是那些在 2007 年 3 月参与 IHTSDO 会议的，即 IHTSDO 的成员，自动成为 SNOMED CT 的成员用户；另一类则是给 IHTSDO 发信函申请加入，但无须参加联合小组的任何会议。对申请者的要求有两个方面：①申请者是国家政府的代理机构、公司或地区政府机构等，且这个国家正在申请成为 IHTSDO 的成员；②申请者同意遵守 IHTSDO 的各种条款。申请一旦通过，IHTSDO 将收取使用 SNOMED CT 的年费，用于支付发展和维护 SNOMED CT 的费用。对于来自成员国的个人和组织，需要使用、部署或分发 SNOMED CT 时，可以直接从会员国或 IHTSDO 申请许可证，并在会员国国家发布中心注册使用用途，在会员国范围内可以免费使用。如果需要使用、部署或分发其他成员发布的 SNOMED CT 版本，则需要确定该成员是否对在其他成员使用有明确的要求。

(2) *非成员用户*：如果需要在非成员范围内使用、部署或分发 SNOMED CT，需要直接向 IHTSDO 提交申请，通过会员许可和分发服务（MLDS）获取许可证。许可证的获取是有偿服务，根据世界银行对全球所有国家经济发展情况的划分标准收取费用，具体收费规则如表 4-2-2 所示。

表 4-2-2 IHTSDO 非成员收费规则

非成员级别	每医院/机构/应用收取的年费/美元	
	数据生产系统	数据分析系统
高收入经济体的医院/机构	1688	1688
中等偏上收入经济体的医院/机构	1126	1126
中等偏下收入经济体的医院/机构	563	563
中低收入以上经济体的应用	563	—
低收入经济体的医院/机构/应用	0	0

二、SNOMED CT 核心内容

SNOMED CT 以概念为核心对临床术语进行组织，主要内容包括概念、概念描述、概念关系。目前，SNOMED CT 包括 42.5 万个概念、81.7 万个概念描述(术语)和 155 万个语义关系，所有概念分 19 大类，按等级结构进行组织。

(一) SNOMED CT 逻辑模型

概念、关系和描述是 SNOMED CT 最基本的组成单元。其中，概念表收录了具有明确临床意义的术语的规范表达形式，同时还收录了表达概念之间关系的术语；描述表收集了各个概念的不同表达形式，并对各种表达形式进行了区分；关系表揭示了各个概念之间的逻辑关系。SNOMED CT 采取数字标识符来唯一表达一个概念、描述和关系，SNOMED CT 概念、描述和关系间的逻辑模型结构见图 4-2-1。

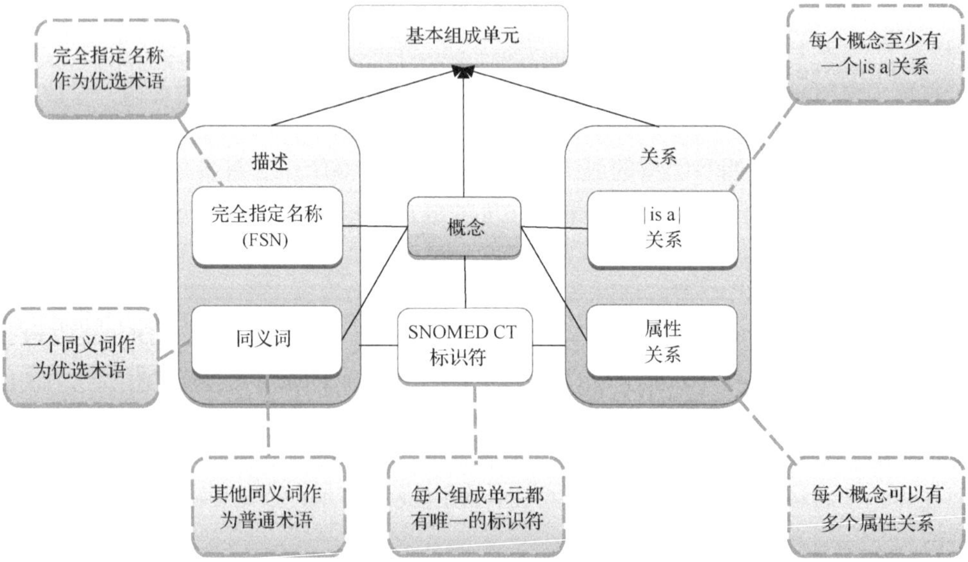

图 4-2-1　SNOMED CT 逻辑模型结构

(二) SNOMED CT 标识符

SNOMED CT 中的临床术语都是通过数字标识符(SCTID)来表示、存储和传递的，SCTID 本身不包含任何有关概念或术语的含义信息，而只是用于区分 SNOMED CT 中不同的组成成分。通过 SCTID，可以避免 SNOMED CT 中的临床术语重复使用相同的标识符来表示，从而避免歧义。

SCTID 分为标准数字标识符和扩展数字标识符两种。SCTID 的取值为 6～18 位数字，理论最小值为 10000，理论最大值为 999999999999999999。标准数字标识符由三部分组成，包括项目标识符、分区标识符、校验码，标准数字标识符的组成形式如图 4-2-2 所示。扩展数字标识符由 4 部分组成，包括扩展项目标识符、命名空间标识符、分区标识符、校验码，扩展数字标识符的组成形式如图 4-2-3 所示。

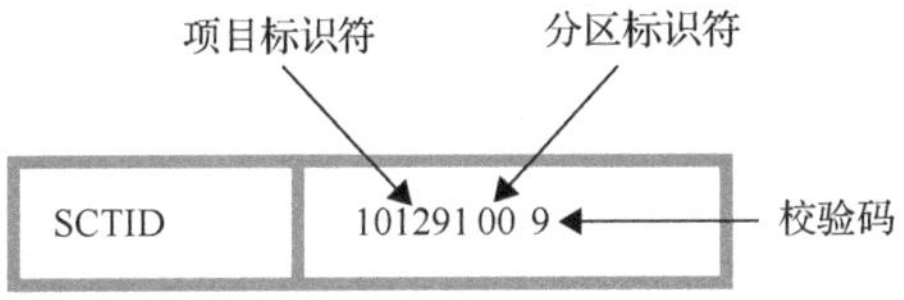

图 4-2-2　标准数字标识符的结构

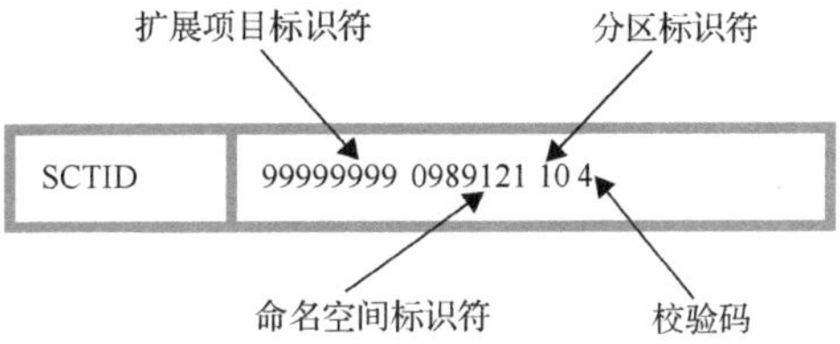

图 4-2-3　扩展数字标识符的结构

(三)概念

在 SNOMED CT 中，概念是一个具有明确临床意义的标识，由一个唯一的数字标识符(Concept ID)表示。SNOMED CT 的概念可表示不同水平的临床对象，有非常笼统的，也有非常具体的。SNOMED CT 以人类可读的方式命名概念，每个概念包含一组术语集，同时通过基于“语义”的概念关系来逻辑化定义概念，用数字编码固化了每一个概念拥有的多个同义术语及具有的纵、横向关系，以利于计算机理解、处理和查询。

1. 概念顶级类目

SNOMED CT 依据现代西医学本体论疾病观对所有概念进行分类，共设 19 个顶级类(表 4-2-3)，其中“临床发现”与“操作”是核心类，其他类为“支持性类”，较理想地覆盖了临床科研工作所需的概念种类，各类之间具有不同的逻辑关系，并通过“IS_A”关系建立类之间的等级体系。

表 4-2-3　SNOMED CT 顶级大类

序号	顶级类(英)	顶级类(中)	顶级类含义
1	Body structure	身体结构	包括正常及异常的解剖结构概念，其中“正常解剖结构”概念可被用来指定某种疾病，或者操作所涉及的身体部位。“异常的解剖结构”作为“异常形态”的子类概念单独收录
2	Clinical finding	临床发现	用来收录临床可获得的各种信息，包括患者的总体情况、体格检查、理化检查、病史、导致损伤与中毒的原因，以及各种疾病/病症
3	Environment or geographical location	环境或地理位置	包括环境的类型及已命名的地理位置，如国家、州和地区的概念
4	Event	事件	包含了表达事情发生后引起损伤的概念，但不包括医学操作/干预的概念
5	Observable entity	观察对象	用来收录所有可与“具体结果”组合从而构成发现(Finding)的询问或操作概念
6	Organism	有机体	涵盖了对于人类和动物疾病具有病原学意义，包括动物、真菌、细菌与植物在内的全部有机体，并设置次级概念轴收录有机体的生命周期形式、营养获得形式等概念
7	Pharmaceutical/biologic product	药物/生物制品	涵盖不同颗粒度的各种药物，包括药物种类概念，也包括药物具体的有效剂型概念
8	Physical force	物理力	包括诸如运动、摩擦、电流、声音、辐射、热、空气压力等各种与医疗事件和医学行为相关的力
9	Physical object	物理性物体	收录与医疗创伤有关的自然或人造物体的概念
10	Procedure	操作	用来收录医疗保健过程中发生的各种诊断与治疗操作行为及其方法
11	Qualifier value	限定值	用于对相关概念进行赋值或加以限定
12	Record artifact	记录人工制品	“记录人工制品”是一种由一个人或者多个人创造的实体，用来为他人提供关于事件或事态的信息
13	Situation with explicit context	具有明确上下文语境	用于补充临床发现、操作类概念在临床记录中的表达，如操作或临床发现没有发生、针对的是其他人而不是患者

续表

序号	顶级类(英)	顶级类(中)	顶级类含义
14	Social context	社会环境	包括各种可对卫生保健起到重要影响的社会情况和形势，如家庭和经济情况、人种、宗教遗产、生活方式和职业情况等
15	Special concept	特殊概念	包括三种，即停止使用的概念、命名空间概念与导航性概念
16	Specimen	标本	包括用来描述那些通常从患者处获得、用以检查或分析的实体
17	Staging and scales	分期与分级	包括评估分级和肿瘤系统分期的概念
18	Substance	物质	涵盖了大量生物及化学物质的概念，包括食品、营养素、变应原和材料，可以用来记录所有药物制品中的有效化学成分
19	SNOMED CT Model Component	SNOMED CT 模型组件	包含支持 SNOMED CT 发布的技术元数据

2. 概念语义类型

SNOMED CT 中的概念通过完全指定名称(FSN)来表示，完全指定名称由概念名称和概念语义类型组成，每一个概念的结尾都会在括号内标识概念的语义类别，以此来区分概念在不同语义环境下表示的不同含义，每个完全指定名称以“概念名称(语义类型)”的形式构成。完全指定名称的构成形式如下所示：

Tuberculosis(Disorder)——肺结核(紊乱)

Uterine structure(Body structure)——子宫结构(身体结构)

SNOMED CT 的概念共赋予了 41 种语义类型，详见表 4-2-4。SNOMED CT 的每个概念通过语义类型可以明确区分相同术语形式表达的不同含义，以此实现对每个概念内涵进行清晰准确的定义。

表 4-2-4　SNOMED CT 概念语义类型

语义类型(英文)	语义类型(中文)	语义类型(英文)	语义类型(中文)
Body structure	身体结构	Situation	情况
Cell	细胞	Disorder	紊乱
Environment	环境	Ethnic group	民族
Event	事件	Finding	发现
Morphologic abnormality	形态异常	Observable entity	观察实体
Occupation	占领	Organism	生物体
Person	人	Physical object	物理对象
Procedure	处理	Qualifier value	限定值
Substance	物质	Life style	生活方式
Assessment scale	评估指标	Attribute	属性
Religion/philosophy	宗教/哲学	Specimen	标本
Physical force	物理力	Geographic location	地理位置
Tumor staging	肿瘤分期	Product	产品
Social concept	社会观念	Staging scale	分期指标
Cell structure	细胞结构	Administrative concept	管理理念
Regime/therapy	养生/治疗	Inactive concept	无效概念
Namespace concept	名称概念	Special concept	特殊概念
Environment / location	环境/地点	Racial group	种群
Navigational concept	导航概念	Linkage concept	连锁概念
Record artifact	人工记录	Link assertion	确定链接
Context-dependent category	基于上下文类目		

（四）关系

SNOMED CT 是以概念为核心的标准化临床医学术语集，关系是用于表示两个概念之间的关联，其可以用于计算机逻辑化定义概念的内涵。关系类型(或属性)用于表示来源概念和目标概念之间的关联，其本身也属于 SNOMED CT 的“连接概念”。定义类属性是实现概念逻辑化定义的主要手段，SNOMED CT 20160131 国际版共包含 66 种关系类型，其中 58 种为定义类型关系。

1. 连接概念

“连接概念”可以将两个概念连起来，形成一个可以表达明确意义的短句，也就是说多个概念通过“连接概念”相连即可形成一个概念表达充分的医学语句。“连接概念”下有两个亚类：“连接声明”（Link assertion)和“属性”（Attribute)。“连接声明”下有 7 个子类；“属性”下包括“概念模型属性”（Concept model attribute)、“概念历史属性”（Concept history attribute)、“是”|is a|、“未批准属性”（Unapproved attribute) 4 个子类，见表 4-2-5。其中，“概念模型属性”下共含 77 个子类，“概念历史属性”下含 7 个子类，如“映射为”| ISA (mapping)|、“可能是”| MAY BE A|、“移动来”| MOVED FROM |、“移动到”| MOVED TO|、“替换为”| REPLACED BY |、“相同的”| SAME AS |、“以前是”| WAS A |等。

表 4-2-5　连接概念的二级、三级子类

一级	二级	三级
连接概念(Linkage concept)	连接声明(Link assertion)	有解释(Has explanation)
		有问题成员(Has problem member)
		有问题名字(Has problem name)
		有理由(Has reason)
		有支持(Has support)
		是……的病原学(Is etiology for)
		是……的表现(Is manifestation of)
	属性(Attribute)	概念历史属性(Concept history attribute)
		概念模型属性(Concept model attribute)
		是(Is a)
		未批准属性(Unapproved attribute)

“连接声明”亚类允许 SNOMED CT 概念用于 HL7 语句之间的关系维护。目前，该内容支持英国国家卫生服务部(NHS)卫生联络机构为在英国实施 HL7 版本 3 的关系编码要求。

“属性”亚类的概念用于 SNOMED CT 概念间的关系构建，也称为概念间的“关系类型”。一些“属性”可用来逻辑化地定义一个概念，这些属性称为“定义属性”。定义属性包括“is a 关系”和“概念模型属性”中的 57 个关系类型。

“属性”下还包括“非定义属性”，非定义属性包括“未批准属性”、“概念历史属性”、

“概念模型属性”中的 20 个关系类型，见表 4-2-6。

表 4-2-6　概念模型属性包含的非定义属性

属性名称(英文)	属性名称(中文)	属性名称(英文)	属性名称(中文)
Episodicity	阵发性	Process output	过程输出
Severity	严重性	Property type	属性类型
Part of	部分	Relative to	关系到
Inheres in	本质上	Role group	角色组
Is about	是关于	Characterizes	特征化
Observes	观察	Specified by	被指定
Direct site	直接部位	Subject of information	信息主题
Precondition	前提	Technique	技术
Process agent	过程代理人	Towards	指向
Process duration	过程持续时间	Units	单位

2. 概念关系模型

SNOMED CT 的关系类型用于表示一个概念的特性，其通常可以应用于一个概念类的层级类目，有少数可应用于多个概念类的层级类目。一个关系类型可以应用的层级类目被称为关系类型的“域”(domain)。每个关系类型可以被赋予一组有限的值，这个值域集合被称为关系类型的“值域”(range)。例如，|发现部位|的“域”是|临床发现(发现)|及其子类；|发现部位|的“值域”是|解剖结构(身体结构)|或|获得身体结构(身体结构)|及其子类。以属性“发现部位”为例，其对应的“域”为肺炎，对应“值域”为肺组织，即可构建概念关系三元组“|肺炎|-|发现部位|-|肺组织|”，见图 4-2-4。

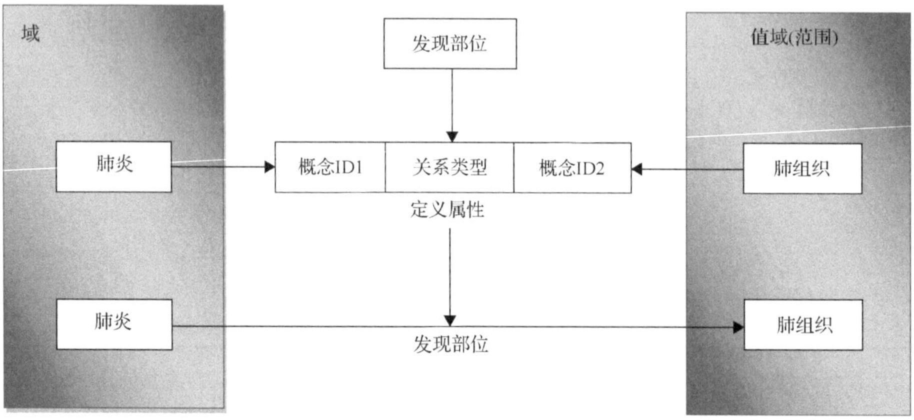

图 4-2-4　|肺炎|-|发现部位|-|肺组织|的概念关系表示

“概念模型属性”中共有 59 个关系类型明确规定了应用的“域”，包括 57 个定义类关系类型和 2 个修饰限定类关系类型。其中，“临床发现”大类可用的关系类型有 16 个(表 4-2-7)，“操作”23 个，“评估操作”6 个，“具有明确上下文语境”6 个，“事件”5 个，“标本”5 个，“药物/生物制品”2 个，“身体结构”1 个，“物理性物体”1 个。同

一个关系类型也可以用于不同的“域”，如应用于“事件”概念类的5个关系类型同时也可用于“临床发现”；关系类型“|has active ingredient|”同时用于“物理性物体”和“药品/生物制品”概念类。

表 4-2-7　“临床发现”域的关系类型及其对应值域

域	关系类型	值域
Clinical Finding	FINDING SITE	Anatomical structure Acquired body structure
	ASSOCIATED MORPHOLOGY	Morphologically abnormal structure
	ASSOCIATED WITH	Clinical Finding Procedure Event Organism Substance Physical object Physical force Pharmaceutical/biologic product SNOMED CT Concept
	CAUSATIVE AGENT	Organism Substance Physical object SNOMED CT Concept
	DUE TO	Clinical Finding Event
	AFTER	Clinical Finding Procedure
	SEVERITY	Severities
	CLINICAL COURSE	Courses
	EPISODICITY	Episodicities
	INTERPRETS	Observable entity Laboratory Procedure Evaluation procedure
	HAS INTERPRETATION	Findings values Result comments
	PATHOLOGICAL PROCESS	Autoimmune
	HAS DEFINITIONAL MANIFESTATION	Clinical finding
	OCCURRENCE	Periods of life
	FINDING METHOD	Procedure
	FINDING INFORMER	Performer of method（person） Provider of history other than subject（person） Subject of record（person） Subject of record or other provider of history（person）

3. 关系类型

SNOMED CT 中的关系类型划分为定义(Defining)、修饰限定(Qualifying)、历史(Historical)和附加(Additional)4种类型。SNOMED CT 20160131国际版构建了66种关系类型用于表达概念间的逻辑关系(表4-2-8)，包括58个定义类关系类型、10个修饰限定类关系类型、1个附加类关系类型、5个历史类关系类型。其中，有8个关系类型可以

同时作为定义类或修饰限定类，而定义类关系类型|Time aspect|在 SNOMED CT 20160131 国际版中实际没有使用。

表 4-2-8　SNOMED CT 表示关系类型的链接概念

概念名称（英文）	概念名称（中文）	语义关系类型
Is a (attribute)	是（属性）	定义
Due to (attribute)	原因（属性）	定义
Associated with (attribute)	相关（属性）	定义
Associated morphology (attribute)	相关形态（属性）	定义
Has specimen (attribute)	有标本（属性）	定义
Specimen source morphology (attribute)	标本的形态来源（属性）	定义
Specimen source topography (attribute)	标本的解剖来源（属性）	定义
Specimen source identity (attribute)	标本的身份来源（属性）	定义
Specimen procedure (attribute)	标本处理程序（属性）	定义
Has active ingredient (attribute)	有活性成分（属性）	定义
Causative agent (attribute)	病原体（属性）	定义
Component (attribute)	组件（属性）	定义
Occurrence (attribute)	发生率（属性）	定义
Revision status (attribute)	修订状态（属性）	定义
After (attribute)	后（属性）	定义
Method (attribute)	方法（属性）	定义
Finding site (attribute)	发现部位（属性）	定义
Direct device (attribute)	直接设备（属性）	定义
Direct morphology (attribute)	直接形态（属性）	定义
Direct substance (attribute)	直接物质（属性）	定义
Has focus (attribute)	聚焦于（属性）	定义
Has intent (attribute)	倾向性（属性）	定义
Procedure site (attribute)	操作部位（属性）	定义
Has definitional manifestation (attribute)	明确定义（属性）	定义
Indirect morphology (attribute)	间接的形态（属性）	定义
Indirect device (attribute)	间接的装置（属性）	定义
Has interpretation (attribute)	可解释（属性）	定义
Interprets (attribute)	解读（属性）	定义
Measurement method (attribute)	测量方法（属性）	定义
Property (attribute)	特性（属性）	定义
Recipient category (attribute)	接收类目（属性）	定义
Scale type (attribute)	规模类型（属性）	定义

续表

概念名称(英文)	概念名称(中文)	语义关系类型
Specimen substance (attribute)	标本的组成物质(属性)	定义
Pathological process (attribute)	病理过程(属性)	定义
Procedure site - Direct (attribute)	处理部位 - 直接(属性)	定义
Procedure site - Indirect (attribute)	处理部位 - 间接(属性)	定义
Procedure device (attribute)	处理设备(属性)	定义
Procedure morphology (attribute)	处理形态(属性)	定义
Finding context (attribute)	发现背景(属性)	定义
Procedure context (attribute)	处理背景(属性)	定义
Temporal context (attribute)	时空背景(属性)	定义
Subject relationship context (attribute)	主题关系背景(属性)	定义
Route of administration (attribute)	给药途径(属性)	定义
Has dose form (attribute)	使用剂量(属性)	定义
Finding method (attribute)	发现方法(属性)	定义
Finding informer (attribute)	发现人(属性)	定义
Using energy (attribute)	利用能源(属性)	定义
Using substance (attribute)	使用物质(属性)	定义
Using access device (attribute)	使用接入设备(属性)	定义
Time aspect (attribute)	时间因素	定义
Associated finding (attribute)	相关发现(属性)	定义/修饰限定
Access (attribute)	访问(属性)	定义/修饰限定
Priority (attribute)	优先级(属性)	定义/修饰限定
Clinical course (attribute)	临床疗程(属性)	定义/修饰限定
Laterality (attribute)	偏重于(属性)	定义/修饰限定
Associated procedure (attribute)	相关的程序(属性)	定义/修饰限定
Using device (attribute)	使用设备(属性)	定义/修饰限定
Surgical approach (attribute)	手术方法(属性)	定义/修饰限定
Episodicity (attribute)	阵发性 (属性)	修饰限定
Severity (attribute)	严重性 (属性)	修饰限定
Part of (attribute)	部分(属性)	附加
MAY BE A (attribute)	可能是(属性)	历史
SAME AS (attribute)	相同的(属性)	历史
REPLACED BY (attribute)	替换为(属性)	历史
MOVED TO (attribute)	移动去向(属性)	历史
WAS A (attribute)	以前是(属性)	历史

每一种概念关系都通过特定的关系类型来表达，形成“概念 1+关系类型+概念 2”的三元组结构。三元组结构不仅可以用来表达一个明确的临床事物，同时能够揭示出这两个概念间语义关系的具体含义，三元组结构中的概念 2 实质是对概念 1 的这种关系类型进行赋值。其中，“定义”类关系是用来实现概念的“逻辑化”定义的。

SNOMED CT 的关系类型之间也存在层级结构，如|ASSOCIATED WITH|、|PROCEDURE DEVICE|、|PROCEDURE MORPHOLOGY|、|PROCEDURE SITE|等，具体见表 4-2-9。

表 4-2-9 SNOMED CT 关系类型的层级结构

上位属性	下位属性
ASSOCIATED WITH	AFTER DUE TO CAUSATIVE AGENT
PROCEDURE DEVICE	DIRECT DEVICE INDIRECT DEVICE USING DEVICE USING ACCESS DEVICE
PROCEDURE MORPHOLOGY	DIRECT MORPHOLOGY INDIRECT MORPHOLOGY
PROCEDURE SITE	PROCEDURE SITE - DIRECT PROCEDURE SITE - INDIRECT

4. 逻辑定义

SNOMED CT“定义”类关系可用于实现对概念进行“逻辑化”定义。SNOMED CT 的“定义”类关系类型由两大类组成，第一类是“is a”关系，又称“上下位关系”或“父子关系”。“is a”关系是 SNOMED CT 建立概念分类层级体系的基础，众多语义上具有包含与被包含的概念基于“is a”关系纵向聚合，形成了 SNOMED CT 中独特的顶级概念分类层级体系。SNOMED CT 收录的全部 40 万条概念中，除位于顶级的根概念|SNOMED CT Concept|外，每个概念均至少与它的一个上位概念通过“is a”关系相联系，从而建立了 SNOMED CT 概念之间的层级结构。第二类是“概念模型属性”关系，“概念模型属性”关系与“is a”关系相辅相成，从横向来连接两个概念并确定概念间的语义关系，如表 4-2-8 所示，SNOMED CT 实际运用了 58 种定义类属性关系。

SNOMED CT 中的任何一个概念都可通过与其他概念间的关系来实现自己的逻辑化定义。以“肾疾病”为例，其逻辑化定义如图 4-2-5 所示，其逻辑化的定义文本可描述为|Kidney disease| |is a|| Kidney finding| and |is a|| Disorder of abdomen| and |is a|| Disorder of body cavity| and |is a|| Disorder of kidney and/or ureter| and has | Finding site || Kidney structure|。

三、SNOMED CT 概念表达

SNOMED CT 以先组概念和后组概念两种形式确保临床用语能够被正确表达。先组概念都是由 SNOMED CT 预先定义的，除了具有唯一的概念标识符和描述外，还通过一组定义关系与其他概念进行关联，以表达概念的逻辑定义。后组概念表达方式使用两个以上的概念标识符组配表达，采取后组概念方式，就可以使用内涵比较大的概念来表示临床具体事物，而不需要为每一个具体的临床概念生成一个独立的先组概念。后组概念表达方式主要有两个方面的意义：一是通过后组概念表达方式，可以有效地减少先组概念的数量，当 SNOMED CT 缺少某一先组概念时，可以通过后组概念的方式表达相应的概念；二是通过后组概念表达方式，可以利用先组概念来表达颗粒度更细、含义更具体的临床概念。

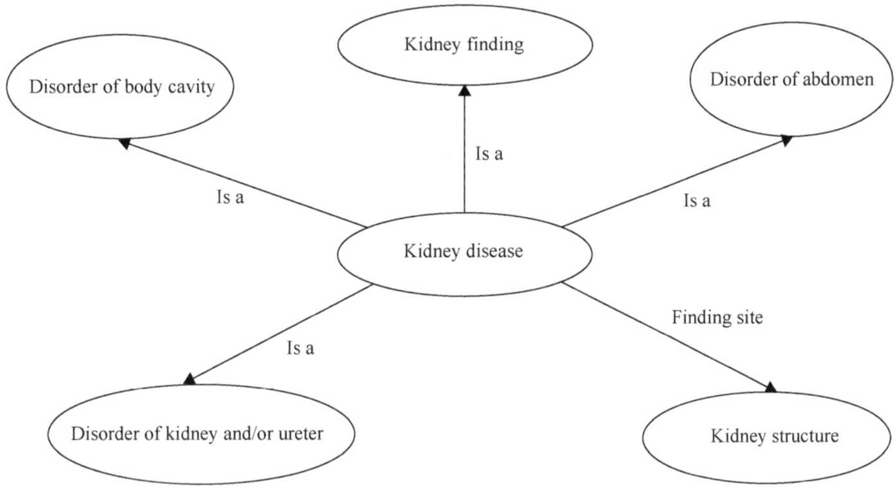

图 4-2-5 概念“肾疾病”的逻辑定义

(一)后组概念表达规则

IHTSDO 为 SNOMED CT 概念制定了清晰的组配语法规则，以支持后组概念的表达形式既能够便于计算机自动处理，同时也符合人类语言的表达习惯。具体表达规则如下：①SNOMED CT 概念标识符是最基本的表达形式；②SNOMED CT 概念标识符后可联合术语形式进行表达，术语本身用“|”括起来；③概念标识符或术语后可组配概念词进行限定，限定组配部分用“：”分隔；④限定组配部分是由一个或多个表示关系的属性及对应取值组成，属性及取值均以概念标识符进行表示，属性与取值之间用“=”分隔；⑤如果属性及取值的组合不止一个，则各组合之间用“，”分隔；⑥大括号“{}”用于对概念组配的属性进行分组；⑦对属性对应的取值进行限定时，可以组配的方式表示取值，用小括号“()”构成嵌套结构；

“阑尾切除术”(appendectomy)的后组概念表达形式如下：

80146002|appendectomy|:{ 260686004|method|=129304002|excision - action|,

405813007|procedure site - direct|= 181255000|entire appendix|}

“手术史”(history of surgery)的后组概念表达形式如下：

161615003|history of surgery|:363589002|associated procedure|=

(80146002|appendectomy|: 260870009|priority|=25876001|emergency)

在后组概念表达过程中，必须要遵循概念定义应用的概念模型规则，属性只能应用于相应的“域”和“值域”。遵循后组概念表达规则，可以便于计算相似概念和概念的层级关系，也能够有效地支持基于语义的检索方式。

(二)后组概念表达用途

1. 表达先组概念

当SNOMED CT先组概念是一个完整定义的概念时，概念的内涵可以通过定义属性划分为多个方面进行详细阐述。此时，SNOMED CT先组概念可以通过后组概念方式表达。例如，“腹腔镜阑尾紧急切除术”(laparoscopic emergency appendectomy)包括切除阑尾、使用腹腔镜、紧急处理三个方面的含义，而SNOMED CT先组概念174041007|laparoscopic emergency appendectomy|也包括如下定义属性来生成定义。

116680003|is a| = 80146002|appendectomy|

260870009|priority|=25876001|emergency|

425391005|using access device| = 86174004|laparoscope|

对于先组概念 174041007|laparoscopic emergency appendectomy|，其上位概念80146002|appendectomy|是一个完整定义的概念，因此我们可以通过后组概念形式来等价表达。

80146002|appendectomy|:260870009|priority|=25876001|emergency|, 425391005|using access device|=86174004|laparoscope|

2. 表达新概念

后组概念表达最主要的用途是表示SNOMED CT先组概念中不存在的概念，通过后组概念表达方式，就可以利用先组概念精确的表达含义更为具体的概念。例如，SNOMED CT不存在概念“腹部腹腔镜拆除装置”(laparoscopic removal of device from abdomen)，以后组概念表达的方式，通过概念“腹部拆除装置”(removal of device from abdomen)进行等价表达。

68526006|removal of device from abdomen|:425391005|using access device|= 6174004|laparoscope|

后组概念表达是依据关系表中已经存在的定义类关系，当SNOMED CT的概念关系表中，使用一个上位概念作为定义属性的“值域”时，可以选择该概念的下位概念作为定义属性的“值域”，以表达一个更加具体的概念。例如，SNOMED CT中可以通过“全髋关节置换术”(total replacement of hip)的“直接设备(direct device)”为“全髋关节置换假体”(total hip replacement prosthesis)的后组概念形式表达概念“全髋关节假体置换术”：

52734007|Total replacement of hip|: 363699004 |direct device|=304120007 |total hip replacement prosthesis|

此时可以选择“全髋关节置换假体”(total hip replacement prosthesis)的下位概念“Exeter 全髋关节假体”(Exeter total hip prosthesis)作为定义属性“直接设备”(direct device）的“值域”，以表达“Exeter 全髋关节假体置换术”这个更具体的概念，如下所示：

52734007|Total replacement of hip|: 363699004 |direct device|=390783005|Exeter total hip prosthesis|

（三）概念查询

由于 SNOMED CT 具有先组概念和后组概念两种表达形式，因此在利用 SNOMED CT 进行概念查询时，需要两种方式都进行查询。例如，查询“腹腔镜手术”（laparoscopic procedure），一方面可以直接使用先组概念 51316009|laparoscopic procedure|进行查询；另一方面由于先组概念 51316009|laparoscopic procedure|可以采用后组概念 71388002 |procedure|:425391005|using access device|=86174004|laparoscope|的方式进行表达，因此如果一个概念属于 71388002|procedure|的下位概念，同时其又具有定义属性 425391005|using access device|，并且定义属性的“值域”为概念 86174004|laparoscope|或者其下位时，这些概念也应该属于查询的目标。

如图 4-2-6 所示，如需查询临床数据中涉及良性肿瘤形态的数据时，只需要将查询条件解析为查找哪些概念的相关形态为良性肿瘤即可。

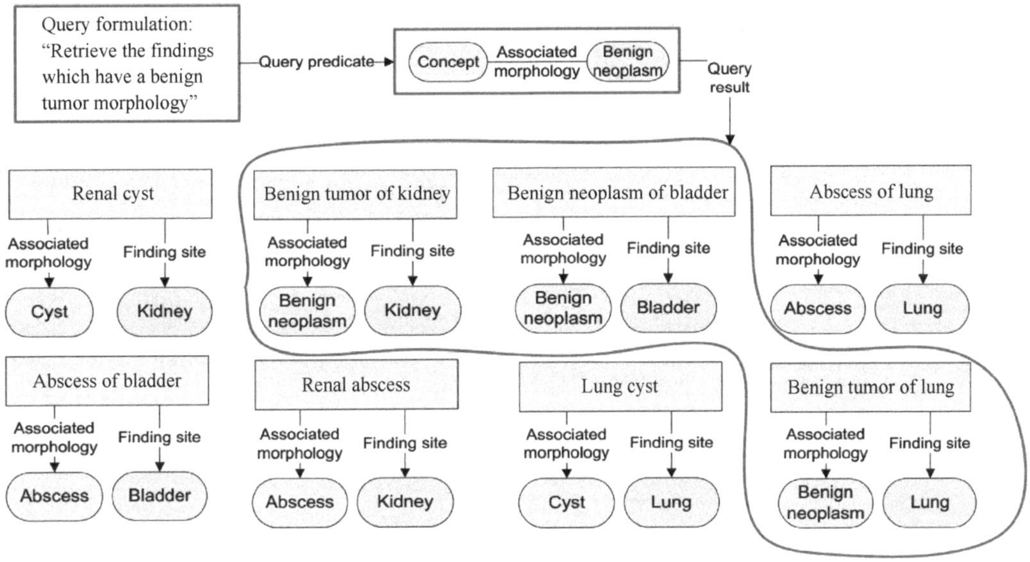

图 4-2-6　相关形态为良性肿瘤的概念检索结果

四、SNOMED CT 元数据框架

2002 年，IHTSDO 以 Release Format 1（RF1）的元数据格式公开发表 SNOMED CT，在此版本的元数据框架中，SNOMED CT 包括核心表（Core Tables）、历史机制（History Mechanism）、子集机制（Subset Mechanism）、交叉映射机制（Cross Mapping Mechanism）、扩展表（Extensions）和开发人员工具包和其他衍生工具（Developer Toolkit & Other Derivatives）6 部分（图 4-2-7）。

（1）核心表：包括 SNOMED CT 术语涉及的概念、描述和关系，是 SNOMED CT 最重要的组成部分。

(2) *历史机制*：常用于升级更新 SNOMED CT，包括概念和描述的补充说明、失效及细微变化，也包括概念替代的说明。

(3) *子集机制*：定义了一个包含 SNOMED CT 概念、描述和关系的较小集合。

(4) *交叉映射机制*：建立与目标分类法或编码系统的关联映射，如 ICD-9 或 ICD-10，以便于扩大 SNOMED CT 的使用范围。

(5) *扩展表*：扩展表是为了补充核心表的术语内容，其内容在国际版中进行发布，扩展表内容可能是用来满足非普遍性或特定国家的需求，因此不能作为国际版本核心表的一部分。扩展表内容由 IHTSDO、成员发布中心或授权使用者负责开发和维护。

(6) *开发工具*：可以帮助软件开发商直接安装或作为可定制的安装示例。包括：①索引(Indexes)、等价词(Word Equivalents)、重复术语(Duplicate Terms)，这些表对于搜索操作来说都是非常有用的；②层级导航(Navigational Hierarchies)可以用于管理 SNOMED CT 概念和列表浏览时的显示；③规范表(Canonical Table)用于检测逻辑等价的概念，等价概念可以通过多种方式表示。

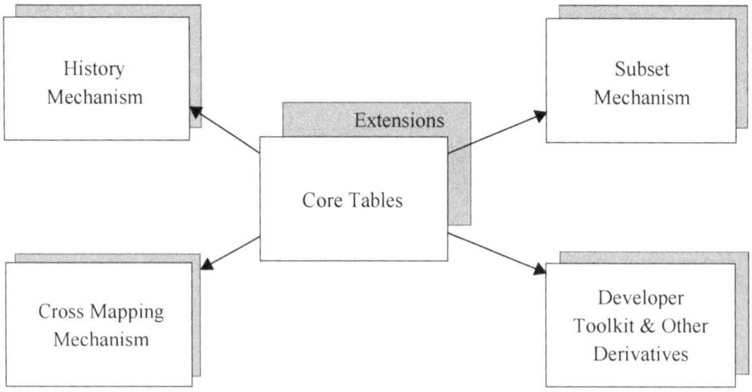

图 4-2-7　SNOMED CT 元数据框架(RF1 格式)

(一) 核心表

核心表包括 SNOMED CT 术语涉及的概念、描述和关系，是 SNOMED CT 组织描述临床知识的最基本要素。SNOMED CT 核心表由概念表、描述表和关系表组成，概念表、描述表和关系表之间通过概念唯一标识符实现彼此之间的关联。SNOMED CT 核心元数据包括概念表元数据、描述表元数据、关系表元数据。

1. 概念表元数据

概念表中的一条记录代表一个临床概念，每个概念都包含概念 ID 和完全指定名称(FULLYSPECIFIEDNAME，FSN)。概念表的具体元数据项如表 4-2-10 所示。

表 4-2-10 SNOMED CT 概念表元数据

元数据项	元数据涵义
ConceptId（概念 ID）	SNOMED CT 概念的唯一标识
ConceptStatus（概念状态）	标明概念是否可用，若不可用，标明退出使用的原因
FULLYSPECIFIEDNAME（完全指定名称）	清晰明确地标识一个概念并阐明其含义，有唯一性，也会出现在描述表中
CTV3ID	英国临床术语第 3 版中概念的代码
SNOMEDID	SNOMED RT 中此概念的标识符
IsPrimitive	标识此概念的逻辑定义是否为基本定义或完整定义，标识“1”为基本定义，标识“0”为完整定义

SNOMED CT 概念分为两类：一类是被完整定义的概念，一类是被基本定义的概念。前者指通过多个定义类关系能完整、明确表示该概念含义，后者则不能，即通过已有逻辑关系定义不能将其与类似概念在含义上进行区分。例如，|acute disease|是一个被完整定义的概念，逻辑化定义“|is a||disease|且|clinical course||sudden onset AND/OR short duration|”明确地表示了其含义，计算机逻辑推理时可据此认定其等同概念或下位概念；而|disease|和|drug action|均为被基本定义的概念，仅有|is a|关系表示其属于|clinical finding|，不能支持有效的逻辑推理。

2. 描述表元数据

描述表中的每一条记录对应一个临床概念的术语表示形式，描述是分配给概念的命名或术语。在 SNOMED CT 中，每一个描述都会用一个唯一的“描述 ID（Description ID）”来标识；一个概念可能会有多个概念描述。概念描述的类型有三种：完全指定名称（FSN）、优选术语（Preferred Term）、同义词（Synonym）。描述表的具体元数据项如表 4-2-11 所示。

表 4-2-11 SNOMED CT 描述表元数据

元数据项	元数据涵义
DescriptionId（描述 ID）	SNOMED CT 概念描述的唯一标识符
DescriptionStatus（描述状态）	标明该描述是否可用，若不可用，标明退出使用的原因
ConceptId（概念 ID）	对应的概念标识符
Term（术语）	描述相关概念的术语名称
InitialCapitalStatus（首字符大写状态）	标明首字符大写是否有特别含义
DescriptionType（描述类型）	概念描述的类型，有三种：FSN、优选术语、同义词
LanguageCode（语种编码）	表明在某种语言或方言中该描述是有效的。该语种或方言子集最终对每一个概念的描述进行定义

（1）*完全指定名称*（FSN）：每一个概念都有一个唯一的 FSN，以清晰明确地定义一个概念。FSN 的目的是为了唯一的标识一个概念并阐明其含义，而不是这个概念目前最常用的或最俗称的短语。当不同的概念用相同的词或短语表示时，FSN 就可以对这些概念

进行明确的区分。每个 FSN 的结尾都会在括号内标识其语义类型，以明确概念独特的内涵，消除概念歧义。

(2) 优选术语 (Preferred Term)：每一个概念都有一个优选术语，此优选术语是临床医生用于表达相应概念时最常用的单词或短语。优选术语所指代的概念不是唯一的，一个概念的优选术语可能同时是另一概念的优选术语或同义词。

(3) 同义词 (Synonym)：同义词是一个可用于显示或选择概念的术语，一个概念可能有多个同义词，因此可以允许用户选择熟悉的术语来表达特定的临床含义。两个概念可能有相同的同义术语，因此只能通过概念标识符对同义词进行解释和区分。每一个概念只有一个同义词是优选形式，优选形式是临床医生经常使用的词或短语，其他同义词都作为认可形式。

以“心肌梗死 (myocardial infarction)”为例，其概念描述见图 4-2-8。

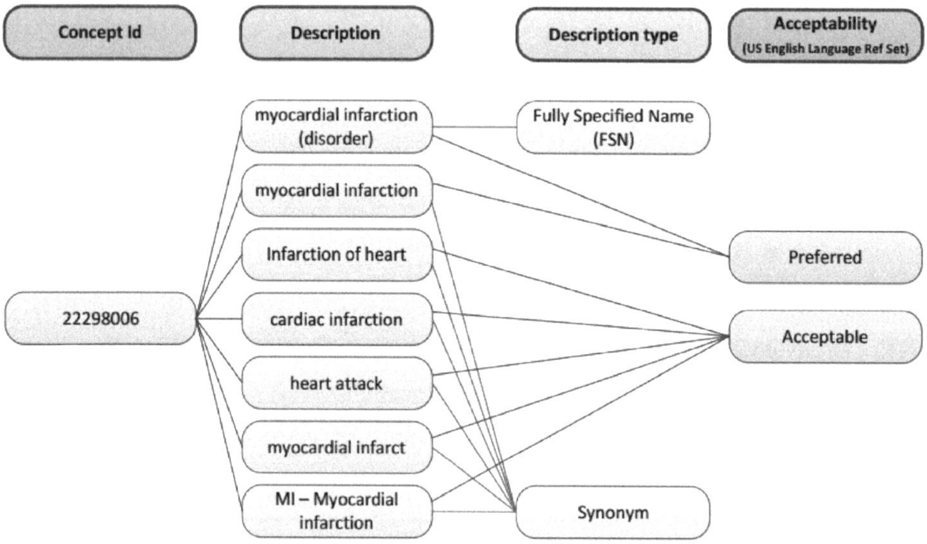

图 4-2-8　概念“心肌梗死”的描述

3. 关系表元数据

关系表中的每一条记录代表两个概念之间的关系，关系类型揭示两个概念之间具体为何种关系，关系类型特征将关系类型划分为定义、修饰限定、附加和历史 4 种类型。关系表的具体元数据项见表 4-2-12。

可限定性 (Refinability) 是用于揭示当前概念关系三元组所表示的临床信息是否足够支持临床数据输入或表达，具体取值见表 4-2-13。当可限定性取值为 2 时，则说明源概念及关系对应的目标概念不能够完全满足临床数据输入或表达的要求，必须要组配目标概念的下级类目进行限定。

表 4-2-12　SNOMED CT 关系表元数据

元数据项	元数据涵义
RelationshipId (关系 ID)	SNOMED CT 概念关系的唯一标识符
ConceptId1 (概念 ID1)	来源概念的唯一标识符
RelationshipType (关系类型)	表达概念间关系类型的 SNOMED CT 概念唯一标识符
ConceptId2 (概念 ID2)	目标概念的唯一标识符
CharacteristicType (关系类型特征)	对关系类型进行分组，表明该关系是对源概念的定义或修饰
Refinability (可限定性)	当该关系用于临床数据输入模板时，标明是否可能再限定目标概念
RelationshipGroup (关系组)	将逻辑相关的概念划分为组

表 4-2-13　可限定性取值范围及含义

取值	涵义
0	不需要限定
1	可以选择下级类目进行限定
2	必须选择一个下级类目进行限定

(二)交叉映射

SNOMED CT 是一部临床领域的综合性词表，为了扩展其使用范围，通过词表映射的方式，建立其与其他专业术语表或分类表的知识关联。通过交叉映射机制，SNOMED CT 与 LOINC、ICD-9-CM、ICD-O、OPCS-4、CPT、MeSH 等都建立了映射关系。

1. SNOMED CT 交叉映射元数据

SNOMED CT 的交叉映射机制主要通过交叉映射表和交叉映射目标表之间的数据关联实现。交叉映射表负责描述 SNOMED CT 概念信息及映射关系，交叉映射目标表负责描述目标表的概念或术语信息。

1)交叉映射表元数据

交叉映射表中的每一条记录代表一个 SNOMED CT 概念与目标概念之间的映射关系及映射优先级等信息(表 4-2-14)。

表 4-2-14　SNOMED CT 交叉映射表元数据

元数据项	元数据涵义
MapSetId (映射集 ID)	SNOMED CT 映射集的唯一标识
MapConceptId (映射概念 ID)	映射源概念的唯一标识
MapOption (映射选项)	用来区分一个单一概念是否有替代映射
MapPriority (映射优先性)	通过一系列选项对概念映射进行人工评估，得到映射建议顺序
MapTargetId (映射目标 ID)	SNOMED 赋予的映射目标概念唯一标识符
MapRule (映射规则)	通过程序自动识别映射是否合适
MapAdvice (映射建议)	为人工映射提供建议

2) 交叉映射目标表元数据

交叉映射目标表记录了映射目标表中被成功映射的术语信息，并且 SNOMED CT 给每一个术语赋予唯一的映射 ID(表 4-2-15)。

表 4-2-15　SNOMED CT 交叉映射目标表元数据

元数据项	元数据涵义
TargetId (映射目标 ID)	在映射表中，SNOMED 赋予的映射目标术语唯一标识符
TargetSchemeId (映射目标表术语国际编码)	HL7 规定的映射目标术语的国际编码标识
TargetCodes (映射目标术语代码)	映射目标表中术语标识
TargetRule (目标表映射规则)	通过程序自动识别映射是否合适
TargetAdvice (目标表映射建议)	为人工映射提供建议

2. SNOMED CT 与 LOINC 映射

LOINC 是用于实验室测试和临床观察的词汇表，每个 LOINC 代码表示一个独特的实验室测试，由测量成分、观察属性、时间方面、样品、系统类型及测量尺度 6 个方面组成。而 SNOMED CT 代码都是表达具体的一个概念，因此 LOINC 与 SNOMED CT 的映射不能通过简单的词形匹配实现，而是通过比对概念是否具有相同关系来识别。最终形成的映射表由 11 列构成，前 9 列来源于 LOINC，后 2 列来源于 SNOMED CT(图 4-2-9)。其中，关系类型字段揭示了 LOINC 标识符与 SNOMED CT 代码的关系。通过 LOINC 标识符与 SNOMED CT 代码的映射关系，可以以逻辑组合方式描述 LOINC 标识符的具体含义，更好地理解 LOINC 标识符之间的区别。同时，用户也可以通过 SNOMED CT 代码这种更容易理解的方式实现对实验室测试数据的检索和查询。

LOINC_NUM	COMPONENT	PROPERTY	TIME_ASPCT	SYSTEM	SCALE_TYP	METHOD_TYP	RELAT_NMS	ANSWERLIST	Relationship_Type	ConceptID
5792-7	GLUCOSE	MCNC	PT	UR	QN	TEST STRIP			Is a	Urinalysis, glucose, qualitative
5792-7	**GLUCOSE**	MCNC	PT	UR	QN	TEST STRIP			has measured component	Glucose
5792-7	GLUCOSE	**MCNC**	PT	UR	QN	TEST STRIP			Has property	Mass concentration
5792-7	GLUCOSE	MCNC	**PT**	UR	QN	TEST STRIP			has time aspect	Single point in time
5792-7	GLUCOSE	MCNC	PT	**UR**	QN	TEST STRIP			Has specimen	Urine specimen
5792-7	GLUCOSE	MCNC	PT	UR	**QN**	TEST STRIP			Has scale type	Quantitative
5792-7	GLUCOSE	MCNC	PT	UR	QN	**TEST STRIP**			Has method	Test strip method

图 4-2-9　SNOMED CT 与 LOINC 映射表结构示例

3. SNOMED CT 与 ICD 映射

国际疾病分类表(ICD)广泛用于报告和追踪死亡率、疾病统计报表，以及费用核算和报销。为了方便 SNOMED CT 在疾病统计领域的使用，先后与 ICD-9-CM、ICD-O、ICD-10-CM 建立了交叉映射。其中，SNOMED CT 的 Body Structure 大类与 ICD-O 建立了交叉映射，SNOMED CT 的 Clinical Findings 大类与 ICD-9-CM、ICD-10-CM 建立了交叉映射。在建立交叉映射过程中，建立了详细的映射规则和分类。不同类目之间的映射方式包括以下 5 类(表 4-2-16)。

表 4-2-16 SNOMED CT 与 ICD 映射类别

映射类别代码	映射类别说明
0	不能映射，即 SNOMED CT 术语不能映射到合适的 ICD 代码
1	一对一完整映射，即 SNOMED CT 术语与 ICD 代码具有相同含义或互为同义词；或者 SNOMED CT 术语是 ICD 代码描述的组成部分
2	向上扩展映射，即 SNOMED CT 术语是 ICD 代码的下位
3	向下收缩映射，即 SNOMED CT 术语是 ICD 代码的上位
4	部分重叠映射，即此映射方式的建立需要附加条件

五、SNOMED CT 浏览工具

SNOMED CT 原始的文本格式数据不便于展示其体系结构及术语之间的关联，为了能清晰明了地展示 SNOMED CT 的核心表之间的关系，需要借助于 SNOMED CT 的专用浏览工具。目前常用的 SNOMED CT 浏览工具类型包括在线浏览、本地浏览及手机 App 等，如表 4-2-17 所示。

表 4-2-17 SNOMED CT 常用浏览工具

名称	类型	网址
IHTSDO SNOMED CT Browser	在线浏览	http://browser.ihtsdotools.org
NLM SNOMED CT Browser	在线浏览	https://uts.nlm.nih.gov/
ITServer	在线浏览	http://www.itserver.es/ITServer/Browser/snomedctbrowser.faces
Meaningful Query (B2i)	在线浏览	http://mq.b2i.sg
Nictiz Browser	在线浏览	http://terminologie.nictiz.nl/snomed
NPEx Browser	在线浏览	http://www.snomedbrowser.com
Shrimp	在线浏览	http://ontoserver.csiro.au/shrimp
Snoflake Browser	在线浏览	http://www.snoflake.co.uk
Snolex	在线浏览	https://snolex.com/
VTSL Terminology Browser	在线浏览	http://vtsl.vetmed.vt.edu/browser
CliniClue Xplore	本地浏览	http://www.cliniclue.com
SNOB	本地浏览	http://www.eggbird.eu/
Minnow	本地浏览	http://aehrc.com/research/health-data-management-and-semantics/clinical-terminology-tools/minnow
Mycroft	本地浏览	http://apelon.com/Products/Mycroft/tabid/99/Default.aspx
Snow Owl	本地浏览	http://www.b2international.com/portal/snow-owl
Snomobile	手机 App	http://www.snoflake.co.uk/Site/Snomobile
HealthTerm	手机 App	http://www.healthterm.com/

（一）IHTSDO SNOMED CT Browser

IHTSDO SNOMED CT Browser 是由 IHTSDO 开发的 SNOMED CT 术语浏览检索工具，其可以在线浏览检索多个国家的 SNOMED CT 版本。在浏览概念的相关信息时，提供概念的父子节点、描述信息、关系属性、组配表达等内容，并且能够以图的方式展示概念之间的关系。IHTSDO SNOMED CT Browser 的详细使用界面见图 4-2-10。

（二）NLM SNOMED CT Browser

UTS（UMLS Terminology Services）是由 NLM 提供的术语浏览服务，其中，SNOMED CT Browser 是浏览检索 SNOMED CT 术语的在线访问平台。通过 SNOMED CT Browser 不仅可以浏览 SNOMED CT 本身的术语资源，同时还能展现其在 UMLS 中的整合信息。NLM SNOMED CT Browser 的详细使用界面见图 4-2-11。

（三）CliniClue Xplore

CliniClue Xplore 是由“The Clinical Information Consultancy Ltd”开发的 SNOMED CT 术语浏览检索工具，需要免费申请授权的密钥后才能正常使用。不仅能够免费下载 CliniClue Xplore 浏览工具，同时通过 CliniClue Xplore 还可以免费获取 SNOMED CT 的众多版本资源。CliniClue Xplore 的详细使用界面见图 4-2-12。

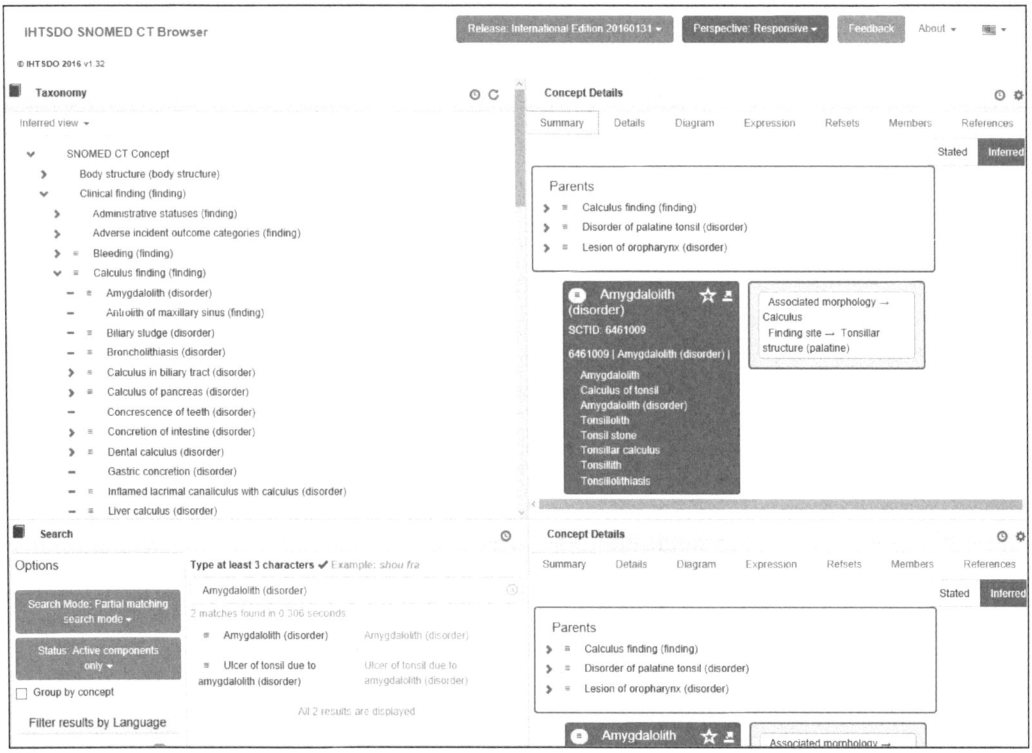

图 4-2-10　IHTSDO SNOMED CT Browser 的使用界面

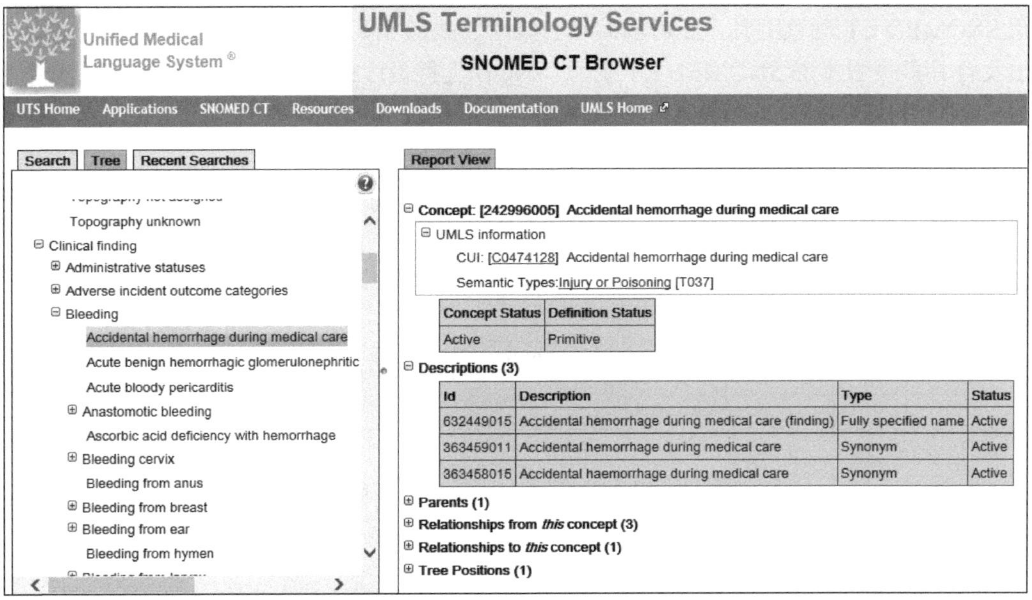

图 4-2-11 NLM SNOMED CT Browser 的使用界面

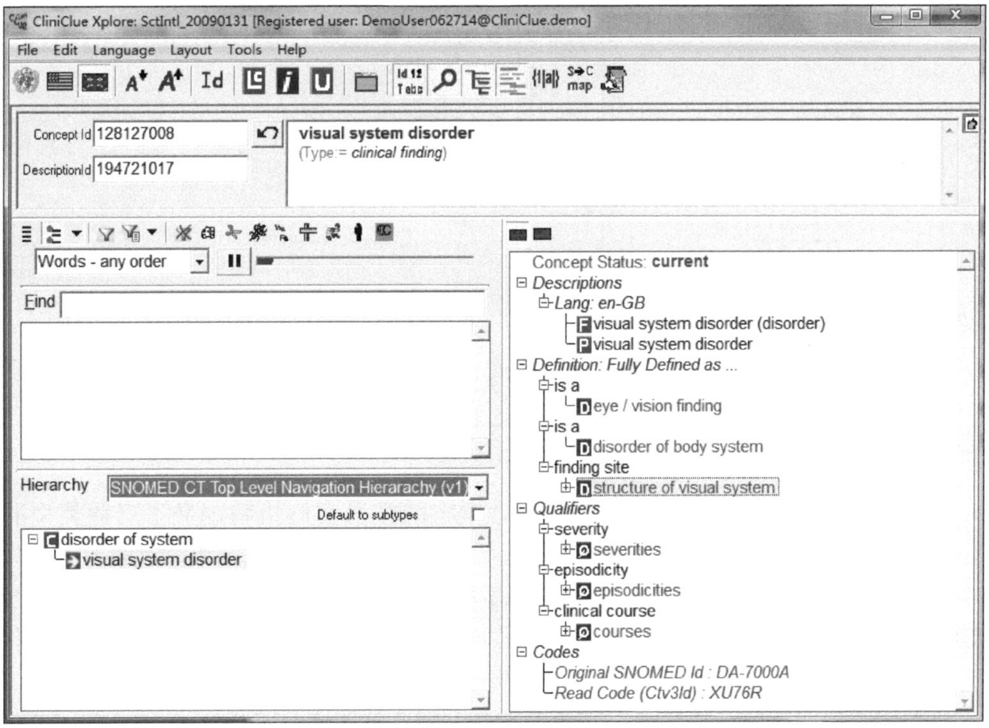

图 4-2-12 CliniClue Xplore 的使用界面

（四）SNOB

SNOB 是由荷兰的 Eggbird 公司开发的 SNOMED CT 浏览工具。SNOB 不仅仅是一个 SNOMED CT 浏览工具，还可以编辑、修改、添加 SNOMED CT 术语描述，导入、导出及合并多个版本的 SNOMED CT 资源。SNOB 支持 IHTSDO 发布的 SNOMED CT 数据格式，同时也支持 UMLS 发布的数据格式。SNOB 的详细使用界面见图 4-2-13。

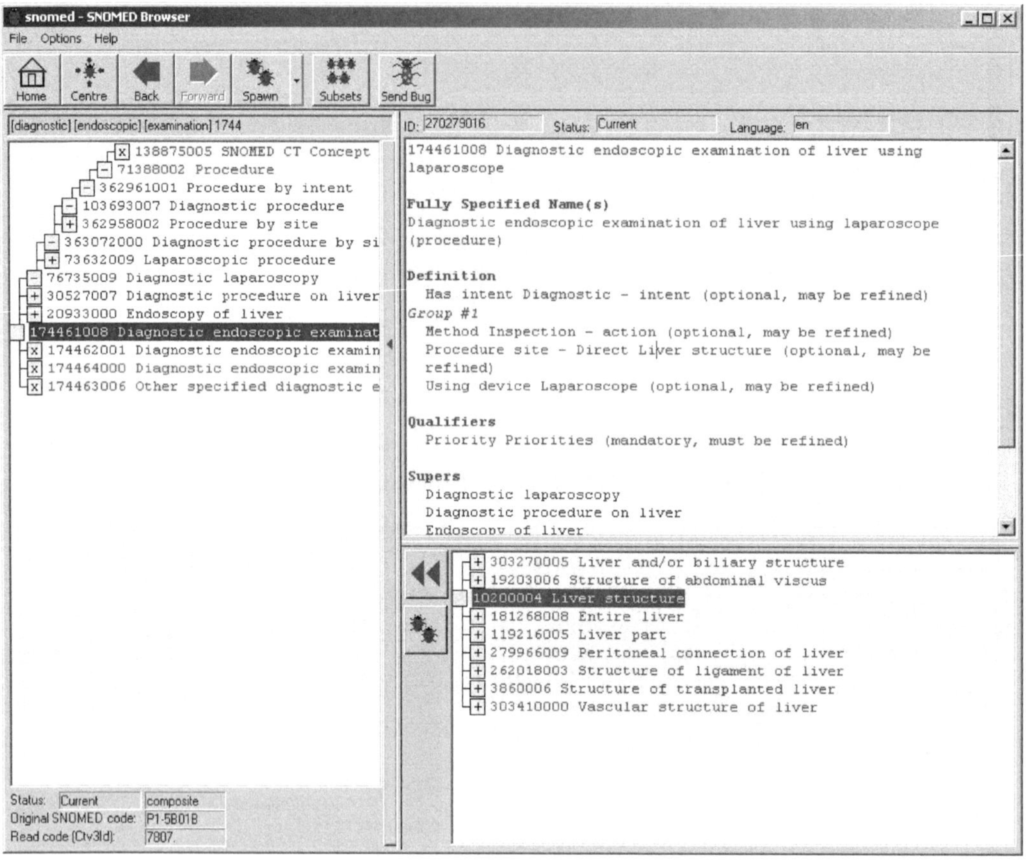

图 4-2-13 SNOB 的使用界面

六、SNOMED CT 主要应用

国际卫生术语标准开发组织(IHTSDO)颁布的技术实施指南定义了三种类型的应用，即临床记录、知识表示、汇聚和分析。临床记录涉及患者数据和医疗服务的处理，如在临床信息系统中基于 SNOMED CT 术语进行记录、存储、检索和交互。知识表示是指表达临床知识，如基于 SNOMED CT 的临床指南和护理路径。汇聚和分析是指从临床信息系统中检索数据，以便于进行二次分析。

目前，美国、英国、加拿大、新西兰和澳大利亚等国家已经指定 SNOMED CT 作为临床信息系统的临床术语参考标准，有超过 50 个国家对 SNOMED CT 开展了不同程度的应用，其应用的方式主要包括两种形式(图 4-2-14)。

首先，对 SNOMED CT 内容本身的建设和扩展，以方便其在临床信息系统中的关联应用。主要包括：①开发 SNOMED CT 的子集，SNOMED CT 的子集主要是为了满足数据录入和数据检索；②创建扩展表，扩展表是核心表的正式补充，一般是为了满足某一特殊用途或本地化应用而创建，如在国际版的基础上开发各个国家的版本；③创建交叉映射表，通过交叉映射表拓展 SNOMED CT 在疾病统计、医疗收费及医疗风险评估等方面的应用。

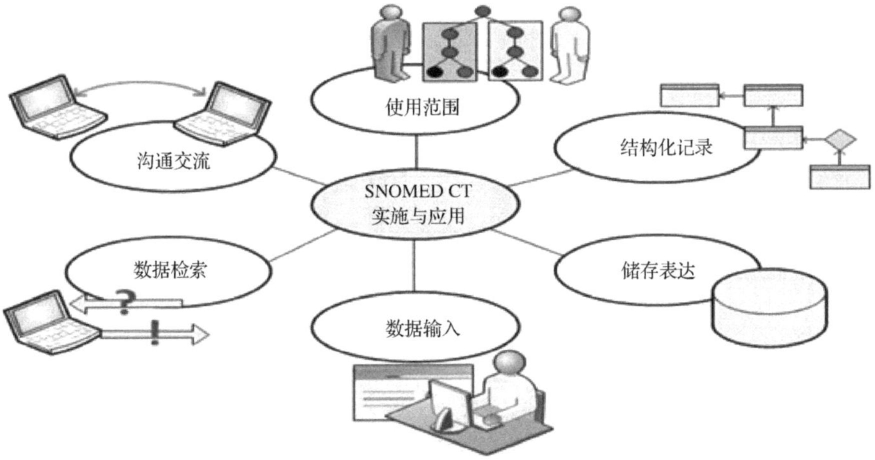

图 4-2-14 SNOMED CT 的实施与应用

其次，应用 SNOMED CT 描述临床记录，如使用 SNOMED CT 概念进行数据存储、录入和检索等，这些功能通过概念 ID、描述 ID、后组概念表达及映射术语代码等方式实现。在实施和应用 SNOMED CT 时，需要明确其使用范围、数据输入方式、存储表达方式等。

第三节 观测指标标识符逻辑命名与编码系统(LOINC)

一、LOINC 概述

(一) 简介

观测指标标识符逻辑命名与编码系统(Logical Observation Identifiers Names and Codes)，简称 LOINC，由美国雷根斯基夫研究院(the Regenstrief Institute, Inc.)编制维护，是一套用于在 ASTM E1238、HL7(Health Level Seven)等医疗信息交换标准中标识实验室和临床检测项目的通用标识符，旨在促进临床医疗护理、结局管理、医疗索赔及研究等临床实验室结果的交换、汇聚、集成与共享。

LOINC 标识符分为实验室部分和临床部分，涵盖了血液学、血清学、生命体征、放射医学报告、肿瘤登记码等各类观测指标。在 LOINC 中，每个标准“观测指标”均有一个标准编码、标准命名(LOINC 全称，fully-specified names)，此外还有简称(short name)、详称(long-common name)、同义词、注释等信息。

LOINC 始终坚持免费开放政策。自 1996 年 4 月首次在互联网发布，LOINC 代码就得到了各方的热烈欢迎(主页见图 4-3-1)。发展到今天，LOINC 已被医院、医疗系统、临床实验室、电子健康档案(EHR)开发者和软件开发商等广泛采用，在推动临床实验室结果电子信息交换标准化方面发挥积极作用，是国际公认的医学信息学标准之一。

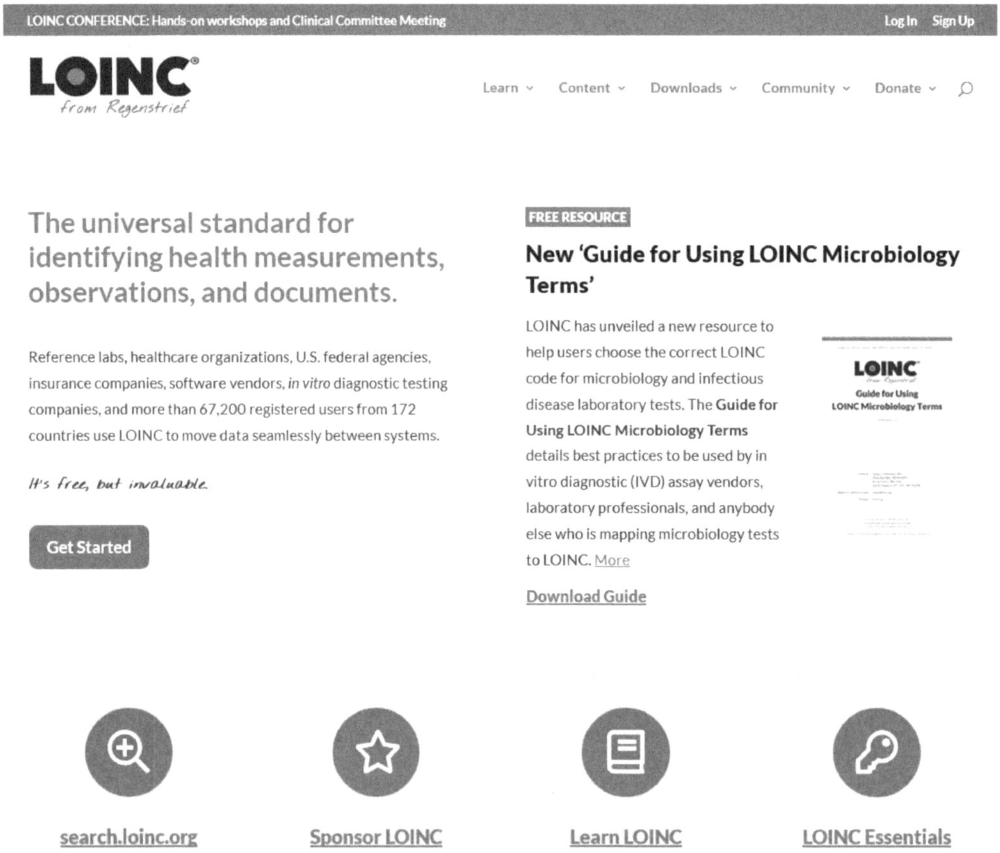

图 4-3-1　LOINC 主页

(二)发展历程

LOINC 研发最早开始于 1994 年。当时，这是一个非官方研究项目。1995 年 4 月，LOINC 首版发布，包括 70 页用户指南及 6000 余个实验室检测结果标识符和名称。此后，雷根斯基夫研究院与 LOINC 委员会(LOINC Committee)一直负责并承担 LOINC 数据库及其支持文档的开发维护工作，在保证该标准的全面性、稳定性、权威性、适用性方面始终坚持国际公认基本原则和规范。

LOINC 坚持每年更新 2～5 次，截至 2018 年 6 月，已累计更新 70 余次，详见表 4-3-1。更新内容主要包括：扩大数据库规模，增加实验室之外的更多临床主题编码，扩增简称、详称、同义词信息，改进提升辅助工具功能等。最新版 LOINC(2.64 版，2018 年 6 月 15 日发布)包括术语 87 863 个，与 2017 年相比新增术语 1335 个、修订术语 3700 个。

表 4-3-1　LOINC 更新维护一览表(1995～2018)

年份	更新次数	版本	术语规模
1995	7	1.0 1.0a 1.0b 1.0c 1.0d 1.0e 1.0f	＞6 000
1996	3	1.0g 1.0h(2) C1.0(首次通过互联网发布)	1 492
1997	2	1.0i 1.0J-a	13 465
1998	1	1.0K	15 464
1999	3	1.0L 1.0M 1.0Ma	21 741
2000	2	1.0N 1.0O	24 730
2001	3	2.00 2.01 2.03	29 322
2002	5	2.04～2.08	32 162
2003	2	2.09～2.10	33 694
2004	4	2.11～2.14	38 308
2005	2	2.15～2.16	42 499
2006	3	2.17～2.19	46 812
2007	3	2.20～2.22	50 809
2008	3	2.23～2.25	52 412
2009	4	2.26～2.29	57 475
2010	5	2.30～2.34	61 255
2011	4	2.35～2.38	68 350
2012	4	2.39～2.42	71 464
2013	4	2.43～2.46	73 115
2014	4	2.47～2.50	74 600
2015	4	2.51～2.54	78 959
2016	4	2.55～2.58	83 377
2017	5	2.59～2.63	86 528
2018	1	2.64	87 863

(三)翻译推广

通过翻译推进国际化是 LOINC 的发展策略之一。LOINC 维护机构许可鼓励 LOINC 发布内容和相关文件被译成多种语言，并建立“基于部分翻译(part-based translation)”方法，开发系列辅助工具支持国际同行自愿翻译活动的有效开展。目前，LOINC 已被翻译成汉语、荷兰语、爱沙尼亚语、法语、德语、希腊语、意大利语、韩语、葡萄牙语、俄语等 12 种语言(共 20 个语言变体)。其中，简体中文版由石家庄白求恩国际和平医院张林代表雷根斯基夫研究院完成翻译。

经过 20 余年发展，LOINC 全球化进程稳步加快。截至 2018 年 8 月，LOINC 用户已遍布全球，用户量达 67 280。美国、澳大利亚、巴西、加拿大、塞浦路斯、爱沙尼亚、法国、德国、墨西哥、蒙古、荷兰等国都采用 LOINC 作为国家标准。LOINC 作为国际医学信息学标准的作用和价值得到进一步体现。

二、LOINC 内容与结构

(一)收录内容

LOINC 收录与患者相关的各种化验、测量及观测指标，分为实验室与临床两大部分。2000 年 6 月发布的 LOINC 增加了对医嘱组(Order Sets/Batteries，套餐医嘱)方面的首次尝试(First Foray)，包括了尿液分析(Urinalysis)、基础代谢医嘱组(Basic metabolic HCFA 2000 panel，HCFA-美国卫生保健财政管理局，现 CMS-美国医保与医助服务中心，2000 年)等已确定的观测指标组套。

1. 实验室部分

收录临床实验室报告的所有观测指标，涉及化学(含治疗药物监测和毒理学)、血液学、血清学、血库、微生物学、细胞学、手术病理学、生殖医学等专业领域，亦包括兽医学中使用的大量术语，如图 4-3-2 所示。此外，还收录了结果解释通常所需要的、往往与实验室观测指标一同报告的那些非实验性检测指标，如“宫颈涂片”有关的“月经周期阶段”或“雌激素使用”指标、“动脉血气分析”有关的“吸入氧”指标等。

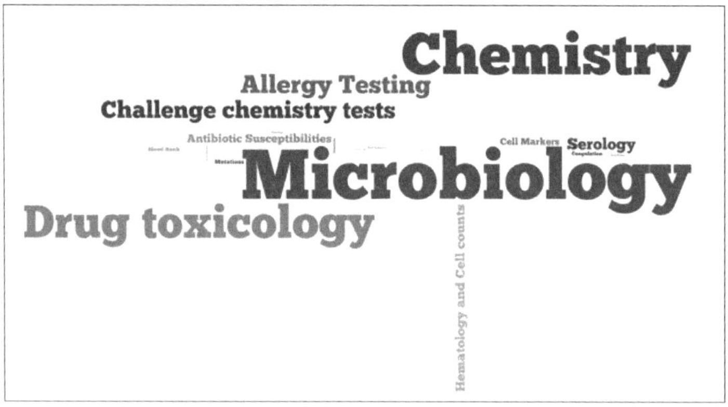

图 4-3-2　LOINC 实验室部分涵盖领域

2. 临床部分

收录检测标本无须从患者体内取出的各种临床化验、测量及观测，包括血压、心率和呼吸频率、危重护理指标、心输出量、体型尺寸、体温、摄入与排出、心电图、心脏超声、产科超声、泌尿系统造影、胃内窥镜操作、肺呼吸机管理、急诊科报告、放射诊断报告等临床观测指标，亦包括肿瘤登记指标、索赔信息附件(Claims Attachment)和调查问卷(Survey Instruments)，如图 4-3-3 所示。

(二)“试验/观测指标”命名与描述

LOINC 基于概念对各检验项目或观测指标进行逻辑命名与编码。在 LOINC 中，每个概念即为一个标准化的“试验/观测指标”，有标准的命名、编码及详细的描述信息。同时，为方便理解和应用，LOINC 对每个标准“试验/观测指标”还尽可能提供其详称和简称，见图 4-3-4。

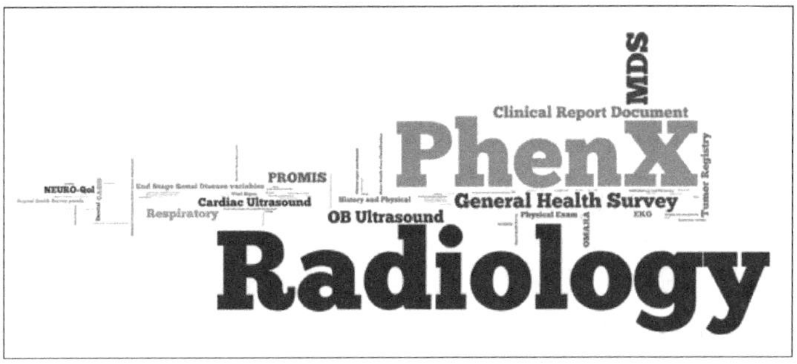

图 4-3-3 LOINC 临床部分涵盖领域

24033-3 Bordetella pertussis filamentous hemagglutinin IgG Ab [Units/volume] in Serum by Immunoassay

NAME

Fully-Specified Name:

Component	Property	Time	System	Scale	Method
Bordetella pertussis.filamentous hemagglutinin Ab.IgG	ACnc	Pt	Ser	Qn	IA

Long Common Name: Bordetella pertussis filamentous hemagglutinin IgG Ab [Units/volume] in Serum by Immunoassay
Shortname: B pert FHA IgG Ser IA-aCnc

BASIC ATTRIBUTES

Class/Type: MICRO/Lab
First Released in Version: 1.0o
Last Updated in Version: 2.56
Order vs. Obs.: Both
Status: Active.
Change Reason: The EIA method, which was always intended to cover more than just enzyme-linked immunoassay and whose display name for the long common name has always been Immunoassay, was renamed IA in order to eliminate ambiguity about whether the method has a broader meaning than just enzyme-linked immunoassay. Likewise, EIA.rapid was renamed IA.rapid. These changes were approved by the Laboratory LOINC Committee in June 2016.

MEMBER OF THESE EQUIVALENCE GROUPS

LG41615-2 Bordetella pertussis

LANGUAGE VARIANTS

Chinese (CHINA) (From: Regenstrief-generated full translation based on part translation provided by Lin Zhang, A LOINC volunteer from China)
百日咳博德特菌.纤维状红细胞凝集素 抗体.IgG:任意型浓度:时间点:血清:定量型:免疫测定法

Dutch (NETHERLANDS) (From: Regenstrief-generated full translation based on part translation provided by NVKC, Dutch Society for Clinical Chemistry and Laboratory Medicine, The Netherlands)
Bordetella pertussis.filamenteus hemagglutinine As.IgG:eenheid/volume:moment:serum:kwantitatief:immunoassay

French (BELGIUM) (From: Regenstrief-generated full translation based on part translation provided by Jean M. Prevost, MD, Biopathology)
Bordetella pertussis.hémagglutinine filamenteuse Anticorps. IgG:Concentration arbitraire:Temps ponctuel:Sérum:Quantitatif:IA

French (CANADA) (From: Regenstrief-generated full translation based on part translation provided by Canada Health Infoway Inc.)
Bordetella pertussis.hémagglutinine filamenteuse , IgG:Concentration arbitraire:Temps ponctuel:Sérum:Quantitatif:IA

French (FRANCE) (From: ASIP Santé (Agence des systèmes d'information partagés de santé))
Bordetella pertussis hémagglutinine filamenteuse Ac IgG:Arbitraire/Volume:Ponctuel:Sérum:Numérique:Immunoanalyse

Italian (ITALY) (From: Regenstrief-generated full translation based on part translation provided by Consiglio Nazionale delle Ricerche)
Bordetella pertussis.emoagglutinina filamentosa , Ab.IgG:ACnc:Pt:Siero:Qn:IA

Korean (KOREA, REPUBLIC OF) (From: Korean Ministry for Health, Welfare, and Family Affairs)
보르데텔라 백일해.실모양 적혈구응집소 항체.면역글로불린 G:임의농도:검사시점:혈청:정량:효소면역측정법

Portuguese (BRAZIL) (From: HL7 Brazil Institute)
Bordetella pertussis.hemaglutinina filamentosa Ac.IgG:ACnc:Pt:Soro:Qn:Imunoensaio

Russian (RUSSIAN FEDERATION) (From: Regenstrief-generated full translation based on part translation provided by Yaroslavl State Medical Academy)
Bordetella pertussis.филаментозный гемагглютинин Ат.IgG:ПроизвКонц:ТчкВрм:Сыв:Колич:IA

Spanish (ARGENTINA) (From: Conceptum Medical Terminology Center)
anticuerpo contra hemaglutinina filamentosa de Bordetella pertussis. inmunoglobulina G:concentración arbitraria:punto en el tiempo:suero:cuantitativo:enzimoinmunoanálisis

Spanish (SPAIN) (From: Regenstrief-generated full translation based on part translation provided by the Clinical Laboratory Committee of SERVICIO EXTREMEÑO DE SALUD, with the support of BITAC MAP.)
Bordetella Pertussis hemaglutinina filamentosa IgG:Concentración arbitraria:Punto temporal:Suero:Qn:IA

Turkish (TURKEY) (From: Regenstrief-generated full translation based on part translation provided by LOINC Turkish Translation Group and the Turkish Ministry of Health)
Bordetella pertussis.filamentous hemagglutinin Ab.IgG:SçKons:Zmlı:Ser:Kant:IA

RELATED NAMES

ABS	EIA	Pertussis
Aby	ELFA	Point in time
Antby	ELISA	QNT
Anti	Enzyme immunoassay	Quan
Antibodies	FHA	Quant
Antibody	Filament	Quantitative
Arbitrary concentration	HA	Random
Autoantibodies	IAA	Serum
Autoantibody	Immune globulin G	SR
B pert	Immunoglobulin G	SUDS
B pert FHA	MEIA	Whooping cough
B pertussis	Microbiology	

EXAMPLE UNITS

Unit	Source Type
[arb'U]/mL	EXAMPLE UCUM UNITS

图 4-3-4 LOINC 标准“试验/观测指标”详细信息

1. 试验/观测指标名称

（1）LONIC 全称（fully-specified name，FSN）："试验/观测指标"的标准名称，基于"六轴"概念表达模型（six-axis concept representation model）生成，用于确切定义各种检验项目或临床观测指标。

LONIC 全称有 5 或 6 个主要组成部分，包括成分/分析物名称（component/analyte；如葡萄糖、血红蛋白、丙型肝炎病毒抗原等）、所观测的属性类型（kind of property，属性种类；如物质的量的浓度、质量或体积）、检测指标的时间特征（time aspect；如持续一段时间的或瞬间性的）、体系/样本类型（type of system/sample；如尿液或血清）、检测指标的标尺（scale；如定性的或定量的），以及相关的检测方法（method；如放射免疫分析或免疫印迹）。按照语法规则可正式描述如下（图 4-3-5）。

<Component/analyte>:<kind of property of observation or measurement>:<time aspect>:<system (sample)>:<scale>:<method>

〈成分/分析物〉:〈观测指标或测量指标的属性类型〉:〈时间特征〉:〈体系/样本〉:〈标尺〉:〈方法〉,

图 4-3-5　LONIC 全称主要组成部分

LONIC 全称中，第一个组成部分"成分/分析物名称"又可以细分为三个子块（subpart）。①第一子块：主名（principal name），即分析物或检测指标的名称，具体命名时可结合需要进一步细分成子类。②第二子块：说明刺激试验（challenge test）所需的信息，包括延迟时间（time delay）、刺激物质（substance）、刺激量（amount）和刺激途径（route）。③第三子块：调整/校正（adjustments/corrections），采用文本性的简短惯用语来记录调整或校正某一测定值的计算方法。④第四子块（非常规）：以试验名称区分多值型试验，主要是为了兼容那些借助试验名称来区别同一样本中检出多种生物或物质的系统。此外，根据实际需要，第三个和第四个组成部分"时间特征和体系/样本类型"也可细分为两个子块，第二子块用于修饰第一子块。就时间特征而言，修饰成分可以表示该观测指标是按指定标准（如最大值、最小值、均值等）选择的；对体系/样本来说，修饰成分则表明并非来源于患者的标本来源。

其中，英文冒号":"是名称各主要组成部分间的分隔符，属于名称的组成部分；子块与子块之间以克拉符"^"分隔；分析物主名与子类之间以圆点"."分隔；多个子类之间以加号"+"分隔。具体示例如下：

pH 调整至 7.4 的条件下，对患者血清或血浆标本中离子钙的定量检测，可表示为：

Calcium.ionized^^adjusted to pH 7.4:SCnc:PT:Ser/Plas:Qn

校正有核红细胞影响后，患者全血标本的白细胞计数，可以表示为：

Leukocytes^^corrected for nucleated erythrocytes:NCnc:PT:Bld:Qn

经过针对体表面积而校正的肌酐肾脏清除率组套，可表示为：

Creatinine renal clearance adjusted for body surface area panel:24H:Urine+Ser/Plas:Qn

（2）LOINC 简称（short name）：是"试验/观测指标"的简短名称形式，尽可能使用常用首字母缩略词和俗称，长度不超过 40 字符，多用作实验室报告打印名称来使用。与"全称"相比，"简称"多为大小写混合型，虽短小但实用，示例见表 4-3-2。

表 4-3-2 LOINC 概念全称、简称和详称对照

名称类型＼概念	806-0	57333-7
全称	Leukocytes:NCnc:Pt:CSF:Qn:Manual:count	Calcium.ionized^^adjustedtopH7.4:MCnc:Pt:Ser/Plas:Qn:ISE
简称	WBC # CSF Manual	Ca-I adj pH7.4 SerPl ISE-mCnc
详称	Leukocytes [#/volume] in Cerebral spinal fluid by Manual count	Calcium.ionized[Mass/volume]adjusted to pH 7.4 in Serum or Plasma by Ion-selective membrane electrode (ISE)

从 2002 年 8 月版开始，LOINC 即增加了概念“简称”形式，目前已覆盖所有的实验室检验项目和放射医学试验项目。LOINC“简称”通过数据库表驱动的算法程序(table driven algorithmic process)自动创建，在将来的版本中可能会发生变化，故应用中不宜将其作为区别和标识不同实验项目的键值。

(3) LOINC 详称(long-common name)：是“试验/观测指标”的“长俗称”形式,多采用英文全称拼写，主要在用户界面等地方显示使用。与“全称”、“简称”相比，“详称”更“好看”，更易于临床医生理解，示例见表 4-3-2。

LOINC 基于其设定模式、通过算法程序自动创建概念“详称”，自 2009 年 1 月版开始增加，目前已覆盖不着所有术语。“详称”虽具有唯一性，但并不是一成不变的。随着生成算法改进，结合用户反馈和建议，“详称”形式会更加人性化，人工可读性更好。

2. LOINC 代码

LOINC 为每个“试验/观测指标”赋予一个唯一永久不变的编码，称为 LOINC 代码，主要用于各相关系统电子格式报告中试验结果或临床观测指标结果的标识。该代码除最后一个字符为模 10 校验位(MOD 10-check digit)外，并没有其他内在的固有结构。具体示例见表 4-3-2。

3. 概念元数据

LOINC 中，每个“试验/观测指标”作为一个概念，不仅有标准编码和多种“名称”形式，还有丰富详细的各类描述信息，包括组成部分的定义描述、同义词、所属类型、专业特征、使用注释等信息，以及完善的管理信息，如版本信息、更新信息、版权信息等。表 4-3-3 汇集了 LOINC 概念的主要描述性和管理性元数据，完整的 LOINC 表结构见附录 4。

表 4-3-3 LOINC“试验/观测指标”概念主要组成及元数据项

概念组成		英文名称	中文名称	注释
唯一标识符		LOINC_NUM	LOINC 代码	唯一永久不变的编码
名称	全称 FSN	COMPONENT	成分/分析物	第 1 个主要的概念轴
		PROPERTY	属性种类	第 2 个主要的概念轴
		TIME_ASPCT	时间特征	第 3 个主要的概念轴
		SYSTEM	体系类型/标本类型	第 4 个主要的概念轴
		SCALE_TYP	标尺类型/精度类型	第 5 个主要的概念轴
		METHOD_TYP	方法类型	第 6 个主要的概念轴

续表

概念组成		英文名称	中文名称	注释
名称	简称	SHORTNAME	简称	概念的简称
	详称	LONG_COMMON_NAME	详称	概念的长俗称
属性描述信息		DefinitionDescription	定义描述	对当前术语的总体描述，或补充当前术语所特有的信息
		EXMPL_ANSWERS	示例结果选项	部分试验或指标的有效结果示例
		SPECIES	物种	当前术语所适用非人类物种的代码
		UnitsAndRange	计量单位与正常范围	适用于物理量和调查评分的计量单位和正常范围
		RELATEDNAMES2	相关名称 2	记录全称各组成部分的同义词
		CLASSTYPE	大类	1=实验室、2=临床、3=索赔信息附件、4=问卷调查
		CLASS	细类	为方便对相关观测指标分组排序而人为设定的类。排序时，在“大类”范围内依据细类进行
		ORDER_OBS	医嘱或观测指标分类	用于将当前术语定义为医嘱、观测指标或两者兼备三种类别之一
		DOCUMENT_SECTION	文档与小节/章节分类	关于当前 LOINC 代码究竟可用作完整的文档、或文档的小节/章节，还是二者均可的分类
属性描述信息		PanelType	组套/组合类型	便利组合(convenience group)、分组术语(organizer)或组套(panel)
		HL7_FIELD_SUBFIELD_ID	HL7 字段之子字段标识符	取值意味着应当将相应内容放在 HL7 消息的指定字段/子字段中加以传送
		UNITSREQUIRED	计量单位必备标记	Y：该术语作为 HIPAA 信息附件中一个 OBX 区段时，需要备有计量单位; N：不需要备有计量单位
管理信息		VersionFirstReleased	首次发布版本	当前记录首次发布的 LOINC 版本号
		VersionLastChanged	最后变更版本	当前记录最后变更时的 LOINC 版本号
		CHNG_TYPE	变更类型	6 种：删除或废弃(DEL)、添加(ADD)、对分析物/成分的变更(NAM)、对属性(#2)字段之外其他名称字段的变更(MAJ)、对名称之外其他字段的变更(MIN)和恢复删除(UND)
		STATUS -12	状态	4 种：现行(ACTIVE)、试用/试行(TRIAL)、劝弃/不鼓励使用(DISDOURAGED)、废弃(DEPRECATED)
		STATUS_REASON	状态理由/原因	对概念状态理由/原因的分类
		STATUS_TEXT	状态文本解释	采用文本叙述方式对概念状态的解释
		EXTERNAL_COPYRIGHT_NOTICE	外部版权声明	外部版权持有者对当前 LOINC 代码的版权声明
		EXTERNAL_COPYRIGHT_LINK	外部版权链接	用于将外部版权声明链接到当前术语

(三)LOINC 组织结构

在整体组织结构上，LOINC 将收录内容分为“实验室”(Lab)、“临床”(Clinical)、“信息附件”(Attachments)和“问卷调查”(Surveys)4 个大类别。尽管在各大类下又细分若干子类，但总体而言，这些类别相对宽泛，旨在便于数据库内容的排序与浏览，并不用于约束相应概念的定义型特征。LOINC 为每个概念指定一个类，具体的归类信息记录在数据库表的细类/类型字段(CLASS/TYPE)中。

在实际应用中，为进一步方便概念的浏览查询、浏览和显示，自 2.24 版(2008 年 7 月发布)起，LOINC 通过建立多轴层级结构(multi-axial hierarchy)对其编码进行组织。经过近 10 年的发展，多轴层次结构已覆盖所有 LOINC 术语，共包含 4 个顶层分支，分别对应 LOINC 编码的 4 个顶级类，各分支基于手工维护的概念细类(Class)-成分/分析物(Component)-体系类型/标本类型(System)-方法(Method)层次结构进一步细分组织，详见表 4-3-4。当然，仍有部分术语还无法归入更具体的层级结构中，暂放在相应顶级分支的“还未归类”(not yet categorized)节点，后续将随着多轴层级结构的不断完善而细化组织。

表 4-3-4 LOINC 多轴层级结构及概念分布

顶层分支(大类)	一级分支		二级分支数	概念数
实验室	LP31755-9	Microbiology	3	11 946
	LP7755-4	Antibiotic Susceptibilities	16	2 466
	LP32995-0	Skin tests	13	41
	LP31388-9	Chemistry	34	13 889
	LP40271-6	Chemistry, challenge	21	3 735
	LP31389-7	Drug/Tox	9	8 931
	LP40474-6	Drug doses	35	1 532
	LP31756-7	Hematology	4	2 443
	LP19284-6	Coagulation	12	694
	LP31625-4	Allergy	9	4 439
	LP32651-9	Blood Bank	18	949
	LP32737-6	Cell markers - Flow Cytometry	8	1 367
	LP32738-4	Fertility testing	9	350
	LP32739-2	Human Leukocyte Antigens	17	422
	LP66339-0	Human Platelet Antigens	15	15
	LP172757-9	Human Neutrophil Antigens	5	13
	LP175756-8	Major histocompatibility complex class I chain-related antigen A (MICA)	28	28
	LP32740-0	Molecular Pathology	16	2 010
	LP32741-8	Pathology	103	710
	LP32744-2	Urinalysis	14	1 245
	LP32742-6	Serology	236	2 743
	LP32743-4	Specimen attributes	60	347
	LP32760-8	Cytology	15	166
	LP94757-9	Medical device	16	140
	LP248770-2	Lab terms not yet categorized	—	3 977
临床	LP36348-8	Patient Information	18	192
	LP261247-3	LOINC Document Ontology - Type of Service and Kind of Document	31	2 738
	LP34218-5	Radiology	8	5 697
	LP248771-0	Clinical terms not yet categorized	—	14 057
信息附件	—	—	—	1 221
问卷调查	LP248772-8	Survey terms not yet categorized	—	8 799

三、LOINC 服务

(一) 在线搜索浏览

LOINC 提供最新版本所有术语、编码的在线搜索浏览服务(http://search.loinc.org)，免费注册后即可登录使用。

LOINC 在线搜索主页面包括菜单栏、搜索栏、结果区和状态栏，见图 4-3-6。菜单栏包括“选项”、“帮助”、“LOINC 主页链接”、“高级会员区链接”及“语种设置菜单”。

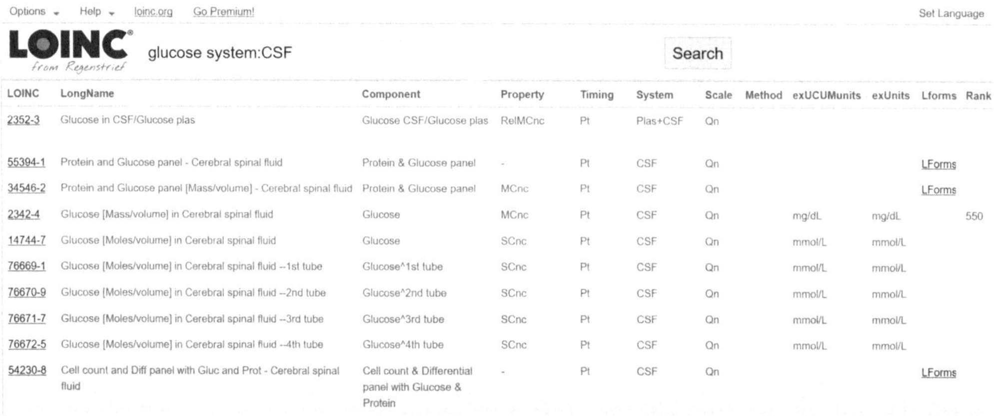
Options　Help　loinc.org　Go Premium!　Set Language

LOINC from Regenstrief　glucose system:CSF　Search

LOINC	LongName	Component	Property	Timing	System	Scale	Method	exUCUMunits	exUnits	Lforms	Rank
2352-3	Glucose in CSF/Glucose plas	Glucose CSF/Glucose plas	RelMCnc	Pt	Plas+CSF	Qn					
55394-1	Protein and Glucose panel - Cerebral spinal fluid	Protein & Glucose panel	-	Pt	CSF	Qn				LForms	
34546-2	Protein and Glucose panel [Mass/volume] - Cerebral spinal fluid	Protein & Glucose panel	MCnc	Pt	CSF	Qn				LForms	
2342-4	Glucose [Mass/volume] in Cerebral spinal fluid	Glucose	MCnc	Pt	CSF	Qn		mg/dL	mg/dL		550
14744-7	Glucose [Moles/volume] in Cerebral spinal fluid	Glucose	SCnc	Pt	CSF	Qn		mmol/L	mmol/L		
76669-1	Glucose [Moles/volume] in Cerebral spinal fluid --1st tube	Glucose^1st tube	SCnc	Pt	CSF	Qn		mmol/L	mmol/L		
76670-9	Glucose [Moles/volume] in Cerebral spinal fluid --2nd tube	Glucose^2nd tube	SCnc	Pt	CSF	Qn		mmol/L	mmol/L		
76671-7	Glucose [Moles/volume] in Cerebral spinal fluid --3rd tube	Glucose^3rd tube	SCnc	Pt	CSF	Qn		mmol/L	mmol/L		
76672-5	Glucose [Moles/volume] in Cerebral spinal fluid --4th tube	Glucose^4th tube	SCnc	Pt	CSF	Qn		mmol/L	mmol/L		
54230-8	Cell count and Diff panel with Gluc and Prot - Cerebral spinal fluid	Cell count & Differential panel with Glucose & Protein	-	Pt	CSF	Qn				LForms	

图 4-3-6　LOINC 在线搜索主页面

1. 使用方法

LOINC 在线搜索主要支持基本搜索、高级搜索、限定搜索和多语种搜索。

(1) 基本搜索(basic search)：类似于 Google 的快速搜索，默认在所有索引字段进行，搜索项间为逻辑“与”(AND)关系，不区分大小写；支持半角引号(“ ”)、逻辑运算符(AND, OR,NOT)、单字符通配符(?)、多字符通配符(*)应用，亦可指定在 LOINC 代码、全称及所属类字段项中检索(表 4-3-5)，检索灵活性好。

表 4-3-5　LOINC 基本检索可指定字段

字段名称	字段中译名	示例
LOINC	LOINC 代码	LOINC:12628-4
Component	成分/分析物	Component:chemotherapy
Property	属性种类	glucose Property:CCnc
Timing	时间特征	glucose Timing:24H
System	体系类型/标本类型	glucose System:CSF
Scale	标尺类型/精度类型	glucose Scale:Nar
Method	方法类型	mycobacterium Method:IA
Class	细类	glucose Class:UA

(2)高级搜索(advanced search)：亦在搜索框中直接输入进行。与基本检索不同的是，高级搜索可以指定在更多的字段项中搜索，如 LOINC 简称、详称、定义描述及多个表达类型、状态、变更信息的字段，约合 60 余个；同时，在搜索字符串中，支持使用更多的特殊字符进行更复杂、精细的检索操作，包括必有操作符(+)、必无操作符(-)、字尾模糊搜索符(~)、范围搜索符([])、转义操作符(\)等。

(3)限定搜索：通过在“选项”中指定“搜索约束条件”来实现，目前支持从实验室检验项目常用性、术语是否含方法、术语状态三个维度进行搜索限定，见图 4-3-7。

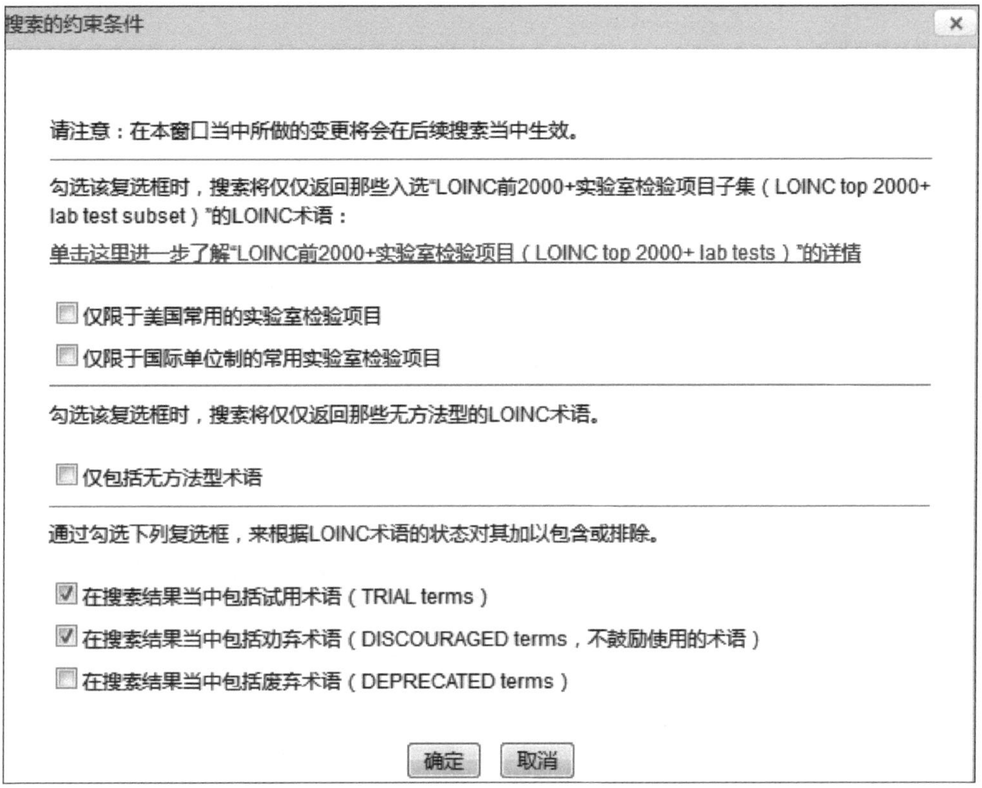
搜索的约束条件
请注意：在本窗口当中所做的变更将会在后续搜索当中生效。
勾选该复选框时，搜索将仅仅返回那些入选"LOINC前2000+实验室检验项目子集（LOINC top 2000+ lab test subset）"的LOINC术语：
单击这里进一步了解"LOINC前2000+实验室检验项目（LOINC top 2000+ lab tests）"的详情
仅限于美国常用的实验室检验项目
仅限于国际单位制的常用实验室检验项目
勾选该复选框时，搜索将仅仅返回那些无方法型的LOINC术语。
仅包括无方法型术语
通过勾选下列复选框，来根据LOINC术语的状态对其加以包含或排除。
在搜索结果当中包括试用术语（TRIAL terms）
在搜索结果当中包括劝弃术语（DISCOURAGED terms，不鼓励使用的术语）
在搜索结果当中包括废弃术语（DEPRECATED terms）
确定
取消

图 4-3-7　LOINC 搜索限定条件

(4)多语种搜索：为方便全球用户使用，LOINC 在线搜索提供多语种搜索页面，支持多语种搜索功能。目前，系统支持包括中文在内的 15 个语种搜索功能，用户可通过“语种设置菜单”灵活配置。

2. 搜索结果显示

LOINC 在线搜索结果分两层进行展示。全部搜索结果以网格形式呈现，用户可根据自己的需要选定任何字段进行排序定位；对每个 LOINC 术语，则提供简要、详细两种显示格式，简要格式主要呈现 LOINC 标准“试验/观测指标”的代码、全称、定义描述、基本属性、计量单位、第三方权益等基本信息(图 4-3-8)，详细格式则在此基础上扩展显示隶属群组、名称的多种语言变体、相关名称等信息，详见图 4-3-4。

(二) 辅助映射工具 RELMA

辅助映射工具 RELMA (Regenstrief LOINC Mapping Assistant program) 是美国雷根斯基夫研究院提供的基于 Windows 的 LOINC 对照辅助程序，旨在帮助用户将其本地术语 (local terms) 与上述通用 LOINC 代码对照 (map，映射/对应) 或关联 (associate) 起来。图 4-3-9 是最新版 (6.23 版) 的 “欢迎” 窗口。

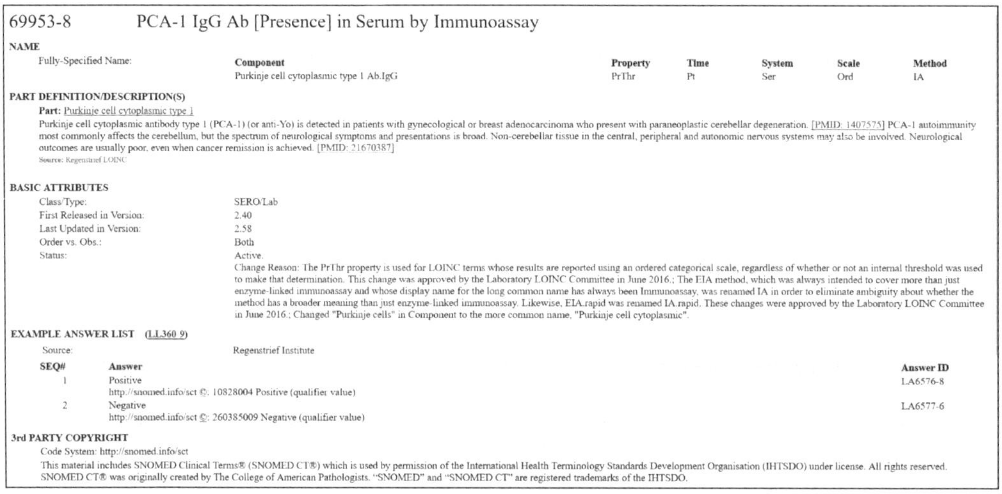

69953-8　PCA-1 IgG Ab [Presence] in Serum by Immunoassay

NAME

Fully-Specified Name:

Component	Property	Time	System	Scale	Method
Purkinje cell cytoplasmic type 1 Ab.IgG	PrThr	Pt	Ser	Ord	IA

PART DEFINITION/DESCRIPTION(S)

Part: Purkinje cell cytoplasmic type 1

Purkinje cell cytoplasmic antibody type 1 (PCA-1) (or anti-Yo) is detected in patients with gynecological or breast adenocarcinoma who present with paraneoplastic cerebellar degeneration. [PMID: 1407575] PCA-1 autoimmunity most commonly affects the cerebellum, but the spectrum of neurological symptoms and presentations is broad. Non-cerebellar tissue in the central, peripheral and autonomic nervous systems may also be involved. Neurological outcomes are usually poor, even when cancer remission is achieved. [PMID: 21670387]

Source: Regenstrief LOINC

BASIC ATTRIBUTES

Class/Type: SERO/Lab
First Released in Version: 2.40
Last Updated in Version: 2.58
Order vs. Obs.: Both
Status: Active.
Change Reason: The PrThr property is used for LOINC terms whose results are reported using an ordered categorical scale, regardless of whether or not an internal threshold was used to make that determination. This change was approved by the Laboratory LOINC Committee in June 2016.; The EIA method, which was always intended to cover more than just enzyme-linked immunoassay and whose display name for the long common name has always been Immunoassay, was renamed IA in order to eliminate ambiguity about whether the method has a broader meaning than just enzyme-linked immunoassay. Likewise, EIA.rapid was renamed IA.rapid. These changes were approved by the Laboratory LOINC Committee in June 2016.; Changed "Purkinje cells" in Component to the more common name, "Purkinje cell cytoplasmic".

EXAMPLE ANSWER LIST (LL360-9)

Source: Regenstrief Institute

SEQ#	Answer	Answer ID
1	Positive http://snomed.info/sct ©: 10828004 Positive (qualifier value)	LA6576-8
2	Negative http://snomed.info/sct ©: 260385009 Negative (qualifier value)	LA6577-6

3rd PARTY COPYRIGHT

Code System: http://snomed.info/sct

This material includes SNOMED Clinical Terms® (SNOMED CT®) which is used by permission of the International Health Terminology Standards Development Organisation (IHTSDO) under license. All rights reserved. SNOMED CT® was originally created by The College of American Pathologists. "SNOMED" and "SNOMED CT" are registered trademarks of the IHTSDO.

图 4-3-8　LOINC 标准 “试验/观测指标” 简要信息

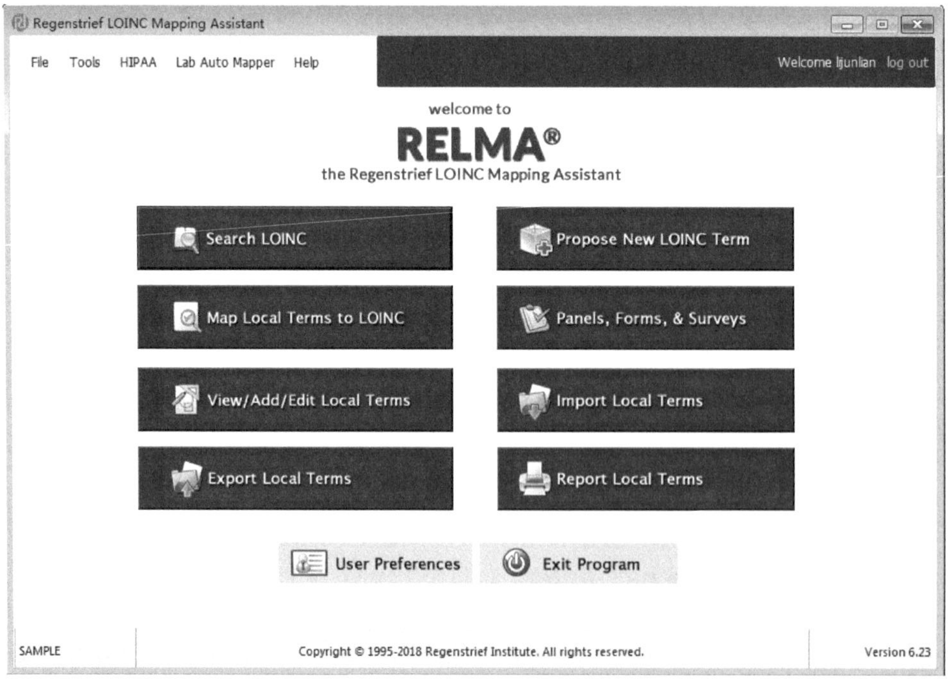

图 4-3-9　RELMA 工具 “欢迎” 窗口

RELMA 基于从 LOINC 数据库中检索潜在的匹配，实现本地术语到 LOINC 的半自动映射，主要功能如下：①提供更丰富的搜索功能：除基本搜索、高级搜索、多语言搜索外，搜索限制条件更为丰富，同时增加了多种类的层级结构搜索浏览功能，包括分类层级(Class Hierarchy)、多轴类层级结构(Multi-axial Hierarchy)、体系层级结构(System Hierarchy)、方法层级结构(Method Hierarchy)，见图 4-3-10；②支持将本地术语从分隔文件或 HL7 文件中导入。在本地术语导入过程中，提供词汇清洗服务，例如，纠正拼写错误并用全名替换缩写名称；③支持多方式为每个本地术语自动寻找 LOINC 对照术语候选列表，见图 4-3-11。其中，对实验类术语，通过实验室自动映射器(Lab Auto Mapper)可实现更为智能地自动映射；④支持对导入的本地术语进行查看、增加或编辑修改等操作；⑤报告本地术语及其与 LOINC 对照情况。

此外，RELMA 还支持浏览“医嘱组与问卷调查”，查看“HIPAA 信息附件”及 LOINC 新术语的提交。RELMA 最新版配套 LOINC 最新版，在 LOINC 官方网站注册后(https://loinc.org/downloads/)可免费获取。

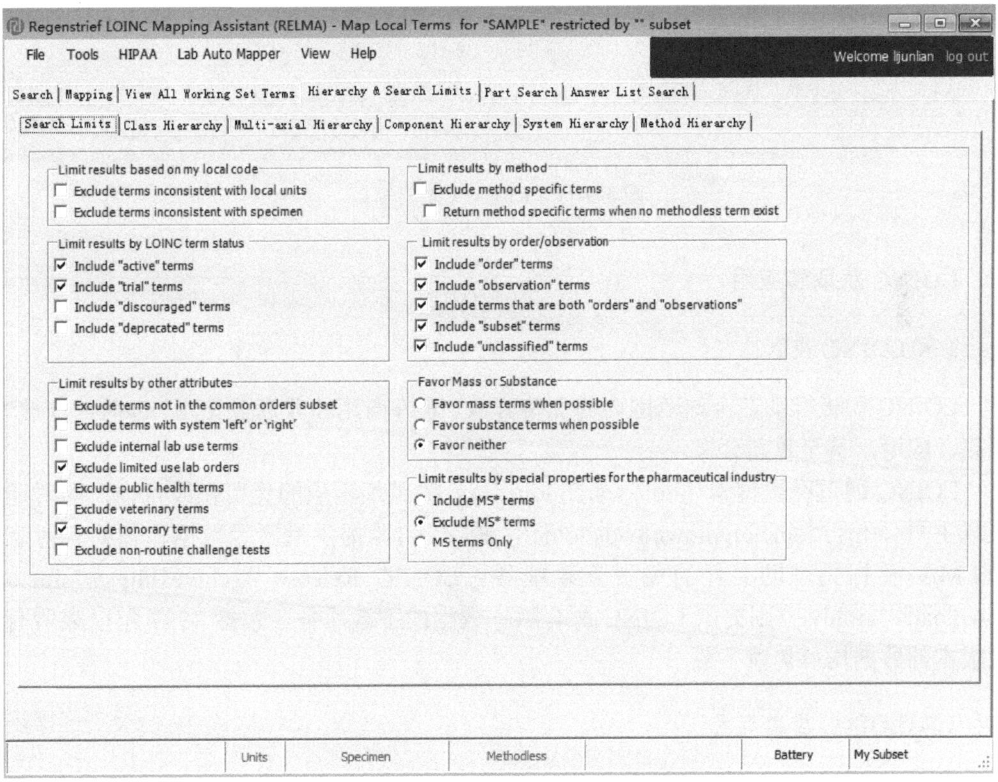

图 4-3-10 RELMA 层级结构&搜索限制条件窗口

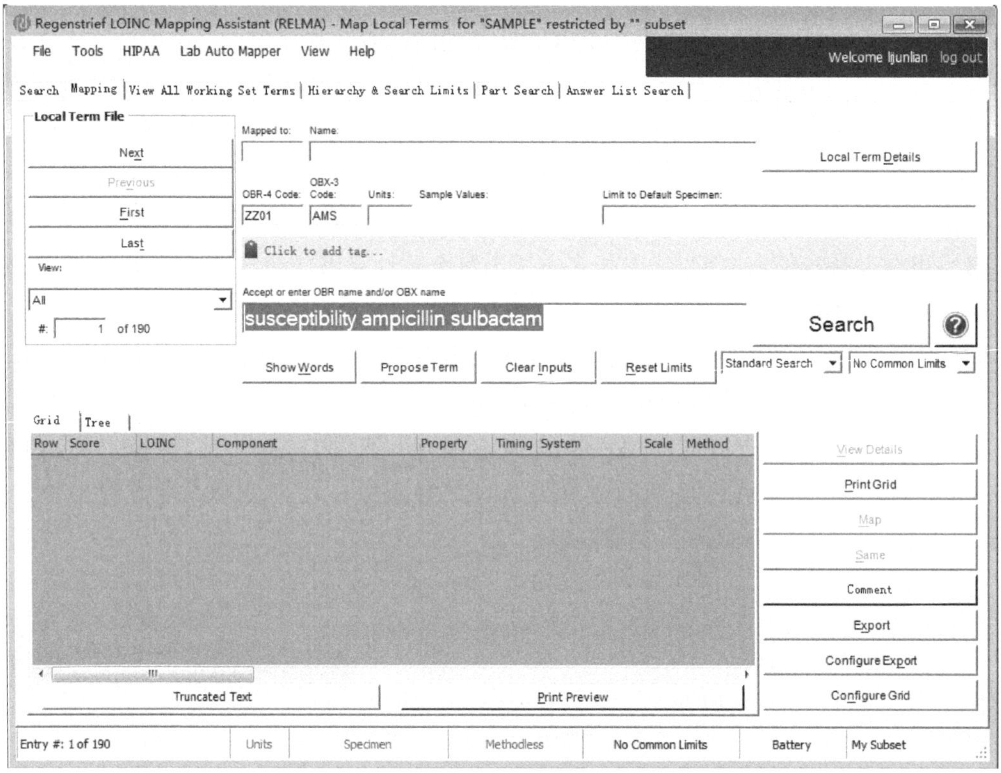

图 4-3-11　RELMA 映射窗口

四、LOINC 获取和应用

（一）LOINC 获取途径

LOINC 积极推动在全球范围内的免费开放，允许商用和非商业使用，包括查询搜索、下载、应用，甚至重新分发。

LOINC 通过在线搜索（http://search.loinc.org）提供最新版的免费在线查询，同时通过下载主页（https://loinc.org/downloads/loinc/，图 4-3-12）提供最新版数据、辅助映射工具 RELMA 及相关辅助文件的免费下载服务。LONIC Release Archive（https://loinc.org/downloads/ archive/）则提供 LOINC 所有版本数据的下载服务，包括 1997 年以来所有历史版本的数据均可免费下载。

（二）LOINC 应用形式

LOINC 作为实验室及临床观测指标的通用语言，主要用于在 HL7、ASTM、CEN TC251、DICOM 等医疗信息交换标准中标识实验室和临床检测项目，提供其消息（Messages）观测指标标识符字段使用的通用标识：HL7 消息中的 OBX-3 字段，以及 ASTM、CEN TC251 和 DICOM 中的对等字段。通常采用三元组形式：<identifier code>^

<descriptive text>^<coding system>，即<标识符代码>^<描述性文本>^<编码系统>，其中“描述性文本”建议采用 LOINC 详称，当太长无法容纳时，则推荐采用简称。为方便错误映射关系的发现和排除，也可在 OBX-3 字段设 2 套三元组，用于本地代码、名称与 LOINC 代码、名称同时发送，具体示例见图 4-3-13。

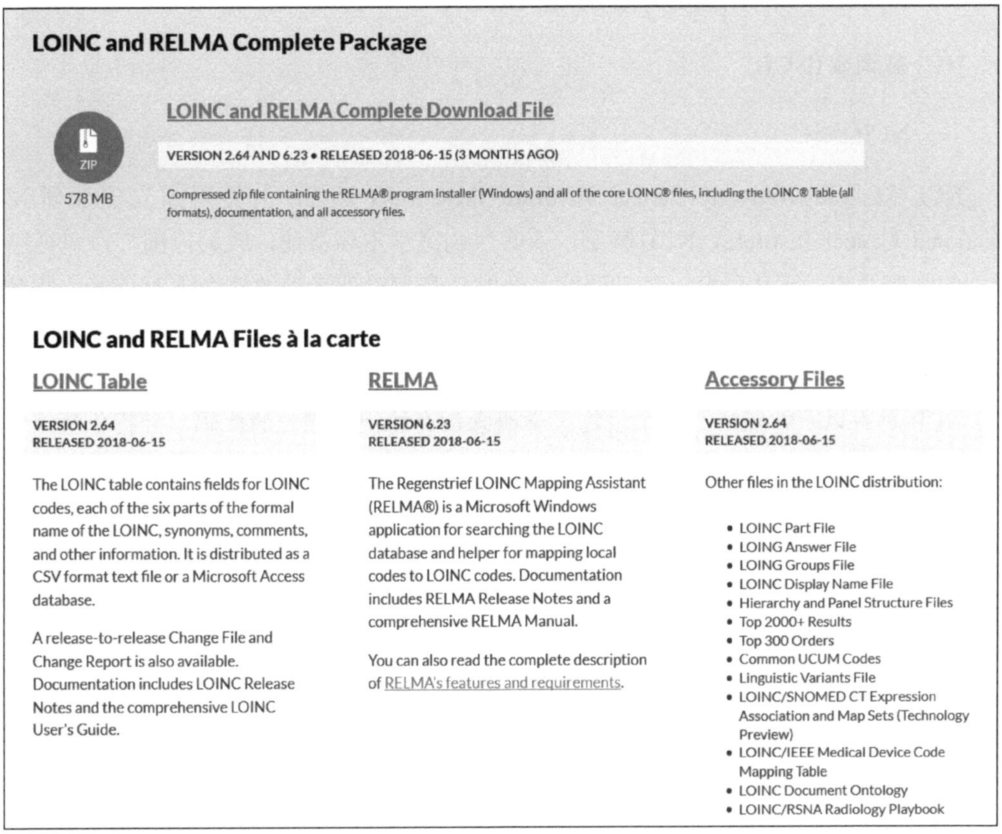

图 4-3-12　LOINC 免费下载服务

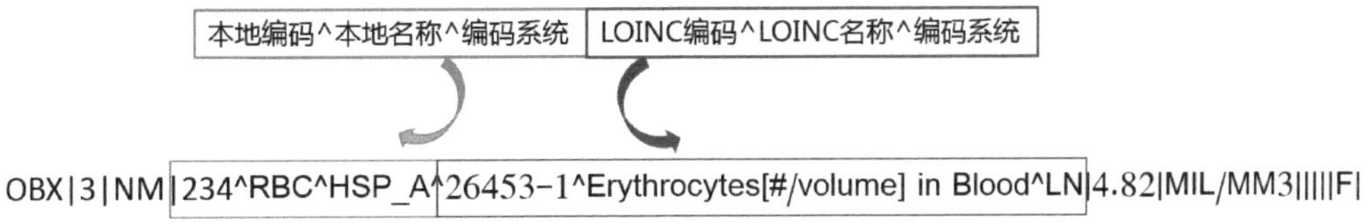

图 4-3-13　LOINC 编码在 OBX-3 中应用示例

目前，LOINC 国际化趋势日渐加快，已被多个组织机构用来共享和汇聚不同系统间的医疗健康数据，包括大型参考实验室、医疗保健组织、非政府组织、保险公司、软件供应商、体外诊断测试公司等，用户遍布全球。近年来，随着国内卫生信息化建设的不断深入，我国有关学者和机构也在积极开展 LOINC 跟踪研究。对于其今后的引进和应用，在借鉴国外先进经验基础上，仍需结合国内卫生信息标准化的实际全面考虑。

第四节　肿瘤学术语表

一、NCI 叙词表(NCIt)

(一)NCIt 概述

NCI 叙词表(National Cancer Institute thesaurus，NCIt)由美国国立癌症研究所(National Cancer Institute，NCI)编制，兼具生物医学本体特征，收词范围广，包括癌症相关的临床医护、转化研究、基础研究及公共信息和管理活动的概念十万余条，并且为 10 000 多种癌症及相关疾病、17 000 种单药/联合治疗方案、美国卫生信息学标准解剖学部分等癌症相关主题提供定义、同义词等信息。

NCIt 具有以下特点：①每个生物医学概念都有稳定而唯一的代码，并提供优选词、同义词、研究代码、外部源代码等相关信息；②提供 40 多万条概念间交义链接、10 万多条基于逻辑的文本定义；③所有术语按照一定顺序和结构组织，术语间呈现丰富的语义关系；④整合了来自 NCI 和其他合作者的丰富内容，其中很多内容作为单独的 NCIt 子集可供获取；⑤提供到 NCI 超级叙词表(NCI Metathesaurus，NCIm)和其他信息源的链接；⑥由多学科主题专家小组对其按月更新维护，每月新增大约 700 条记录，数据质量可靠。

目前 NCIt 主要应用于为 NCI 官网(http://cancer.gov)、众多门户支持协议和其他研究团体提供术语支撑；同时还在癌症通用本体描述环境(Cancer Common Ontologic Representation Environment，caCORE)中，作为元数据和对象的语义基础，构建 NCICB 门户网站(http://ncicb.nci.nih.gov)的基础架构。

(二)NCIt 数据结构

下面将从树状结构、子集、数据来源、术语类型、属性、语义关系等方面阐述 NCIt 的数据结构。

1. NCIt 树状结构

NCIt 概念间存在上位(Is a/Parent Concept)或下位(Inverse is a/Child Concept)层级关系。通过这种关系可构建 NCIt 树状结构。NCIt 允许同一概念在树状结构中可处于不同位置。NCIt 树状结构的一级类目如图 4-4-1 所示。

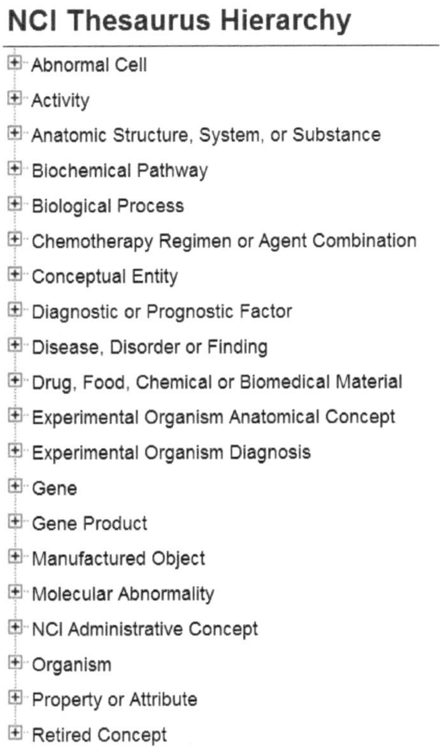
NCI Thesaurus Hierarchy
Abnormal Cell
Activity
Anatomic Structure, System, or Substance
Biochemical Pathway
Biological Process
Chemotherapy Regimen or Agent Combination
Conceptual Entity
Diagnostic or Prognostic Factor
Disease, Disorder or Finding
Drug, Food, Chemical or Biomedical Material
Experimental Organism Anatomical Concept
Experimental Organism Diagnosis
Gene
Gene Product
Manufactured Object
Molecular Abnormality
NCI Administrative Concept
Organism
Property or Attribute
Retired Concept

图 4-4-1　NCIt 树状结构一级类目

2. NCIt 子集

NCIt 包括 500 多个特别定义的子集。这些子集既是 NCIt 的有机组成部分，也可单独浏览并独立下载，以满足用户特殊需要。每个子集都对应一个特定的 NCIt 概念，并对该子集进行定义。对应这些子集的概念都按照等级关系集中在上位概念“Terminology Subset (C54443)”之下，见图 4-4-2。这些子集对应的概念和子集成员对应的概念之间通过 20 000 多个关系(concept in subset/subset includes concept)建立关联，示例见图 4-4-3。

这些子集大部分是由 NCI 及 FDA、CDISC 等合作者共同维护。目前这些子集大多以标签分隔数据和 Excel 表格文档的形式在 ftp://ftp1.nci.nih.gov/pub/cacore/EVS/提供分布式下载。其中 5 个是比较重要的子集。①临床数据交换标准协会术语表(Clinical Data Interchange Standards Consortium Terminology，CDISC)，由国际非营利组织临床数据交换标准协会研发维护。CDISC 和 NCI 术语服务机构(Enterprise Vocabulary Services，EVS)在几个领域都有合作，共同研发维护受控词表，如研究数据表格模型(Study Data Tabulation Model，SDTM)。②美国食品和药品管理术语表(U.S. Food and Drug Administration Terminology，FDA)，大约有 15 000 个术语收录在 NCIt 中。③联邦药物治疗术语表(Federal Medication Terminologies，FMT)，由联邦药物治疗跨机构协会组织编制的一套统一的标准化综合性术语表，可免费获取，一定程度上促进了药物治疗信息的交换和公众可获得性。④美国国立处方药项目委员会术语表(National Council for Prescription Drug Programs Terminology，NCPDP)，由 NCI 和美国非营利药学服务行业标准发展组织联合编制，用于卫生保健系统内部药物治疗、供给和服务相关数据转换。⑤NICHD 儿科术语表(NICHD Pediatric terminology)，是美国国立儿童健康和人类发育研究所为儿科临床试验和研究活动提供的标准术语。

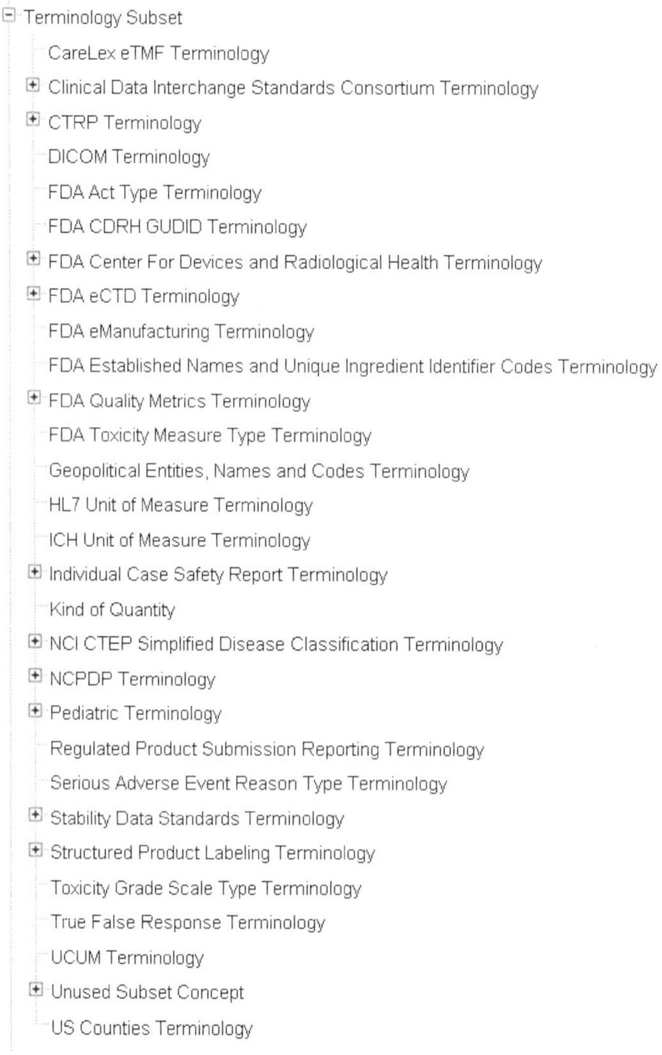
Terminology Subset
CareLex eTMF Terminology
Clinical Data Interchange Standards Consortium Terminology
CTRP Terminology
DICOM Terminology
FDA Act Type Terminology
FDA CDRH GUDID Terminology
FDA Center For Devices and Radiological Health Terminology
FDA eCTD Terminology
FDA eManufacturing Terminology
FDA Established Names and Unique Ingredient Identifier Codes Terminology
FDA Quality Metrics Terminology
FDA Toxicity Measure Type Terminology
Geopolitical Entities, Names and Codes Terminology
HL7 Unit of Measure Terminology
ICH Unit of Measure Terminology
Individual Case Safety Report Terminology
Kind of Quantity
NCI CTEP Simplified Disease Classification Terminology
NCPDP Terminology
Pediatric Terminology
Regulated Product Submission Reporting Terminology
Serious Adverse Event Reason Type Terminology
Stability Data Standards Terminology
Structured Product Labeling Terminology
Toxicity Grade Scale Type Terminology
True False Response Terminology
UCUM Terminology
Unused Subset Concept
US Counties Terminology

图 4-4-2　“Terminology Subset”概念下的具体子集

3. NCIt 数据来源

NCIt 中一部分数据，如术语、代码和定义，带有数据来源标签(表 4-4-1)。这些数据来源可以分为以下几类：①FDA 和 CDISC 等是 NCI 出于可协同、标准化目的，研制多标签术语子集的重要合作者；②CTCAE、DCP、DTP 和 NCI-GLOSS 等是 NCI 独立的术语表，已经全部或部分和 NCIt 概念建立关联；③CRCH 和 JAX 等是在特定领域对 NCIt 有所补充的术语表；④其他数据来源以多种更有限的方式为 NCIt 提供相关链接和信息。

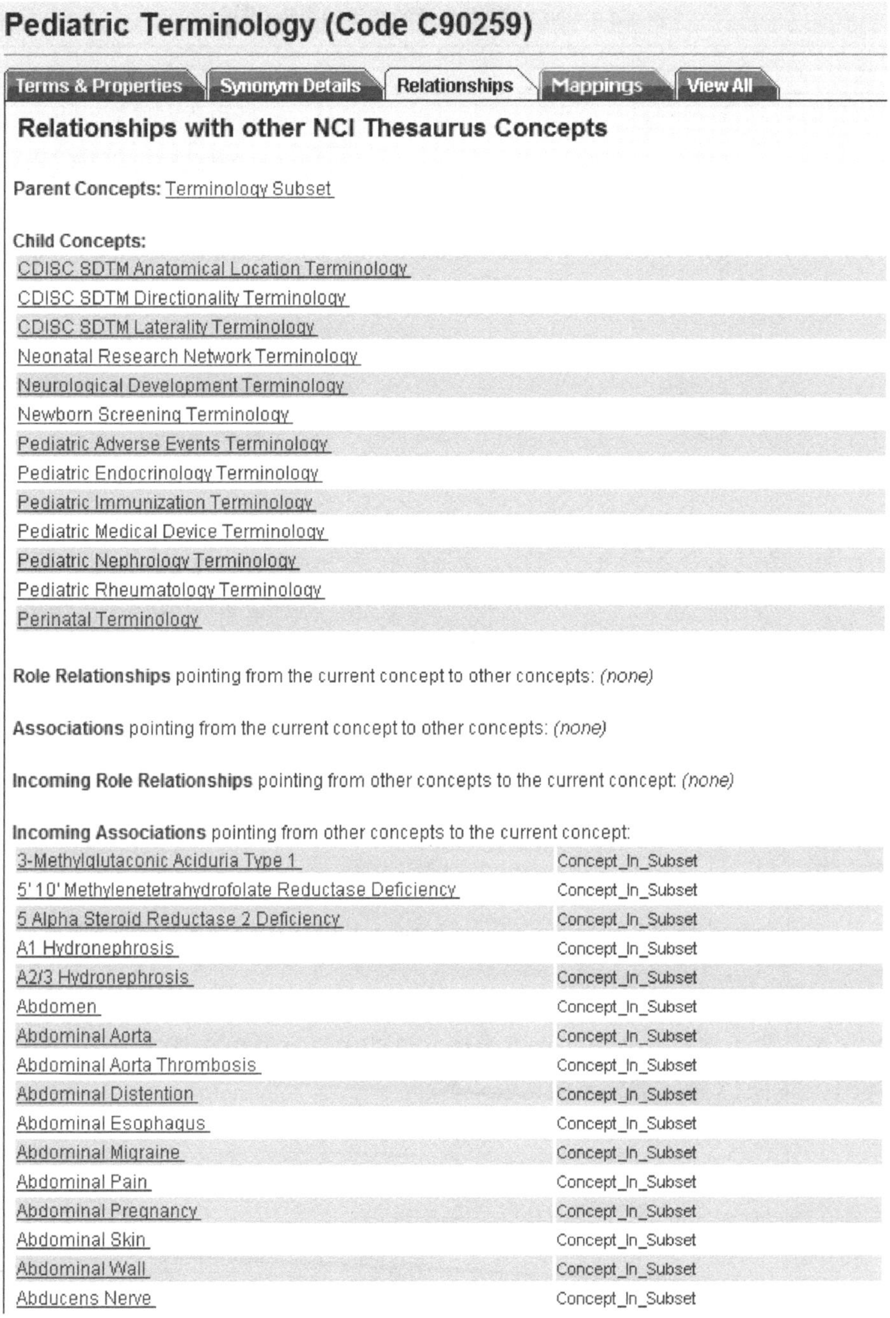

图 4-4-3 “Pediatric Terminology”概念与其成员概念的关联

其中，KEGG 途径数据库(Kyoto Encyclopedia of Genes and Genomes Pathway Database，京都基因与基因组途径数据库)是一个手工绘制的途径图集合，揭示分子间相互作用和反应网络，主要包括代谢、遗传信息加工、环境信息加工、细胞过程、有机体系统、人类疾病和药物开发等信息。NCIt 中来自 KEGG 途径数据库的术语会在数据来源“Source”处显示“KEGG”，代表该术语来自 KEGG 数据库，如图 4-4-4 所示。

表 4-4-1 NCIt 数据来源的缩写和全称(节选)

数据来源缩写	数据来源全称
FDA	美国食品药品监督管理局
CDISC	临床数据交换标准协议
CTCAE	不良反应通用术语表
DCP	NCI 癌症预防项目部
NCI-GLOSS	NCI 癌症术语词典
JAX	Jackson 实验室小鼠术语表
BioCarta	BioCarta 在线分子路径图谱
CDC	美国疾病控制和预防中心
KEGG	KEGG 路径数据库
MedDRA	医学监管活动字典
NCI	美国国立癌症研究院
NICHD	美国国立儿童健康和人类发展研究所

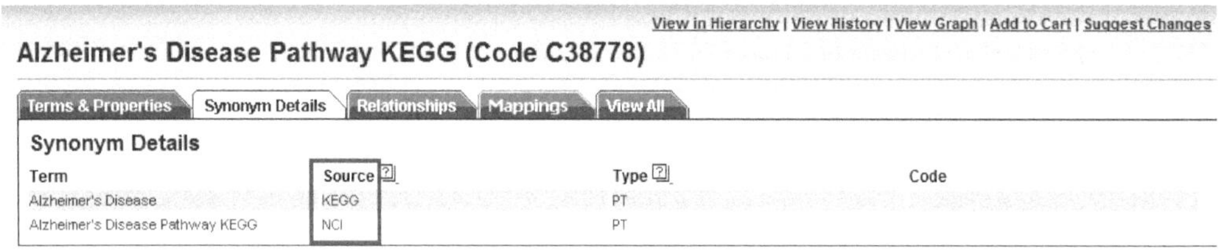

图 4-4-4 概念“Alzheimer’s Disease Pathway KEGG”下同义术语的来源

4. NCIt 术语类型

NCIt 每个术语都对应特定的术语类型，这些术语类型由 2 或 3 个字母缩写来表示(图 4-4-5)，共有 18 种，部分示例见表 4-4-2。

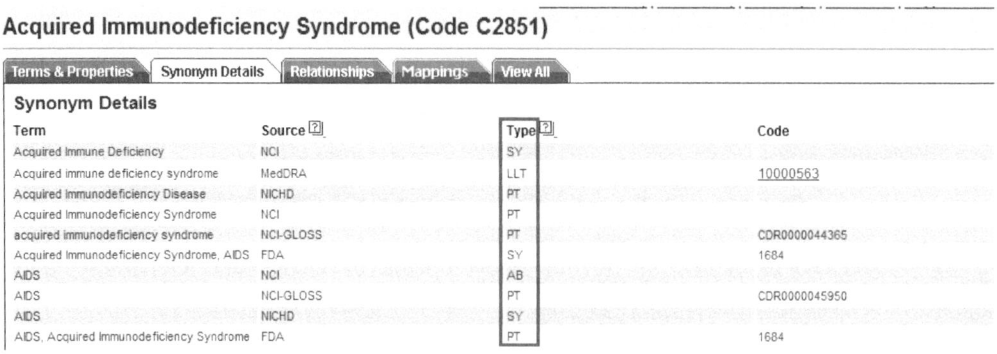

图 4-4-5 NCIt 术语类型示例

表 4-4-2 NCIt 术语类型及其含义(节选)

术语类型	含义
PT*	优选词
HD*	标题词
AQ*	旧版优选词
AQS	旧版术语
SY	同义词
AB	缩写
SN	化学结构名称
BR	美国商标名称
FB	外国商标名
CNU	ISO3166 数字国家代码
CN	药品研究代码

注：关于 NCIt 术语类型 PT、HD 和 AQ 的特殊规则，每个概念之下都有一个并且只有一个术语的类型是 PT、HD 或 AQ 中的一种。NCI 通常是从多个术语中选择一个作为优选词，赋予术语类型 PT。但是某些特殊情况下，一个概念没有优选词 PT，取而代之的是标题词 HD 或旧版优选词 AQ。当一个旧版概念有多个旧版术语时， 这个旧版概念的类型就是旧版优选词 AQ，其余为旧版术语 AQS。

5. NCIt 属性

NCIt 作为一个受控叙词表，所有术语按照特定顺序和结构组织在一起，术语间具有丰富的语义关系，同时还具备本体的某些特点。NCIt 将概念的大部分信息都以字符串的形式存储在多个不同的属性(properties)中，属性在一定程度上等同于通常所说的字段。根据 NCI 2012 年 11 月 15 日的发布，NCIt 目前共有 75 个属性，表 4-4-3 节选了其中有代表性的部分。

表 4-4-3 NCIt 属性及其含义(节选)

属性	含义
优选名称(Preferred_Name)	优先指代某概念的单词或词组
定义(DEFINITION)	NCI 为某概念赋予的英文定义
补充定义(ALT_DEFINITION)	NCI 以外其他数据来源为某概念赋予的定义
同义术语(FULL_SYN)	某概念下的同义术语，每个同义术语包括字符串、术语类型、来源或来源代码
NCIm 概念唯一标识符(NCI_META_CUI)	某概念在 NCIm 中的概念唯一标识符
UMLS 概念唯一标识符(UMLS_CUI)	某概念在 UMLS 中的概念唯一标识符
语义类型(Semantic_Type)	某概念在 UMLS 语义网络中所属的类
CAS 登记号(CAS_Registry)	某种化学物或药物的化学文摘登记号
FDA UNII 代码(FDA_UNII_Code)	FDA 唯一成分标识符，是美国联邦新药信息模型的关键组成部分
GenBank 登录号 (GenBank_Accession_Number)	某基因在 GenBank 中的登录号
国际疾病分类法-O-3 代码(ICD-O-3_Code)	与 NCIt 某概念相匹配的国际疾病分类法-O-3 代码
KEGG 代码(KEGG_ID)	某个路径的 KEGG 代码。也可链接到 KEGG 相关路径参考信息
肿瘤状态(Neoplastic_Status)	癌症状态有关信息：恶性、良性、癌前病变、疑似癌变

6. NCIt 语义关系

NCIt 以概念(concept)为基础，每个概念代表一个语义单元。所有概念通过上下位等级关系形成树状结构，并分成 19 个类(kind)，具体类名及含义见表 4-4-4。类之间互不交叉，是排他的，即每个概念都属于并且只属于一个类。NCIt 概念间除了上下位等级关系外，主要存在两类语义关系：可继承关系(roles)和非继承关系(associations)。

表 4-4-4 NCIt 概念的类及其含义

类	含义
基因	任何可定义的、能转录有生物学意义的 DNA 序列
基因产物	内源性 RNA、蛋白质、蛋白质复合物。不包括外源性化学物
NCI	NCI 概念实体，包括管理、金融、组织和准科学概念
结果和疾病	人类癌症相关疾病分类，包括观测结果、检查结果、病史和其他有关人类癌症相关疾病描述的概念，还包括特别关注的非肿瘤疾病
解剖	自然形成的人类生物学结构、体液和物质，包括胚胎、大体和微观解剖结构和手术形成结构，细胞器属于该类，单分子除外
EO 解剖	自然形成的非人类生物学结构。包括作为人类肿瘤模型的所有物种的胚胎、大体和微观解剖结构。光镜下不可见结构除外
EO 结果和疾病	非人类癌症相关疾病分类。包括观测结果、检查结果、病史和其他有关用于人类癌症模型物种的癌症相关疾病描述的概念
异常细胞	人类和人类肿瘤实验模型中的异常细胞类型
分子异常	人类细胞和组织以及人类肿瘤实验动物模型中的分子异常，包括易位、多态性、表达不足、过度表达
生物学过程	一个有机体内、两个有机体之间或多个有机体中发生的事件及其发生机制
化学物和药物	有机和无机物、元素和同位素，用于研究或疾病状态的预防、诊断和或治疗，包括人工合成或提取加工后重新用于有机体的内源性生物活性物质
诊断和预后因素	有机体的特征，或有助于临床诊断、治疗选择、临床结果预测过程的特征
技术	科学或临床程序和方法，包括测试
属性或特征	修饰语和限定词。任何形容词、副词、被动语态动词形式的概念
联合化疗	用于标准和临床试验治疗的多种药物组合。目前没有具体指明个体成分的投药顺序、剂量或投药间隔
参考类别	整合自外部本体，用于为 NCI 概念的值域(range)赋值，或为 NCI 概念和该外部本体之间提供关联
设备	用于癌症相关研究、诊断或治疗的装置或设备
有机体	活的实体
路径	一个反应或一系列反应，包括合成代谢和分解代谢反应和作用结果(如转录、激活、提升等)

1)可继承关系

NCIt 可继承关系共 96 种，是概念间的双向关系，例如，概念“breast hyperplasia”通过可继承关系“疾病有相关解剖部位”和另一概念“breast”关联起来，同时在另一概念“breast”下也会呈现这种关系。所谓可继承，就是上位概念如果有某种可继承关系，其下位概念也可有这种关系。并非所有可继承关系都有实例，有些可继承关系目前还没用于任何概念。NCIt 每种可继承关系都对应一个定义域(domain)和一个值域(range)，并将类(kind)作为定义域(domain)和值域(range)的值。定义域指的是当前概念所属的类，值域则是与当前概念有关系的另一个概念所属的类。例如，可继承关系“疾病有相关解剖部位”对应的定义域是“疾病和结果”类，对应的值域是“解剖结构或物质”类。部分可继承关系的名称及其对应的定义域和值域见表 4-4-5。

表 4-4-5 NCIt 可继承关系及其对应的定义域和值域(节选)

可继承关系	定义域	值域
疾病有相关解剖部位	疾病和结果	解剖结构或物质
等位基因有异常	基因	分子异常
解剖结构有部位	解剖结构或物质	解剖结构或物质
生物学过程有相关部位	生物学过程	解剖结构或物质
化学物或药物被酶代谢	化学物或药物	基因产物
化疗方案有组成部分	化疗方案	化学物或药物
基因产物是…病的生物标记物	基因产物	疾病和结果
分子异常涉及基因	分子异常	基因
化疗方案常规治疗……病	化疗方案	疾病和结果

2)非继承关系

非继承关系也是 NCIt 概念间的双向关系，共 12 种，详见表 4-4-6。其特点是不可继承，仅仅表示特定两个概念间的语义关系，这种关系并不适用于这两个概念的下位概念。与可继承关系不同，非继承关系没有对应的定义域和值域，只是揭示特定某两个概念间的语义关系，而非某类和某类概念之间的关系。

表 4-4-6 NCIt 非继承关系的名称及含义

非继承关系	含义
Concept_In_Subset	揭示某术语子集所含概念与该术语子集概念间的包含关系
Has_CDRH_Parent	指出在 CDRH 中的上位概念
Has_Data_Element	将一个数据元关联到用于捆绑有效值概念子集的代码表术语
Has_Free_Acid_Or_Base_Form	说明一个药物自由酸或碱形式
Has_NICHD_Parent	允许 NICHD 数据源为所属每个概念分配一个父概念，以便生成层级体系
Has_Salt_Form	说明一个药物有不同盐形式
Has_Target	揭示一个药物或其他物质具有分子靶标。靶标可以是一个基因、基因产物、解剖结构、生物学过程等。药物对靶标的作用应和一种疾病的治疗、诊断或临床其他方面相关，并且通常是直接的、分子水平上的作用
Is_Related_To_Endogenous_Product	揭示治疗性部分和内源性基因产物相关
Qualifier_Applies_To	指明限定词用于的属性或关联
Role_Has_Domain	指明可继承关系(role)对应的定义域(domain)
Role_Has_Parent	指明可继承关系(role)在关系层级表中的上位关系
Role_Has_Range	指明可继承关系(role)对应的值域(range)

（三）NCIt 浏览器

通过 NCIt 浏览器(https://ncit.nci.nih.gov/ncitbrowser/index.jsp)可对 NCIt 进行多途径简单检索或高级检索。

1. 简单检索

可以根据需要在名称(Name)、代码(Code)、属性(Property)、语义关系(Relationship)中进行包含检索、精确检索或起始检索。只需在浏览器右上方文本框内输入要查询的文本，选好检索字段和匹配方式，点击“Search”按钮或者直接回车即可查询，检索结果见图 4-4-6 和图 4-4-7。

2. 高级检索

高级检索是在简单检索的基础上增加了智能检索方式(Lucene)，此外还可以对数据来源进行控制，见图 4-4-8。

（四）NCIt 构建模式

NCIt 是利用 Apelon 公司的 Ontylog 语言构建的。Ontylog 是一种描述逻辑(description logic，DL)语言，用于构建和维护大规模知识库，在构建生物医学术语表方面应用广泛，除了 NCIt 外，还包括著名的 SNOMED/RT、SNOMED/CT。

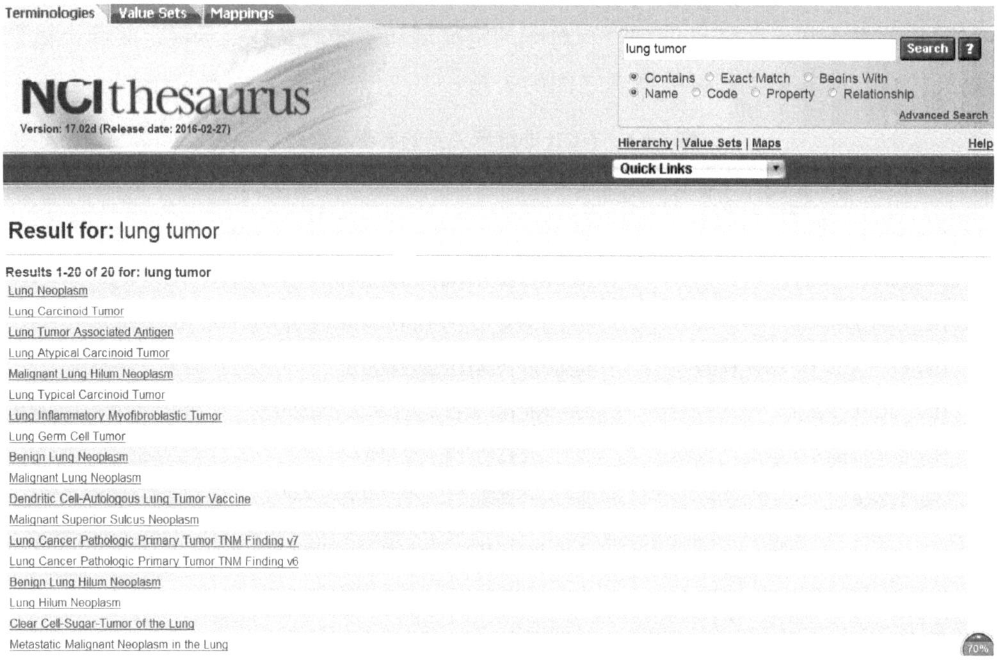

图 4-4-6　NCIt 简单检索结果概览页面

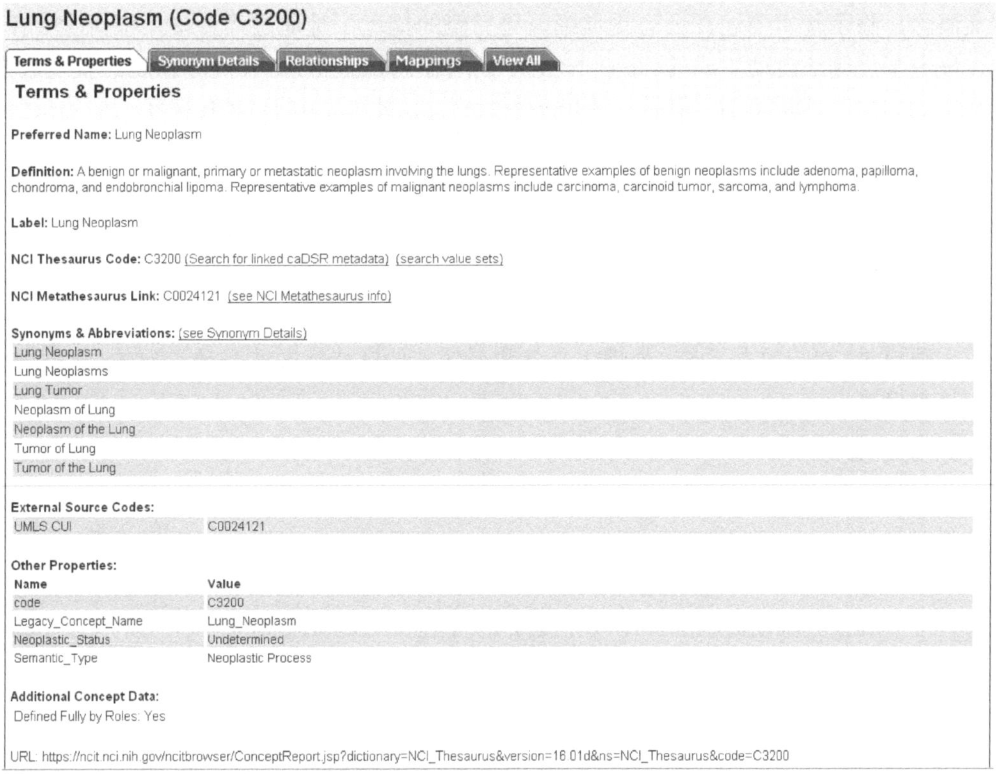

图 4-4-7 NCIt 简单检索结果细览页面

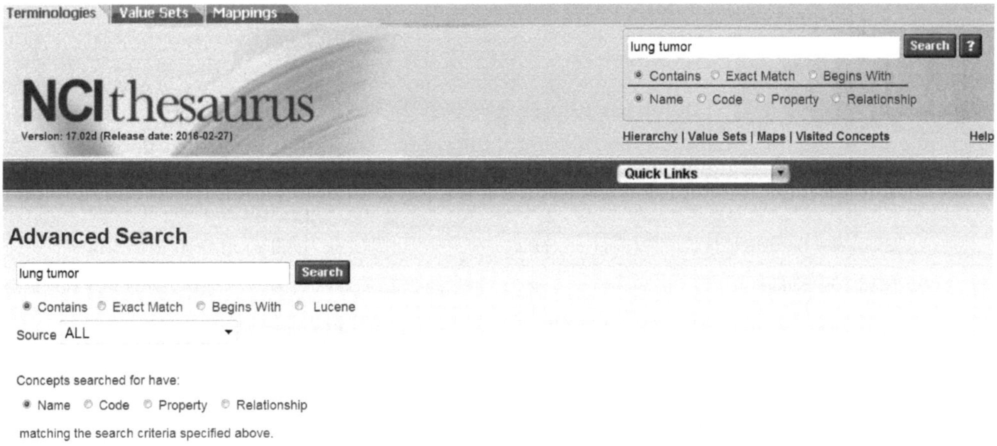

图 4-4-8 NCIt 高级检索页面

1. 概念为基础

Ontylog 语言以概念“Concept”为基础，每个概念都是抽象的类。基于 Ontylog 构建的 NCIt 也是以概念“Concept”为基础，每个概念是原始的或经过定义的。原始概念是通过“定义超级概念”人工确定的，虽然只有基本的描述，却是整个词表的基础；而定义概念，除了基本描述，还有更详细、更完整的描述，是通过“直接上位概念”在聚类过程中基于算法自动生成的。最初 NCIt 中所有概念都是原始的。随着词表的发展成熟，定义概念的比例不断增加，但是主体仍是原始概念。此外，由于 NCIt 树状结构的顶级概念用于推测定义概念的含义，所以会始终保持原始状态。

虽然许多描述逻辑语言都对类概念（用于描述集合）和个例概念（用于描述集合中的个例）加以区分，但 Ontylog 语言例外，其包括一条强制语义学算法，确保不存在特例情况，也就不需要个例概念与之对应；同时基于特例情况推理类概念更简便，没必要再去推理个例概念。就 NCIt 而言，其所应用的系统中，特例主要是一些有特色的实验数据或研究主题记录，对于这些系统，处理语义学和系统其他核心问题才是最重要的，因此 NCIt 不支持个例概念。

2. 概念聚类

描述逻辑语言是在以概念为节点的非循环结构图中，通过包含测试进行概念聚类的。在非循环结构图中，每个概念作为一个节点，节点间连线代表概念间语义关系。每个概念代表一个语义单元。所有概念形成一个树状层级结构，并在概念聚类过程中不断校验调整，同一概念可以在树状层级结构中处于不同位置。Ontylog 语言的简明语义学算法符号见表 4-4-7 和表 4-4-8。NCIt 构建过程中用到了其中大部分语义算法，除了“modal restriction”和“right identity”之外。

表 4-4-7　Ontylog 的语义符号-A 部分

构造函数	句法	语义学
Concept name	C	CI (where CI ⊂ ΔI)
Top	⊤	ΔI
Bottom	⊥	∅
Conjunction	C ⊓ D	C I ∩ D I
Disjunction	C ⊔ D	C I ∪ D I
Universal restriction	∀ R.C	{x | ∀ y : RI (x,y) → CI (y)}
Existential restriction	∃ R.C	{x | ∃ y : RI (x,y) ∧ CI (y)}
Modal restriction	◊ R.C	{x | Pr(∃ y : RI (x,y) ∧ CI (y)) > 0}
Role name	R	RI (where RI ⊆ Δ I x Δ I)

表 4-4-8　Ontylog 的语义符号-B 部分

定义或公理约束	句法	语义约束
Concept definition	C ≐ D	CI ≡ DI
Concept subsumption axiom	C ⊆ D	CI ⊆ DI
Role subsumption axiom	R ⊆ S	RI ⊆ SI
Right identity axiom	R o S ≐ R	(R o S) I ≡ R I

3. 版本转换

因 Ontylog 语言与很多免费开源软件不兼容，所以 NCI 特将 NCIt 从 Ontylog 版本转成 OWL（Web Ontology Language）版本，供免费下载。OWL 是一种在语义网上发布和共享本体的语义置标语言，能够清晰地表达词表中的词汇含义及这些词汇间的关系，并具备良好的扩展性。它代表了面向 Web 的本体表示语言的最新发展趋势，相对于 XML、RDF 和 RDF Schema，拥有更多的机制来表达语义，而又与它们兼容（曾新红，2009）。

二、NCI 超级叙词表（NCIm）

（一）NCIm 概述

NCI 超级叙词表（NCI Metathesaurus，NCIm）是一个综合性、收录范围非常广的生物医学术语表，不仅涵盖 NCI 有关临床医护、转化/基础研究及公共信息和管理活动的绝大多数术语表，而且收录了美国国立医学图书馆 UMLS 超级叙词表中的大部分公共领域词表，还包括许多 NCI 合作者创建或感兴趣的其他生物医学词表。

NCIm 具有以下特点。①收词范围广：将来自 75 个术语表的 6 400 000 个术语映射到 2 700 000 个生物医学概念。②概念本身信息丰富：显示概念的优选术语、同义词、数据来源、定义和其他信息。③概念间关系丰富：提供 30 000 000 条概念间交叉关联。④词表链接：提供到 NCIt 和其他相关数据源的链接。⑤更新及时：由生物医学术语学和学科专家经常更新。NCI 术语服务机构每年构建 2～3 次 NCIm，每次构建都基于 UMLS 超级叙词表的最新版本，删掉一些旧的和受限资源，增加一些 NCI 特有资源；同时每月还会微调，如新增或修改概念、拼写更正和其他一些细小修改。

由于 NCIm 提供丰富的同义词，因此可用于不同生物医学词表之间代码、术语的映射，促进数据的统一注释和检索，并为 NCI 及其合作者开发、关联和出版术语表提供重要支撑，如创建元数据描述数据模型、研究和临床过程实体及 caCORE 语义整合中的所有元素；同时还在癌症文本信息抽取系统（Cancer Text Information Extraction System，caTIES）中用于生物医学文本加工，从而更方便地检索公共信息，如在线词典和参考资料。

（二）NCIm 数据结构

NCIm 是基于 UMLS 超级叙词表建立的，包括了其大部分内容，但却不是对其简单的复制，而是略去其中不相关的数据源，如某些受产权保护而使用受限的词表和其他一些多年未更新的词表；同时增加一部分侧重癌症的术语表，并对癌症相关概念进行修改，从而更能满足癌症研究领域的需要。NCIm 同时还继承了 UMLS 的映射、语义网和语义类型，用于概念的组织。

1. 以概念为核心

与 UMLS 超级叙词表相同，NCIm 也是以概念为核心进行组织的。NCIm 中每个术语都指定到某个概念，这里的概念指的是单词或词组的含义，而非单词或词组本身，这是将不同数据来源的术语映射关联起来的基础。

同一概念下分为 4 级：第一级是概念（concepts）；第二级是术语（terms），表达同一概念的不同词汇，如 Eye 和 Oculus；第三级是字符串(strings)，同一术语的不同变体，如 Eye，Eyes，eye，eyes；第四级是原词(atoms)，同一字符串在不同的源词表中出现一次，即作为一个原词。通过这样的四级结构将同一概念的不同术语、同一术语的不同字符串，以及来源于不同词表的同一字符串有序地组织在一起。

NCIm 中所有概念可以按照语义类型(semantic type)划分成若干类，便于厘清歧义术语的含义，如“Cold”的语义类型是“Disease or Syndrome”，则是感冒的意思，如果是另外一个语义类型“Physiologic Function”，则代表冷的生理感觉。

2. 数据源

目前最新版 NCIm 是基于 UMLS 2016AA 构建的，不仅收录了 UMLS 超级叙词表中大部分公共领域术语表，还包括许多由 NCI 或其合作者编制或感兴趣的生物医学术语表，如临床生物信息学本体(clinical bioinformatics ontology，CBO)。最新版 NCIm 的数据源共计 75 个，节选其中有代表性的见表 4-4-9。此外，NCIm 中一部分词表是受产权保护的，虽然经过授权被收录，但其使用有一定限制，要遵守 UMLS 许可协议，通常只能用于非商业用途。例如，世界卫生组织的 ICD-10、ICD-O-3，国际卫生术语标准发展组织(International Health Terminology Standards Development Organisation，IHTSDO)的 SNOMED CT 都只能用于 NCI 术语服务，如需用于其他目的，要经过另外许可。

表 4-4-9　NCIm 数据源

数据源缩写	数据源全称及版本
MTH	UMLS Metathesaurus, 2016AA
NCIMTH	NCI Metathesaurus, 201610
NCI	National Cancer Institute Thesaurus, 2016_10E
PDQ	Physician Data Query, 2016_07_31
MSH	Medical Subject Headings, 2016_2016_02_26
CBO	Clinical Bioinformatics Ontology, 2011_02
GO	Gene Ontology, 2015_04_04
ICD10	ICD10, 2010
ICDO	International Classification of Diseases for Oncology, 3_1
LNC	LOINC, 254
OMIM	Online Mendelian Inheritance in Man, 2015_03_18
RXNORM	RxNorm Vocabulary, 15AB_160307F
SNOMEDCT_US	US Edition of SNOMED CT, 2016_09_01
KEGG	KEGG Pathway Database, 2016_10E
MDR	Medical Dictionary for Regulatory Activities, 19.1
MEDLINEPLUS	MedlinePlus Health Topics, 20151021
NCBI	NCBI Taxonomy, 2015_03_23
NCI-GLOSS	NCI Dictionary of Cancer Terms, 2016_10E
RENI	Registry Nomenclature Information System, 2016_10E

3. 属性和术语类型

NCIm 整合不同数据源后，共包括 567 个属性，如优选名称、代码、释义、同义词等，涵盖了概念及其术语的大部分信息，如图 4-4-9 所示。NCIm 用较短的字母缩写来代表每个概念相关术语的类型，共计 177 种(部分术语类型见表 4-4-10，示例见图 4-4-10)，大部分直接继承自来源词表，但有时会为了协调一致，对部分来源表的术语类型进行修改。

4. 语义关系

NCIm 语义关系通常反映的是某数据源内部术语间的关系，很少揭示来自不同数据源的术语间关系。NCIm 语义关系的标签分成两大类：一类是 NCIm 赋予的语义关系(relationship，REL)，适于所有数据源，有一套统一的代码，共 10 种，详见表 4-4-11；另一类是关系属性(relationship attribute，RELA)，共计 730 种，都是出自个别数据源的具体语义关系，只适于个别数据源。这 730 种关系属性分别对应到表 4-4-11 所示的 10 种语义关系，共同描述 NCIm 的语义关系，并显示每种语义关系出自哪个数据源，示例见图 4-4-11。

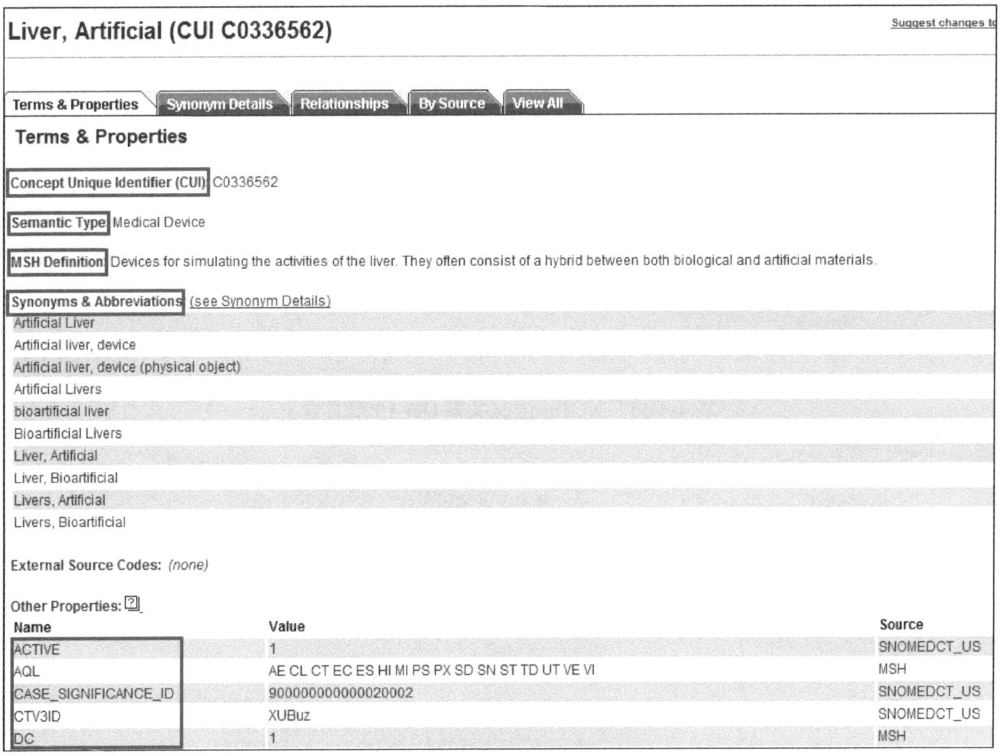

图 4-4-9 NCIm 属性示例

表 4-4-10　NCIm 术语类型及其含义（节选）

术语类型	含义
AB	缩写
BN	药物商品名，不能用于开处方
DE	叙词
ET	入口词
FN	叙词全称
IND	IND 代码
LV	词汇变体
MTH_ET	超级叙词表入口词
NM	增补概念名称
PT	指定的优选名称
QAB	副主题词缩写
RSY	词根同义词
SY	指定的同义词
USN	唯一科学名称

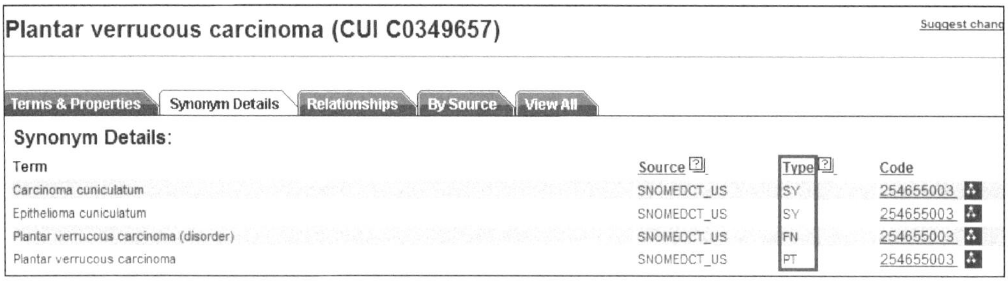

图 4-4-10　NCIm 概念“Plantar verrucous carcinoma”相关术语类型

表 4-4-11　NCIm 语义关系（REL）及其含义

NCIm 语义关系	含义
上位（PAR）	另一概念下某术语包含当前概念下某术语
下位（CHD）	另一概念下某术语是当前概念下某术语的亚类或部分
广义（RB）	另一概念下某术语在某些不特定领域，较当前概念下某术语更广义
窄义（RN）	另一概念下某术语在某些不特定领域，较当前概念下某术语更窄义
同位（SIB）	另一概念下某术语和当前概念下某术语同属于一个上位词
限定（AQ）	另一概念下某术语是当前概念下某术语的限定词
被限定（QB）	另一概念下某术语被当前概念下某术语限定
相关（RO）	另一概念下某术语与当前概念下某术语在某些方面相关
相关近义（RQ）	另一概念下某术语与当前概念下某术语相关并可能同义
同义（SY）	另一概念下某术语是当前概念下某术语的同义词

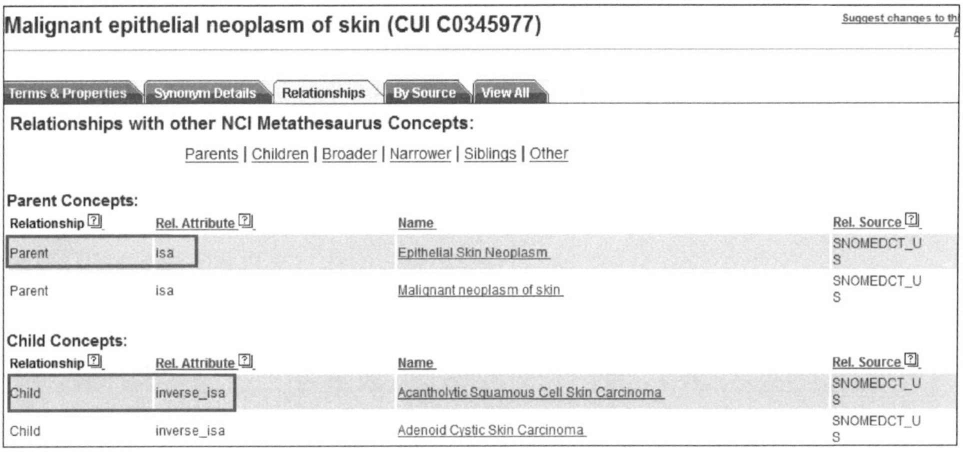

图 4-4-11 NCIm 语义关系和关系属性的对应示例

5. 层级结构

NCIm 很多数据源都有概念的层级结构，从最泛指到最具体，一般是通过“is-a”(下位概念是上位概念的亚类)或者“part-of”(下位概念是上位概念的一部分)来构建的。如果某数据源有概念层级，就会显示图标，示例见图 4-4-12，点击图标会弹出新窗口显示该数据源的层级结构，同时显示当前概念在层级结构中的位置。

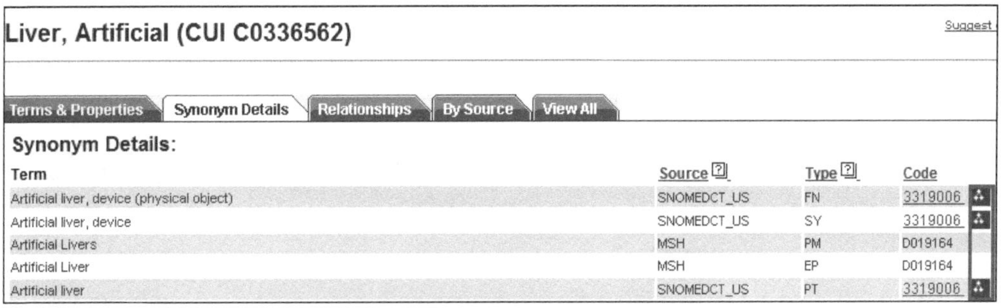

图 4-4-12 NCIm 数据源的层级结构图标

(三)NCIm 浏览器

NCIm 浏览器用于检索 NCIm 中的概念，简单易用，适合不同用户群体，其首页见图 4-4-13。当前版本增加了高级检索功能并提供更丰富的来源表信息。目前包括一般检索和高级检索。一般检索只需在检索框中输入要查询的完整或部分字符串，设置检索范围和匹配方式，点击“Search”按钮即可，见图 4-4-13 所示的浏览器首页右上角。匹配方式默认是包含匹配(Contains)，此外还可选择精确匹配(Exact Match)或开头匹配(Begins With)。代码(Code)检索只支持精确匹配。数据源(Source)下拉列表框可将检索限定在某个特定数据源，这样有助于查找该数据源中术语的不同表达形式，如在数据源 FDA 中检索“grey”，会因 gray 是 grey 的变体，同时检出“Gray color”。高级检索大部分选项和一般检索相同，最显著的区别在于：①增加智能(lucene)选项，支持通配符、布尔逻辑运算符、否定和模糊检索；②属性(property)检索提供 NCIm 所有属性的下拉列表，可分别选中进行独立检索；③关系检索提供所有关系(relation)和关系属性(RELA)的下拉列表，用于检索，详见图 4-4-14。概念细览页提供检索结果的输出功能，允许用户选择一个或多个概念进行保存并输出，输出格式支持 XML 和 CSV(Comma Separated Values)。

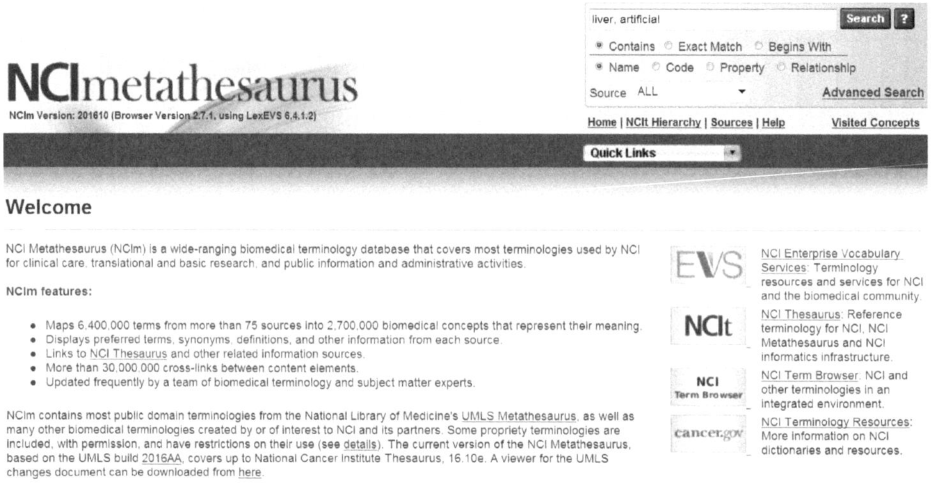

图 4-4-13　NCIm 浏览器首页

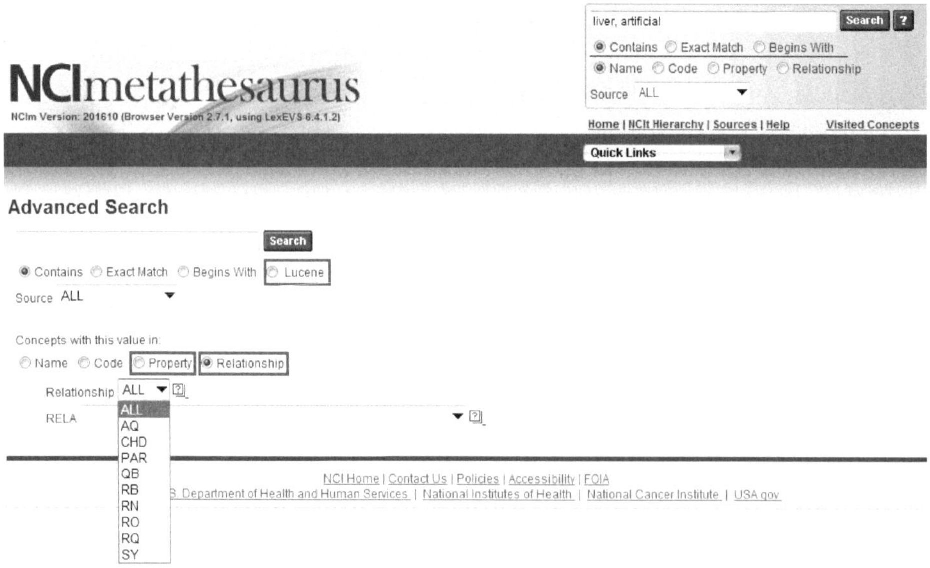

图 4-4-14　NCIm 高级检索页面

(四)NCIm 与 NCIt 的区别

NCIm 和 NCIt 在许多方面都有所不同。①构建目的：NCIm 的初衷是创建一个有别于 UMLS 超级叙词表，更能满足癌症研究需要的综合性叙词表；而 NCIt 是为了创建一个受控词表，支撑 NCI 的软件系统，用于标注、数据库检索、数据挖掘、文本标引和自然语言处理。②构建模式：NCIm 以 UMLS 超级叙词表为基础进行构建，删掉部分使用受限或长期未更新的词表，同时补充 NCI 研究团体感兴趣的其他术语表；NCIt 是由 NCI 创建维护，只包含概念和关系，以支持 caCORE、caBIG 和 caGrid 语义及众多用户或合作方，如 FDA 和 CDISC，同时还收录其他癌症相关术语表，便于 NCI 与其他机构合作。③收录范围：NCIm 收录来自 75 个数据源的 2 700 000 个概念，统领 6 400 000 个术语、30 000 000 条概念间关系，NCI Thesaurus 是其中一个数据源，但显示形式有区别。NCIt 收录 100 000 多个概念，按照层级结构统领 250 000 个术语、400 000 条概念间关系。④授权：NCIm 中不同的术语表使用授权不尽相同，部分术语表使用受限。NCIt 面向公众免费开放。⑤子集：NCIm 不单独提供子集，但可利用 UMLS 工具从 NCIm 中抽取单个数据源。NCIt 各个子集中的概念既可整合到 NCIt 中，也可单独发布，以满足用户特殊需求。⑥发布格式：NCIm 以 RRF 格式发布，NCIt 为 OWL。⑦更新频率：NCIm 每年两次或者按需更新，NCIt 每月更新。

三、PDQ

（一）PDQ 概述

PDQ 全称 Physician Data Query，中文译成“医师数据查询”，是 NCI 的综合性癌症信息源之一。它包括：主题面极广的癌症信息摘要、癌症相关药物和化疗方案的信息摘要，癌症术语词典、NCI 药物词典和遗传学术语词典，NCI 癌症遗传学服务名录。PDQ 收录的信息通常经过同行评议，具有准确、全面的特点，并且易于查询利用。PDQ 大部分摘要同时有专业版和公众版两个版本，分别面向卫生保健专业人员和患者群体；同时还被译成多个语种，除了英语，还有西班牙语、汉语、日语和阿拉伯语，方便更广大用户使用。

（二）PDQ 术语结构

PDQ 术语表是 NCI 综合性癌症信息数据库的组成部分，与 NCIt 大部分内容重叠，且和 NCIt 建立广泛的交叉链接（示例如图 4-4-15），并且在很多共同关注的领域互相协同，

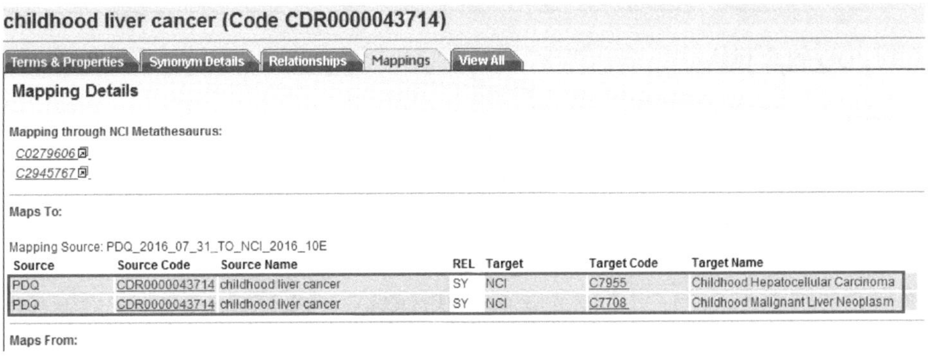

图 4-4-15 PDQ 术语表到 NCIt 映射示例

方便彼此数据共享和互操作。PDQ 术语表也按照树状层级结构组织，其一级类目详见图 4-4-16；术语类型共 25 种，见表 4-4-12。

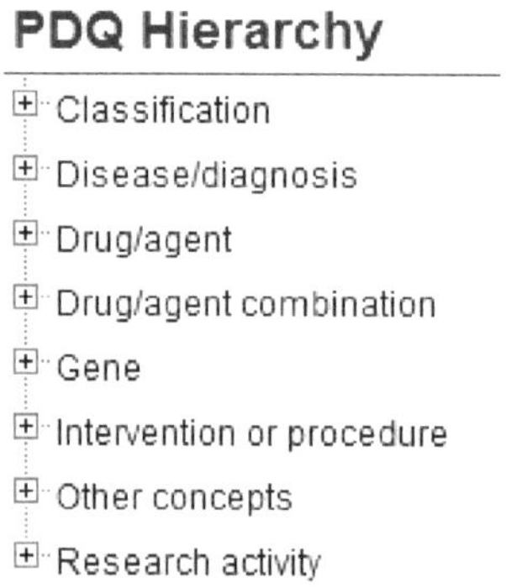

图 4-4-16　PDQ 术语表树状结构的一级类目

表 4-4-12　PDQ 的术语类型

术语类型	含义	术语类型	含义
AB	缩写	MTH_AB	UMLS 超级叙词表缩写
ACR	首字母缩写	MTH_ACR	UMLS 超级叙词表首字母缩写
BN	药物商品名，不能用于处方	MTH_BN	UMLS 超级叙词表商品名
CAS	CAS 登记号	MTH_CHN	UMLS 超级叙词表化学结构名称
CHN	化学结构名称	MTH_LV	UMLS 超级叙词表词汇变体
CON	代码名称	MTH_PT	UMLS 超级叙词表优选词
CU	普通用法	MTH_SY	UMLS 超级叙词表同义词
DN	显示名称	NSC	NSC 代码
FBD	外国商品名	OP	旧版优选词
HT	层级术语	PSC	协议选择标准
IND	IND 代码	PT	优选词
IS	旧版同义词	SY	同义词
LV	词汇变体		

（三）PDQ 内容模块

1. PDQ 癌症信息摘要

PDQ 癌症信息摘要（PDQ Cancer Information Summaries）的内容详尽且经过同行评议、基于证据，比较准确可靠，涵盖成人和儿童癌症的治疗、支持和缓解疗法、筛查、预防、遗传学和补充替代医学等方面，并作为 NCI 的一项服务，面向公众免费开放。大部分摘要有两种版本：医疗卫生专业版本和患者版本。专业版提供专业术语编写的详细信息，并有完备的参考链接指向 PubMed 摘要；患者版本则用通俗易懂的语言编写，可以链接到 NCI 癌症术语词典，还提供很多例证和插图。

PDQ 癌症信息摘要细分成 7 部分：成人治疗、儿童治疗、支持和缓解治疗、筛查、预防、遗传学、补充和替代医学。其中，成人治疗摘要和儿童治疗摘要分别提供成人癌症和儿童癌症的预后及治疗信息，还包括多种罕见癌症的简明信息，所收录癌症按字顺排列，见图 4-4-17。支持和缓解治疗摘要提供癌症常见的躯体或心理并发症的病理生理和治疗描述信息，如疼痛、高钙血症和恶心呕吐。普查/诊断摘要涵盖多种常见癌症，如肺癌、结直肠癌、乳腺癌和前列腺癌及其他癌症，专业版包括筛查/诊断的最新信息及其循证水平，如证据、重要性及最新的参考文献。预防摘要专业版包括多种常见肿瘤预防方面的最新信息及其循证水平。遗传学摘要目前包括癌症遗传学概述，以及乳腺癌卵巢癌、结直肠肿瘤、髓质甲状腺癌、前列腺癌和皮肤癌相关遗传基础的循证信息、家族史先关危险因素、相关基因和综合征、高危个体干预、癌症风险评估和基因测试的伦理、法学和社会问题等方面，还提供癌症风险评估和咨询机构名录。补充和替代医学摘要的专业版包括补充和替代治疗的背景信息、简明发展历史、可能的作用机制及相关实验室、动物和临床研究信息；其患者版采用问答形式，含词表链接指向相关科学术语的定义。

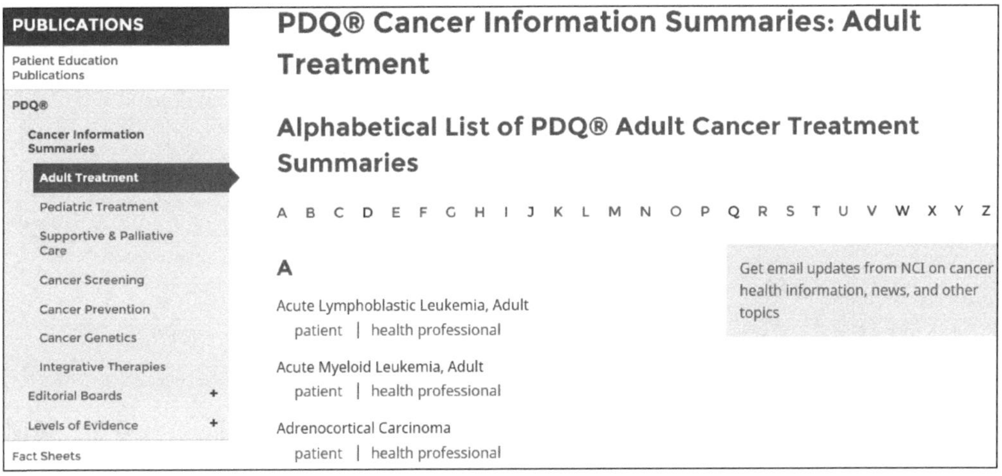

图 4-4-17 癌症信息摘要:成人治疗

PDQ 癌症信息摘要由 6 个编辑部负责编制、维护并且定期更新。这 6 个编辑部由医学肿瘤学、外科肿瘤学和放射肿瘤学，以及流行病学、心理学、遗传学、补充和替代医学等相关领域专家构成。各个编辑部专家的学科组成如下：①成人治疗：医学肿瘤学、放射肿瘤学和外科肿瘤学；②儿童癌症治疗：儿科肿瘤学、儿科外科学、儿科神经肿瘤学和放射肿瘤学；③支持和缓解治疗：疼痛和缓解治疗、心理学、医学肿瘤学和儿科肿瘤学；④筛查和预防：肿瘤学、癌症预防、血液学、放射学、泌尿学、统计学、流行病学和经济学；⑤遗传学：遗传学、临床肿瘤学、流行病学、心理学和社会科学；⑥癌症补充和替代医学：肿瘤学、药理学、自然产品、药物研发、中药、针灸疗法和顺势疗法。每个编辑部每年根据已出版的研究结果，评价和更新癌症信息摘要。此外，每个编辑部还有一个癌症专家组成的编辑咨询机构定期对摘要内容进行评估并向编辑部提出改进建议。

2. NCI 药物信息摘要

NCI 药物摘要包括 200 多条有关 FDA 批准的癌症药物和联合药物方案，按照字顺排列，见图 4-4-18。其中，单药摘要包括药物用法、结果、可能的副作用、批准信息、当前开展的临床试验，以及这些单药的商品名和通用名。癌症联合药物方案的摘要则列出方案的具体组成和用途，并可链接到单药的信息摘要。另外还从癌症类型、癌症相关疾病、适应证外癌症用药等三个维度对癌症药物或化疗方案进行梳理。

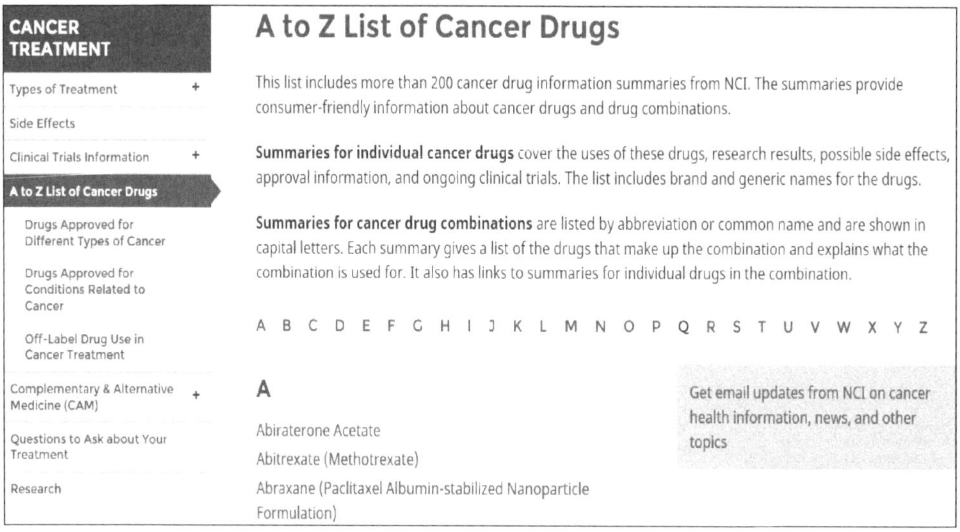

图 4-4-18　癌症药物信息摘要

3. NCI 词典

1）癌症术语词典（Dictionary of Cancer Terms）

该词典收录 8064 个癌症相关术语和定义，主要面向非专业人员。每月更新，新词须经多学科评价小组评议通过，每月新增大约 30 个术语。检索界面见图 4-4-19。

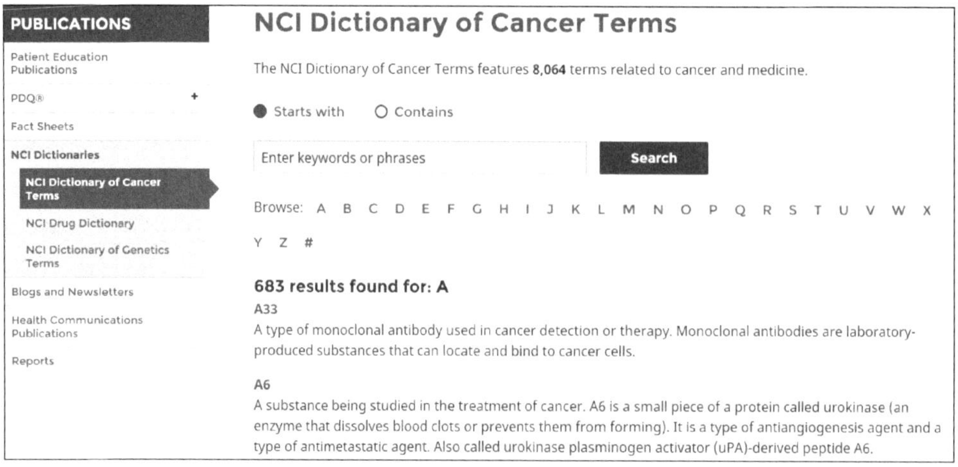

图 4-4-19　癌症术语词典检索界面

2) NCI 药物词典(NCI Drug Dictionary)

该词典收录 2300 多种 FDA 批准的或在研的用于治疗癌症或癌症相关疾病的药物，并给出每种药物的技术定义、别名及相关信息(如 NCI 癌症临床试验)的链接。检索界面见图 4-4-20。

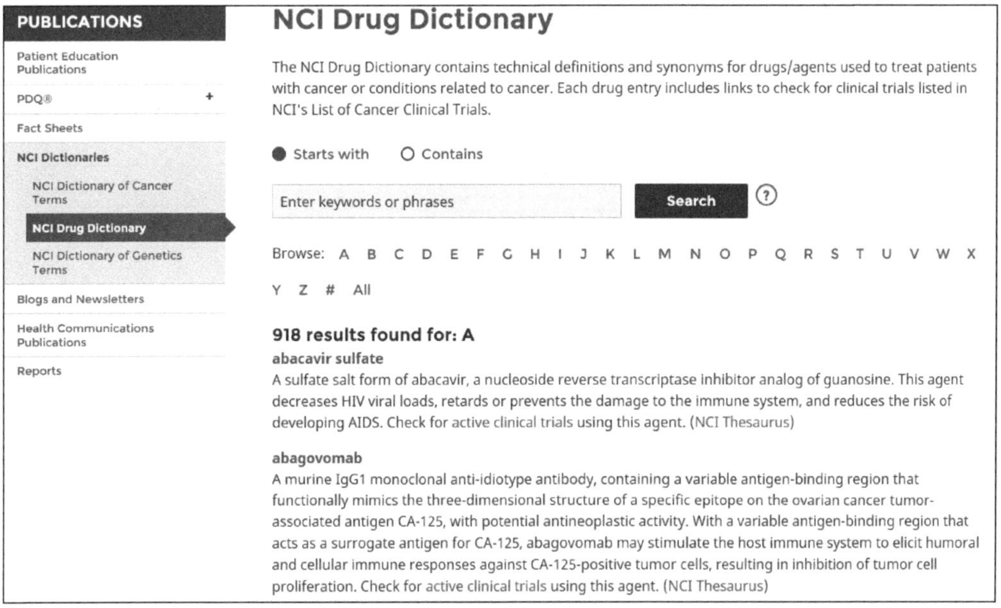

图 4-4-20 NCI 药物词典检索界面

3) NCI 遗传学术语词典(NCI Dictionary of Genetics Terms)

该词典收录 200 多条遗传学相关术语，面向卫生保健专业人员，目的是为基于证据的、经同行评议的 PDQ 癌症遗传学信息摘要提供支撑。检索页面见图 4-4-21。

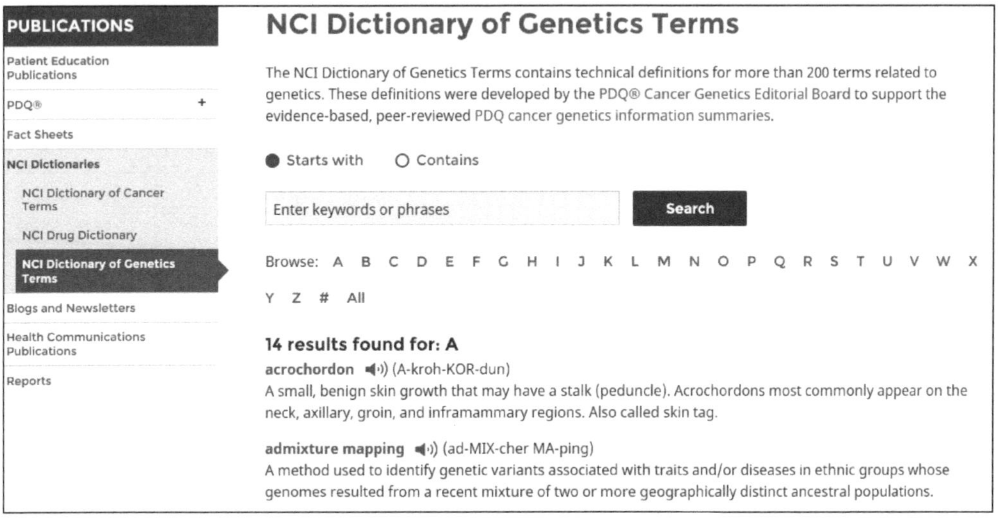

图 4-4-21 NCI 遗传学术语词典检索界面

4. PDQ 癌症遗传服务名录(PDQ Cancer Genetics Services Directory)

PDQ 癌症遗传服务名录收录大约 500 个可以提供癌症风险评估、遗传咨询、遗传易感性测试及其他相关癌症遗传服务的专业人士，只有提交申请并符合相应标准的专业人员才会被收录。该名录可通过人名、肿瘤类型或遗传疾病、地理位置进行检索，见图 4-4-22。NCI 每年会对名录信息进行更新确认。

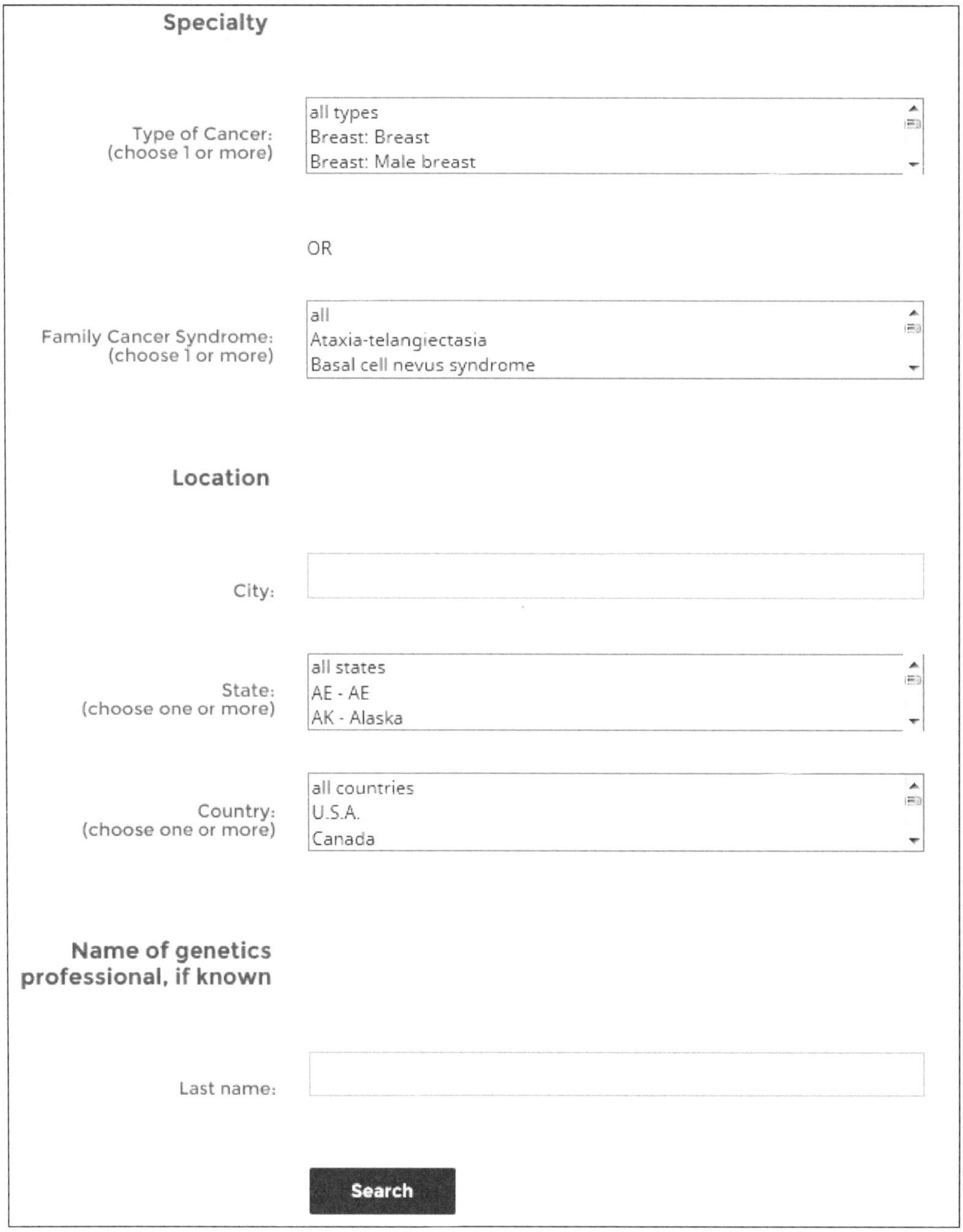

图 4-4-22　PDQ 癌症遗传服务名录检索页面

(四)其他获取途径

目前 PDQ 癌症信息摘要专业版和患者版(英文和西班牙文)、NCI 药物信息摘要、NCI 癌症临床试验列表、NCI 癌症术语词典(英文和西班牙文)、NCI 药物词典和 PDQ 癌症遗传服务目录都可通过 NCI 的内容分发项目(Cancer.gov Content Dissemination Program)获取，格式是可扩展标记语言(XML)格式。该项目旨在向医疗卫生专业人员、患者和公众发布及时可靠的癌症信息，并允许用户用于自己的网站或信息产品，所有访问和使用 NCI 内容都是免费的。如果对应用 NCI 内容感兴趣，可以发电子邮件给 ncicontentdissemination@nih.gov 或致电 240-276-6640。

第五节　诊断、操作与设备术语集

一、诊断相关组(DRG)

(一)概述

诊断相关组(Diagnosis Related Group，DRG)是一种基于病例组合思想的医疗病历分组模型，即根据患者年龄、疾病诊断、合并症、并发症、治疗方式、转归等因素，将患者分入若干诊断组进行管理的体系。DRG 的基本理念是，疾病类型不同、同类病例但治疗方式不同、同类病例同类治疗方式但病例个体特征不同的，都应该区分。DRG 于 20 世纪 60 年代末诞生于耶鲁大学(Yale DRG)，开始建立的目的是把医院内患者服务打包，政府和保险公司按照打包的服务为医院进行报销。80 年代开始，DRG 广泛应用于美国老年保险支付，之后传入欧洲、澳洲及亚洲部分地区，并在世界范围内得到广泛改版、应用。

(二)DRG 家族及分组流程

不同国家和地区引进 DRG 原型后，纷纷对其进行改版及本地化改造，产生了多个 DRG 版本，形成了所谓的 DRG 家族(图 4-5-1)，如美国本土的 CMS-DRG 和 AP-DRG、澳大利亚 AR-DRG、德国 G-DRG、中国 BJ-DRG、CN-DRG 等。

美国国内就存在多个 DRG，其中 MS-DRG(Medicare Severity-Diagnosis Related Groups，MS-DRG 或 CMS-DRG)是美国应用最广且已用于 Medicare 医疗保险的系统。下面将以 MS-DRG 为例，对 DGR 的分组流程及相关内容作一介绍。

第一步，确定病例的主要诊断类别(major diagnostic category，MDC)。

MDC 是所有 DRG 系统的核心部分，是根据主要器官系统或者病因所做的 ICD 诊断临床分组。MS-DRG 有 28 个 MDC，包括 1 个 PRE MDC 和 27 个按疾病部位或病因划分的 MDC(表 4-5-1)。

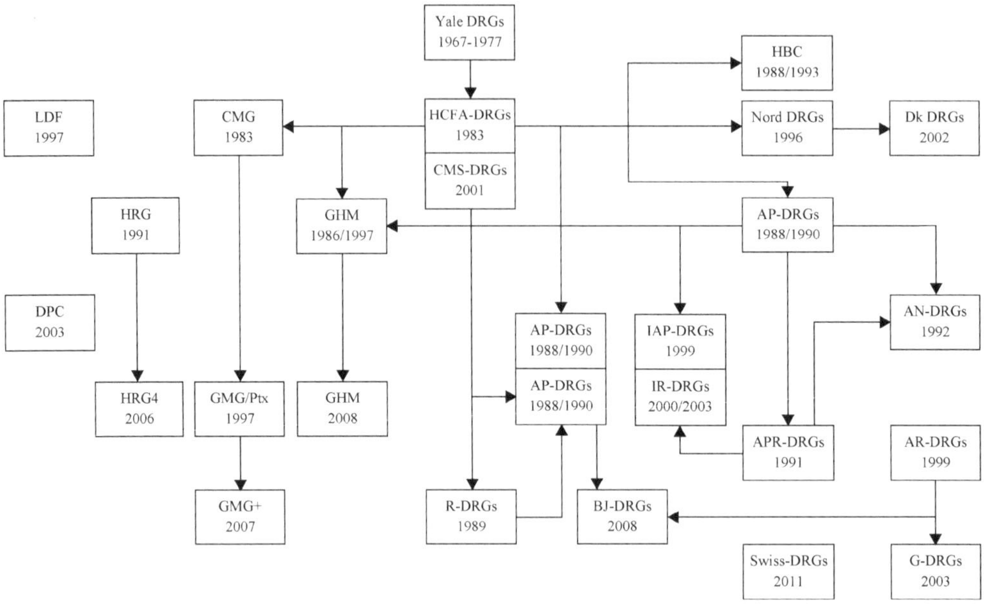

图 4-5-1　DRG 家族(简伟研等，2011)

表 4-5-1　MS-DRG 的 28 个 MDC

代码	MDC 分组
001～017	PRE-MDC
020～103	MDC 01: DISEASES & DISORDERS OF THE NERVOUS SYSTEM
113～125	MDC 02: DISEASES & DISORDERS OF THE EYE
129～159	MDC 03: DISEASES & DISORDERS OF THE EAR, NOSE, MOUTH & THROAT
163～208	MDC 04: DISEASES & DISORDERS OF THE RESPIRATORY SYSTEM
215～316	MDC 05: DISEASES & DISORDERS OF THE CIRCULATORY SYSTEM
326～395	MDC 06: DISEASES & DISORDERS OF THE DIGESTIVE SYSTEM
405～446	MDC 07: DISEASES & DISORDERS OF THE HEPATOBILIARY SYSTEM & PANCREAS
453～566	MDC 08: DISEASES & DISORDERS OF THE MUSCULOSKELETAL SYSTEM & CONN TISS
570～607	MDC 09: DISEASES & DISORDERS OF THE SKIN, SUBCUTANEOUS TISSUE & BREAST
614～645	MDC 10: ENDOCRINE, NUTRITIONAL & METABOLIC DISEASES & DISORDERS
652～700	MDC 11: DISEASES & DISORDERS OF THE KIDNEY & URINARY TRACT
707～730	MDC 12: DISEASES & DISORDERS OF THE MALE REPRODUCTIVE SYSTEM
734～761	MDC 13: DISEASES & DISORDERS OF THE FEMALE REPRODUCTIVE SYSTEM
765～782	MDC 14: PREGNANCY, CHILDBIRTH & THE PUERPERIUM
789～795	MDC 15: NEWBORNS & OTHER NEONATES WITH CONDTN ORIG IN PERINATAL PERIOD
799～816	MDC 16: DISEASES & DISORDERS OF BLOOD, BLOOD FORMING ORGANS, IMMUNOLOG
820～849	MDC 17: MYELOPROLIFERATIVE DISEASES & DISORDERS, POORLY DIFFERENTIATED
853～872	MDC 18: INFECTIOUS & PARASITIC DISEASES, SYSTEMIC OR UNSPECIFIED SITES

续表

代码	MDC 分组
876～887	MDC 19: MENTAL DISEASES & DISORDERS
894～897	MDC 20: ALCOHOL/DRUG USE & ALCOHOL/DRUG INDUCED ORGANIC MENTAL DISORDE
901～923	MDC 21: INJURIES, POISONINGS & TOXIC EFFECTS OF DRUGS
927～935	MDC 22: BURNS
939～951	MDC 23: FACTORS INFLUENCING HLTH STAT & OTHR CONTACTS WITH HLTH SERVCS
955～965	MDC 24: MULTIPLE SIGNIFICANT TRAUMA
969～977	MDC 25: HUMAN IMMUNODEFICIENCY VIRUS INFECTIONS
981～989	UNRELATED OPERATING ROOM PROCEDURES
998～999	INVALID AND UNGROUPABLE DRGS

MS-DRG 采用 3 位数字来表示疾病分组，代码从 000 到 999，空余的编码为未来扩充使用。每一个 MS-DRG 分组包含 ICD 疾病诊断编码和(或)操作编码信息，确定 DRG 时需要借助 ICD 编码查找对应的分组。

确定 MDC 时遵循两条原则。①首先确认病例是否可以归到 PRE MDC 内。PRE MDC 是 resource-intensive 操作分组，包括心脏移植、肝移植等，如果病例执行了分组内的操作，则不需要考虑诊断，直接将病例归于 PRE MDC 即可。②如果不能归到 PRE MDC 内，则需要根据主要诊断查找 MDC。查找 MDC 需要根据主要诊断对应的 ICD-9 编号，利用 DRG Grouper Logic 的 MDC Lookup 查找对应的 MDC 分组。

第二步，确定病例是否执行了外科操作(operating room，OR)，选择最终的 DRG。

如果病例执行了 OR 操作，则到 MDC 的二级诊断类的 surgical DRG 中查找分组，否则就到 Medical DRG 中查找分组(表 4-5-2)。

表 4-5-2　MDC 二级诊断类示例

MDC 02: DISEASES & DISORDERS OF THE EYE			
Surgical DRGs		Medical DRGs	
Orbital Procedures		Acute Major Eye Infections	
113	ORBITAL PROCEDURES W CC/MCC	121	ACUTE MAJOR EYE INFECTIONS W CC/MCC
114	ORBITAL PROCEDURES W/O CC/MCC	122	ACUTE MAJOR EYE INFECTIONS W/O CC/MCC
	EXTRAOCULAR PROCEDURES EXCEPT ORBIT		NEUROLOGICAL EYE DISORDERS
115	EXTRAOCULAR PROCEDURES EXCEPT ORBIT	123	NEUROLOGICAL EYE DISORDERS
	Intraocular Procedures		Other Disorders of the Eye
116	INTRAOCULAR PROCEDURES W CC/MCC	124	OTHER DISORDERS OF THE EYE W MCC
117	INTRAOCULAR PROCEDURES W/O CC/MCC	125	OTHER DISORDERS OF THE EYE W/O MCC

第三步，依据病例并发症[Complications/Comorbidities (CC)或 Major Complications/Comorbidities (MCC)]，确定最终的 DRG。

（三）DRG 应用

美国最开始将 DRG 应用于医疗保险，利用 MS-DRG 系统对不同病例类型进行区别定价，大大减少了交叉补贴的发生。每个医院都有专业的编码员，根据患者的 ICD 编码及其他相应信息，根据分类规则给出相应的 DRG 码。政府按 DRG 码支付给所有医院治疗相似病例的平均费用，而不管医院在治疗过程中实际发生了多少费用。这就促使医院必须要运作高效，才能有利润。但该体系的特点是容易忽略治疗的质量和结果，导致医院让患者提早出院。

目前，在美国不仅是 Medicare 在使用 DRG，很多其他保健机构也在使用，这些机构可以根据自身客户群和定点医疗服务提供者的特点设定费率并调整 DRG 的权重。其他国家，如德国、匈牙利等，也执行基于 DRG 的按病例付费制度。而在新加坡，其按天计费制度中，利用 DRG 进行风险调整。法国、爱尔兰、挪威等国家则利用 DRG 进行医疗机构的预算管理。国际上著名的医疗服务评价体系中，都可以看到 DRG 相关的指标。例如，著名的“国际质量指标计划（IQIP）”中，“住院死亡”、“非计划再入院”等指标的计算都是用 DRG 作为风险调整工具。在国内，北京市卫生行政部门自 2008 年开始，就在各项医疗服务绩效评价中使用 BJ-DRG，这是中国首个根据本地信息和政策环境而独立开发的 BJ-DRG 系统，包含 26 个 MDC、300 个 ADRG 和 751 个 DRG。2015 年以来，国家卫生行政部门推动以 BJ-DRG 为基础等效建立 CN-DRG 分组方案，并开展试点应用。

由于 DRG 的分类基础是诊断和操作，为此，只有诊断和治疗方式对病例的资源消耗与治疗结果影响显著的病例才适合使用 DRG。因而，对于门诊病例、康复病例、需要长期住院的病例等类型，DRG 往往不适用。对于不适合使用 DRG 进行风险调整的病例类型，基本上都有了对应的病例组合工具，如针对门诊病例的“门诊病历分组系统 APG”、针对康复病例的“资源使用分组系统 RUG”等。

二、通用医疗操作术语集（CPT）

（一）概述

通用操作术语集（Current Procedural Terminology，CPT）是由美国医疗协会（American Medical Association，AMA）制定的医疗服务代码集，准确描述了内科学、外科学及诊断学方面的服务，为医疗服务（包括外科医生、精神科医生、保险人员、患者、认证机构、支付方等）流程提供统一沟通语言。

CPT 始于 1966 年，第 1 版只含手术操作代码。1970 年第 2 版开始增加诊断和治疗操作服务代码，并首次采用 5 位数字代码替代之前的 4 位数字代码。1977 年，CPT 第 4 版发布，并确定 CPT 更新制度。1983 年，CPT 被美国医疗保险与医疗救助服务中心（Centers for Medicare and Medicaid Services，CMS）认定为 HCPCS（Healthcare Common Procedure Coding System，医疗保健操作项目编码系统）一级（Level 1）代码，正式用于美国医疗服务编码及医生收费，并逐渐被商业保险公司采用。CPT 代码成为医疗系统互相沟通的标准，也成为医疗编码的一个里程碑。现在，CPT 于每年 10 月发布新版，当前最新版为 CPT 2017，同时以纸质版和电子版发行。CPT 2017 纸质版报价 114.95 美元。

CPT 代码体系与 ICD 编码体系相似，但侧重点不同。CPT 主要识别医疗服务，而 ICD 主要基于诊断。美国几乎所有的保险公司都使用 CPT 代码来对医院、医生服务进行报销。广大患者的账单上出现的报销代码大多数是 CPT 代码。

（二）CPT 代码

CPT 术语集有三种类型的代码：Ⅰ类、Ⅱ类和Ⅲ类（表 4-5-3）。

Ⅰ类代码是 CPT 的主体，含麻醉学、外科手术、放射学代码等 6 个部分，是 CPT 可用于报销的部分。Ⅰ类代码为 5 位纯数字代码。

Ⅱ类代码为质量提升相关服务代码，包括患者管理、体格检查、随访研究等类别。Ⅱ类代码为可选代码，并不强制要求使用。

Ⅲ类代码即新兴技术编码，代码范围为 0016T～0207T。如果 5 年内未能成为Ⅰ类代码，则该 III 类代码将会被存档删除，而其代码也不会被重复利用。Ⅱ类和Ⅲ类代码由 4 位数字+1 位字母组成，均不参与报销。

表 4-5-3 CPT 代码类型

代码类型	代码范围及含义
I 类代码	99201–99499 Codes for evaluation and management 00100–01999; 99100–99150 Codes for anesthesia 10000–69990 Codes for surgery 70000-79999 Codes for radiology 80000–89398 Codes for pathology and laboratory 90281–99099; 99151–99199; 99500–99607 Codes for medicine
II 类代码	0001F-0015F Composite measures 0500F-0575F Patient management 1000F-1220F Patient history 2000F-2050F Physical examination 3006F-3573F Diagnostic/screening processes or results 4000F-4306F Therapeutic, preventive or other interventions 5005F-5100F Follow-up or other outcomes 6005F-6045F Patient safety 7010F-7025F Structural measures
III 类代码	0016T-0207T Emerging technology

每一个 CPT 代码均有 RVU 值（relative value unit，相对价值单位），RVU 值越大，说明医生提供该项医疗服务消耗的时间、人力和其他成本越大。决定每个 CPT 代码 RVU 值的因素主要包括三点：医生所需的劳动、行医成本及医疗出错成本，基本涵盖医生开业的所有费用。例如，阑尾切除手术（CPT 代码 44960）的 RVU 值为 23.73。

（三）CPT 应用

CPT 代码是标准化核算医生诊疗和手术费率的基础。医疗服务提供方按照代码收费，而付费人或付费机构按照代码付费。医生用什么代码需要病历和诊断依据为凭证，接受医师协会监督和政府审计。

CPT 本身不含费用信息，在用于 CMS 医保付费后，联邦医保中心按照每年的财政预算计算一个费率常数，称为“变换常数”(conversion factor)。变换常数与每一个 CPT 代码 RVU 的乘积就是每个 CPT 代码所代表的诊疗手术费率，也即医生提供该项服务的诊疗费用。费率常数随地区的不同略有不同(如南佛罗里达州 CPT 代码 44960 的变换常数为$36.06)，但所有医生提供的诊疗手术服务价格全部有据可查，基本全国统一。

患者收到的账单上会有医生自己的自由定价，这个定价非常高。例如，上述阑尾切除术，医生的账单上可能会写$3000。但是，如果该患者参与联邦医保，医生只能收到联邦购买定价，即 23.73*$36.06=$855.70。其中 80%由联邦政府承担，20%由患者支付。医生不得再向患者收取自由定价和联邦购买定价之间的差额，这个差额就作为会计成本核销了。所有购买商业医疗保险的患者也是按照这个原则来支付的。但是没有任何保险的患者有法律责任支付医生自由开出的定价，因为他们没有任何机构来代表他们与医疗提供方议价。

尽管美国多数医疗保险支付和信息系统(CMS、HIPPA 等)都强制要求采用 CPT 代码，但 AMA 认为 CPT 的版权归自己所有，他们可以对用户收取一定的许可费用(每年从中可以获得约$7000 美元收入)，从而不愿意向用户免费分发 CPT 工具和数据资料。AMA 网站上提供有一个注册用户可使用的 CPT 搜索工具，注册用户可以免费检索 12 次，但该工具不仅限制用户查找的代码数量，同时也没有提供什么有益的信息。医疗服务提供方或患者若要对医疗收费加以评估，就必须向 AMA 支付 CPT 的许可费用方能使用。

三、临床诊断决策支持系统(DXplain)知识库

(一)概述

临床诊断决策支持系统(简称 DXplain)是由马萨诸塞州综合医院(MGH)计算机科学实验室开发的诊断决策支持系统，能基于患者的临床表现信息，输出附有优先级的可能诊断清单，并附有支持各个诊断的理由或依据。DXplain 同时还兼有医学教科书和电子参考书的特性，为每个疾病提供多个文献引用资料，可为医学生、医学研究者、医护人员、医学院校和医疗机构使用。

DXplain 从 1986 年开始投入使用，随后几年间通过 AMANET 实现全美范围的通行，而互联网的普及则极大地促进了 DXplain 的使用。经过多年的发展壮大，DXplain 的知识体系从最初的约 500 种疾病已扩大到包括 2400 种疾病、超过 5000 种症状体征及临床表现和 240 000 个资料点。

(二)DXplain 知识库

支撑 DXplain 决策的是其知识库(DXplain knowledge base)系统。DXplain 知识库主要包括疾病和临床表现(症状、体征、流行病学资料、实验室检查结果、内镜检查结果和放射学检查结果等)两类知识/术语。当前，DXplain 知识库中疾病知识超 2400 条，平均每一个疾病描述含 53 项(10～100 种不等)临床表现。

DXplain 从疾病名称、定义、ICD9 编码、别名、病因学、症状(常见症状、罕见症

状)及 PubMed 参考文献信息等角度对疾病知识进行描述(图 4-5-2),并通过鉴别诊断(disease differential)建立与其他疾病之间的相关关系。

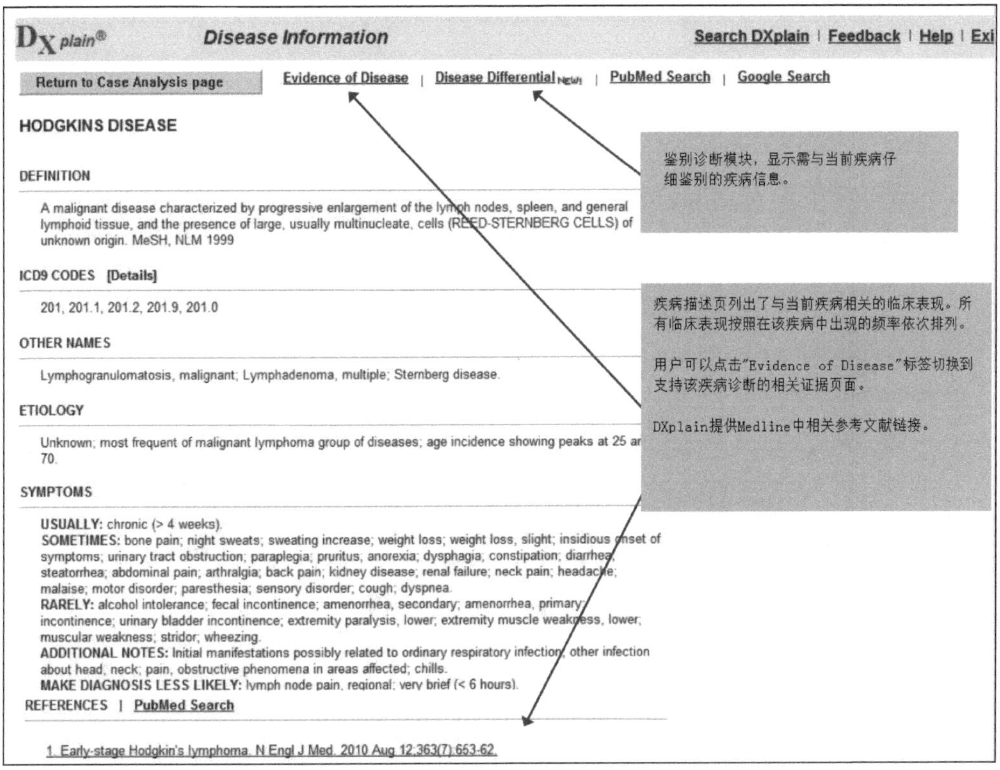

图 4-5-2 DXplain 知识库疾病信息示例(Hodgkins disease)

基于疾病及临床表现信息之间的关系,DXplain 知识库构建了 240 000 多个“疾病-临床表现”关系对。每一组“疾病-临床表现”关系对都有两个描述两者间关系的数字:一个数字代表该疾病出现此种临床表现的频率,另一个数字代表此种临床表现在多大程度上预示了该疾病的发生。

(三)DXplain 知识库及其应用

DXplain 知识库通过 DXplain 系统实现服务。DXplain 程序界面友好(图 4-5-3),使用不需任何的专业培训。

用户可在界面的文本框输入多种类型的信息,包括人口特征、病史、临床检查结果、实验室检查结果和大量专业的测试结果,如放射学检查、超声检查、心电图检查和内镜检查结果。系统会充分利用这些信息,在 DXplain 知识库中寻找可靠的医疗证据及同义词,改正拼写错误,寻找匹配项。如果输入的是泛指的上位词,系统还会提示专指的下位词。最后,Dxplain 就可以根据患者的症状、体格检查、检验结果和其他诸多因子列出各种可能诊断。如果疾病已知,输入疾病后,系统能够返回有关这个疾病的表现或症状。

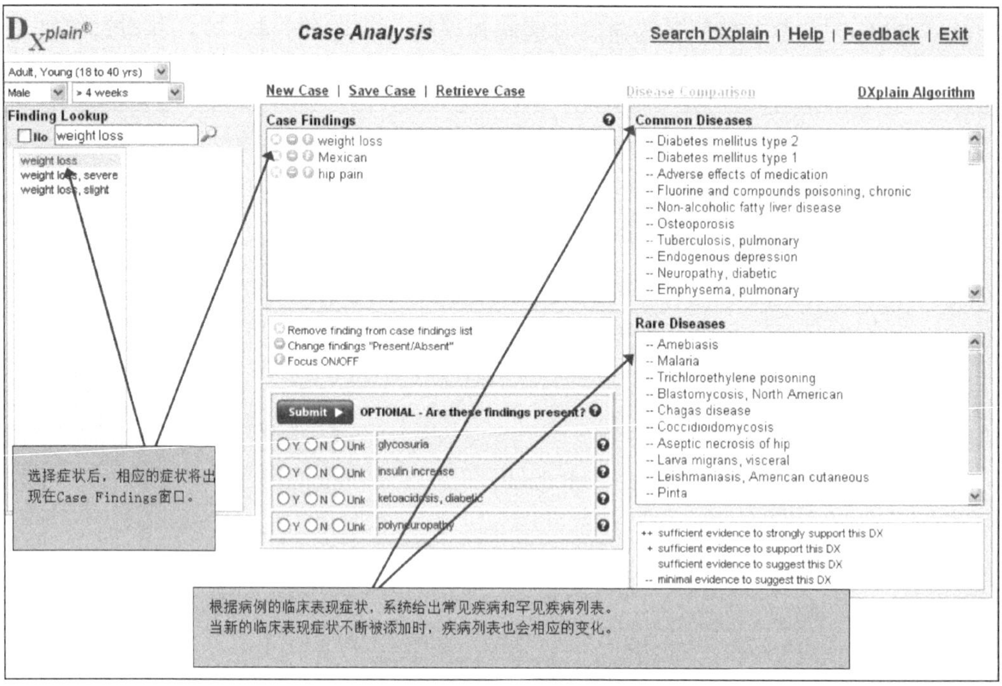

图 4-5-3　DXplain 服务系统界面

DXplain 的所有权归马萨诸塞州综合医院(MGH)所有。仅有医院、医疗机构和医学院或其他教育机构内部的用户才可以获得 MGH 的授权许可，不支持非机构的个人用户授权访问。获得 MGH 的许可后能获得免费访问一个月 DXplain 资源的权限，而付费则能获得一年的使用权限。费用的高低与申请者所在医院或者医疗组织的性质有关。

与其他独立的专家系统类似，DXplain 的局限性包括缺乏完整的患者相关的临床症状、体征、检验等信息，也不具备解读某些重要临床表现和解决疾病间关系的能力。

四、精神障碍诊断与统计手册(DSM)

(一)概述

《精神障碍诊断与统计手册》(*The Diagnostic and Statistical Manual of Mental Disorders*，DSM)是由美国精神病学会(American Psychiatric Association，APA)颁布的精神障碍标准分类体系与研究分类手册，也是全球范围内最具权威的精神障碍分类和诊断标准之一。DSM 内容涵盖用来诊断精神疾病的种类、症状及其他标准，一直以来指导着临床工作者包括医师、教师相关支持服务提供者及家长开展精神疾病的筛查、诊断和干预工作，是精神医学或心理咨询相关行业从业人员的重要工具书。中国精神障碍诊断与分类现行标准《中国精神障碍分类与诊断标准》(CCMD-3)编写过程中也参考了 DSM(第 4 版)的部分内容。

DSM 第 1 版于 1952 年发布，包含 60 种精神疾病，主要为退伍军人综合征而设置。随着精神医学的迅速发展，DSM 历经多次改版。AMA 自 2000 年即开始 DSM-V 的收集、整理与修订工作，成立 13 个工作小组，历经 14 年，吸收近 60 年的相关研究，最新版 DSM-V 于 2013 年正式出版。DSM-V 被 *Nature* 杂志预测为年度科学界重大事件。DSM-V 的出版一时间在全世界精神病学界引起竞相讨论，DSM-V 对精神病学科研、临床及 ICD-11 的修订都将产生巨大影响。

（二）DSM-V 结构

由于精神障碍的病因不明，DSM-V 基于现象学原则，采用描述性分类，将临床表现相似（或相近）、发病机制有共同特征的精神疾病组织在一起，设 20 个大类（表 4-5-4），包括 500 余种疾病。

表 4-5-4 DSM-V 精神障碍疾病分类（中英文对照）

精神障碍疾病分类（英文名称）	精神障碍疾病分类（中文名称）
Neurodevelopmental Disorders	神经发育障碍
Schizophrenia Spectrum and Other Psychotic Disorders	精神分裂症谱系和其他精神病性障碍
Bipolar and Related Disorders	双相及相关障碍
Depressive Disorders	抑郁障碍
Anxiety Disorders	焦虑障碍
Obsessive-Compulsive and Related Disorders	强迫及相关障碍
Trauma-and Stressor-Related Disorders	创伤和应激相关的障碍
Dissociative Disorders	分离性障碍
Somatic Symptom and Related Disorders	躯体症状及相关障碍
Feeding and Eating Disorders	喂食与饮食障碍
Elimination Disorders	排泄障碍
Sleep-Wake Disorders	睡眠-觉醒障碍
Sexual Dysfunctions	性功能障碍
Gender Dysphoria	性别苦恼症
Disruptive,Impulse-Control,and Conduct Disorders	破坏性的、冲动控制和行为障碍
Substance-Related and Addictive Disorders	物质相关和成瘾性障碍
Neurocognitive Disorders	神经认知障碍
Personality Disorders	人格障碍
Paraphilic Disorders	性偏好异常症
Other Mental Disorders	其他心理障碍

资料来源：DSM-V 中英文目录[EB/OL]. http://blog.sina.com.cn/s/blog_560dd7bb0101h0ra.html.

DSM-V 中的每一种精神障碍疾病描述主要包含诊断标准（diagnostic criteria）、诊断特征（diagnostic features）、支撑诊断的相关特征（associated features supporting diagnosis）、疾病发展与过程（development and course）及鉴别诊断（differential diagnosis）、亚型、流行病学、危险因素与预后等方面内容，且建立了精神疾病与 ICD-10-CM 的对应关系。

五、牙科操作和命名代码表（CDT）

牙科操作和命名代码（Code on Dental Procedures and Nomenclature，CDT）是由美国牙科协会（American Dental Association, ADA）开发维护的口腔专科编码表，前身为通用牙科

术语表(Current Dental Terminology)，主要用于口腔治疗和服务的标准化编码。

CDT 最早出版于 1969 年，2013 年开始每年更新一次，当前最新版本为 CDT 2016 版，以纸质版和电子书形式出版发行。2000 年被 HIPPA 法案标准代码集采纳，作为牙科医疗保险唯一认证标准代码使用。

CDT 代码表的核心是 600 多个牙科治疗过程及服务术语，分为诊断、预防、康复、根管疗法、牙周疾病、口腔修复、颌面修复、假体植入等大类。每一条术语主要包括术语代码(CDT Code)、术语名称和描述三部分，其中术语代码由字母 D 开头的 5 位字符组成，其余 4 位为数字。

作为是美国牙科医疗保险的标准代码，牙科医生和牙科保险从业者在填写相关保险单据时必须使用 CDT 中的代码。

六、医疗设备通用命名系统(UMDNS)

(一)概况

医疗设备通用命名系统(Universal Medical Device Nomenclature System，UMDNS 或 UMD)是由美国急救护理研究所(Emergency Care Research Institute，ECRI)编制的一部国际通用的医疗设备命名和计算机编码系统，旨在促进与医疗设备有关的数据的识别、处理、归档、存储、检索、转移和交流，目前已被全球很多国家正式采用，并已被翻译成德语、西班牙语等多国语言。UMDNS 创建于 1971 年，最初主要收录与管理医疗设备和用品、临床实验室设备和试剂、部分医院家具和测试仪器相关的词汇；2001 年以来，又扩展了几千个与一次性耗材、体外诊断、新兴技术和医疗信息技术相关的词汇；目前共有英语及西班牙语两种语言版本，包括 9110 个唯一的医疗设备优选名称及定义，以及 17 036 个用于生物医学信息分类的入口词。此外，UMDNS 具有约 25 000 个术语关系，包括等级(直接上下位)、同义及相关关系。

(二)组成结构

UMDNS 不仅可作为一个国际标准的医疗设备清单，亦可看成是一个命名数据库。在组织结构上，UMDNS 以其特有方式，从识别码、概念命名、定义及等级结构 4 个方面，对与医疗设备相关的信息进行分层组织。

1. 识别码

医疗设备通用编码，其 5 位数字识别码对应唯一的特定概念及术语(即医疗设备)，可作为该医疗设备在全球范围内的通用识别码(图 4-5-4)。

2. 概念命名

已编码概念永远不会被删除，但可能会过时或者弃用；被弃用的识别码和概念将保留在主数据库的档案表里，不会重复用于新的医疗设备概念中。

3. 定义

对每个已编码的医疗设备都给出正式定义，用于描述医疗设备及其预期目的，有利于防止出现相似设备的歧义、冗长的解释和概念重叠等问题。

Device Code	Device Name
1	Abbey Needle Holders
16074	ABCA4 Gene Mutation Detection Reagents
16073	ABCC8 Gene Mutation Detection Reagents
17332	ABCC8-Related Hyperinsulinism Gene Mutation Detection Reagents
16072	ABCD1 Gene Mutation Detection Reagents
13782	Abdominal Aortic Aneurysm (AAA) Pressure Measuring Transducers
13787	Abdominal Aortic Aneurysm (AAA) Pressure Measuring Units
2	Abdominal Binders
4311	Abdominal Cavity Expanders
14169	Abdominal Cavity Surgery Scissors
16791	Abdominal Crunch Machines
4312	Abdominal Distention Systems
14604	Abdominal Radiation Detection Probes, Gamma
3	Abdominal Support Belts
21859	Abdominal Supports
18717	Abdominal Thrust Devices, Anti-Choking
19188	Abdominal Ultrasound Scanners
19185	Abdominal Ultrasound Scanning Software
4313	Abdominal Wall Elevator Retractors
14439	Abdominal Wall Surgical Scissors
20328	Abdominal/Intestinal Surgery Spatulas
19616	Abduction Exercise Machines
21308	Abduction Orthoses
19615	Abduction/Adduction Exercise Machine
16243	Aberration Measuring Instruments, Ophthalmic

图 4-5-4 UMDNS 医疗设备术语及其识别码示例

4. 等级结构

UMDNS 中概念等级结构按层级依次展开，如图 4-5-5 所示。

13-896 Sutures 缝线

22-891 Sutures, Synthetic 缝线，人造的

22-892 Sutures, Synthetic, Absorbable 缝线，人造的，可吸收的

16-584 Sutures, Synthetic, Absorbable, Polydioxanon

13-908 Sutures, Synthetic, Absorbable, Polyglycolic Acid

17-246 Sutures, Synthetic, Absorbable, Polyglyconate

20-884 Sutures, Synthetic, Absorbable, Polyglecaprone

17-471 Sutures, Synthetic, Absorbable, Polyglactin

图 4-5-5 UMDNS 等级结构示例

除了定义、等级关系及概念同义关系外，UMDNS 对医疗设备间的狭义关系等其他语义关系进行了组织，如表 4-5-5 所示。此外，UMDNS 已作为来源词表之一，整合到 UMLS 超级叙词表中，且与 SNOMED CT、MeSH 等词表之间存在概念与术语交叉。

表 4-5-5 UMDNS 术语示例

概念名称	识别码	同义关系	等级(直接上位)	狭义关系
Sutures, Synthetic	22891	Synthetic Sutures	Sutures	Sutures, Iodized
定义	Sutures made of synthetic polymer fibers. These sutures may be made of absorbable (i.e., biodegradable) or nonabsorbable (i.e., non biodegradable) materials; typically, absorbable sutures are made of polyglycolic acid and derivatives, lactic acid, or caprolactone, while nonabsorbable sutures are made of more common polymers (e.g., polypropylene, polyester, nylon). The type of natural suture used depends on the size and location of the wound, the strength and period of use required, cosmetic effect desired, and/or other clinical or physical needs. Synthetic sutures are typically available in sterile sections (e.g., 18, 30 inches/45, 76 cm long) attached to a single-use needle as an integral device; they are frequently colored for easy identification during surgery.			

(三) 应用情况

至今，已有遍布 100 多个国家的上千个授权用户使用 UMDNS 系统，开展日常工作及研究活动。例如，帮助监管机构进行售后市场监管、警戒报告、数据存储和检索；协助医院用户开展库存物资管理、危害与召回跟踪、设备规划、采购、技术管理等工作；帮助生产厂商明确产品线分类，以方便与医院及监管机构交流沟通；通过 UMDNS 和 UNSPSC 编码转换进行交易，可与使用 ECRI 数据库的医院进行电子商务交易。此外，UMDNS 系统还包括一些特殊的用户，如世界卫生组织、澳大利亚患者安全基金会、香港特别行政区政府卫生署的医疗仪器管制办公室等。

UMDNS 系统的使用许可由 ECRI 研究院授权，且其基本版可供政府机构、医疗单位、生产厂家免费使用；UMDNS 系统每月更新，已授权用户可在官网上查找某一医疗设备对应的 UMDNS 编码及相关信息，亦可免费下载 ASCII 或 EXCEL 格式的数据及其西班牙语种版本。此外，ECRI 研究院将通过传真、电邮及电话为用户提供支援，并为将 UMDNS 译成它国语言提供特别支援。

七、标准产品命名表(SPN)

(一) 概况

标准产品命名表(Standard Product Nomenclature，SPN)是由美国食品药品监督管理局(U.S. Food and Drug Administration，FDA)下设的设备与放射健康中心(Center for Device and Radiology Health，CDRH)开发及维护的医疗器械名称和对应的产品编码数据

库，旨在为医疗器械监管机构、生产商、医务人员，以及需了解医疗器械审批及分类信息的公众人士共享医疗器械的监管信息。目前，SPN 共登记约 5000 种医疗器械，并为其赋予相应的规范名称及完整的定义、审核代码等信息。

（二）内容结构

SPN 主要由 CDRH 产品编码分类数据库中的医疗器械名称及产品审核代码、定义、分类条例号等相关信息组成(图 4-5-6)。其中，器械名称及产品编码可帮助 FDA 鉴别设备的通用类别；而为器械分配产品编码的依据是联邦法规(Code of Federal Regulations，CFR)第 21 章的第 862～892 部分中所涉及的医疗器械产品分类。


```
REVIEW_PANEL|MEDICALSPECIALTY|PRODUCTCODE|DEVICENAME|DEVICECLASS|UNCLASSIFI
ED_REASON|GMPEXEMPTFLAG|THIRDPARTYFLAG|REVIEWCODE|REGULATIONNUMBER|SUBMISSI
ON_TYPE_ID|DEFINITION|PHYSICALSTATE|TECHNICALMETHOD|TARGETAREA
AN|AN|BRW|Protector, Dental|1||N|N||868.5820|4||||
AN|AN|BRX|Stool, Anesthesia|1||N|N||868.6700|4||||
AN|AN|BRY|Cabinet, Table And Tray, Anesthesia|1||N|N||868.6100|4||||
AN|AN|BSE|Analyzer, Gas, Helium, Gaseous-Phase|2||N|P||868.1640|1||||
AN|AN|BSF|Absorber, Carbon-Dioxide|1||N|N||868.5310|4||||
AN|AN|BSI|Algesimeter, Powered|2||N|P||868.1040|1||||
AN|AN|BSJ|Mask, Gas, Anesthetic|1||N|N||868.5550|4||||
AN|AN|BSK|Cuff, Tracheal Tube, Inflatable|2||N|P||868.5750|1||||
AN|AN|BSN|Filter, Conduction, Anesthetic|2||N|P||868.5130|1||||
AN|AN|BSO|Catheter, Conduction, Anesthetic|2||N|P||868.5120|1||||
```


图 4-5-6　SPN 数据文件字段名称及数据示例

表 4-5-6 展示了心电图仪(electrocardiograph，ECG)在 SPN 表中的相关信息，包括标准名称、CFR 编码、产品分类、定义等。此外，SPN 是 UMLS 超级叙词表的来源表之一，且与 UMDNS、SNOMED CT、MeSH 等词表之间存在概念及术语交叉。

表 4-5-6　SPN 中医疗产品相关信息示例

产品名称	CFR 编码	产品分类	定义
ELECTROCARDIOGRAPH	870.2340	2	An electrocardiograph is a device used to process the electrical signal transmitted through two or more electrocardiograph electrodes and to produce a visual display of the electrical signal produced by the heart

（三）应用情况

现今，SPN 已整合到美国 FDA 官网中，方便医疗器械生产商随时查询相关设备，获取设备规范命名、所属医疗产品分类等相关信息，从而完成其产品的申报、登记程序(图 4-5-7)。

SPN 数据库每周日更新，医疗器械生产商可在线查看产品分类信息，亦可从美国 FDA 官网上免费下载相应的数据文件(下载网址为 http://www.fda.gov/Me dicalDevices/DeviceRegulationandGuidance/Overview/ClassifyYourDevice/ucm051668.htm)，且无须注册或申明。

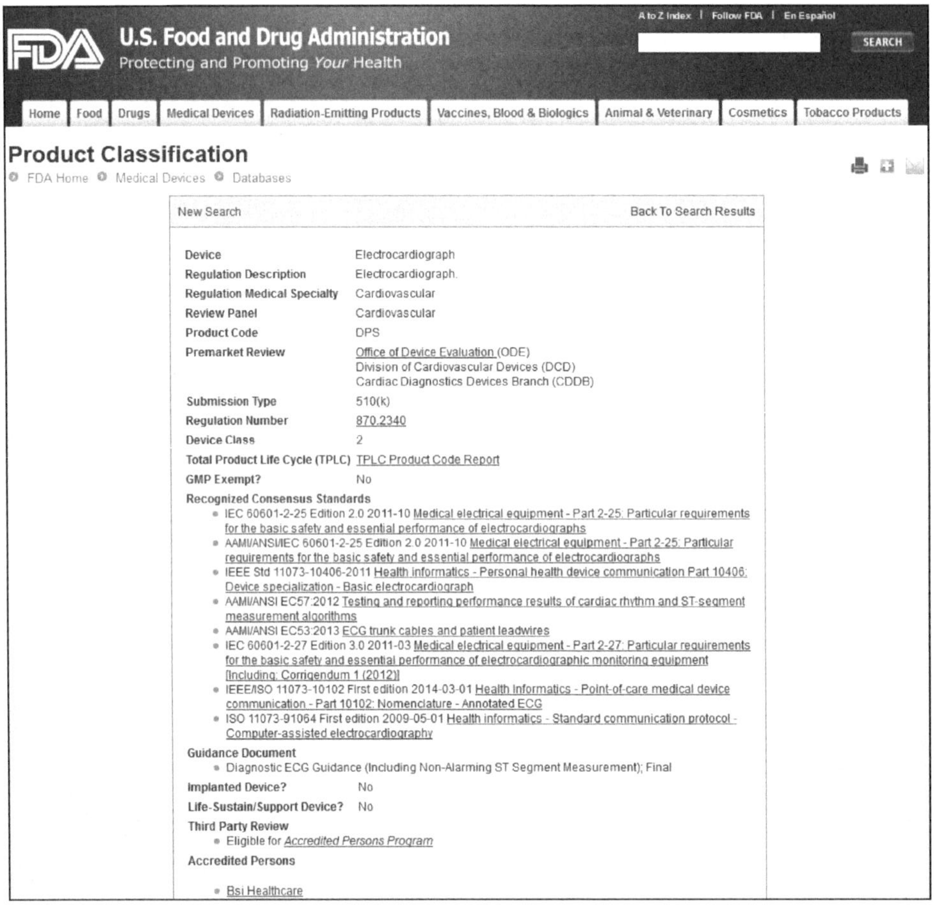

图 4-5-7　SPN 在线查询系统示例

第六节　其　　他

一、大众健康术语表(CHV)

(一)概述

随着公众健康意识的不断提高，以及“以患者为中心”医疗模式的不断发展，非医学专业的普通公众逐渐成为医学信息服务的“消费者”(consumer)(或用户)。诸多面向大众的健康信息服务系统和网站纷纷出现，但现有的医疗健康资源大部分是基于医学专业词表进行组织的，而由于医学专业词汇与非医学专业用词之间存在较大差异，使得用户使用口语化的自然语言(非医学专业词汇)获得的检索结果往往不甚理想。加上知识水平和思维能力的限制，普通公众也很难理解专业性很强的医学知识。

针对非医学专业普通大众表达语言及思维方式分析构建的大众健康术语表(Consumer Health Vocabulary，CHV)，为建立非医学专业词汇与医学专业术语的对应关系、促进公众健康信息理解和利用问题提供了很好的解决途径。CHV 是将公众使用的健康词语(主要由常见、非医学专业健康词语包括行话、俚语、错拼词等组成）与医学专业术语之间建立联系的词表，可实现词汇映射、词汇推荐、词义解释等功能，可为公众和专业医学信息之间建立一座桥梁。21 世纪初，一些商业公司、公益组织等已开始研发 CHV 及 CHV 工具。医学信息领域的学者也纷纷对 CHV 构建方法及评价开展研究。2005 年，在 NIH 资助下，以 Qing T. Zeng 为首的由美国哈佛大学医学院、美国国立医学图书馆、Utah 大学生物信息学中心等单位共同组成的研究小组开发完成的 CHV 将非医学专业术语与 UMLS 超级叙词表建立对应关系，也是目前国际最具影响力的大众健康术语表。

（二）CHV 术语结构

Zeng 等开发的 CHV 由非医学专业普通用户查找医学信息时采用的提问词语料库中划分出的频次较高的医学相关词整理而成。MedlinePlus、ClinicalTrails.gov 等系统查询日志中抽取出来的词语，以及由专业标引员从大众健康网页布告中摘取出来的词语构成 CHV 术语两大主要来源。CHV 不仅汇集用户的自然语言，而且在此基础上借助自动映射工具，实现用户词汇与 UMLS 医学专业词汇之间的映射关联，无法映射到 UMLS 的健康词语则通过创建新的概念来表示。

目前，CHV 收录术语超 8 万条，优选概念超 5 万个。根据 UMLS 所做的统计，CHV 术语主要涉及药物、疾病与症状/临床表现、有机化学品、治疗和预防措施等类别。

表 4-6-1 CHV 术语结构

术语属性	含义
CUI	该术语在 UMLS 中的 CUI
CHV_term	CHV 术语
CHV_string_id	CHV 术语 ID
CHV_concept_id	CHV 概念 ID
CHV_preferred_name	CHV 术语对应的优选词
UMLS_preferred_name	UMLS CUI 对应的优选词
Explanation	
Frequency_score	用户对该术语的熟悉或理解程度，分值在 0～1

CHV 为每一个大众健康术语分配 ID 号，相同含义的健康术语构成同一概念，并实现与 UMLS 概念的映射（CUI 号）（表 4-6-1 和表 4-6-2）。

表 4-6-2 CHV 词表优选词“abnormal umbilical cord”术语示例

CUI	CHV 术语	CHV 优选词	UMLS 优选词
C0039597	balls (testicles) male gonad teste testes testi testicle testicles testies testis testy	testicle	testis

资料来源：http://consumerhealthvocab.chpc.utah.edu/CHVwiki/index.jsp?orgDitchnetTabPaneId=searchPane

CHV 小组最早将熟悉度研究引入大众健康术语词表研发中，并创建医学术语熟悉度测量方法。熟悉度是指健康信息用户对健康术语的熟悉和理解程度，分数越高，表示用户对术语的熟悉度、理解度越高。健康术语熟悉度受人口特征、健康状况、健康素养、文化等因素影响，把握用户对健康术语熟悉和理解的规律与特点，有助于识别与推荐用户习惯使用和易于理解的健康术语。

(三) CHV 应用

大众健康词表是一种将用户使用的日常医学用语与医学专业概念之间建立联系的词表，能够作为非医学专业用户语言与专业医学信息之间的桥梁，是有效解决患者和公众通过非医学专业用词准确查找及理解相关医学信息的途径之一。为更广泛征集公众健康术语，Zeng 等将 CHV 置于开放领域，通过开源系统 OAC-CHV (open-access and collaborative consumer health vocabulary) 征集各界对大众健康词表的补充和修订。用户还能通过 OAC-CHV 查找健康术语，任何用户在网站注册后均可参与 CHV 术语编辑和推荐(图 4-6-1)。

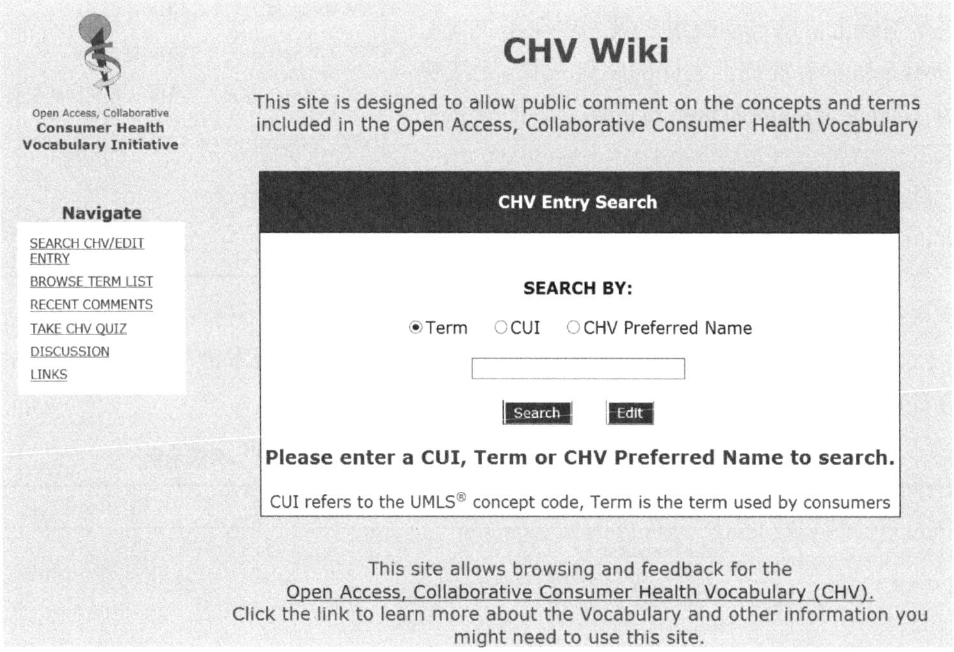

图 4-6-1 OAC-CHV 术语查询页面

二、MedlinePlus

(一) 概述

MedlinePlus 是美国国立医学图书馆(NLM) 于 1998 年创建的公众健康网站，旨在以通俗的语言为公众提供丰富、权威、准确、最新的疾病、症状及其他健康问题信息，是美国政府实施公民健康教育的重要手段。1998 年，MedlinePlus 网站成立第一个月，点击量就突破 11 万次。时至今日，MedlinePlus 已是美国政府机构网站中用户满意程度最高的一个网站。网站当前有英语和西班牙语两个版本。

MedlinePlus 信息来源于世界上 850 个经过遴选的权威机构，如美国国立医学图书馆(NLM)、美国国家卫生研究所(NIH)及其他政府机构和卫生相关组织，包括 15 000 多个权威医学信息链接，内容涵盖医药卫生各方面，如疾病、药品、医院、医生、医疗机构及最新医学新闻等信息，还可查阅有关医学术语的详细解释，网站还提供网上临床实验、医学数据库及卫生网站链接等。NLM 对其信息的准确性和真实性给予严谨的、科学的评价和筛选，可信度很高。MedlinePlus 使用无须注册，多数信息可免费获取，所提供的消息每日更新。

(二) MedlinePlus 内容结构

MedlinePlus 是名副其实的集健康教育、医学研究、数据查找和热点新闻发布于一体的健康知识宝库，提供大量有关特定健康主题(Health Topics)、药物和营养补充剂(Drug & Supplement)、健康新闻(Health News)信息，也可查找医学百科(Medical Encyclopedia)、医学词典(Dictionaries)、外科视频与健康教育工具(Videos & Tools)、健康服务机构及医师名录(Organisations and Directories)等内容，最大限度地满足医学专业人员和普通公众的健康信息需求。其中，健康主题及药物和营养补充剂是 MedlinePlus®两大核心服务模块。

1. MedlinePlus 健康主题

MedlinePlus 健康主题收录了医学领域关注度高的疾病和健康热点话题。健康主题来源于公众检索频次较高的词，充分考虑了多数用户的需求兴趣和用词习惯。网站建立初期仅有 40 个健康主题，经过多年的不断发展，目前包含 975 个健康主题，内容定期管理，链接每日更新。

MedlinePlus 采用三级结构组织健康主题(图 4-6-2)。

一级类 Disorders and Conditions
二级类 Diabetes Mellitus
健康主题 Diabetic Nerve Problems

图 4-6-2 健康主题三级结构示例

按照疾病发病系统和部位、疾病和症状类型、不同的人种群，以及诊断和治疗方式，MedlinePlus 将所有健康主题分为身体系统或部位(Body Location/Systems)、疾病和症状(Disorders and Conditions)、诊断与治疗方式(Diagnosis and Therapy)、人群(Demographic Groups)、其他健康相关问题(Health and Wellness) 5 个一级类(以及 44 个二级类)(表 4-6-3)。

表 4-6-3　MedlinePlus 健康主题一级类及二级类

MedlinePlus 健康主题		
Body Location/Systems (身体系统/部位)	**Disorders and Conditions (疾病和症状)**	**Diagnosis and Therapy (诊断和治疗)**
• Blood, Heart and Circulation	• Cancers	• Complementary and Alternative Therapies
• Bones, Joints and Muscles	• Diabetes Mellitus	• Diagnostic Tests
• Brain and Nerves	• Genetics/Birth Defects	• Drug Therapy
• Digestive System	• Infections	• Surgery and Rehabilitation
• Ear, Nose and Throat	• Injuries and Wounds	• Symptoms
• Endocrine System	• Mental Health and Behavior	• Transplantation and Donation
• Eyes and Vision	• Metabolic Problems	**Health and Wellness (健康相关问题)**
• Immune System	• Poisoning, Toxicology, Environmental Health	• Disasters
• Kidneys and Urinary System	• Pregnancy and Reproduction	• Fitness and Exercise
• Lungs and Breathing	• Substance Abuse Problems	• Food and Nutrition
• Mouth and Teeth	**Demographic Groups (人种群)**	• Health System
• Skin, Hair and Nails	• Children and Teenagers	• Personal Health Issues
• Female Reproductive System	• Men	• Safety Issues
• Male Reproductive System	• Population Groups	• Sexual Health Issues
	• Seniors	• Social/Family Issues
	• Women	• Wellness and Lifestyle

二级主题类由具有相关关系的多个健康主题共同组成(表 4-6-4)，以健康主题入口词字顺排列指引用户查找主题。值得一提的是，“身体系统或部位”一级类下设血液循环、骨和肌肉、脑和神经、消化系统等 14 个二级类，每个二级类都配有清晰简明的医学图片诠释部位组成并展示所选部位涉及的疾病名称，降低用户查询疾病难度(图 4-6-3)。

表 4-6-4　糖尿病二级类健康主题示例

糖尿病(Diabetes Mellitus)类下相关健康主题	
A1C	Gestational Diabetes see Diabetes and Pregnancy
Blood Glucose see Blood Sugar	Glucose see Blood Sugar
Blood Sugar	Hemoglobin A1c see A1C
Children and Diabetes see Diabetes in Children and Teens	High Blood Glucose see Hyperglycemia
Diabetes	High Blood Sugar see Hyperglycemia
Diabetes and Pregnancy	Hyperglycemia
Diabetes Complications	Hypoglycemic Medicines see Diabetes Medicines
Diabetes in Children and Teens	Insulin see Diabetes Medicines
Diabetes Medicines	Insulin Resistance see Metabolic Syndrome; Prediabetes
Diabetes Mellitus see Diabetes	Insulin-Dependent Diabetes Mellitus see Diabetes Type 1
Diabetes Type 1	Juvenile Diabetes see Diabetes Type 1
Diabetes Type 2	Metabolic Syndrome
Diabetic Diet	Neuropathy see Diabetic Nerve Problems
Diabetic Eye Problems	Non-Insulin Dependent Diabetes Mellitus see Diabetes Type 2
Diabetic Foot	Prediabetes
Diabetic Heart Disease	Pregnancy and Diabetes see Diabetes and Pregnancy
Diabetic Kidney Problems	Sugar Diabetes see Diabetes; Diabetes Type 2
Diabetic Nephropathy see Diabetic Kidney Problems	Syndrome X (Metabolic) see Metabolic Syndrome
Diabetic Nerve Problems	Teens and Diabetes see Diabetes in Children and Teens
Diabetic Retinopathy see Diabetic Eye Problems	Type II Diabetes see Diabetes Type 2
	Type I Diabetes see Diabetes Type 1

注：浅色字体为健康主题。

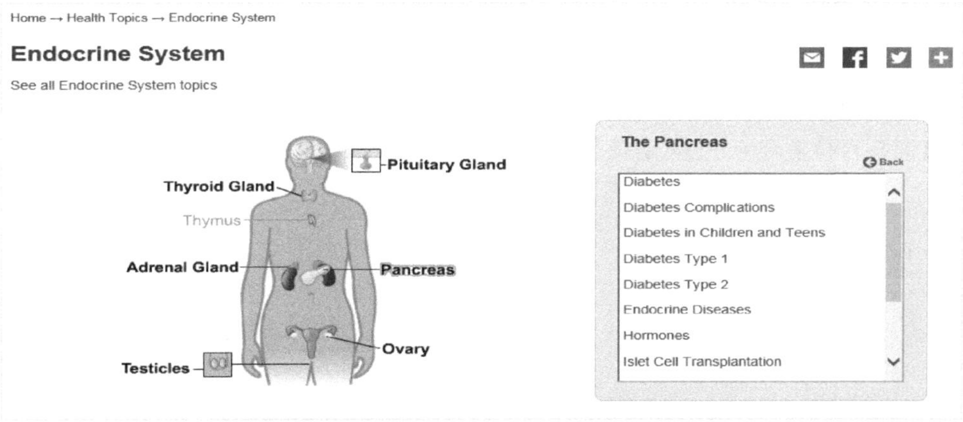

图 4-6-3　内分泌系统疾病二级类健康主题示例

每一个健康主题包含同义词、疾病概述、定义、最近新闻、诊断、症状、治疗、特殊类型、预防、相关研究、临床试验、参考文献、专家、其他相关健康主题等丰富的信息。MedlinePlus 健康主题最突出的特点是提供每一个内容的出处及链接(图 4-6-4)。

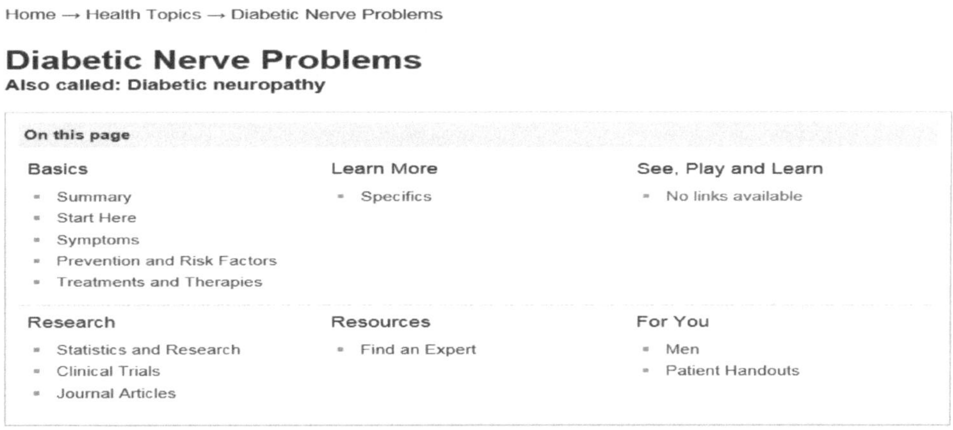

图 4-6-4　Diabetic Nerve Problems 健康主题详细内容

除上述按主题方式组织外，MedlinePlus 还按字顺方式排列所有健康主题，方便用户查找。

2. MedlinePlus 药物、草药及营养补充剂

MedlinePlus 收录 1 万多种药物、草药和营养补充剂信息。其中，药物信息主要来自美国医院药剂师学会（American Society of Hospital Pharmacists，ASHP)创建的美国医院处方集（American Hospital Formulary Service，AHF)，而草药及营养补充剂信息则主要来源于天然药物数据库(Natural Medicines Comprehensive Database)。

所有药物、草药和营养补充剂按照药名首字母(包括商品名、通用名等)排序，通过互见参考方式指引用户查找对应的药物。如要了解 Fentanyl(芬太尼)的相关信息，可在字母 F 中查找 Fentanyl，也可通过芬太尼的不同商品名(Abstral、Actiq、Fentora、Onsolis)

查找。

为使患者更加安全的服用药物，MedlinePlus 从用药原因、使用方法、用药注意事项、副作用、药物储藏、商品名、服药过量处理措施等角度对药物信息进行详细描述，同时还在页面醒目位置显示 FDA 对该药物的相关警示信息（图 4-6-5）。

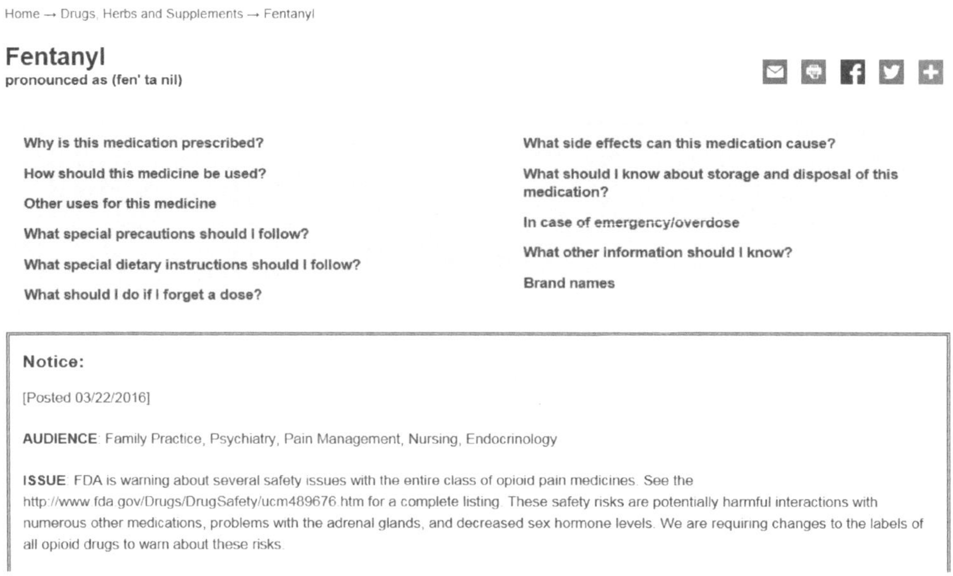

图 4-6-5　Fentanyl 主要内容结构

（三）MedlinePlus 应用

MedlinePlus 以通俗易懂的语言介绍疾病、症状、药物及其他健康问题，深受医药卫生专业人员和公众欢迎，世界各地用户均可免费访问。无论是专业人员还是普通大众，均能获取到相关信息，如临床研究人员可跟踪临床试验信息、外科医师可在线观看手术操作视频、医学管理人员可查看疾病流行病学资料。

据 MedlinePlus 网站统计数据，1998 年成立初期网站季度访问用户数约 5.3 万人，至今全球有超一亿的用户访问该网站。MedlinePlus 页面非常友好，用户不需要太多的检索技巧和专业知识，只需在检索框中输入要查找的关键词，即可在网站所有资源中直接、准确地获取所需健康主题的权威信息。为进一步促进患者与医护人员沟通，MedlinePlus 创建 MedlinePlus Connect 工具与服务，能将患者信息平台（如电子病历）与网站信息对接，提供有关疾病诊断、药物、实验室检查等信息。

三、疾病本体（DO）

（一）概述

疾病本体（disease ontology，DO）最初于 2003 年在 Northwestern 大学启动，是 Nugene 项目的一部分，目的是提供一个与人类疾病相关的整合生物医学数据的开源本体，以促进各种疾病及相关健康状况向特定医学代码的映射。疾病本体通过与MeSH、ICD、NCIt、SNOMED 、OMIM 等术语建立语义映射，整合了这些疾病和医学词表；截至 2017 年 2 月，在 Bioportal 的 OBO 格式 DO 本体共有 11 990 个类，最大深度达 12 级。DO 发展至今已经经历了 3 个版本，其中 DO_V1 是基于 ICD 编码的疾病体系；DO_V2 的体系主要基于 SNOMED、MeSH 和 UMLS；DO_V3 在前一版本的基础上进行了修改，加入了更多的临床信息，如变异位点、环境、传染源和发病过程等。目前 DO 仍在积极更新，通过官方网站提供本体数据的在线浏览、检索服务，用户可以通过 LinkedIn、Facebook 等参与 DO 讨论。

DO 本体的网络在线服务，提供本体的等级结构浏览、检索功能，双击术语或选择左边箭头均可展开节点。除了单击可以定位具体术语并显示基本元数据信息外，还可以使用简单检索或高级检索方式查找具体疾病术语。检索范围可以是本体的任何字段，包括 Name、Synonym、Subset、DOID、Alternate ID、Definition、Xref 等，支持逻辑 AND、OR。

（二）组成结构

1. 语义结构

DO 本体通过元数据“relationships”、“subsets”描述术语与其他术语的关系，实现具体疾病的分类，呈现出等级体系结构。DO 本体采用基于 NoSQL 数据库的 Neo4j 技术存储本体数据，便于描述概念及关系的图形化结构及复杂的语义关系，语义检索也非常快速。

DO 本体将疾病术语分为 8 个类，分别为 disease by infectious agent（传染病）、disease of anatomical entity（解剖实体疾病）、disease of cellular proliferation（细胞增生疾病）、disease of mental health（精神健康疾病）、disease of metabolism（新陈代谢疾病）、genetic disease（基因疾病）、physical disorder（生理疾病）、syndrome（综合征）。DO 一级类目及对应的二级类目（部分），如表 4-6-5 所示。

表 4-6-5 DO 本体一级类目及对应二级类目

一级类目	二级类目
disease by infectious agent （传染病）	bacterial infectious disease（细菌感染性疾病） fungal infectious disease（真菌感染性疾病） parasitic infectious disease（寄生虫感染性疾病） viral infectious disease（病毒性传染病）
disease of anatomical entity （解剖实体疾病）	cardiovascular system disease（心血管系统疾病） endocrine system disease（内分泌系统疾病） gastrointestinal system disease（胃肠道系统疾病） immune system disease（免疫系统疾病） integumentary system disease（外皮系统疾病） musculoskeletal system disease（肌肉骨骼系统疾病） nervous system disease（神经系统疾病） reproductive system disease（生殖系统疾病） respiratory system disease（呼吸系统疾病） thoracic disease（胸部疾病） urinary system disease（泌尿系统疾病）

续表

一级类目	二级类目
disease of cellular proliferation（细胞增生疾病）	benign neoplasm（良性肿瘤） cancer（癌症） pre-malignant neoplasm（癌前肿瘤）
disease of mental health（精神健康疾病）	adjustment disorder（调节障碍） cognitive disorder（认知障碍） developmental disorder of mental health（心理健康发育障碍） dissociative disorder（分离性障碍） factitious disorder（人为障碍） gender identity disorder（性别认同障碍） impulse control disorder（冲动控制障碍） personality disorder（人格障碍） sexual disorder（性功能障碍） sleep disorder（睡眠障碍） somatoform disorder（躯体形式障碍） substance-related disorder（物质相关病症）
disease of metabolism（新陈代谢疾病）	acquired metabolic disease（后天代谢性疾病） inherited metabolic disorder（遗传性代谢性疾病）
genetic disease（基因疾病）	Coffin-Siris syndrome（Coffin-Siris 症候群） Cornelia de Lange syndrome（狄兰氏症候群） chondrodysplasia punctate（斑点状软骨） chromosomal disease（染色体病） ciliopathy（纤毛类疾病） malignant hyperthermia（恶性高热） maturity-onset diabetes of the young（成年型糖尿病） monogenic disease（单基因病） multiple pterygium syndrome（多发性翼状胬肉综合征） orofaciodigital syndrome（口面指综合征）
physical disorder（生理疾病）	Klippel-Feil syndrome（Klippel-Feil 综合征） Meckel's diverticulum（美克耳憩室） Pallister-Hall syndrome（Pallister-Hall 综合征） Poland syndrome（波兰氏症候群） Proteus syndrome（普罗特斯综合征） Weaver syndrome（韦弗综合征） agnathia-otocephaly complex（无颌耳头畸形征） congenital nervous system abnormality（先天性神经系统异常） cryptorchidism（隐睾） gastroschisis（腹裂） hypospadias（尿道下裂） imperforate anus（肛门闭锁） neural tube defect（神经管缺陷） omphalocele（脐突出） orofacial cleft（唇腭裂） polydactyly（多指趾畸形） radioulnar synostosis（桡尺骨融合症） renal-hepatic-pancreatic dysplasia（肾肝胰发育不良） visceral heterotaxy（内脏异位）
Syndrome（综合征）	3MC syndrome（3MC 综合征） ARC syndrome（ARC 综合征） ……

DO 本体提供了术语检索、等级结构浏览、术语基本信息浏览及可视化服务，在线服务界面如图 4-6-6 示。

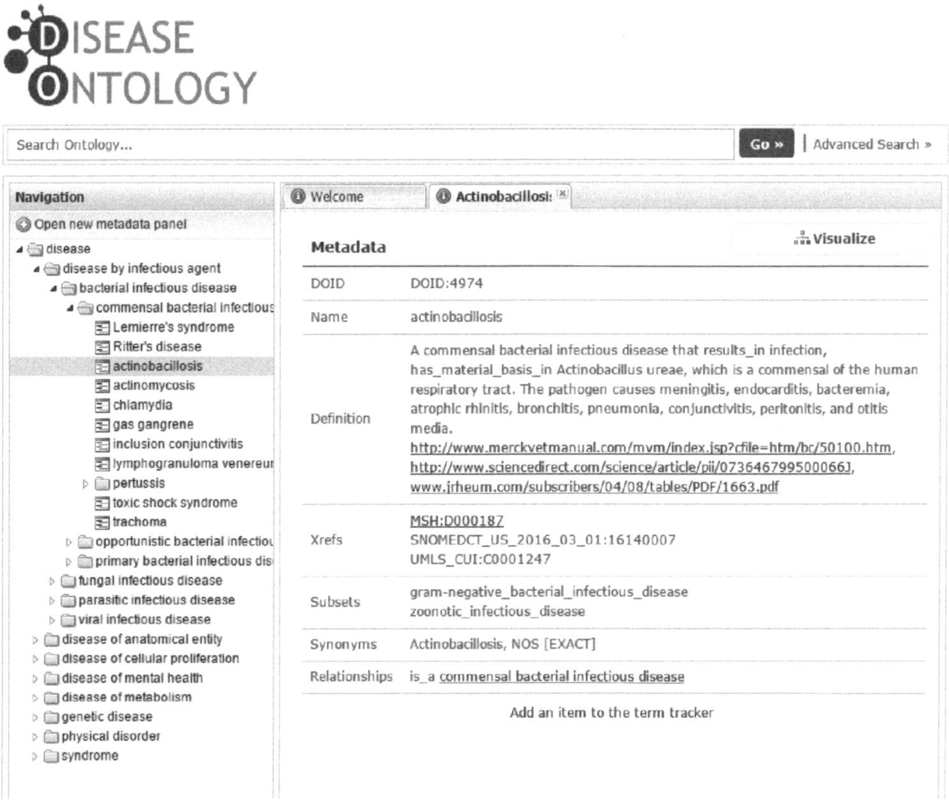

图 4-6-6 DO 本体在线服务界面

2. 术语结构

DO 本体的元数据主要包括 DOID、Name、Definition、Synonyms、Xrefs、relationships 等，其中 Xrefs 展示了与 ICD-9、ICD-10、 NCI Thesaurus、 SNOMED-CT、 MeSH、OMIM 对应术语的 ID。目前，可以通过内容元数据界面展示术语的元数据信息，“Open new metadata tab”添加新的元数据界面。部分元数据及示例如表 4-6-6 所示。

表 4-6-6 DO 本体元数据

元数据	含义	示例
DOID	术语在 DO 本体中的唯一编号	DOID:9063
Name	术语的名称	Ritter's disease
Definition	术语的定义	A commensal bacterial infectious disease that is characterized by widespread erythema, peeling, and necrosis of the skin, that is caused by a toxin produced by a bacterium of the genus Staphylococcus（*S. aureus*）
Xrefs	当前术语与 ICD-9、ICD-10、NCI Thesaurus、SNOMED-CT、MeSH、OMIM 中对应术语的 ID	ICD10CM:L00 ICD9CM:695.81 MSH:D013206 NCI:C85077 SNOMEDCT_US_2015_03_01:200946001 SNOMEDCT_US_2015_03_01:367537006 SNOMEDCT_US_2015_03_01:87758007 UMLS_CUI:C0038165

续表

元数据	含义	示例
Alternateids	DO 本体中可替代的 ID 号	DOID:11333 DOID:11751
Synonyms	当前术语的同义词	Dermatitis exfoliativa neonatorum [EXACT] Pemphigus neonatorum [EXACT] Ritter disease [EXACT] Scalded skin syndrome [EXACT] Staphylococcal scalded skin syndrome (disorder) [EXACT] Toxic epidermal necrolysis, subcorneal type (disorder) [EXACT]
Relationships	如“is_a”	is_a commensal bacterial infectious disease

资料来源：http://www.disease-ontology.org/

DO 本体术语除了等级结构中的“is_a”、与其他词表的映射关系“Xref”信息外，文本定义中还可能发现一些其他的具体关系，表明疾病发生的原因、位置、症状、影响、媒介等。例如，“lymphoid cancer”定义“A hematologic cancer that is located_in lymphocytes which is composed_of white blood cell.”，含有关系“located_in”。DO 定义中部分关系与具体用例见表 4-6-7。

表 4-6-7　DO 定义中关系与具体用例

关系	含义	示例
composed_of	component parts of anatomy of tissue made up of certain cell other body area/system or tissue types	lymphocytes which is composed_of white blood cells
located_in	anatomical location	lung
derives_from	type of tissue or cell/the source of the material	germ cells
has_symptom	symptom(s) associated with disease	symptoms
effects	disease has effect on other body area/system or tissue	anatomical part
has_agent	specific pathogen/virus/bacteria/fungi	human herpesviris 8 (HHV8)
results_in	development process/cause and effect/disease progress,process	inflammation, results_in an overwhelming number of tissue mast cells occurs_in peripheral blood
results_in_formation_of	formation of structure,cancer,etc./cause and effect	granulomas
transmitted_by	pathogen is transmitted	type of transmission/direct contact, sexual intercourse/indirect contact/vector-borne

资料来源：http://do-wiki.nubic.northwestern.edu/do-wiki/index.php/Relations_in_DO

（三）本体可视化

为了 DO 本体关系的可视化，评估了多个图形库和软件包，最后选择了 Arbor.js。Arbor.js 备了较强的跨平台兼容能力、一个积极开发的 JAVA 库、基本兼容所有的主流浏览器[如 Firefox、Chrome、Safari、Internet Explorer（version 9 及以上）]及很多最新的移动设备，并且支持应用广泛的 HTML5 基本元素创建有向图。

DO 本体术语及关系的可视化界面，包括父节点和子节点。可视化界面用不同的颜色表示节点类型。通过元数据界面的“visualize term”标签，可以进行 DO 本体关系的可视化。如图 4-6-7 中的“cancer”示例，红色节点表示可视化的目标术语 cancer，disease、organ system cancer、benign neoplasm 等，绿色节点表示该节点的父节点或子节点可以进一步展开，actinic keratosis、corneal intraepithelial neoplasm 等灰色节点表示没有子节点的叶子节点，左右下角的两个橙色表示存在 5 个或更多的父节点或子节点，节点的数字表示存在的父节点或子节点数量。通过元数据界面的“visualize term”标签，可以进行 DO 本体关系的可视化。如图 4-6-7 中“cancer”示例。

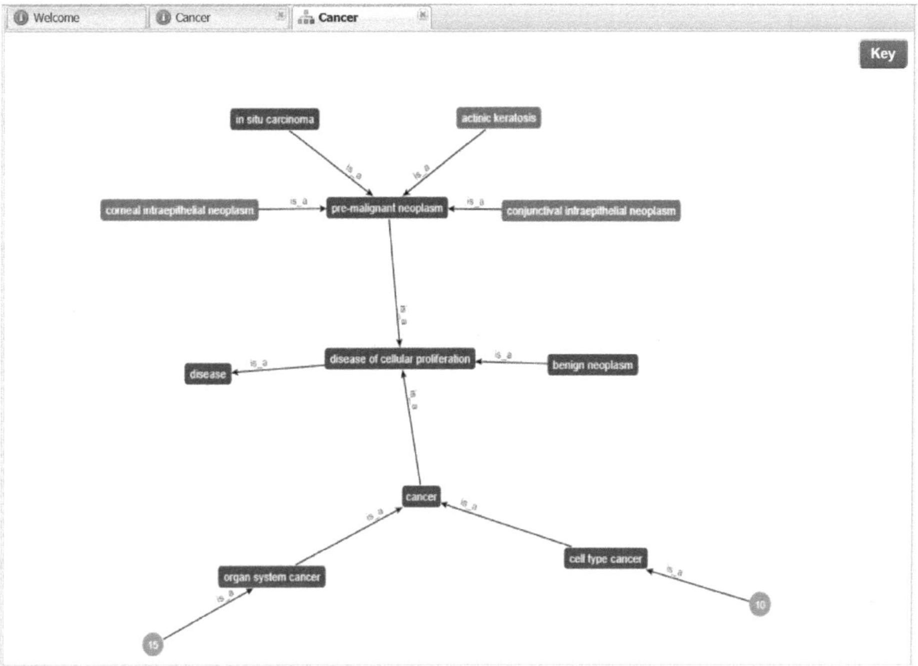

图 4-6-7 DO 本体术语及关系的可视化界面(彩图请扫封底二维码)

四、传染病本体(IDO)

(一)概述

传染病本体(infectious disease ontology，IDO，http://infectiousdiseaseontology.org)由 Burroughs-Wellcome 基金和美国国家过敏和传染病研究所(National Institute of Allergy and Infectious Diseases，NIAID)作为 OBO Foundry 的一部分而发起创建，目标在于收集关联着患者健康信息的 DNA 样本注释，为创建疾病、病原体、携带者群体相关的本体提供一个共同模板或公共的领域词表资源，以快速开发每个特定疾病领域的本体，减少本体构建中的错误，有助于本体和术语注释数据间的互操作，服务于人类疾病相关的医疗记录或表型数据的挖掘。从 2007 年开始连续两年召开的 IDO 学术会议不断扩展传染病本体子领域的知识表达，对传染病学知识的理解和共享提供了概念模型支持。目前正在开发拓展子领域，如 IDO-Brucellosis、IDO-Dengue fever、IDO-HIV、IDO-infective endocarditis 、 IDO-influenza 、 IDO-malaria and other vector-borne diseases 、 IDO-Staphylococcus aureus、IDO-tuberculosis、IDO-Vaccines 等。

IDO 本体为传染病领域提供了一个统一的专业术语、分类表及逻辑表达，是生物医学和临床医学领域描述传染病知识的重要本体模型，由适用于所有传染病的通用术语(如“病原”、“病毒感染”、“免疫力”)组成的核心本体 IDO core 和一系列特定疾病(如“流感”、“艾滋病”、“疟疾”)的扩展本体组成，清晰表达传染病学相关概念及概念之间的关系。

（二）语义结构

1. 核心本体

核心本体(IDO core)的目的在于加强以它为基础的扩展本体间的兼容性，以疾病和病原体为基础设计，从生物尺度、学科角度，以及宿主、病原和媒介生物类型三个维度表达实体及其关系。生物尺度包括基因、细胞、器官、生物体、种群等；学科角度如临床、生物学、流行病学；宿主、病原和媒介生物体类型如人类、大鼠、猪、玉米、艾滋病、流感、蚊子。IDO core 作为疾病术语的分类表，等级结构以 is_a 关系表示疾病类型，目前共有 507 个类、39 个对象属性(object properties)、63 个注释属性(annotation properties)、20 个实例(instance)；部分术语还有定义，多来自于 MeSH、SNOMEDCT 或 NCI 叙词表中的自然语言表达。IDO Core 等级结构如图 4-6-8 所示。

为了于本体间的语义计算与互操作、大量信息资源间的关联与应用、注释的扩展，IDO core 及其扩展本体都遵守 OBO Foundry 本体的规则，采用了 OBO Foundry 本体的术语及关系，基于 BFO(Basic Formal Ontology 2)作为上层本体，所以 IDO Core 及其扩展本体为生物本体或数据库机构所接受。

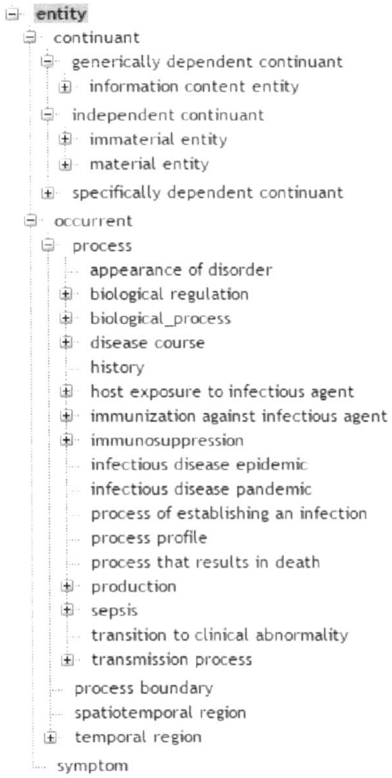

图 4-6-8　IDO Core 等级结构

2. 扩展本体

扩展本体由一系列具体疾病的本体组成，如登革热、感染性心内膜炎、流行性感冒、疟疾和其他媒介传播疾病、金黄色葡萄球菌菌血症、肺结核、疫苗、普鲁氏菌病。这些本体的创建目标多用于了解疾病的发病机制、致病基因、数据收集及临床决策支持等；创建机构多是对此类疾病有专业知识基础的学术组织及研究机构，如杜克大学医学中心开发了 IDO-Staphylococcus aureus bacteremia 和 IDO-tuberculosis，密歇根大学的 Dr. Yongqn He 构建了 IDO-Vaccines 和 IDO-brucellosis。IDO 的扩展本体见表 4-6-8。

表 4-6-8　IDO 的扩展本体

本体名称	主题领域	描述
IDO - Dengue fever	登革热	
IDO-infective endocarditis	感染性心内膜炎	由 Dr. Sivaram Arabandi 开发，前期工作获取网址：http://sivsmusings.wordpress.com/
IDO-influenza	流行性感冒	由流行性感冒研究者组织合并开发，最初目的是为了将 I-IDO(Influenza Infectious Disease Ontology)作为 CEIRS 项目的一部分用于数据收集，便于研究者了解流感毒性和发病机制
IDO - malaria and other vector-borne diseases	疟疾和其他媒介传播疾病	由 IMBB (the Institute of Molecular Biology and Biochemistry)的 Dr. Christos Louis'研究组研发，目的在于研究疾病媒介物在疾病传播中所起作用的生理学过程
IDO-Staphylococcus aureus bacteremia	金黄色葡萄球菌菌血症	由杜克大学医学中心的 Dr. Vance Fowler、Drs. Lindsay G. Cowell 和 布法罗大学的 Barry Smith 开发。这个本体用来分析基因产物功能相关的网络，识别宿主基因对于金黄色葡萄球菌菌血症的易感性
IDO-tuberculosis	肺结核	由杜克大学医学中心的 Dr. Carol Dukes-Hamilton、Drs. Lindsay G. Cowell 和 布法罗大学的 Barry Smith 合作开发，目的在于将其应用于临床诊断支持系统
IDO-Vaccines	疫苗	由密歇根大学的 Dr. Yongqn He 牵头，与杜克大学医学中心的牵头开发 Drs. Lindsay G. Cowell、布法罗大学的 Barry Smith 合作开发。the Vaccine Investigation and Online Information Network (VIOLIN) (http://violinet.org)
IDO-brucellosis	普鲁氏菌病	由 Dr. Yongqun He 的研究组织开发，该本体抓取普鲁氏菌病专业知识相关的术语，包括 IDO 核心架构下的症状、病理、毒性因子、流行病学、诊断、预防和治疗(http://bo-ontology.svn.sourceforge.net/viewvc/bo-ontology/trunk/src/ontology/ BO.owl)

（三）数据获取

2009 年 8 月 14 日发表第 1 版 OWL 格式的 IDO 本体，于 2010 年 5 月 20 日、12 月 02 日分别更新；OBO 版本于 2010 年 5 月 20 日发表，12 月 02 日更新。IDO 本体可以在 OBO-Edit 工具中编辑，也可以 Protege-OWL 格式使用。IDO 本体数据可以通过官网或 Bioportal(http://bioportal.bioontology.org/ontologies/IDO)获取，共有 OWL、OBO、RDF、CSV、XML、Diff 等格式的多个版本可供下载。

五、健康信息交换第七层协议术语表(HL7)

（一）概况

1. 简介

健康信息交换第七层协议(Health Level Seven，HL7)是由美国国家标准局授权的标准开发机构颁布的基于国际标准化组织所公布的网络开放系统互连模型(Open Systems Interconnection，OSI)第七层(应用层)的医学信息交换协议。HL7 的宗旨是开发和研制医院数据信息传输协议和标准，规范临床医学和管理信息格式，降低医院信息系统(Hospital Information System，HIS)互连成本，提高医院信息系统之间数据信息共享的程度。HL7 汇集了不同厂商用来设计应用软件界面的标准格式，可帮助各个医疗机构在异构系统之间进行数据交互。HL7 的主要应用领域是 HIS 系统及其设备之间的通信，涉及病房和患者信息管理、化验系统、药房系统、放射系统、收费系统等各个方面。

2. 发展历史

自 1987 年第一版诞生以来，HL7 发展迅速；1988 年通过 V2.0 版，1994 年随之出版了 V2.2 版，并得到美国国家标准化协会的认可，开始逐渐在北美洲、欧洲，以及日本和澳大利亚等国家的部分医院中使用；1996 年又发布了 V2.3 版；在此基础上，V2.31 版于 1999 年 4 月被美国国家标准化协会认可成为美国国家标准；1998 年 1 月 22 日公布的 V3.0 版本，目前已在澳大利亚、加拿大、中国、芬兰、德国、日本、荷兰、新西兰、英国、印度、阿根廷、南非、瑞典、韩国等国家和地区广泛使用。

3. 主要内容

相比而言，HL7 V2.3 协议主要侧重于语法互操作层面，而最新版本 HL7 V3.0 则更重视语义互操作。HL7 V3.0 协议的核心部分是参考信息模型(Reference Information Model，RIM)，它集成了 HL7 各工作组和国际会员关于信息表示的所有一致同意的观点。RIM 是一个抽象的数据模型，并将信息抽象为 6 类(图 4-6-9)。

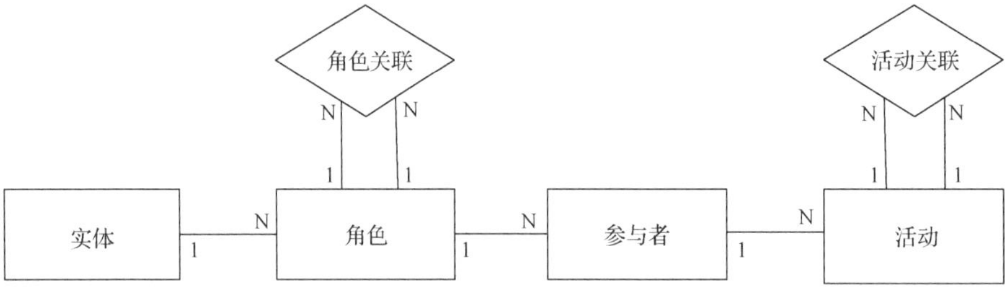

图 4-6-9　HL7 V3.0 RIM 模型

(1) 活动：在医疗服务与管理中进行的事件或行为，这些活动产生健康档案记录信息。

(2) 实体：医疗活动中涉及的人和物，包括人、动物、机构、材料、药品、设备等客体。

(3) 参与者：医疗活动的参加者，包括实施者、被实施者或相关者。

(4) 角色：用于描述实体在医疗活动中所扮演的角色与身份，即定义了“实体”与“活动”之间的关系。

(5) 活动关联：用于描述不同医疗活动之间的关联，即定义了多个“活动”之间的相互关系。

(6) 角色关联：用于描述参与医疗活动的不同角色之间的关联，即定义了多个“角色”之间的相互关系。

RIM 是 HL7 V3.0 实现过程的关键，指导所有 V3.0 开发过程中的信息模型和结构。在基于模型驱动的 HL7 V3.0 协议实现过程中，通常涉及一系列内部相关模型的开发，用以描述协议需求设计的静态和行为方面，以及支配它们的语义和业务规则。而 RIM 中的类、属性、状态及关联可用于获得特定医疗服务中的信息模型，并经过一系列过程约束之后，转化成 HL7 标准信息内容的静态模型。此外，RIM 可被国际会员用来扩展 V3.0

标准，从而满足本地化需求。

4. 主要目标

HL7 协议是开放系统互联(Open System Interconnection，OSI)七层协议的第七层(应用层)协议，是规范各医疗机构之间、医疗机构与患者，医疗事业行政单位、保险单位及其他单位之间各种不同信息系统间互相传递医疗数据的协议与标准。此外，HL7 协议还具有如下的作用与目标：①支持各种技术环境下的数据交换、各种编程语言和操作系统及各种通讯环境；②支持两种不同通讯方式：单数据流和多数据流；③具有最大限度的兼容性，预留了可供不同使用者使用的特殊数据表、编码定义和消息段；④具有较好的可扩展性，以满足不同需求；⑤在充分参考已有产品通讯协议基础上，形成可被广泛接受的工业标准；⑥长期目标即制定一种用于医疗机构电子数据交换的标准或协议。

(二) 内容结构

最新版本的 HL7 V3.0 术语表，共包含概念 9213 个(优选词)、入口词 3762 条，其相应的数据结构主要由层级结构域、编码系统及值域共三部分组成。其中，层级结构域指类似于和一个或多个编码元素绑定的概念类目(图 4-6-10)。编码系统用于定义概念的上下文，如“comply with policy”(即“CPLYPOL”)的编码系统为“Custodian security system must retrieve, evaluate, and comply with applicable policies associated with the target information”；而值域为概念域或子概念域的取值列表。

Id	Name
V-HL7V3.0	HL7 Version 3.0
ActCode	ActCode
_ActPolicy Type	ActPolicy Type
SecurityPolicy	securitypolicy
ObligationPolicy	obligationpolicy

图 4-6-10 HL7 V3.0 层级结构域示例

此外，HL7 V3.0 已作为来源词表之一，整合到 UMLS 超级叙词表中，且与 NCI、SNOMED CT 等词表之间存在概念和术语交叉。

(三) 应用情况

HL7 组织自 1987 年成立以来，至今已有 2200 多个会员，包括国家、医疗机构、厂商代表、个人等。HL7 协议在美国已获得许多医院及医疗产品生产厂商的支持与使用，中国于 2006 年 5 月成为其会员，其他国家和地区还包括澳大利亚、加拿大、芬兰、德国、日本、荷兰、新西兰、英国、印度、阿根廷、南非、瑞典、韩国等。

六、医学数字影像与传输协议术语表(DICOM)

(一) 概况

1. 简介

在医学影像信息学的发展和影像归档与通信系统(Picture Archiving and Communication

Systems，PACS）的研究过程中，由于医疗设备的生产厂商不同，造成与各种设备有关的医学影像存储格式、传输方式千差万别，使得医学影像及其相关信息在不同系统、不同应用之间的交换受到严重阻碍。不同医学影像设备之间通过网络传送数字影像时，只有遵循同一个定义影像及其相关信息的组成格式和交换方法的标准，才能完成图像数据的输入和输出。为此，美国放射学会（American College of Radiology，ACR）和全美电子厂商联合会（National Electrical Manufactures' Association，NEMA）在参考其他相关国际标准（CNET251、JIRA、IEEE、HL7、ANSI 等）的基础上，联合推出了医学数字影像与传输（Digital Imaging and Communications in Medicine，DICOM）协议。该协议涉及医学影像、数据传输、管理信息系统等多个领域，涵盖了医学数字影像的采集、归档、传输、显示及查询等几乎所有信息交换的协议，以开放互联的架构和面向对象的方法定义了各种类型的医学诊断影像及其相关的分析、报告等信息的对象集，制定了用于信息传递、交换的服务类与命令集，以及消息的标准响应，实现了医学影像信息的交换，推动了 PACS 及远程放射学的发展，使得医学影像信息与医院信息系统的集成和整合成为可能。

2. 发展历史

1983 年，美国 ACR 与 NEMA 成立委员会开始起草协议规范，旨在推动来自不同制造商的医疗器械间数字图像信息与传输协议的建立，促进和扩展 PACS 医学影像归档与通信系统的发展，使它可以与其他医院信息系统进行交互，并允许广泛分布于不同地理位置的医学诊断设备创建统一的诊断信息数据库。1985 年，最初的 1.0 版本问世，之后于 1986 年 10 月、1988 年 1 月，分别发布了其校订 No.1、No.2；1988 年，委员会推出 2.0 版本；1993 年，公布了 3.0 版本，至今已成为医学影像领域的国际通用协议与标准。

此外，与前几个版本相比，DICOM 3.0 协议主要有以下几个特点与优势：①可用在网络环境下，而前几个版本仅能在点对点的环境中使用；对于在网络环境中的操作，需要网络接口单元（NIU）的支持。DICOM 3.0 提供在网络环境中使用操作协议，如 OSI 和 TCP/IP；②详细说明了声称与协议兼容的设备如何对命令做出应答及数据如何被交换。前几个版本在传输数据上受到限制，但 DICOM 3.0 通过服务类别，指定了命令和相关数据的语义；③详述了兼容等级。前几个版本仅指定了兼容性等级的最小集合，DICOM 3.0 清楚地描述了实现者如何构造一个与所选的特殊选项兼容的声明；④按照多章节文档结构来组织；⑤明确提出了信息对象，包括图形、图像、研究、报告等；⑥为识别任何信息对象指定了一个确定的技术。

3. 主要内容

DICOM 协议文件共由 18 个部分组成，各部分主要内容如下。

(1) 引言与概述，简要介绍 DICOM 协议的概念、组成及设计原则。

(2) 兼容性，精确地定义声明的结构和必须表现的信息。

(3) 定义信息对象类，利用面向对象的方法定义普通型和复合型信息对象类。

(4) 服务类，说明查询、检索、存储、打印管理等服务类，以期将信息对象与作用在该对象上的命令联系在一起，并说明命令元素的要求，以及作用在信息对象上的结果。

(5) 数据结构及语义，描述如何对信息对象类和服务类进行构造及编码。

(6) 数据字典，描述所有信息对象由对属性值进行编码的数据元素组成。

(7) 消息交换，定义进行交换消息的医学影像应用实体所用到的服务和协议。

(8) 消息交换的网络传输支持，说明在网络环境下的通信服务和支持 DICOM 应用进行消息交换的必要上层协议。

(9) 消息交换的点对点传输支持，说明与 ACR-NEMA 2.0 兼容的点对点传输的服务和协议。

(10) 便于数据互换的介质存储方式和文件格式，构建可在移动存储介质上存储医学影像信息的通用模型。

(11) 介质存储应用框架，用于医学影像及相关设备信息交换的兼容性声明。

(12) 便于数据互换的物理介质和介质格式，说明特定的物理存储介质特性和介质格式，提供在医学环境下数字影像计算机系统之间消息交换的功能。

(13) 支持点对点传输的打印管理，定义在用户和打印提供者之间点对点连接时，支持 DICOM 打印管理应用实体传输的服务和协议。

(14) 灰度影像显示功能协议，提供用于测量特定显像系统灰度影像显示特性的方法。

(15) 安全性概述，说明在两个传输的应用程序之间交换信息时应遵守的安全规则。

(16) 绘制资源目录。

(17) 信息解释。

(18) Web 获取 DICOM 永久对象。

4. 功能与作用

DICOM 协议的最基本作用是促进医学影像设备之间的兼容性。此外，DICOM 协议通过一些详细描述，促进了医学影像设备之间的互操作性，具体表现在：①声明与协议相兼容的医学设备所应遵循的一系列协议；②可使用这些协议进行交换的命令和相关信息的语法及语义；③对于物理介质传输，遵从由医学影像设备标准兼容性声明所对应的一组介质存储服务，以及有助于访问存储于可交换介质上的影像、相关信息的文件格式和目录结构。

然而，DICOM 协议并不包括：①声明符合 DICOM 标准兼容性的医学影像设备的任何功能实现细节；②评估医学影像设备是否符合 DICOM 协议兼容性的测试和验证过程；③声明符合 DICOM 协议兼容性的医学影像设备，需要如何通过整合一组系统所需要的全部特性及功能才能实现兼容。

(二) 内容结构

DICOM 术语表由 114 个术语组成，每个术语自成一个概念(即优选名称)，如 Calibration、X-Ray Tube Current、Spectroscopy 等，并且概念具有唯一编码。如图 4-6-11 所示，DICOM 术语表已经整合到 NCIm 超级叙词表中，其概念被赋予 Intellectual Product、

Quantitative Concept、Qualitative Concept 等 19 个语义类型范畴，且概念间无等级及其他语义关系。

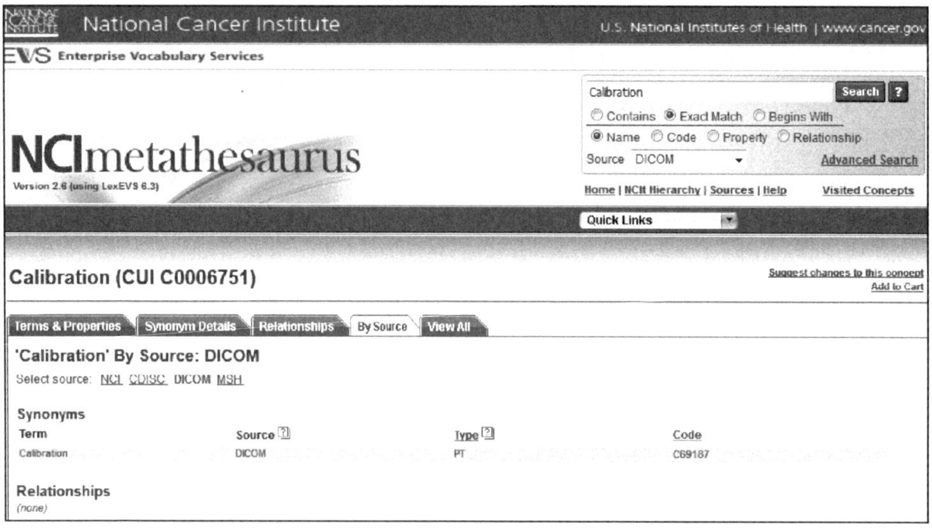

图 4-6-11　DICOM 术语表中术语相关信息示例

(三) 应用情况

DICOM 是专用于医学影像存储和传输的协议与标准，自问世以来，已被广泛应用于放射医疗、心血管成像及放射治疗诊断设备(X 射线、CT、核磁共振、超声等)，并且在眼科和牙科等其他医学领域得到越来越深入广泛的应用。在数以万计的在用医学影像设备中，DICOM 协议是部署最为广泛的医疗信息标准之一。据统计，目前大约有百亿级符合 DICOM 协议的医学影像已投入临床使用。

第五章　护　理　学

第一节　NNN 护理分类系统

NNN 护理分类系统是一个综合性、基于研究的标准化护理分类系统，提供了一整套描述护理诊断、护理措施和护理敏感性患者结局的专业术语及其定义。它由护理诊断分类（NANDA International，NANDA-I）、护理结局分类（Nursing Outcomes Classification，NOC）和护理措施分类（Nursing Interventions Classification，NIC）三个表组成，其中护理诊断分类由北美国际护理诊断协会研发，后两个表由美国爱荷华大学护理学院研发。这三个表之间已依据临床护理程序实现了有效链接，可单独使用也可联合使用，大大促进了护理语言在临床实践、科研和教学中的应用。

目前 NNN 护理分类系统已成为国际护理专业中应用最普遍的护理分类系统，得到美国护士协会（American Nurses Association, ANA）的认可，并被美国国立医学图书馆的 UMLS 超级叙词表和护理文献累积索引（Cumulative Index to Nursing Literature，CINAHL）收录，同时还可映射到 SNOMED（Systemized Nomenclature of Medicine），也在 HL7（Health Level Seven International）中登记注册。

下面将依次介绍 NNN 护理分类系统的三个表及表间链接。

一、护理诊断分类（NANDA-I）

（一）概述

护理诊断就是对个人、家庭、群体或社区在遭遇现实或潜在的健康问题时，或在生命的特定阶段出现的个性化反应做出的临床判断。护理诊断不同于疾病诊断，前者关注的是患者的各种反应，后者则关注疾病本身。即使罹患同一疾病，也因为患者的反应不同，做出迥异的护理诊断。例如，同样是髋骨折，有些患者会出现急性疼痛并有跌倒或不能生活自理的危险，而另外一些患者则表现为焦虑、失眠或无效应对，因而得出不同的护理诊断。以明确的护理诊断为基础，才能为达到预期的护理相关结局，选择适当的护理措施。

NANDA-I 护理诊断分类是有关护理诊断的明确指南，对现实或可能的护理问题和护理情境进行命名、定义、描述和分类，是护理人员描述日常临床工作问题的标准化语言，提高了护理服务在医疗体系中的可见度。NANDA-I 护理诊断分类由北美国际护理诊断协会（NANDA International）研发，所有诊断的修订或新建都基于最新的、来自全球的证据，并由护理专家、研究人员和教育工作者进行严格审核，目前最新版是 2015～2017 版，包括 235 个护理诊断。NANDA-I 护理诊断同时与护理结局分类（NOC）和护理措施分类（NIC）建立链接，互相补充。

(二)结构

NANDA-I 护理诊断分类的结构包括三层，分别是第一层领域(domain)、第二层类别(class)和第三层诊断(diagnosis)。以 2015 版为例，将总计 235 个护理诊断划分成 13 个领域、47 个类别。其中，第一层 13 个领域和第二层 47 个类别详见表 5-1-1。不同诊断按照英文名称的字顺排列。

表 5-1-1　NANDA-I 护理诊断分类的领域与类别(秦保英等，2013)

第一层：领域	第二层：类别
健康促进(health promotion)	健康察觉；健康管理
营养(nutrition)	摄食；消化；吸收；代谢；水化
排泄与交换(elimination and exchange)	泌尿功能；肠胃功能；皮肤功能；呼吸功能
活动 / 休息(activity/rest)	睡眠 / 休息；活动 / 运动；能量平衡；心血管 / 肺部反应
知觉 / 认知(perception/cognition)	自我照顾；注意力；定向力；认知；沟通
自我知觉(self-perception)	自我概念；自尊；身体心像
角色关系(role relationships)	照顾者角色；家庭关系；角色扮演
性学(sexuality)	性认同；性功能；生殖
调试 / 压力耐受(coping/stress tolerance)	创伤后反应；调试反应；神经行为；压力
生命原则(life principles)	价值；信念；价值 / 信念 / 行动一致
安全 / 保护(safety/protection)	感染；身体伤害；暴力；环境危害；防卫过程；体温调节
舒适(comfort)	身体舒适；环境舒适；社会舒适
生长 / 发育(growth/development)	生长；发育

NANDA-I 护理诊断分类还从另外一个角度将所有护理诊断分为现实诊断和潜在诊断两大类。这两类诊断都按照概念的方式编排，但具体的编排体例是有区别的。现实诊断包括名称、定义、诊断依据(症状和体征)和相关因素；潜在诊断只包括名称、定义和危险因素。其中，现实诊断的实例“焦虑(Anxiety)”详见表 5-1-2，包括名称、定义、诊断依据、相关因素，诊断依据又分为行为方面、生理方面、认知方面。许多诊断的名称还用修饰语进一步限定，如有效的(effective)、无效的(ineffective)、受损的(impaired)等，这种情况下限定词通常排在主要概念词或词组之后，即采用倒置形式，如“Adjustment, Impaired”。

表 5-1-2　NANDA-I 护理诊断的实例展示

焦虑(Anxiety)	
定义：模糊的、心神不宁的不适感或恐惧，伴有自主反应(对个体来说其原因往往是不具体的或未知的)；是一种由预感到危险而产生的忧虑感觉，这是一种警示信号，警告危险即将来临，促使个体采取措施以应对危险	
诊断依据	
行为方面	生产力减弱；审视及警戒；缺少眼神接触；不安；四处张望；无目的动作；对生活事件的改变表示关切；失眠；坐立不安
生理方面	声音颤抖；手部颤抖；发抖；呼吸加速；尿急；脉速；……；血压上升
认知方面	思考中断；混乱；出神；健忘；强迫性思考；注意力障碍；……；察觉到生理症状
相关因素	暴露于毒性物质；家族性或遗传性；压力；……自我概念受到威胁

(三)实施与应用

护理诊断是为患者制定护理计划的基础。有了明确恰当的护理诊断，才能确定合适的护理相关患者结局，进而制定合理的护理计划，采取适当的护理措施。NANDA-I护理诊断分类为电子病历(electronic health record)中护理工作的描述提供了标准术语，使护理团队成员间的信息交流更加明晰，并能为不断改善护理工作收集相关数据。

目前NANDA-I护理诊断分类已广泛应用于教育、临床工作、电子病历、护理及卫生保健管理等方面，并被翻译成英文、法文、西班牙文、瑞典文、汉语等14种语言。我国也对其进行了广泛的研究与应用。有的学者对其不足进行思考，如刘丽萍认为有些护理诊断名称与医学名词相同而内涵不同，有些护理诊断缺乏定量判断而不够严谨，并提出改进护理诊断的措施，如提高护理诊断用语的准确性、公认性，在中国建立护理诊断认可程序等(刘丽萍，2006)。还有学者尝试借鉴NANDA-I建立我国的护理诊断分类体系、分类原则(蒋刚和李宁，2004；杨守政等，2001)。

二、护理结局分类(NOC)

(一)概述

护理结局是护理敏感性患者结局的简称，是指与护理措施相关的可测得连续变化的个人、家庭或社区的状态、行为或感知，涉及患者、家庭护理员、家庭或社区各个层面，指的是其实际状态而非预期目标。

护理结局分类(Nursing Outcomes Classification，NOC)是一个有关护理敏感性患者结局的综合性、标准化分类系统，用于描述护理相关的患者结局并评价护理措施的效果。NOC以临床实践和研究为基础，使用清晰实用的临床语言，组织结构易用，内容广泛，可适用于各种机构所有临床专科和健康照护的全过程。它由美国爱荷华大学护理学院护理分类和临床效力中心研发，1997年首次出版，每4年基于新的研究成果或用户反馈进行更新，如新增、修订或删除部分结局，目前最新版为2013年第5版，包括490个护理结局。

NOC可链接到其他护理语言，如NANDA-I护理诊断、护理措施分类(NIC)、Gordon功能性健康型态分类、护理实践分类(Taxonomy of Nursing Practice)、Omaha系统问题、老人院中使用的住院评估协议(Resident Admission Protocol，RAP)、用于家庭护理的OASIS系统。此外，NOC还与《国际功能、残疾和健康分类(ICF)》建立链接，并设法扩充其组成成分和国际跨学科用途。

(二)结构

NOC的结构框架分三层：第一层领域(domain)，第二层类别(class)，第三层结局(outcome)，表5-1-3以领域Ⅰ为例，展示了部分NOC结构框架。最新的NOC第5版总共有490个结局，并将其划分成7个领域、32个类别。7个领域分别是领域Ⅰ-功能健康、领域Ⅱ-生理健康、领域Ⅲ-心理社会健康、领域Ⅳ-健康知识与行为、领域Ⅴ-感知健康、领域Ⅵ-家庭健康、领域Ⅶ-社区健康。NOC主体部分中所有结局按照英文名称的字顺排列。

表 5-1-3 NOC 结构框架示例

第一层：领域	第二层：类别	第三层：结局
领域Ⅰ-功能健康	A-能量维持 描述个体体力的恢复、保存及消耗的结局	0005-活动耐力 0001-耐力 0002-保存体力 0006-精神运动能量 0003-休息 0004-睡眠
	B-生长和发育 描述个体生理、情感及社会成熟的结局	略
	……	略
	D-自理 描述个体完成日常生活中基本的及工具辅助性活动能力的结局	略

NOC 中每个结局都代表一个概念，包括名称、定义、指标、5 分量 Liker 型度量尺度和参考文献列表(编制或修订该结局内容的过程中参考的文献)，并提供该结局所属的领域、类别及其版本沿革信息。其中，指标是用来评价与结局有关的更为具体的个体、家庭或社区的状态、行为或感知，而度量尺度则有助于使用者对任意结局或指标进行测量和比较。度量尺度从最不期望状态到最期望状态共分 5 级，可对患者结局或指标的状态进行量化评分，如 1＝极度受损；2＝重度受损；3＝中度受损；4＝轻度受损；5＝没有受损。结局实例如表 5-1-4 所示。

表 5-1-4 结局实例(部分)

机体水合状态(0602) 定义：在机体的细胞内和细胞外部分中有足够的水分。 结局的目标评分：维持在__________ 提高到__________							
		极度受损	重度受损	中度受损	轻度受损	没有受损	
结局总体评分		1	2	3	4	5	
指标：							
060201	皮肤弹性	1	2	3	4	5	NA
060202	黏膜湿润	1	2	3	4	5	NA
060215	液体摄入	1	2	3	4	5	NA
060211	尿量	1	2	3	4	5	NA
060216	血清钠	1	2	3	4	5	NA
060217	组织灌注	1	2	3	4	5	NA
060218	认知功能	1	2	3	4	5	NA

资料来源：http://www.nursing.uiowa.edu/cncce/noc-outcome-example.

NA：不适用(not available)

此外，NOC 还为领域、类别、结局、指标和度量尺度都设置了编码，连同使用者实际记录的分值，这样的编码结构让每个结局、指标及度量尺度具有一个唯一标识符，一方面便于在计算机化的临床新系统中应用，并允许数据操作以回答有关护理质量和效能的问题；另一方面也有利于 NOC 分类系统在各个层面上扩展而不改变原有的编码体系，最大程度上保持编码的一致性。NOC 的编码结构如表 5-1-5 所示。

表 5-1-5 NOC 的编码结构(Moorhead et al., 2006)

领域 (Ⅰ～Ⅸ)	类别 (A～Z)或(a～z)	结局 (4 位数)	指标 (01～99)	尺度 (01～99)	尺度分值 (1～5)
#	A	####	##	##	###

(三)实施及应用

NOC 作为美国护士协会认可的一种标准化护理语言，能帮助护理人员清晰地表达护理专业特有的观点，便于与其他学科协作，创建大型护理数据库，促进护理信息系统的发展。目前 NOC 已广泛应用于临床实践、护理教育和研究领域。

NOC 是护理服务质量保障或改善的必要元素，已被众多不同类型的临床机构采纳，用于评价护理实践。在临床实践中通过测量结局可证实患者是否对护理措施有反应并从中获益，从而评价护理服务的质量，并帮助决定是否需要在护理措施方面做出调整。这不仅有助于明确护理人员的护理活动在多大程度上影响疾病的预防转归、合并症的发生发展和患者的康复时间、康复状态，而且也进一步证明护理措施能在多大程度上降低成本，减少资源的不必要浪费，以及给患者带来多大的效益。

大量的教育机构还将 NOC 应用于课程体系的构建并以此为依据培训学生如何进行临床评价，促进护理学科知识体系和护理教育的发展。此外，NOC 还被翻译成汉语(简体字和繁体字)、荷兰语、法语、德语、日语、朝鲜语、挪威语、葡萄牙语和西班牙语等语种，供越来越多的用户使用。

三、护理措施分类(NIC)

(一)概述

护理措施指的是在临床判断和知识的基础上，由护士执行的用以改善患者结局的任何处置。护理措施分类(Nursing Interventions Classification，NIC)是一个有关护理措施的综合性、标准化分类表，用来描述护士所执行的治疗或干预措施。NIC 涉及生理方面(如酸碱平衡管理)和心理社会方面(如减轻焦虑)的护理措施，涵盖疾病治疗(如高血糖管理)、疾病预防(如预防跌倒)和健康促进(如运动促进)等领域。大部分措施条目适用于个人，也有很多条目适用于家庭(如促进家庭整合)或社区(如“环境管理：社区”)，同时还包括间接护理措施(如医疗用品管理)。

NIC 同护理结局分类(NOC)一样，也是由美国爱荷华大学护理学院护理分类和临床效力中心研发，1992 年首次出版，并依据用户反馈和学科发展进行定期更新修订，每 4～5 年出新版，最新版是 2013 年第 6 版，共包括 554 条护理措施。

NIC 已经和 NANDA-I 护理诊断分类、护理结局分类(NOC)、奥马哈系统(OMS)、长期护理 RAP 及家庭护理 OASIS 系统建立了链接。因此，NIC 既可单独使用，也可与其他分类表链接使用。因为 NIC 具有内容全面、语言通用规范、表达清晰、基于最新的临床实践与研究成果、由专门机构按照特定程序持续更新完善等优势，对临床记录、医疗机构间护理沟通、系统间和医疗机构间数据整合、工作效率测量、能力评价、偿付和护理学课程设计都很有帮助。

(二) 结构

为提高易用性，NIC 采用相似性分析、聚类分析、临床判断和专家审阅等方法构建了三层分类框架，对所有护理措施进行组织。分类框架的第一层为领域(domain)，以阿拉伯数字编号；第二层为类别(class)，即相关措施组(group)，每个领域包括多个类别，每个类别用英文字母编码；第三层为具体的护理措施，每条护理措施有四位数的唯一编码。以 NIC 第 6 版为例，其分类框架第一层包括 7 个领域(生理：基本；生理：复杂、行为、安全、家庭、健康系统和社区生理)，第二层包括 30 个类别，第三层总计 554 条护理措施。例如，领域 1“生理：基本”中共计 6 个类别(A 到 F)，每一类别下有若干护理措施。具体的分类框架示例见表 5-1-6，部分展示了领域 1 中类别 A 的措施。

表 5-1-6　NIC 分类框架(示例)

第一层：领域	第二层：类别	第三层：措施
1 生理：基本 支持生理功能的护理	A. 活动和运动管理：组织或协助躯体活动、能量保存与消耗的措施	0140 促进利用人体力学 0180 能量管理 0200 运动促进 0201 运动促进：强度训练 0202 运动促进：伸展 略
	B. 排泄管理：建立和维持正常肠道和泌尿道排泄模式，以及管理相关并发症的措施	略
	……	略
	F. 促进自理：提供或协助日常生活活动的措施	略

分类框架中只包含护理措施的名称，护理措施的详细内容则呈现在 NIC 的主体部分。该部分按照护理措施英文名称的字顺排列。每个措施条目都包括措施的名称、定义、执行此措施需要采取的一系列护理活动及参考文献。有些措施可能属于多个类别，但每条措施只对应一个四位数的唯一编码，用以说明它所属的主要类别。护理措施实例如表 5-1-7 所示。

表 5-1-7　护理措施实例(Gloria et al., 2009)

护理措施名称：1660 足部护理
定义：通过对足部进行清洁和检查，以达到放松、清洁和保持足部皮肤健康的目的
护理活动： 检查足部皮肤是否发红、裂伤、破溃、鸡眼、胼胝、畸形或水肿 检查患者的鞋是否合脚 需要时给予泡脚 保持脚趾缝间干燥 使用乳液涂抹足部 清洁趾甲 必要时使用爽身粉保持足部皮肤干燥 和病人探讨足部的日常保养方法 略

(三)实施及应用

目前，数百个卫生保健代理机构已经在标准、护理计划、资格评估和护理信息系统中采用NIC；护理教育课程也在使用NIC来组织课程并鉴定护理人员的教育级别；人们也利用NIC开展护理治疗和护理效益方面研究。大量的研究和实践表明，NIC的应用有利于选择恰当的护理措施、能更好体现护士在健康服务体系中发挥的作用、标准化及确定护理课程和护理实践的知识基础、便于检查护理的效果和成果、有助于护士的临床决策教学、提高护理信息系统的完善和应用等。

很多国家对NIC有深厚的兴趣，特别是巴西、加拿大、丹麦、英国、法国、德国、冰岛、日本、韩国、西班牙、瑞士和荷兰。NIC已经被翻译成汉语、荷兰语、法语、德语、意大利语、日语、挪威语、葡萄牙语、西班牙语等语种，其他语种的翻译也在进行中。我国学者也对NIC在护理实践中的应用进行了探讨和研究，如基于NIC研制不同心脏功能住院患者的护理措施(汪茵等，2014)，利用NIC与工作抽样法来测量眼科病房护理工作量等(石美琴等，2015)。

四、NNN护理分类系统的表间链接

(一)概述

护理诊断和护理结局关注焦点是患者，护理措施关注焦点是护士为协助患者达到预期结局而执行的措施。按照临床工作思路，首先，护士评估患者，确定护理诊断；其次，确定患者需改进的目标，即确定护理结局；最后，依据要达到的每个结局，为患者选择适当的护理措施。NNN护理分类系统就按照上述临床思路，将NANDA-I的诊断、NOC的结局和NIC的措施有机地链接在一起，以帮助护士根据诊断选择最适合患者的结局和措施，并在为一个患者或一组患者制订护理计划时，更方便有效地将三种不同的标准化护理语言结合使用。

建立链接的具体步骤是：首先用NANDA-I找出适合患者的护理诊断，然后用NOC找出符合患者目前情况的目标结局，最后用NIC找出适合患者的最可能达到目标结局的护理措施。实施护理措施后，再根据患者的结局补充或剔除相应的护理诊断或护理措施，这样可使护理程序的每一步都在临床决策的基础上实现术语的标准化。这种链接工作主要基于NIC和NOC研究团队的学者、临床专家和学生所做的判断，同时采用了在临床机构评价NOC结局过程中收集的数据。

链接界定了NANDA-I、NOC、NIC概念间的直接关系或相关性。NANDA-I诊断与NOC结局之间的链接，表明患者的问题或现状与实施护理措施后期望达到或改善的结局之间的关系。NANDA-I诊断与NIC措施的链接，表明患者的问题与解决或减轻问题的护理措施之间的关系。NOC结局与NIC措施的链接，呈现了护理措施期望影响的结局与解决问题进而达到期望结局的护理活动之间的关系。

（二）结构

链接以 NANDA-I 诊断为切入点，按照诊断名称中主要概念词的英文字顺排序，潜在诊断（英文名称中带有“risk for”）不和现实诊断混编，而是在其后单独集中排列。每个 NANDA-I 诊断后都列出相关的 NOC 结局，每个 NOC 结局后又列出为达到这些结局可能采取的 NIC 护理措施，同时进一步将这些护理措施按照重要程度细分为主要措施、建议措施和选择措施。因现实诊断的链接占多数，特以其为例，展示链接的结构，如表 5-1-8 所示。

表 5-1-8　链接实例（部分）

护理诊断：母乳喂养无效（Breastfeeding, Ineffective）（部分） 定义：母亲、婴儿或儿童处于对母乳喂养过程不满意或困难的状态			
结局	主要措施	建议措施	选择措施
母乳喂养建立：婴儿 定义：母乳喂养的前 3 周，婴儿能衔住并吸吮母亲乳房以获得营养	协助母乳喂养 哺乳辅导	促进亲子依恋 安抚技巧 新生儿监测 家长教育：婴儿体位 陪伴 监测 卫教：婴儿刺激	奶瓶喂养 婴儿护理 袋鼠式照护 非营养性吸吮 卫教：婴儿营养
母乳喂养建立：母亲 定义：在哺乳的前 3 周，母亲使婴儿适当地衔住并吸吮乳房以获得营养	协助母乳喂养 哺乳辅导	积极倾听 给予镇痛剂 预期指导 减轻焦虑 家庭支持 感染预防 家长教育：婴儿体位 略	剖宫产管理 增强应对能力 热/冷的应用 疼痛管理 简单放松疗法 促进睡眠 略

此外，因为潜在诊断的组成部分与现实诊断不同，其中包括各不相同的危险因素，每个危险因素都可能指向相关的其他诊断（现实的或潜在的），所以特将这些与危险因素相关的其他诊断集中列在潜在诊断链接的最后，以方便进一步查找利用与危险因素相关的措施和结局。这一点是潜在诊断链接与现实诊断链接在编排结构方面唯一不同的地方。

（三）实施及应用

NANDA-I、NOC、NIC 之间建立链接后，既可单独使用也可联合使用，涵盖护理领域的各种机构和所有专科。链接可应用于临床、教学和科研等多个领域。通过链接，护士可以方便地根据问题查找到相关患者结局及实现这些结局要采取的措施，从而更有效地为患者群体或个人制订护理计划或临床路径；为护理信息系统的软件开发提供标准化语言，方便快捷地记录护士所做的工作，为相关研究提供数据；协助护理教育者进行临床决策的教学和课程发展；护理研究人员可用来测试不同护理措施的有效性及护理临床决策过程的恰当性，评价链接中概念间的相关性，丰富护理研究的内涵，发展和完善护理学理论体系。

我国学者也对 NNN 分类系统在护理实践中的应用进行了思考，并认为应用 NNN 分类系统有利于完善和衔接护理临床和护理教学，培养护理生职业核心能力，使护理生尽早适应临床，解决护理教材与临床脱节的问题，促进开展护理教学改革研究，推动学科发展。也有学者探讨了护理措施和护理结局分类在护理学基础教学中的运用等。

第二节 国际护理实践分类表(ICNP)

一、概述

国际护理实践分类表(International Classification for Nursing Practice, ICNP)是国际护理学会(International Council of Nurses, ICN)研发的一个针对护理实践的综合性、系统化的术语分类体系，为护士提供描述报告护理实践的结构框架、术语及其关系，是以标准化方式记录临床护理实践的重要工具。所产生的规范化护理数据可支持临床护理和决策、护理教育、护理研究和卫生政策，其潜在有利影响是深远的。ICNP 有构词造句功能，这一点与其他标准化护理术语体系(如 NANDA-I 护理诊断分类)不同，因此在卫生服务不断发展带来新术语层出不穷的形势下更具优势。ICNP 还是动态变化的，世界各地的护理工作者都可参与 ICNP 的研究和发展，对形成既可共享又各具特色的护理语言体系和护理信息系统具有重要意义。ICNP 还与现有的护理学词表和分类表交叉映射，为护理数据的对比提供便利。

ICNP 的研发 1989 年启动，1996 年首次出版(ICNPα 版)。2005 年发行的 ICNP 1.0 版正式形成 7 轴体系，是 ICNP 发展史上一次重大突破。为适应护理学科发展，ICNP 每 2 年更新一版，翻译版及其他衍生产品也一同更新。目前最新版是 2015 版，可检索到的最新中文版是 2013 版。

二、结构

ICNP 是多轴术语体系，术语所对应的概念之间为层级关系。通常某个概念都至少需要有一个上位概念，其下至少需要有一个下位概念。同一上位概念可根据不同的标准进行划分，形成多维的概念体系，而根据同一标准划分形成的、处于同一层级的下位概念即为并列概念。为便于标识术语在层级体系中的具体位置，ICNP 根据层级关系的形式化表示法则，为每个术语赋予唯一代码。ICNP 允许术语存在多义现象，即同一术语可以有不同含义，这类多义术语在 ICNP 层级体系中的类目位置有多个，但代码只有一个。

ICNP 采用的 7 轴系模型分别是行动、患者、焦点、判断、位置、方式、时间，提供描述护理实践的结构框架和具体词汇，用于合成表达各种护理诊断、患者健康结局、护理干预方案。护理诊断和护理结局的表述必须包括焦点轴的术语和判断轴的术语，而护理措施的表述必须包括行动轴的术语和目标术语(除判断轴以外其他轴的术语)。例如，用 ISO 模型表述的护理诊断“焦虑”，若用 ICNP 7 轴系模型进行表述，则为“存在焦虑”，“焦虑”是焦点轴术语，而“存在”是判断轴术语。护理措施“测量温度”若用 7 轴系模型进行合成，则包括行动轴术语“测量”和焦点轴术语“温度”，示例见表 5-2-1。

表 5-2-1　利用 ICNP 的 7 轴系模型合成护理诊断、护理措施和护理结局

7 轴体系	行动	患者	焦点	判断	位置	方式	时间
护理诊断	—	—	焦虑	存在	—	—	—
护理措施	测量	—	温度	—	—	—	—
护理结局	—	—	给药依从性	存在	—	—	—

三、实施及应用

ICNP 作为一个基于先进术语标准的统一护理语言系统，为描述护理实践提供一种通用的标准化语言。微观层面上，主要用于构建符合语言和专业规范的临床护理记录，支持针对不同人群、卫生服务环境、地域和语言文化情境的护理实践数据的收集、分析、评价和比较，为管理规划护理措施、患者结局及费用、提高护理质量提供支撑，改善护士之间及护士与其他专业人员的交流。宏观上，ICNP 可使护理实践数据以统一规范的术语形式呈现在各类信息系统中，提高护理实践在医疗、教育、科研、管理和政策中的可见度，方便不同国家、地区、文化、时间范畴的护理实践之间进行对比，促进学科交流，还进一步在患者需求、护理干预、健康结局和资源配置利用等领域影响护理临床决策、护理教育及卫生政策。

ICNP 团队鼓励和促进护理人员、护理机构在临床实践中利用 ICNP，并参与 ICNP 的研究、开发和维护。感兴趣的机构还可申请成为 ICNP 研究开发中心，设置自己的研究计划并参加两年一次的 ICNP 联合会议。ICN 拥有 ICNP 的版权，视情况可授予 ICNP 的翻译、出版、复制及传播的许可权。如想利用 ICNP 从事教育、临床实践或临床信息系统的开发，可与 ICNP 团队主任联系。2008 年 ICNP 成为 WHO 国际分类家族成员(相关性分类)后，被认可和应用的范围越来越广。迄今为止，已有 60 余个国家和地区参与了 ICNP 的翻译与研究工作，未来 ICNP 将在更多国家和地区得到应用。

ICN 网站提供多语种版本的 ICNP 检索和浏览。网站支持用户以“清单、层级、轴”三种方式查看 ICNP 术语，如图 5-2-1 所示。用户检索或浏览一个术语时，能看到此术语所在轴、上位、下位等信息，如图 5-2-2 为检索“腹腔”的展示页面。

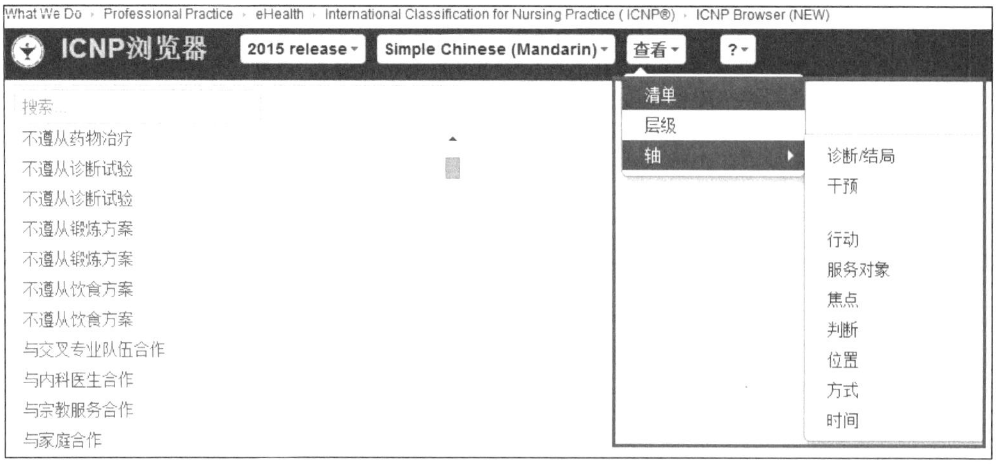

图 5-2-1　ICNP 查看方式

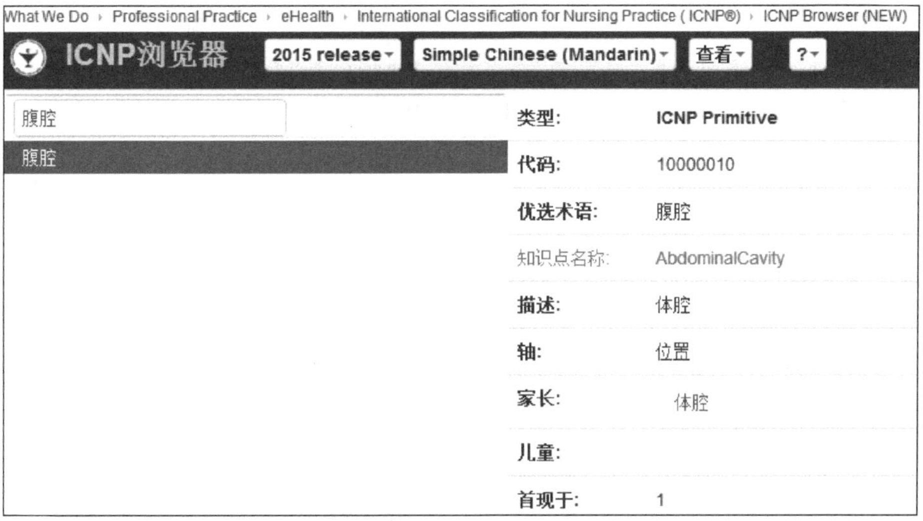

图 5-2-2 ICNP 的浏览和检索

第三节 奥马哈系统(OMS)

一、概述

奥马哈系统(Omaha system，OMS)是一个基于研究的综合性、标准化护理实践分类系统，由美国奥马哈访视护士协会于 20 世纪 70 年代开始研发，经过长期发展，目前包含问题分类、处置干预和结局评价三个子系统。这三个子系统的联合使用为护理实践、教育和研究创建了一个综合的问题解决模型。奥马哈系统有助于改进临床护理实践、完善护理记录和信息管理，可用于社区护理、延续护理、临床护理、护理教育和护理研究等多个领域，目前得到多个官方组织和学术团体的采纳和认可，并被翻译引进到澳大利亚、丹麦、瑞典、日本、韩国、德国、土耳其，以及中国的台湾和香港等。奥马哈系统专著的最新版是 2005 年版，英文书名为“*The Omaha System: A Key to Practice, Documentation, and Information Management*”，并且由香港理工大学护理学院翻译成中文，书中的附录 A 是奥马哈系统的正式版本，包括三个子系统的术语及其定义。

二、结构

奥马哈系统由互相关联的问题分类系统、处置干预系统和结局评价系统等三个子系统构成。

(一)问题分类系统

问题分类系统是一个综合有序、非穷尽的、类目互斥的层级制分类系统，提供了一个框架、众多术语及提示线索系统，帮助护理实践者收集、整理、记录、分类、分析、查询和交流健康相关的需求及状态，用于对个体、家庭和社区的健康问题进行标准化评估。

问题分类系统包括 4 个层级(level)，从上到下依次：第一层“领域”(domain)→第二层“问题”(problem)→第三层“修饰语”(modifier)→第四层“症状和体征”(sign/symptom)。这 4 个层级可简述为：①将评估出的问题进行范畴的划分；②写出具体的问题；③对问题进行描述；④对评估对象存在的症状和体征做具体描述。

第一层包含环境、心理社会、生理、健康相关行为 4 个领域。第二层包含 42 个健康问题(定义是中立非负面的)，同时每个领域内都设有“其他问题”项，以适应患者问题的特殊性和多样性。第三层是修饰语，包括两组与问题相关的修饰用语，其中第 1 组修饰语用于描述问题的对象，是个人的、家庭的或他人的；第 2 组用于描述问题存在的状态，是对健康起促进作用的、潜在缺乏或危害的，还是现实缺乏或损害的。第四层是描述现实问题所表现出的症状和体征。表 5-3-1 呈现的是问题分类子系统中的部分领域和问题。

表 5-3-1 奥马哈系统中问题分类子系统的领域和问题(部分)

第一层：领域	第二层：问题
Ⅰ环境领域：居住区域、邻居和社区内外的物质资源和自然环境	01 收入 02 卫生 03 住所环境 04 邻里/工作场所安全
Ⅱ心理社会领域：行为、情感、交流、人际关系和生长发育的方式	05 与社区资源的沟通 06 社交 07 角色转变 08 人际关系 09 精神/灵性 10 悲伤 11 心理健康 12 性生活 13 照顾 14 忽略 15 虐待 16 生长发育

(二) 处置干预系统

处置干预系统旨在帮助护理实践者更好地描述针对个体、家庭和社区的健康相关护理计划和服务，涉及疾病预防、改善或恢复健康，减少恶化和临终关怀等多方面。处置干预系统提供了一个综合有序、非穷尽的、类目互斥的层级式护理活动分类体系，协助护士和其他卫生人员计划、执行和记录护理措施，并使护理措施以标准化语言呈现。处置干预系统包括三个层级，分别为：第一层“类别”(categories)→第二层“行动目标”(targets)→第三层“个案特殊信息”(client-specific information)。使用流程和问题分类系统相同，必先选出第一层的类别后，再筛选护理措施对应的行动目标，最后再针对个案的特殊情况，以文字描述个案的特别信息。

第一层包括 4 个类别，分别是：①健康教育、指导、咨询(Teaching, Guidance, and Counseling)；②治疗和操作规程(Treatments and Procedures)；③个案管理(Case Management)；④监督(Surveillance)，指采取各种措施监测、评估和分析个体、家庭或社区的状况，监测处置后的改善情况。

第二层包括按英文字顺排列的 76 个干预目标，如“01 解剖和生理；02 愤怒管理；03 行为矫正；04 膀胱护理；……；76 其他”。第 76 项“其他”由护士按实际情况填写。

第三层个案特别信息，是指护士或其他卫生人员提供的处置干预措施用“类别”和“行动目标”仍无法完全描述时，以文字书写的相关简要记录。

(三)结局评价系统

结局评价系统包括三个 5 分量利克特(Likert)型度量尺度，用于测量个案在认知(knowledge)、行为(behavior)及现况(status)方面的严重程度得分(表 5-3-2)。每个尺度都支持定期或在特定时间节点(如入院、出院)为个案问题特异性评分提供连续性的评价框架。这种量化的评价方法能反映个案在接受护理服务期间的进展情况，进而为护士计划和提供护理措施，进行护理质量控制和研究提供参考，同时也可提示护理诊断的严重程度和优先顺序。

表 5-3-2 奥马哈系统中结局评价子系统的评分标准

类别	1 分	2 分	3 分	4 分	5 分
认知：个案记忆与解释相关问题的能力	完全没有认知	具有一点认知	具有基本的认知	认知程度适当	认知良好
行为：个案为适应环境和达到目的表现出的或被观察到的反应、行动和行为	完全不适当	只有一些适当行为	不是很一致的行为	通常是合适的行为	一致性且合适的行为
现况：个案表现的主、客观症状/体征	非常严重的症状、体征	严重的症状、体征	一般的症状、体征	轻微的症状、体征	没有症状、体征

三、实施及应用

奥马哈系统有助于改进护理实践、完善护理记录和信息管理，已应用到社区护理、延续护理、临床护理、公共医疗诊所、护理教育和护理研究等多个领域。奥马哈系统的实施以患者为导向，由护士或其他卫生专业人员执行个案管理程序，其过程通常包括 6 个环节：评估资料、陈述问题、确认健康问题的得分、护理计划及执行、护理过程中的评估、评价成果。当前用户包括护士、理疗师、职业治疗师、语音和语言病理学家、社会工作者/顾问、医师、注册营养师、文体治疗师、牧师、药剂师、社区卫生工作者、按摩疗法医生和其他健康保健提供者，还包括护理教育者、研究人员和修读相关课程的学生。

奥马哈系统为集成和共享临床数据提供了一个标准化框架，符合医疗保险/医疗补助、联合委员会及 CHAP 的指导方针和法规，1992 年获得美国护士协会(ANA)的认可，2007 年通过医疗信息委员会(HITSP)二级标准，并与国际标准化组织(ISO)的参考术语表模型一致。目前其已整合进美国国立医学图书馆的超级叙词表、CINAHL、ABC 代码、NIDSEC、LOINC 和 SNOMED CT，并在 HL7 中注册，还可映射到国际护理实践分类表(ICNP)。奥马哈系统设计之初就是与计算机兼容的，这有利于用户和计算机软件供应商之间的互操作，并使其能方便地应用于个人健康记录。

第四节　围手术期护理数据集(PNDS)

一、概述

围手术期护理数据集(Perioperative Nursing Data Set，PNDS)是美国围手术期注册护士学会（Association of periOperative Registered Nurses，AORN)基于AORN围手术期标准和推荐的护理实践构建的一个围手术期护理词表，为描述围手术期护理实践提供清晰、精确和通用的结构化护理语言，是围手术期护理分类和归档的通用方法。PNDS可用于描述围手术期护理计划、监测患者结局、评价手术室工作效能，为定义和识别围手术期护理在卫生保健中的贡献提供系统方法，也为循证护理提供循证周期所必需的数据。PNDS面向围手术期管理者、医院护士、教育者、护生等众多用户，适用于不同手术围手术期的各个时段。

PNDS于1993年启动，1999年投入实践，是唯一被美国护士协会(American Nurses Association，ANA)认可的围手术期护理词表，并在2003年映射到SNOMED CT。目前最新版是2014年出版的第4版。

二、结构

PNDS主要包括三个部分：①护理结局，聚焦患者对围手术期护理的反应；②护理诊断：聚焦于围手术期风险的识别和预防；③护理措施：有助于患者取得预期结局的护理活动(判定、实施、评价)。PNDS第3版共包括74个护理诊断、153个护理措施和38个护理敏感患者结局。PNDS结局和干预描述的实例如表5-4-1所示。

表5-4-1　PNDS结局和干预描述实例

电损伤
结局04：患者没有电损伤症状和体征 结局定义：患者没有任何与电器使用造成损伤相关的或观察到的迹象或可报告的症状 解释声明：预防电器伤害需要安全用电、日常维护和了解潜在危害……
结局指标： 皮肤情况 神经肌肉状态 心血管状态 痛知觉 中间结局状态的实例 可应用的护理诊断 护理干预措施和活动 评估电气损伤的症状和体征(137)

PNDS利用围手术期患者核心模型(perioperative patient focused model)来说明围手术期病人与护理人员之间的动态互动，强调遵循临床工作流程和书写护理计划的重要性。该概念模型如图5-4-1所示，患者及其家人处于模型的核心是护理实践的焦点；在患者及其家人外围的同心圆代表护理域及元素。

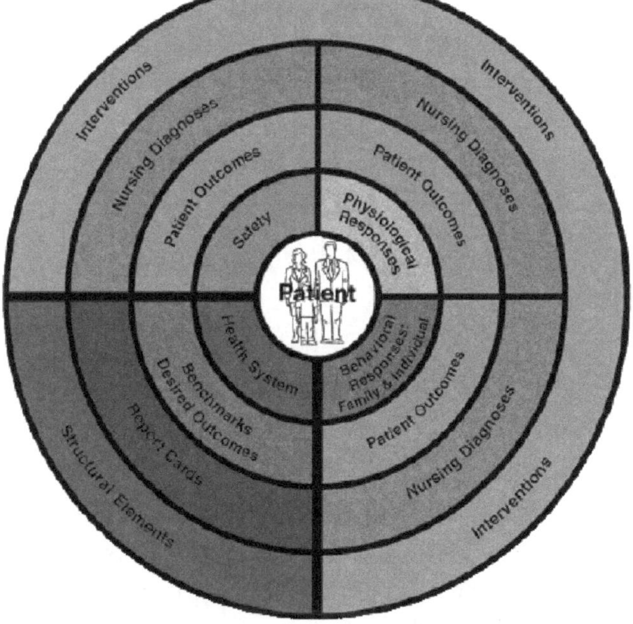

图 5-4-1 围手术期患者核心模型

护理域共4个。①行为反应：患者及其家人(Behavioral Responses: Family & Individual)：主要关注患者及其家人在心理、社会、精神活动等方面相关的反应。护士负责发现患者对手术及身体形态改变的看法。②安全(Safety)：主要关注患者的保护和安全，聚焦使患者免于损伤、危险和失能的护理活动。护士负责对电子病历中基于 PNDS 形成的患者判断及干预结果进行评价、干预、记录。③生理反应(Physiological Responses)：主要关注与人类机能、生理和生化过程相关的反应。此域为临床能力和护理人员设置了一个可进行测量和验证的管理决策。④健康系统(Health System)：前三个域以患者为中心，健康系统域则代表与优质、高效、有成本效益的护理实践有关的管理、操作及结构化的数据元素，此域中的数据没有整合到护理过程中。

PNDS 利用数据集作为数据元素的确定集合，如“nursing diagnoses”代表一个数据元素。PNDS 有独特的结构和诊断术语、干预措施及带有特定代码的结果。

三、实施及应用

PNDS 的护理诊断和措施已经映射到 SNOMED，进而有效链接了医学术语和护理术语。将 PNDS 嵌入到信息系统中，使得跨机构和围手术期设置提取连续、可比较的数据成为可能，护理对患者结局的影响更为明显。

PNDS 应用于临床，为描述围手术期患者护理提供统一的术语，支持护理文档的标准化、结构化，提高文档的前后一致性，为临床路径、护理结局、质量指标和干预方案提供通用语言，有助于测量和评估患者的护理结局，促进护理小组间的交流，增强患者护理的连续性，帮助临床护士做出临床判断和提高护理质量，促进基于研究的护理实践。

PNDS 应用于管理，支持数据库开发，支持精确、完备的数据分析，协助患者群体之间临床数据的比较，帮助衡量临床结局和监测效益水平，允许评估成本与质量和效益的关系，支持围手术期内临床和管理活动成本的计算、管理和偿付，为决策和医疗政策制定提供有效的临床数据；帮助管理者评估资源利用情况和比较患者临床表现及护理数据，支持实践的专业模型，促进医疗信息的跨地域交流。

第五节　临床护理分类(CCC)

一、概述

临床护理分类(Clinical Care Classification，CCC)即先前的家庭保健护理分类(Home Health Care Classification，HHCC)，由 SabaCare 公司基于实际的护理数据研究开发，是标准的编码化护理术语，用于识别护理实践中分散的元素，为健康护理提供者提供护理语言。CCC 通过独特的框架和编码结构来获取卫生保健系统中病患护理的实质，可用于病患护理过程中的文档整合、制定护理计划、临床路径和指导、临床护理的分析和追踪、生成循证实践模型、分析典型患者和总体，还可预测护理需求、护理资源和成本。CCC 的最新版是 2012 年发布的 2.5 版，共包括 21 个护理分量、176 个护理诊断、804 个护理措施和 528 个护理结局，并建立了护理诊断到护理措施、护理结局的链接。

二、结构

CCC 系统的结构框架包括 4 层，如图 5-5-1 所示。①第一层：4 个护理模式(healthcare patterns)，分别为生理、心理、功能、健康行为，对护理分量(care components)进行分类。②第二层：21 个护理分量，为 CCC 两类相关的护理术语(护理诊断和护理措施)提供标准化的分类框架。21 个护理分量是根据美国护士协会(ANA)的 6 步护理过程(Assessment, Diagnosis, Outcome Identification, Planning, Implementation, and Evaluation)提出的，具体参见表 5-5-1。③第三层：两类护理术语，包括 176 个护理诊断(60 个主类，116 个子类)和 201 个核心护理措施(77 个主类，124 个子类)。④第四层：两套术语修饰语，包括 3 个结局修饰语(改善的、稳定的、恶化的)和 4 个活动类型修饰语(评估、执行、教育、管理)。每个结局修饰语都分别和 176 个护理诊断术语结合使用，这样就形成了 528 个(176×3)预期和(或)实际护理结局。每个活动类型修饰语都分别和 201 个核心护理措施术语结合使用，这样就形成了 804 个(201×4)护理措施/活动。美国护士协会(ANA)的 6 步护理过程与 CCC 的对照参见图 5-5-2。

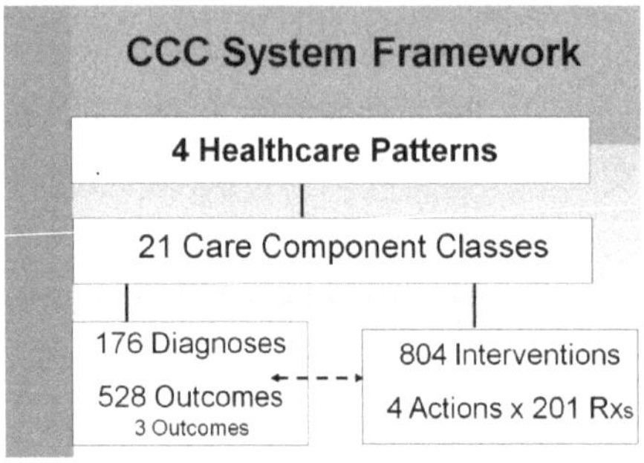

图 5-5-1　CCC 系统的结构框架

表 5-5-1 CCC 的 21 个护理分量

护理模式	护理分量
健康行为	药物疗法、安全护理、健康行为
功能	活动、液体摄入、营养、知觉、自我护理
生理	心脏、呼吸、代谢、躯体控制、皮肤完整性、组织灌注、排便、排尿、睡眠周期
心理	认知、心理应对、角色关系、自我意识

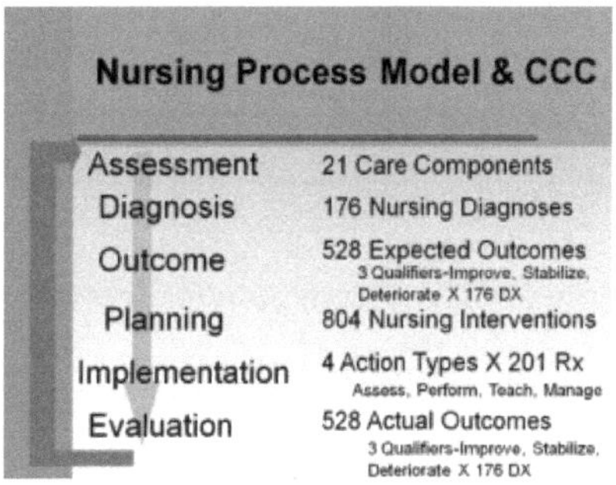

图 5-5-2 美国护士协会(ANA)护理过程与 CCC 的对照

这样的框架结构使得对 4 层的数据进行编码成为可能，既允许编码的数据向上归集成大数据，也可向下细分以获取原子级数据元素。CCC 分类系统是根据国际疾病与健康相关问题分类 ICD-10-CM 及其派生分类 ICD-10-CM-PCS 进行编码的，由五位数字字母组成。护理组件提供标准化框架来支持 CCC 术语之间的链接，并使 CCC 术语映射到其他健康分类系统中。CCC 网站提供 CCC 在线编码，用户依据 ANA 的 6 步护理流程来形成 CCC 编码。按流程依次选择来推进护理过程，相应的编码会替代问号，形成对应的 CCC 编码。图 5-5-3 为第一步，选择护理分量(21 个护理分量用字母 A～U 代表)。图 5-5-4

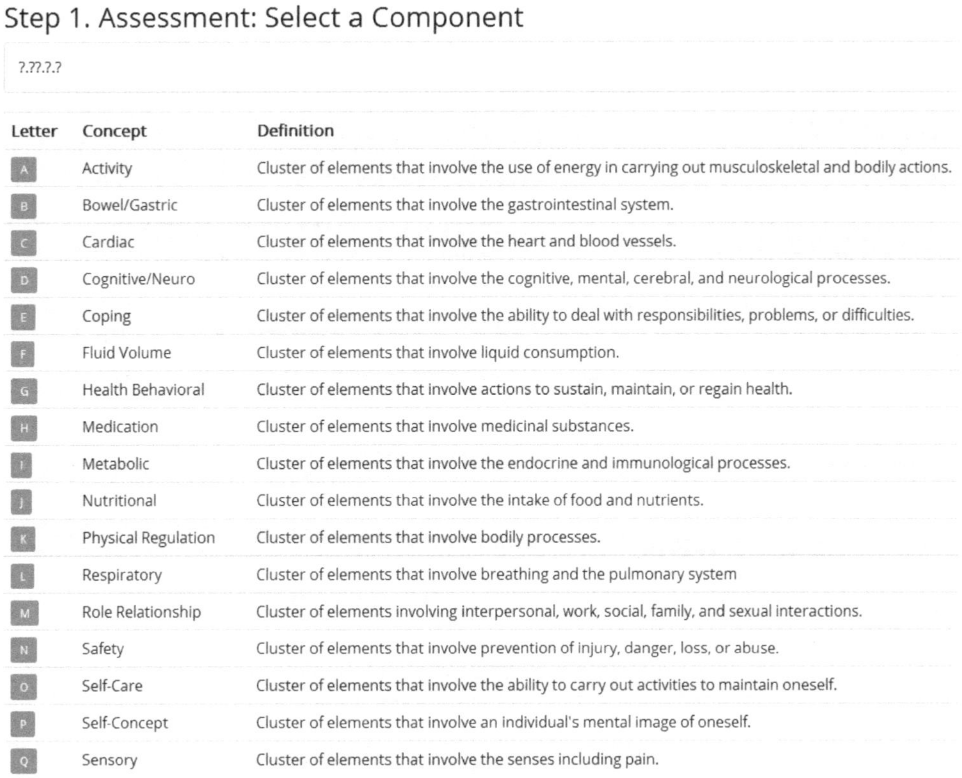
Step 1. Assessment: Select a Component

?.??.?.?

Letter	Concept	Definition
A	Activity	Cluster of elements that involve the use of energy in carrying out musculoskeletal and bodily actions.
B	Bowel/Gastric	Cluster of elements that involve the gastrointestinal system.
C	Cardiac	Cluster of elements that involve the heart and blood vessels.
D	Cognitive/Neuro	Cluster of elements that involve the cognitive, mental, cerebral, and neurological processes.
E	Coping	Cluster of elements that involve the ability to deal with responsibilities, problems, or difficulties.
F	Fluid Volume	Cluster of elements that involve liquid consumption.
G	Health Behavioral	Cluster of elements that involve actions to sustain, maintain, or regain health.
H	Medication	Cluster of elements that involve medicinal substances.
I	Metabolic	Cluster of elements that involve the endocrine and immunological processes.
J	Nutritional	Cluster of elements that involve the intake of food and nutrients.
K	Physical Regulation	Cluster of elements that involve bodily processes.
L	Respiratory	Cluster of elements that involve breathing and the pulmonary system
M	Role Relationship	Cluster of elements involving interpersonal, work, social, family, and sexual interactions.
N	Safety	Cluster of elements that involve prevention of injury, danger, loss, or abuse.
O	Self-Care	Cluster of elements that involve the ability to carry out activities to maintain oneself.
P	Self-Concept	Cluster of elements that involve an individual's mental image of oneself.
Q	Sensory	Cluster of elements that involve the senses including pain.

图 5-5-3 CCC 在线编码第一步：选择护理分量

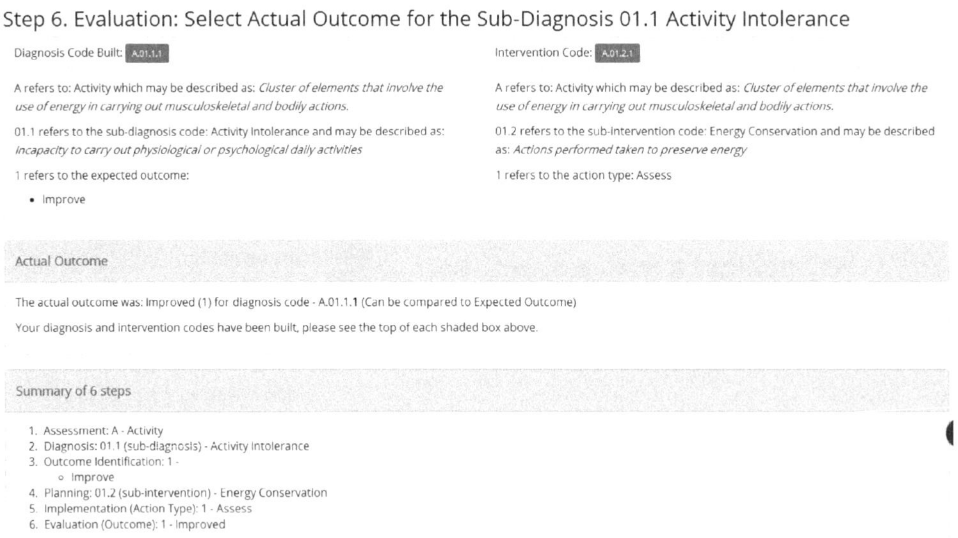

图 5-5-4　CCC 在线编码第六步：评估(彩图请扫封底二维码)

为最后一步，形成最终的 CCC 编码“A.01.1.1”和“A.01.2.1”(图中绿色背景)，图 5-5-4 最下方是生成 CCC 编码的 6 个步骤的简要说明。

三、实施及应用

CCC 没有许可费用，结构是开放式的，其设计面向基于计算机的系统，如电子病历(CPR)、电子健康档案(EHR)、临床信息系统(CIS)、个人健康档案(PHR)等。CCC 编码标准化的框架适用于电子存档、检索和分析。它的编码基于 ICD 结构，可促进信息交换，提高互操作性。CCC 可与 ANSI HL7 互操作，并被整合进 SNOMED CT 及 UMLS，得到美国护士学会(ANA)的认可，符合 Cimino 的标准术语表标准，并遵循国际标准化组织(ISO)的护理学参考术语表模型。

CCC 网站提供若干免费工具和文档实例，方便对 CCC 系统的开发利用，并有助于深化对 CCC 的理解，从而更有效地应用于教学研究和临床实践领域。其中，“Interactive Plans of Care (beta) ”工具，用于演示 CCC 系统概念和编码如何应用于护理计划的，还有“Mobile Tool”、“Desktop PC Demo ”等工具。此外还提供 CCC 术语表的下载，并可网上购买用户指南。

目前已经有多个国家翻译了 CCC 系统的不同版本，如 CCC 2.0 已经翻译为韩语、挪威语、土耳其语等；CCC 2.5 翻译为波斯语、西班牙语、斯洛文尼亚语等。汉语、荷兰语、芬兰语和法文版本也在翻译中。

第六章　药　　学

本章主要介绍国外药学领域具有代表性和广泛应用的词表。词表类型包括术语表、叙词表、分类法、本体等。词表内容涉及批准药品和临床处方的名称、药理机制、不良反应、市场价格、医疗保险等信息。这些词表中一部分是国家标准和领域规范，大部分已融入临床和药房信息系统及商业数据库，是支持临床应用、药物研发、药事管理和市场营销的核心信息工具。根据这些词表的功能和应用领域，本章分为 4 节(4 个方面)进行介绍：第一节为美国国立联邦药物词表，第二节为药物数据库词表，第三节为药物不良反应相关词表，第四节为药物保险和药事执业相关词表，并重点阐明这些词表的内容、结构与应用价值。

第一节　美国国立联邦药物词表

一、临床药物标准术语表(RxNorm)

(一) 简介

RxNorm 是人类临床药物标准命名法，编制目的是使采用不同药品命名法的系统能高效地分享数据。它收录了美国境内可获得的处方药及部分非处方药，包括药物的通用名和商品名信息；也收录其他国家有权威来源信息的处方药。它不收录的是放射性药物、造影剂、食品、食品补充剂和医疗设备等。

RxNorm 由美国国立医学图书馆(NLM)一体化医学语言系统(UMLS)的核心研发团队编制和维护。其宏观思路借鉴了 UMLS 的基本原理，包括：以多来源表为数据源；通过概念组织数据，为概念继承和添加属性信息；以富文档发布格式(rich release format，RRF)存储数据，实现对多个异构词表的有效整合。同时，RxNorm 在建设机制方面也有自己的特点和创新：基于同义概念归并和歧义概念处理，RxNorm 为每个概念重新生成规范化的名称和概念唯一标识符(RxNorm concept unique identifier，RxCUI)；设计了包含药物不同语义颗粒度(术语类型)的临床处方模型，并基于药物核心成分或剂型的不同术语类型构建了结构化语义网络。RxNorm 是美国联邦政府系统指定使用的标准之一，也是支持药学词表和药房知识库系统语义互操作的重要工具。

2018 AAA 版 UMLS 中，RxNorm 概念总量为 208 301 个。RxNorm 实现每周更新。其网址为 http://www.nlm.nih.gov/research/umls/rxnorm/。

(二) 来源与内容

RxNorm 遴选美国境内药房管理和药物相互作用系统中常用词表作为名称来源，反映和保存这些来源表中药品名称、含义、属性和关系等信息；同时，RxNorm 基于来源表为每个概念衍生生成规范名称形式，这些规范名称构成了 SAB=RxNorm 术语集（“SAB”表示来源表缩写，即“Source abbreviation”）。

1. 来源词表

2018-1 版 RxNorm 来源词表为 16 个，如表 6-1-1 所示。这 16 个来源表包括：①美国国立联邦机构编制的药学专业表，包括退伍军人健康管理局的国家药品文档（VANDF）和药品文档参考术语集（NDFRT），美国食品药品监督管理局的结构化产品标签（SPL）；②医学综合词表，包括美国国立医学图书馆（NLM）的《医学主题词表》（MeSH）、美国病理学家协会的医学临床术语系统命名法（SNOMED CT）；③大型医药公司、商业数据系统词表，包括 Multum 的医学资源词典、Micromedex 的红皮书、Medi-Span Master 主要药品数据库等；④NDFRT 的关系信息，即 NDFRT_FDASPL relationships 与 NDFRT_FMTSME relationships。

表 6-1-1　RxNorm 来源表相关信息

序号	缩写	英文全称	中文全称	RxNorm 收录概念量	源表编制机构	改编机构
1	ATC	Anatomical Therapeutic Chemical Classification System	解剖治疗学化学分类系统	2 612	WHO 药物统计方法学合作中心	—
2	CVX	Vaccines Administered	CVX 注射疫苗编码集	—	美国 CDC 免疫和呼吸疾病中心	—
3	DRUGBANK	DrugBank	药物数据库	3 773	加拿大健康研究所、阿尔伯塔创新健康解决方案组织和代谢组学创新中心	—
4	GS	Gold Standard Drug Database	金标准药品数据库词表	20 605	Elsevier 公司	—
5	MDDB	Medi-Span Master Drug Data Base	Medi-Span 主要药品数据库	—	荷兰威科医疗（Wolters Kluwer Health）Medi-Span	—
6	MMSL	Multum MediSource Lexicon	Multum 药学资源术语表	38 752	Cerner Multum	—
7	MMX	Micromedex RED BOOK	Micromedex 红皮书	26 231	汤森路透（Thomson Reuters）医疗服务品牌 Micromedex	—
8	MSH	Medical Subject Headings（MeSH）	医学主题词表	9 142	美国国立医学图书馆（NLM）	—
9	MTHCMSFRF	Metathesaurus CMS Formulary Reference File	超级叙词表医疗保险和医疗救援服务中心处方参考文档	—	美国医疗保险和医疗救援服务中心（Centers for Medicare & Medicaid Services）	NLM
10	MTHSPL	FDA Structured Product Labels	FDA 结构化产品标签	28 734	美国食品药品监督管理局（FDA）	NLM
11	NDDF	FDB MedKnowledge（formerly NDDF Plus）	第一数据银行药品知识词表	20 377	第一数据银行（First DataBank）公司	—
12	NDFRT	Veterans Health Administration National Drug File - Reference Terminology	退伍军人健康管理局国家药品文档参考术语集	17 280	美国退伍军人健康管理局（VHA）	—

续表

序号	缩写	英文全称	中文全称	RxNorm 收录概念量	源表编制机构	改编机构
13	NDFRT_FDASPL	NDFRT FDASPL relationships	NDFRT 与 FDASPL 关系	—	美国食品药品监督管理局(FDA)	—
14	NDFRT_FMTSME	NDFRT FMTSME* relationships	NDFRT 与 FMTSME 关系	—	联邦药物跨机构协会(Federal Medication (FedMed) interagency collaboration)	—
15	SNOME DCT_US	US Edition of SNOMED Clinical Terms (drug information)	美国版 SNOMED 临床术语(药物信息)	14 182	美国病理学家协会(College of American Pathologists)	NLM
16	VANDF	Veterans Health Administration National Drug File	退伍军人健康管理局国家药品文档	16 808	美国退伍军人健康管理局(VHA)	—

注:信息来源2018-1版RxNorm技术文档(RxNorm Technical Documentation)和2018AA版UMLS Metathesaurus, Statistics of RxNorm.

*FMTSME: Federal Medication Terminology Subject Matter Expert 联邦药品术语主题专家词表。

2. 规范术语集(SAB=RxNorm)

基于 16 个数据来源，衍生生成的 RxNorm 规范化药品名称构成了一个术语集：SAB= RxNorm。每个 SAB= RxNorm 规范化名称遵循由成分、剂量和剂型组成的模式。对商品名，SAB= RxNorm 包括商品名称；对药品包，SAB= RxNorm 包含每个构成药品的量化信息。RxNorm 规范术语集(SAB=RxNorm)的术语类型及其构成信息如表 6-1-2 所示。

表 6-1-2　RxNorm 规范术语集(SAB=RxNorm)术语类型

术语类型	术语构成
通用名药品	成分+剂量+剂型
商品名药品	成分+剂量+剂型[商品名]
通用名药物包	{#(成分+剂量+剂型)/#(成分+剂量+剂型)}药物包
商品名药物包	{#(成分+剂量+剂型)/#(成分+剂量+剂型)}药物包[商品名]

规范术语集(SAB=RxNorm)的生成机制包括两个方面。

一是对各来源表的同义词进行识别，并重新生成语义规范化概念。例如，对来自不同词表的“萘普生 250 毫克口服片”: Naproxen Tab 250 MG、Naproxen 250mg tablet (product)、NAPROXEN@250mg@ORAL@TABLET、Naproxen 250 MILLIGRAM In 1 TABLET ORAL TABLET 和 NAPROXEN 250MG TAB, UD [VA Product]，RxNorm 将其视为同义概念，并生成规范名称“Naproxen 250 MG oral tablet”，分配共同的 RxCUI“198013”。

二是对歧义概念进行处理。RxNorm 数据来源于多个词表，各词表更新与调整周期不同，同形或相似的字符串可能有不同含义，需要将它们作为歧义概念进行处理。RxNorm 通过复制的方法来处理歧义字符串：将原始词作为基础词(base atom)，不为其分配 RxNorm 名称形式；复制词(duplicate atom)用原始词加上'_#N'('N'为第 1 到第 *N* 个复制词)表示，生成 RxNorm 规范形式，反映该复制词的准确含义，并为每个复制词分配 RxCUI。

对“歧义标记”(AMBIGUITY_FLAG)属性，原始词和复制词的属性值分别为“Base”和“Duplicate”。除了 NDC 编码和歧义标识属性，复制词与基础词有同样的关系和属性。例如，对于商品名为“Xopenex”的沙丁胺醇(levalbuterol)吸入剂，有 80 和 200 两种作用次数，其基础词和复制词的属性和规范名称如表 6-1-3 所示。

表 6-1-3　“沙丁胺醇”歧义字符串的处理

表示形式	歧义属性	RxCUI	RxNorm 规范名称
Levalbuterol 0.045 MG/ACTUAT Metered Dose Inhaler [Xopenex]	Base	996 225	无
Levalbuterol 0.045 MG/ACTUAT Metered Dose Inhaler[Xopenex]_#1	Duplicate	996 233	80 ACTUAT Levalbuterol 0.045 MG/ACTUAT Metered Dose Inhaler[Xopenex]
Levalbuterol 0.045 MG/ACTUAT Metered Dose Inhaler[Xopenex]_#2	Duplicate	746 466	200 ACTUAT Levalbuterol 0.045 MG/ACTUAT Metered Dose Inhaler[Xopenex]

(三)结构

1. 宏观层级结构

RxNorm 没有大的层级结构，主要按字顺进行组织，结构较为扁平。如图 6-1-1 所示，1-二十八烷醇口服胶囊(1-octacosanol oral capsule)与二十八烷醇口服片剂(1-octacosanol oral tablet)分别为两个一级概念，其下包含更具体的、带剂量信息的概念，如二十八烷醇 4 毫克口服胶囊、二十八烷醇 1 毫克口服片等。

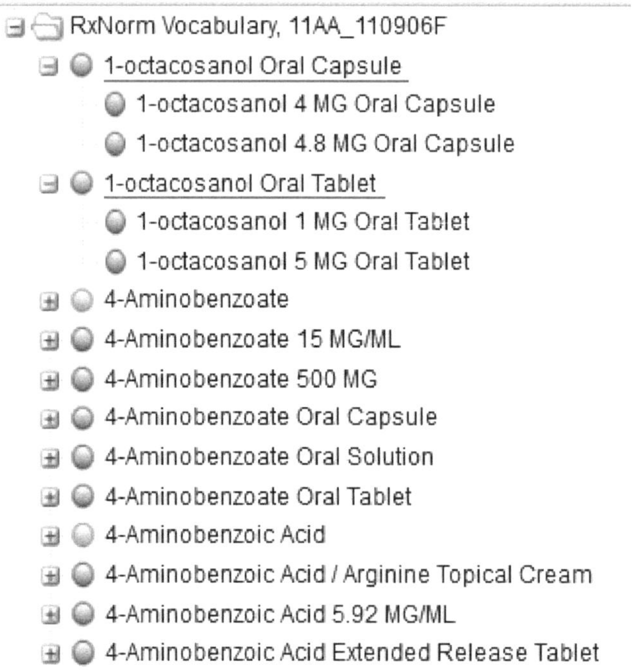

图 6-1-1　RxNorm 字顺结构

2. 微观概念结构

1) 概念表示模型

RxNorm 采用临床医师和药师广泛认可的处方形式作为概念表示模型，即包括活性成分、剂量、剂型和商品名 4 部分，如“氟西汀 4 毫克/毫升口服液[百忧解]”(表 6-1-4)。RxNorm 概念表达临床有意义的化学成分的每种剂型与剂量的可获得组合；当其中任何一个元素发生变化时，就会有一个新的 RxNorm 概念产生。RxNorm 为每个概念分配唯一标识符(RxCUI)。RxCUI 不会被删除或重用，并在各版本中得到延续。

表 6-1-4　以活性成分“氟西汀”为核心的 RxNorm 概念示例

RxCUI	英文名称	中文名称	概念构成
4 493	Fluoxetine	氟西汀	活性成分
315 951	FLUoxetine 10 MG	氟西汀 10 毫克	活性成分+剂量
310 384	FLUoxetine 10 MG Oral Capsule	氟西汀 10 毫克口服胶囊	活性成分+剂量+剂型
58 827	PROzac	百忧解	商品名
566 436	FLUoxetine 10 MG [PROzac]	氟西汀 10 毫克[百忧解]	活性成分+剂量+ 商品名
205 535	PROzac 10 MG Oral Capsule	百忧解 10 毫克口服胶囊	商品名+剂量+剂型

注：活性成分“氟西汀”与剂量、剂型、商品名每种可获得的组合，均构成一个新 RxNorm 概念并赋予一个新的概念号(RxCUI)。

2) 术语类型

RxNorm 使用术语类型(term type, TTY)在不同专指度上来表示药品通用名和商品名。术语类型主要分为通用名(generic name)和商品名(branded name)两大类型：通用名形式包括 IN(成分)、SCDC(成分+剂量)、SCDF(成分+剂型)、SCD(成分+剂量+剂型)和通用名药物包(GPCK)；商品名形式包括 BN(商品名)、SBDC{成分+剂量[商品名]}、SBDF{成分+剂型[商品名]}、SBD{成分+剂量+剂型[商品名]}及商品名药物包，支持用户从不同抽象水平来获取药品信息。表 6-1-5 从通用名和商品名两大类型，列出了各种术语类型的定义和示例。

表 6-1-5　SAB=RxNorm 使用的术语类型(TTY)

类型	术语类型	中/英文名称	定义	示例
通用名系列	IN	成分/Ingredient	赋予药品特有临床属性的化合物或组成部分。优选名称通常是 USAN 命名	氟西汀
	PIN	精确成分/Precise Ingredient	成分的具体形式，大多数是盐或异构体，可能有或没有临床活性	盐酸氟西汀
	MIN	多成分/Multiple Ingredients	由 SCDF 产生的两个或多个成分	氟西汀/奥氮平
	DF	剂型/Dose Form	药物的应用形式	外用溶液，口服片剂
	DFG	剂型组/Dose Form Group	多种剂型	口服溶液组
	SCDC	语义临床药品成分/Semantic Clinical Drug Component	成分和剂量	氟西汀 4mg/mL

续表

类型	术语类型	中/英文名称	定义	示例
通用名系列	SCDF	语义临床药品剂型/Semantic Clinical Drug Form	成分和剂型	氟西汀口服溶液
	SCDG	语义临床药品剂型组/Semantic Clinical Dose Form Group	成分和剂型组	氟西汀口服产品系列
	SCD	语义临床药品/Semantic Clinical Drug	成分、剂量和剂型	氟西汀 4mg/mL 口服液
	GPCK	通用名药物包/ Generic Pack	通用名药品投药方式	{11(伐地那非 0.5mg 口服片剂)/42(伐地那非 1mg 口服片剂)}包
商品名系列	BN	商品名/Brand Name	含具体活性成分的药品家族的专利商品名	百忧解
	SBDC	带商品名的语义药品成分/Semantic Branded Drug Component	带商品名的成分和剂量	氟西汀 4mg/mL[百忧解]
	SBDF	带商品名的语义药品剂型/Semantic Branded Drug Form	带商品名的成分和剂型	氟西汀口服液[百忧解]
	SBDG	带商品名的语义剂型组/Semantic Branded Dose Form Group	带商品名的成分和剂型组	百忧解丸剂
	SBD	带商品名的语义药品/Semantic Branded Drug	成分、剂量、剂型和商品名	氟西汀 4mg/mL 口服液[百忧解]
	BPCK	商品名药物包/ Brand Name Pack	商品名药品投药方式	{12(乙炔雌二醇 0.035mg/炔诺酮 0.5mg 口服片剂)/9(乙炔雌二醇 0.035mg/炔诺酮 1mg 口服片剂) / 7(惰性成分 1mg 口服片剂)}包 [Leena 28 天]

3)术语关系

RxNorm 规范化术语集(SAB=RxNorm)通过充分定义、命名好的关系集合，将包含相同成分或剂型的不同术语类型联系起来。术语关系是双向的，并且术语类型之间的关系是相对固定的。例如，含有……成分/是……的成分(has_ingredient/ingredient_of)、构成……/由……构成(constitutes/consists_of)等成对关系。表 6-1-6 显示了 RxNorm 规范化术语集中“醋氨酚”活性成分的部分术语关系示例。

表 6-1-6　SAB=RxNorm 中“醋氨酚”术语关系(部分示例)

术语 1	关系名称	术语 2
醋氨酚 325 毫克口服片	商品名是……/has_tradename	醋氨酚 325 毫克口服片[泰诺]
醋氨酚	是……的部分/part_of	醋氨酚/苯海拉明
醋氨酚 325 毫克口服片[泰诺]	剂型是……/has_dose_form	口服片

4) 语义网络

通过关系集合，包含相同成分或剂型的各种术语类型构成了彼此连接、格式固定的语义网络(semantic network)。语义网络的构建使得从药品成分的一种术语类型出发，可检索到该药品成分的其他各种术语类型信息。图 6-1-2 显示了以“西替利嗪”(Cetirizine)为核心的不同术语类型构成的语义网络。

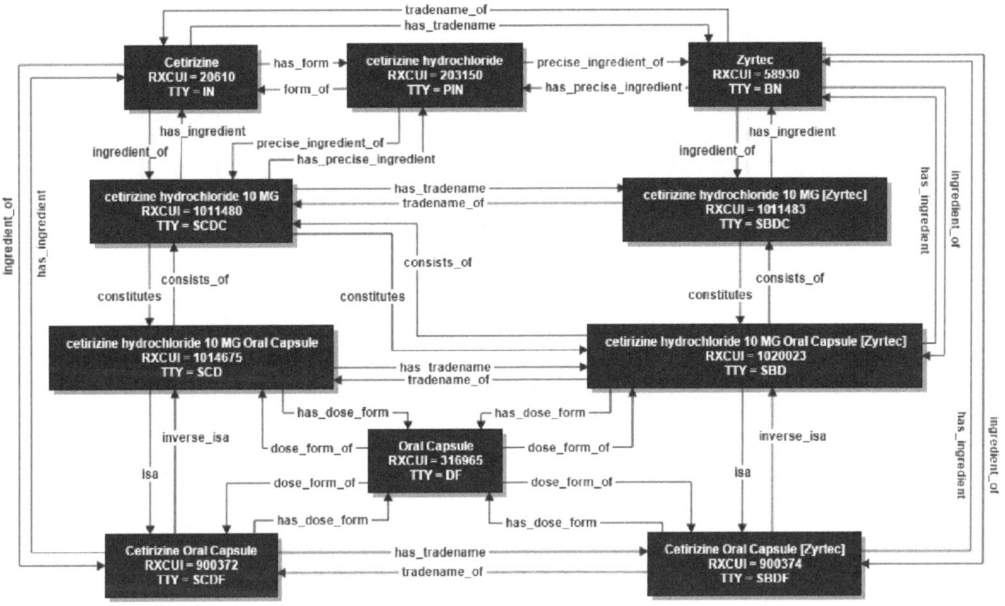

图 6-1-2 连接不同抽象水平“西替利嗪”(Cetirizine)的语义网络

来源：2018-1 版 RxNorm Overview

5) 术语属性

属性(attribute)是与概念或原词有关的其他信息片段。RxNorm 充分继承来源表属性，如 MeSH 叙词标识符 DUI、FDA 唯一成分标识符(UNII)、新药申请号(NDA)等。对于国家药品编码(NDC)，有多个来源词表进行提供，且形式多样，RxNorm 将其转化为 11 位 HIPAA 格式，作为 NDC 属性进行存储。在整合 NDF-RT 的药品临床属性信息后，RxNorm 数据的属性信息十分丰富，如表 6-1-7 所示。

3. 数据存储结构

类似 UMLS 存储机制，RxNorm 采用富发布文档格式(RxNorm rich release format, RXNRRF)，将不同来源表的信息充分保存，包括概念、属性、关系、历史变更等。所有文档名称以字母 RXN(RxNorm) 开始，之后是表示文档内容的字母(如 RXNREL=relationships 关系，RXNSAB=source abbreviation 来源缩写)，然后是文档扩展名.RRF(表 6-1-8)。

表 6-1-7　RxNorm 属性信息

信息来源	属性名称（ATN）	描述	属性值（ATV）	属性值示例
来源表信息	来源表代码（ORIG_CODE）	原始来源表原词的来源编码（source code）；在 RXNSAT 中，一些 DF 和 ET 原词属性最初来自 HL7	CODE	HL7T096、U000013
	来源表名称缩写（ORIG_SOURCE）	原始来源表原词的词表名称缩写（Source abbreviation, SAB）；在 RXNSAT 中，一些 DF 和 ET 原词属性最初来自 HL7	SAB	NDDF、MDDB
UMLS 信息	UMLSAUI	最新 UMLS 版本中，分配给原词（atom）的 UMLS 原词唯一标识符（atom unique identifier, AUI）	UMLS AUI	A15550595、A1537190
	UMLSCUI	最新 UMLS 版本中，分配给原词（atom）的 UMLS 概念唯一标识符（concept unique identifier, CUI）	UMLS CUI	C1176718、C1599949
RxNorm 添加信息	原词激活时间（RXN_ACTIVATED）	原词重激活的日期，即从 SUPPRESS=O（禁用）变化为 SUPPRESS=N（非禁用）	Date	01/28/2010、11/02/2007
	原词停用时间（RXN_OBSOLETED）	原词废弃的日期，即从 SUPPRESS=N（非禁用）变化为 SUPPRESS=O（禁用）	日期	09/14/2005、08/30/2007
	歧义标识（AMBIGUITY_FLAG）	被复制原词的属性；原始原词是“Base”，复制原词是“Duplicate”	"Base"或"Duplicate"	Base、Duplicate
	规范化国家药物代码（NDC）	对来源表提供的国家药品代码（National Drug Code, NDC）进行规范化的 NDC 值	11 位数字，无横杠，HIPAA 格式规范化的 NDC	58016069367、00781199213
	可获得的剂量（RXN_AVAILABLE_STRENGTH）	SCDG 和 SBDG 原词的剂量值，对一个成分在 SCD/SBD 水平的所有剂量；也包括 SCD、SBD 原词的剂量值	测量单位后的数字	10 MG/ML、0.154 MEQ/ML
	包含成分的数量（RXN_BN_CARDINALITY）	商品名（BN）原词所含成分的数量	单成分（single）或多成分（multi）	Single、Multi

续表

信息来源	属性名称(ATN)	描述	属性值(ATV)	属性值示例
RxNorm 添加信息	精确成分标识(RXN_IN_EXPRESSED_FLAG)	精确成分(TTY=PIN)的SCDC原词属性;在RXNREL中,SCDC原词将与术语类型为PIN原词有关系类型RELA=has_precise_ingredient	"P"	P
	定量信息(RXN_QUANTITY)	SCD 和 SBD 原词的时间、单位和剂量因素	测量单位后的数值；可能是剂量、时间单位、用量值	12 HR、120 ACTUAT
	剂量(RXN_STRENGTH)	SCDC 原词的剂量值	测量单位后的数值	250000 UNT、0.00833 MG/HR
	剂型简称(RXTERM_FORM)	SCD 和 SBD 原词的应用友好的剂型表达形式(application interface-friendly dose form)	剂型字符串	片剂(Tab)、胶体(Gel)
	兽药应用的国家(RXN_VET_DRUG)	兽医用药的 BPCK、GPCK、SBD、SCD 或 BN 原词的属性，表明其使用的国家；目前仅适用于在美国经营的药物	国际标准化组织(ISO)3166-1-alpha-2 国家代码	US
	人用药物应用的国家(RXN_HUMAN_DRUG)	人用药物的 BPCK、GPCK、SBD、SCD 或 BN 原词的属性，表明其应用的国家；目前仅适于在美国经营的药物	国际标准化组织(ISO)3166-1-alpha-2 国家代码	US

注：数据来源于 2018-1 版 RxNorm Overview 文档附表 4。

表 6-1-8　RxNorm RRF 存储文档

<table>
<tr><th>类型</th><th>文档名称</th><th>存储内容</th><th>示例</th></tr>
<tr><td rowspan="6">遵循 UMLS 的方式</td><td>RXNCONSO.RRF</td><td>概念名称和来源（concept names and sources）</td><td>83|ENG||||||1960||||SNOMEDCT|PT|75368007|4-Hydroxyphenylpyruvate dioxygenase||||</td></tr>
<tr><td>RXNSAT.RRF</td><td>简单概念和原词属性（simple concept and atom attributes）</td><td>38|||829|AUI|38|||RXN_BN_CARDINALITY|RXNORM|single|N||</td></tr>
<tr><td>RXNSTY.RRF</td><td>语义类型（semantic type）</td><td>7624|T122|A1.4.1.1.2|Biomedical or Dental Material|||</td></tr>
<tr><td>RXNSAB.RRF</td><td>来源信息（source information）</td><td>C4046110|C1140284|RXNORM_15AB_160104F|……</td></tr>
<tr><td>RXNDOC.RRF</td><td>缩写值（abbreviated value）</td><td>ATN|DDF|expanded_form|Drug Doseform|</td></tr>
<tr><td>RXNREL.RRF</td><td>相关概念（related concepts）</td><td>334291||CUI|RO|259711||CUI|consists_of|4194504||RXNORM||||N||</td></tr>
<tr><td rowspan="3">新增的存储方式</td><td>RXNCUI.RRF</td><td>退役 RXCUI 数据（retired RxCUI data）</td><td>106107|RXNORM_04AC_050210F|RXNORM_08AB_090302F|1|834308|</td></tr>
<tr><td>RXNATOMARCHIVE.RRF</td><td>存档数据（archive data）</td><td>1138734|A0540716|Cefotetan Disodium|3/15/2005 8:05:03 PM|3/10/2005 2:56:21 PM| 3/15/2005 8:05:02 PM|10203141||ENG||||203141|RXNORM|IN|203141</td></tr>
<tr><td>RXNCUICHANGES.RRF</td><td>概念变化（concept changes）</td><td>426260|117164003|SNOMEDCT|PT|HLA-DQ2 antigen|27034|461862|||RXNORM|||670619|702633|</td></tr>
</table>

数据来源：2016-1 版 RxNorm 技术文档：https://www.nlm.nih.gov/research/umls/rxnorm/docs/2016/rxnorm_doco_full_2016-1.html

（四）应用

RxNorm 是药品通用名和商品名的规范命名系统，同时又是支持药品术语表和药房知识库系统之间语义互操作的工具。自 2004 年发布以来，RxNorm 已发展成为美国临床药品信息交换的标准，并有效支持药品相关的临床决策。美国卫生保健信息技术标准专家组（HITSP）指定 RxNorm 是“药品商品名”、“临床药品名称”和“过敏原/副作用产品”的标准词表。

1. 提供规范化的药品名称和编码

在美国，大型跨州门诊医疗机构 EHR 系统将 RxNorm 作为直接获取用药史（medication history）的基础，每年为约 75 000 名患者、130 个临床中心服务。Pathak 等（2011）基于梅奥和奥姆斯特德医疗中心的门诊患者 EHR 数据，利用 RxNorm 和 NDF-RT 对电子健康档案药品数据进行分类：首先使用 RxNorm 来提取患者用药信息并对其进行编码表示，然后由 NDF-RT 药品类目进行分类。结果表明，通过采用结构化查询和自然语言处理技术，RxNorm 和 NDF-RT 可以共同用来对多个 EHR 系统的用药数据进行分类。

O'Neill 和 Bell（2010）对 RxNorm 标准命名法表示门诊电子处方的效果进行了评价。研究基于 19 743 份初级医疗电子处方，系统评估了 RxNorm 表示临床药品的覆盖率、RxNorm 概念 6 个月的替换率，以及概念间（处方中药品名称与 RxNorm 名称）映射的一致性。结果显示，RxNorm 对电子药品处方有 99.995%的覆盖率；与 NDC 相比，在电子处方系统里使用 RxNorm，可以实现更加准确和无歧义的名称表示。

在临床转化科学奖（CTSA）项目资助下，美国学术性医疗中心将临床处方数据存储到集成数据仓储（Integrated Data Repository，IDR）中。由于各地处方集数据编码在参与机构中显著不同，机构间用药数据查询的规范化难以实现，成为大型分布式数据集成的巨大挑战。针对这一问题，Wynden 等(2011)开发了健康本体映射器(Health Ontology Mapper，HOM)。该系统在底层与 RxNorm 术语服务器(RxNav terminology server，RxNav)交流。通过 RxNav 的中间传导，任何基于 i2b2.org 的 IDR 处方数据都可自动翻译成 RxNorm 标准，因此各地的编码数据都能映射到标准的术语集。

2. 支持语义互操作

美国联邦政府通过多机构的联合努力实现健康信息系统的互操作，其中一个重要方面是利用 RxNorm 作为药品名称标准。例如，针对退伍军人事务处(VA)和国防部(DoD)之间的药品数据交互，Parrish 等(2006)将 VUID(VA 唯一标示符)或 NCID(DoD 使用的数字概念 ID)映射到 RxCUI，实现了 VA 和 DoD 之间实时、双向编码的数据交互。RxNorm 广泛而深入地应用在电子健康档案系统和其他医疗保健系统中，有效支持了药品数据的映射和互操作、药品名称的更新与维护，进一步促进了临床决策和转化医学研究。

二、美国国家药品文档(VANDF)

(一) 简介

美国国家药品文档(National Drug File, NDF)由美国退伍军人事务部(Department of Veterans Affairs, VA)退伍军人健康管理局(Veteran Health Administration, VHA)编制，是一个集中维护、供 VHA 医院和诊所使用的药品电子列表。VANDF 主页网址为http://www.pbm.va.gov/NationalFormulary.asp。其内容每 6 周更新一次。

(二) 结构

VANDF 是一种药品信息列表，可下载的全部药品名录没有层级结构，主要根据药品通用名的字顺进行排列。可下载文档内容如表 6-1-9 所示。

表 6-1-9　VANDF 部分内容(2016 年 1 月版)

NDC_1	NDC_2	NDC_3	NDF_NDC	I_DATE_NDC	VA_PRODUCT	…
00185	0199	01	00185019901	2010/11/1	ZONISAMIDE 50MG CAP	…
00440	8761	91	00440876191	2010/10/14	ZONISAMIDE 50MG CAP	…
00440	8761	60	00440876160	2010/10/14	ZONISAMIDE 50MG CAP	…
68462	0129	05	68462012905	2010/9/13	ZONISAMIDE 50MG CAP	…
68462	0129	01	68462012901	—	ZONISAMIDE 50MG CAP	…
68084	0191	11	68084019111	—	ZONISAMIDE 50MG CAP	…
68084	0191	01	68084019101	—	ZONISAMIDE 50MG CAP	…
…	…	…	…	…	…	…

(三) 内容

NDF 主要包括临床药品、药物类别、成分和 NDC 编码信息。

1. 概念与语义类型

2016 年 1 月版 VANDF 共收录药物 137 244 个。2018AA 版 UMLS 收录 VANDF 中 27 921 个临床药物、8058 个成分和 578 个药物类别，其概念语义类型的分布如表 6-1-10 所示。

表 6-1-10 VANDF 概念语义类型分布

语义类型 ID	语义类型名称	计数
T200	临床药物	14 310
T074	医学设备	9 547
T121	药理学物质	7 023
T109	有机化合物	4 640
T168	食品	675
T116	氨基酸、肽或蛋白质	674
T203	药物投递设施	508
T129	免疫因子	509
T130	指示剂、试剂或诊断辅助物质	465

数据来源：2017AB 版 UMLS。

2. 属性信息

VANDF 为每个术语提供临床药品名称、药品分类信息和各种编码信息等，特别是美国国家药物代码（national drug code, NDC）的编号。在 VANDF 药物列表中，术语以出厂商品为基本单位，即商品名、规格、包装等有任何一个元素不同，就会作为一条独立的药品术语，被赋予一个新的 NDF_NDC 号。表 6-1-11 列出了 VANDF 药物术语所具有各字段内容，即其丰富的属性信息。

表 6-1-11 VADNF 文档各字段内容

字段名称	描述	示例
NDC_1	NDF NDC 2-6 字符（不在 NDF）	98716
NDC_2	NDF NDC 7-10 字符（不在 NDF）	0063
NDC_3	NDF NDC 11-12 字符（不在 NDF）	83
NDF_NDC	NDF 中的 NDC 号	98716006383
UPN	通用产品号	98716-06383
I_DATE_NDC	NDC 或 UPN 失效日期	2013/3/20
TRADE	产品商品名	NUTREN 1.5 FIBER
VA_PRODUCT	VA 产品名称	NUTREN 1.5 FIBER LIQUID
PRODUCT_NU	供给产品号（不在 NDF）	—
I_DATE_VAP	VA 产品名称的失效日期	2013/4/11
FEEDER	DSS Feeder Key	19483098716006300
Generic	VA 通用名	NUTREN
PKG_SZ	包装大小	1500

续表

字段名称	描述	示例
PKG_TYPE	包装类型	BAG
VA_CLASS	VA 分类	ENTERAL NUTRITION
MANUFAC	生产商	NESTLE NUTRITIO
STANDARD_MED_ROUTE	投药途径。如果有多种途径，就选第一种	ORAL
STRENGTH	产品剂量。如果产品含多种成分，则不输入	—
UNITS	剂量测量单位	—
DOSE_FORM	剂型	LIQUID,NUTRITIONAL SUPPLEMENT
NF_NAME	国家处方名称，结合通用名和剂型	NUTREN LIQUID,NUTRITIONAL SUPPLEMENT
CSFS	受控体系/联邦体系	0 - UNSCHEDULED
RX_OTC	处方药或非处方药	Over the Counter
NF_INDICAT	国家处方指示符(是或否)	N
VA_PRN	VA 印刷名称(处方标签上的名称)	NUTR SUPL NUTREN 1.5 FIBER LIQUID
DISP_UNT	VA 投药单位	250ML CAN
ID	CMOP ID 号。每个 VA 印刷名有唯一标识符	N0576
MARK	CMOP 标记(邮寄顺序)。是或否	Y

可将上表包含的属性信息分为如下几个方面。

1)名称信息

VA 产品名称(VA Product Name)、VA 药品通用名称(VA Generic Name)、国家处方集名称(NF_NAME)、VA 印刷商标名称(VA_PRN)和商标名(Trade)。

2)编码信息

美国国家药物代码(NDC)、通用产品编号(Universal Product Number，UPN)、医用材料产品号码(PRODUCT_NU)、决策支持系统 DSS Feeder Key(Feeder)和统一邮递门诊药房(Consolidated Mail Outpatient Pharmacy, CMOP) ID 号(ID)。

3)药品专业特性

VA 分类(VA_CLASS)、包装规格(PKG_SZ)、包装类型(PKG_TYPE)、生产厂家(MANUFAC)、投药方式(ROA)、剂量(STRENGTH)、投药单位(UNITS)、剂型(DOSE_FORM)、处方药或非处方药(RX_OTC)、是否国家管控(CSFS)、VA 配药单位(DISP_UNIT)、国家处方集指示符(NF_INDICAT，Yes/No)和邮递码(MARK，Yes/No)。

4)时间信息

NDC 或 UPN 失效日期(I_DATE_NDC)和 VA 产品名称失效时间(I_DATE_VAP)。

3. 辅助组织结构——VA 药物分类系统

NDF 采用 VA 药物分类系统(VA Drug Classification System)为术语提供分类信息，包括试验性药物和非处方药、假体和医疗耗材。分类系统旨在支持住院部和门诊药房的工作，促进药物与药物、药物与过敏原、药物与实验室、药物与食品相互作用的识别，改善患者用药有关的各种活动，为医务人员提供良好组织的数据库。

1）组织机制

2012 版 VA 药品分类系统类目共有 579 个。其分类号定义大类和具体产品类型，并用 5 位字母-数字表示：前两位是字母，以便于记忆的方式表示药品主类，如 AM 表示抗微生物制剂（antimicrobials）；后三位是数字，表示亚类，其数字编号采用顺序标记制，没有层级结构。以抗微生物制剂（AM000 antimicrobials）为例，如表 6-1-12 所示。

表 6-1-12 VA 分类系统：AM000 抗微生物制剂部分内容

VA 类号	VA 类目名称	中文名称
AM000	ANTIMICROBIALS	抗微生物制剂
AM110	PENICILLIN-G RELATED PENICILLINS	青霉素 G 相关青霉素
AM111	PENICILLINS, AMINO DERIVATIVES	氨基衍生青霉素
AM112	PENICILLINASE-RESISTANT PENICILLINS	耐青霉素酶青霉素
AM113	EXTENDED SPECTRUM PENICILLINS	广谱青霉素
AM114	PENICILLINS AND BETA-LACTAM ANTIMICROBIALS	青霉素和 β-内酰胺抗微生物制剂
AM115	CEPHALOSPORIN 1ST GENERATION	第一代头孢菌素

2）分类方法

VA 药品分类系统的分类机制，主要是针对药品整体的药理学机制。对于局部药物，会根据投药途径进行分类（如皮肤用药、眼科用药）。大部分情况下，如果不按投药途径，会根据具体化学/药理学类别（如 β-阻滞剂、头孢菌素）对药物进行分类。此外，会根据治疗类目（如抗血脂药、抗帕金森药）进行分类。对于复方药（combination products），除非已有具体亚类划分，或注释说明应划分在某个类目，大多数会分在相应主类的“其他”子类下。如果药品在一个主类中不能通过其下位类目进行充分描述，就会划分在“其他”类（例如，甲硝唑和万古霉素划分在“抗感染药，其他”类中）。

（四）应用

VANDF 主要供 VHA 系统内的医院和诊所使用。VHA 是大型的医疗机构，其下辖的 158 家医院、854 个社区诊所、132 个养老院和 42 个退伍军人收容所等均采用完全计算机化的电子健康档案。VANDF 可进行药物相互作用检查、管理医嘱、支持将门诊患者处方发送给各地药房等。

三、美国国家药品文档-参考术语集（NDF-RT）

（一）简介

美国国家药品文档-参考术语集（National Drug File-Reference Terminology，NDF-RT）由美国退伍军人健康管理局（VHA）编制，是对美国国家药品文档（NDF）的扩展。它将 NDF 层级药品分类与多类目的参考模型相结合，用于表示药物的各种特性，包括药物成分、化学结构、剂型、生理学效应、作用机制、药代动力学、相关疾病等。NDF-RT 每月更新，在超级叙词表中作为 RxNorm 的组成部分进行每版更新。

1. 编制背景

在电子医疗档案中使用受控词表可大大提高医务人员和计算机系统收集利用信息的效率。2003 年，VHA 开始构建企业参考术语集(Enterprise Reference Terminology，ERT)。ERT 包含了一系列联邦词表、商业即用(commercial off-the-shelf, COTS)及客户开发软件和技术环境，可支持商务处理和文档记录。ERT 是美国境内汇聚最大术语量的仓储之一。作为 ERT 的一部分，NDF-RT 是采用正式描述逻辑本体表示的药物类参考术语集。

2. 编制团队

NDF-RT 跨部门的专家团队(Interagency Expert Panel, IEP)来自美国退伍军人事务部(VA)、食品药品监督管理局(FDA)、美国国立医学图书馆(NLM)、美国国立癌症研究所(NCI)、医疗保险和医疗补助服务中心(Centers for Medicare and Medicaid Services, CMS)，以及其他联邦机构。VHA 负责维护和提高 NDF-RT 内容，也在 FDA 结构化产品标签(Structured Product Labeling, SPL)项目及其他联邦药学术语表(Federal Medication Terminologies, FMT)相关方面进行了努力。

(二) 内容模型

作为参考术语集和本体，NDF-RT 提供了正式的内容模型来描述和定义药品，界定了具体的概念(concept)、类(kind)，以及概念属性(conceptual properties)和关系。其中，概念关系包括角色关系(role relationships)和相关关系(association relationships)两种。图 6-1-3 表示简化的 NDF-RT 内容模型。

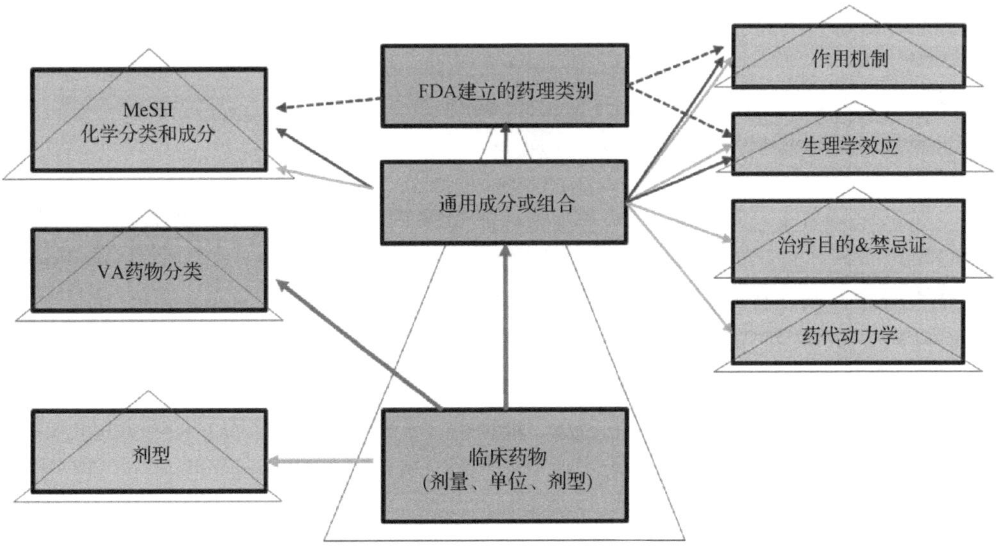

图 6-1-3 NDF-RT 内容模型(2014 版)

①三角形：表示概念的层级；矩形：表示分类信息；②向上箭头：表示层级或 ISA 关系，将 NDF-RT 临床药物概念统一成多层级结构，由其活性成分的 VA 药品类别和 FDA EPC 进行分类；③斜向箭头：表示命名的角色关系，可继承到下位归入概念；④NDF-RT 还包含与外界数据库的链接(如 VANDF、RxNorm、MeSH 和 UMLS)

（三）结构

NDF-RT 类目涉及药物的化学、药理与临床应用（疾病）各方面，为 EHR 和临床决策支持系统提供了良好的术语基础。

1. 宏观结构

NDF-RT 将概念组织成分类法（taxonomies），即在层级结构中，某个概念的含义比其上位概念（ancestors）更具体，同时比其下位概念（descendants）更宽泛。NDF-RT 词表有树形结构，一级类有 8 个，二级以下类别充分展开，最深层级达到 13 级（图 6-1-4）。

- ⊟ (NDFRT) National Drug File - Reference Terminology
  - ⊞ Cellular or Molecular Interactions [MoA]
  - ⊞ Chemical Ingredients [Chemical/Ingredient]
  - ⊞ Clinical Kinetics [PK]
  - ⊞ Diseases, Manifestations or Physiologic States [Disease/Finding]
  - ⊞ Dose Forms [Dose Form]
  - ⊞ Pharmaceutical Preparations
  - ⊞ Physiological Effects [PE]
  - ⊟ Therapeutic Categories [TC]
    - ⊞ Anti-infective Agent [TC]
      - Anti-inflammatory Agent [TC]
      - Antidote [TC]
      - Antineoplastic Agent [TC]
      - Antirheumatic Agent [TC]
    - ⊞ Cardiovascular Agent [TC]
    - ⊞ Central Nervous System Agent [TC]

图 6-1-4　NDF-RT 多层级结构（引自 2018AA 版 Metathesaurus）

一级大类共有 8 个，可分为三大方面：①化学类概念，共 3 个一级大类，包括药物制剂（Pharmaceutical Preparations）、化学成分（Chemical Ingredients）和剂型（Dose Forms）；②药理类概念，共 4 个一级大类，包括治疗学类别（Therapeutic Categories）、临床动力学（Clinical Kinetics）、细胞或分子相互作用（Cellular or Molecular Interactions）和生理学效应（Physiological Effects）；③疾病类概念，共 1 个一级大类，即疾病、症状或生理状态（Diseases, Manifestations or Physiologic States）。通用名成分（generic ingredient）或复方（combination）作为核心概念类目，通过其活性成分（active ingredients）、作用机制（mechanisms of action）、生理学效应（physiologic effects）和治疗学（therapeutics）（适应证和禁忌证）来描述。临床处方药品继承通用成分的描述，并进一步用 VHA 药品分类、剂量、单位和剂型来描述。

1）药品类（drug_kind）

位于“药物制剂（Pharmaceutical Preparations）”大类下，是 NDF-RT 主要和中心层级

结构部分。其下位概念又分为“按 FDA 药理学类别的药品”、“按通用成分组合的药品”和“按 VA 分类法的药品”三个方面(图 6-1-5)。

⊟ Pharmaceutical Preparations
- ⊞ Drug Products by FDA Established Pharmacologic Class
- ⊞ Drug Products by Generic Ingredient Combinations
- ⊟ Drug Products by VA Class
  - [AA000] INTRODUCTION
  - ⊟ [AD000] ANTIDOTES,DETERRENTS AND POISON CONTROL
    - ⊟ [AD100] ALCOHOL DETERRENTS
      - ACAMPROSATE CA 333MG TAB,EC [VA Product]
      - DISULFIRAM 250MG TAB [VA Product]
      - NALTREXONE (EQV-VIVITROL) 380MG/VIL INJ,SUSP,SA [VA Product]
      - NALTREXONE 380MG/VIL INJ,SUSP,SA [VA Product]
    - ⊞ [AD200] CYANIDE ANTIDOTES
    - ⊞ [AD300] HEAVY METAL ANTAGONISTS

图 6-1-5 药品类概念的层级构成

2) 成分类(ingredient_kind)

位于“化学成分(Chemical Ingredients)”类目下，表示化学品或药品的基本结构成分，如氨基酸、肽类和蛋白质类、碳水化合物、酶和辅酶类等。按稍作调整的 MeSH 化学结构进行组织(图 6-1-6)。

⊟ Chemical Ingredients [Chemical/Ingredient]
- ⊞ Amino Acids, Peptides, and Proteins [Chemical/Ingredient]
- ⊞ Biological Factors [Chemical/Ingredient]
- ⊞ Biomedical and Dental Materials [Chemical/Ingredient]
- ⊞ Carbohydrates [Chemical/Ingredient]
- ⊞ Chemical Classes for Pharmacologic Classification [Chemical/Ingredient]
- ⊞ Complex Mixtures [Chemical/Ingredient]
- ⊞ Enzymes and Coenzymes [Chemical/Ingredient]
- ⊞ Heterocyclic Compounds [Chemical/Ingredient]

图 6-1-6 化学成分类概念的层级构成(部分截图)

3) 剂型类(dose_form_kind)

位于“剂型(Dose Forms)”类目之下，概念来自 RxNorm 投药剂型层级(图 6-1-7)。

4) 治疗学类(therapeutic_category_kind)

位于“治疗学类别(Therapeutic Categories)”类目下，表示药品通用成分的治疗目的，并组织成面向器官系统的分类层级。这些概念是试验性的，用于模型化表示 FDA 药理类概念，其中有多种未(明确)定义的作用机制和(或)生理学效应(图 6-1-8)。

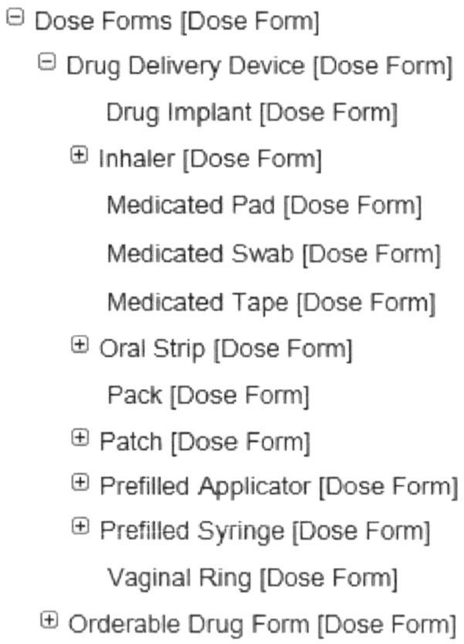

图 6-1-7 剂型类概念的层级构成

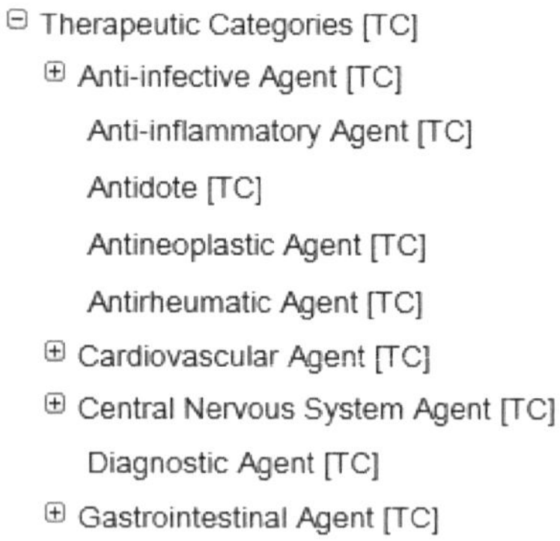
Therapeutic Categories [TC]
Anti-infective Agent [TC]
Anti-inflammatory Agent [TC]
Antidote [TC]
Antineoplastic Agent [TC]
Antirheumatic Agent [TC]
Cardiovascular Agent [TC]
Central Nervous System Agent [TC]
Diagnostic Agent [TC]
Gastrointestinal Agent [TC]

图 6-1-8 治疗学类概念的层级构成

5）药代动力学类（pharmacokinetics_kind）

位于“临床动力学（clinical kinetics）”类目下。描述药品活性成分的吸收、分布和消除（图 6-1-9）。

6）作用机制类（mechanism_of_action_kind）

位于“细胞或分子相互作用（Cellular or Molecular Interaction）”类目下，表示药品通用成分的分子、亚细胞或细胞效应。它组织成一个化学功能分类层级（chemical function classification hierarchy）（图 6-1-10）。

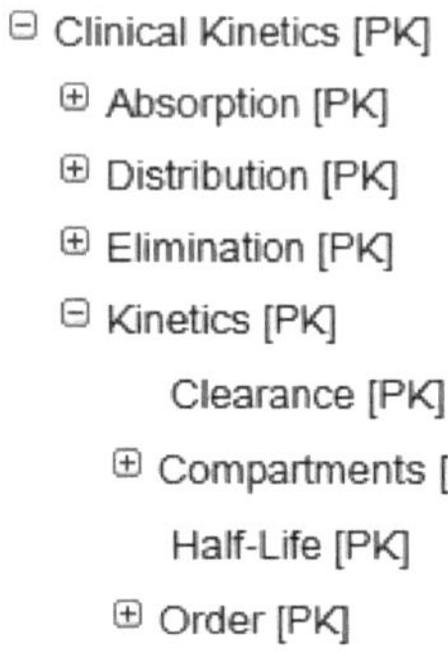

图 6-1-9 药代动力学类概念的层级构成

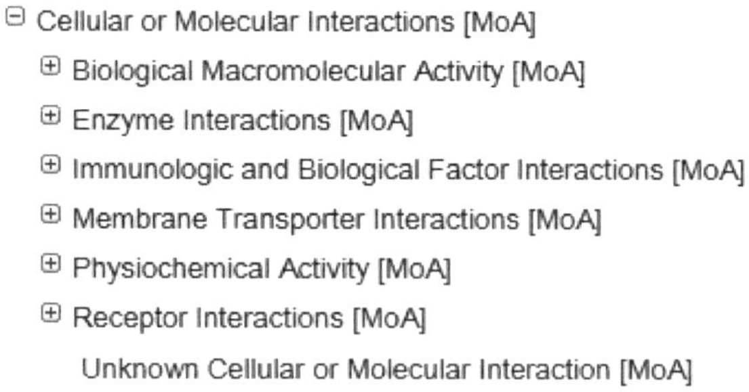

图 6-1-10 作用机制类概念的层级构成

7）生理学效应类（physiologic_effect_kind）

位于“生理学效应（Physiological Effects）”类目下，表示药物通用成分对组织、器官或系统的效应。它按器官系统分类层级进行组织（图 6-1-11）。

8）疾病类（disease_kind）

位于“疾病、症状或生理状态（Diseases，Manifestation or Physiologic States）”类目之下，按 MeSH 分类层级结构进行组织，用于表示用化学成分或药品来治疗、预防或诊断的病理生理状态和非疾病的生理状态，也可用来描述禁忌证(图 6-1-12)。

- ⊟ Physiological Effects [PE]
  - ⊞ Generalized Systemic Effects [PE]
  - ⊟ Organ System Specific Effects [PE]
    - ⊞ Cardiovascular Activity Alteration [PE]
    - ⊞ Dermatologic Activity Alteration [PE]
    - ⊞ Digestive/GI System Activity Alteration [PE]
    - ⊞ Endocrine Activity Alteration [PE]
    - ⊞ Hemic/Lymphatic Activity Alteration [PE]
    - ⊞ Musculoskeletal Activity Alteration [PE]
    - ⊞ Nervous System Activity Alteration [PE]
    - ⊞ Renal/Urological Activity Alteration [PE]
    - ⊞ Reproductive System Activity Alteration [PE]
    - ⊞ Respiratory/Pulmonary Activity Alteration [PE]
    - ⊞ Special Sensory Systems Activity Alteration [PE]
    - Unknown Physiological Effect [PE]

图 6-1-11　生理学效应类概念的层级构成

- ⊟ Diseases, Manifestations or Physiologic States [Disease/Finding]
  - ⊞ Cardiovascular Diseases [Disease/Finding]
  - ⊞ Chemically-Induced Disorders [Disease/Finding]
  - ⊞ Congenital, Hereditary, and Neonatal Diseases and Abnormalities [Disease/Finding]
  - ⊞ Demographic States [Disease/Finding]
  - ⊞ Digestive System Diseases [Disease/Finding]
  - ⊞ Disorders of Environmental Origin [Disease/Finding]
  - ⊞ Endocrine System Diseases [Disease/Finding]
  - ⊞ Eye Diseases [Disease/Finding]
  - ⊞ Female Urogenital Diseases and Pregnancy Complications [Disease/Finding]
  - ⊞ Hemic and Lymphatic Diseases [Disease/Finding]
  - ⊞ Immune System Diseases [Disease/Finding]
  - ⊞ Infectious Diseases [Disease/Finding]

图 6-1-12　疾病类概念的层级构成(部分截图)

2. 概念结构

NDF-RT 是面向概念的术语集，每个概念表示单独、唯一的含义，并且有完全指定名称及其他形式的同义术语。NDF-RT 为每个概念分配字母数字唯一标识符(alphanumeric unique identifier, NUI)，以标记和追踪这个概念，并在版本更新中得到维护。NDF-RT 概念可细分为通用、不同和非重叠的类别，且每个概念可以准确分到一个类别。

1) 概念

NDF-RT 概念从最新的 NDF 文档规律性地衍生得来，包括所有处方药(orderable drug

products)、制药活性通用成分(pharmaceutically-active generic ingredients)或相应药物组合(combinations)。NDF-RT 围绕药物类(drug_kind)进行组织，也包含参考概念(在参考术语集模型的“知识库”方面使用)，用来描述通用活性成分(generic active ingredients)的结构和功能性化学分类、生理学效应、药代动力学和治疗学。

以核心类“drug_kind”为例：其药物概念组织在“药物制剂(pharmaceutical preparations)”的多层级结构下，并通过化学、功能、和(或)治疗学进行分类，主要包含三大类：

(1)按 VA 分类的药品，包括 VA 药品类和处方(临床)药物;

(2)按 FDA 药理类分类的药品，包括 FDA 建立的药理类、通用(活性)成分和处方(临床)药物;

(3)按通用成分或组合分类的药品，包括通用成分和处方(临床)药物。

由临床医师在患者治疗中使用的处方或临床药品名称，通常活性通用成分构成，并带有具体剂量、单位和剂型，且遵从 HL7 药品术语集技术协会(HL7 Medication Terminology technical committee)的定义。最底层的临床药品概念有两个上位概念，即归属为两个类：①通用成分与其相应的组合物;②处方药品的 VA 具体药品类别。例如，“依那西普 50mg/ml 注射剂(ETANERCEPT 50MG/ML INJ SYRINGE)”有两个上位概念：[MS190] 其他抗风湿药([MS190] ANTIRHEUMATICS, OTHER)和依那西普(ETANERCEPT)。

2)属性

概念属性(concept properties)是概念的信息属性(informational attributes)。属性值是附属于概念的文本字符串，如外部名称(external name)、唯一标识符(unique identifiers, UI)、数据标识(data flag)等。属性值在支持推理的分类法(inferred taxonomy)中不会继承到下位概念。大多数 NDF-RT 概念属性在概念创建之初或在周期性更新时生成。

来自外源性术语表的属性会带上相应的前缀名称，如来自 MeSH、RxNorm、SNOMED、FDA 或 UMLS。外部词表属性值在周期更新中也自动批量生成。表 6-1-13 显示了与 NDF-RT 所有概念相关的属性信息。

表 6-1-13　与 NDF-RT 所有概念相关的属性

属性名称	英文释义	中文释义
NUI	NDF-RT unique identifier (a unique “N#” assigned to every concept)	NDF-RT 为每个概念分配的唯一标识符(NUI)
Display_Name	Untagged concept name for import and export	导入和导出的非标记概念名称
Synonym	Synonymous term	同义术语
UMLS_CUI	Unique concept identifier from the NLM UMLS Metathesaurus	来自 UMLS 超级叙词表的唯一概念标识符

各主要概念类的属性包括以下几类。

(1)药品类(drug_kind)概念：表 6-1-14 显示了药品类概念的属性信息。

表 6-1-14 NDF-RT 药品类概念的属性信息

英文信息	中文信息
● **VA Drug Class** ○ Level=(VA Class) ○ Class_Code ○ Class_Description	● **VA 药物分类** ○ 层级=(VA 分类) ○ 分类_码 ○ 分类_描述
● **Generic Ingredients or Combinations** ○ Level=(Ingredient) ○ FDA_UNII - FDA Substance Registration System UNII Code ○ RxNorm_Name - RxNorm semantic ingredient name(IN) ○ RxNorm_CUI - RxNorm source CUI (RXCUI) for IN	● **通用成分或组合** ○ 层级=(成分) ○ FDA_UNI - FDA 物质注册系统 UNII 代码 ○ RxNorm_名称 - RxNorm 语义化学成分名称(IN) ○ RxNorm_CUI – RxNorm 为化学成分提供的概念唯一标识符 (RXCUI)
● **Orderable (Clinical) Drug** ○ Level = (VA Product) ○ Print_Name – concise clinical drug name for labels, etc. ○ Strength ○ Units ○ CS_Federal_Schedule = Federal Controlled Substance Schedule (0-3) ○ VA_National_Formulary_Name ○ RxNorm_Name – RxNorm semantic clinical drug name (SCD) ○ RxNorm_CUI – RxNorm source CUI (RXCUI) for SCD	● **处方(临床) 药** ○ 级别= (VA 产品) ○ 打印商标名称 –商标上简洁的临床药物名称等 ○ 剂量 ○ 单位 ○ CS_Federal_Schedule = 联邦管制药物分级(0-3) ○ VA 国家处方名称 ○ RxNorm_名称– RxNorm 语义临床药物名称(SCD) ○ RxNorm_CUI – 语义临床药物(SCD)的 RxNorm 概念唯一标识符 (RXCUI)

(2)成分类(ingredient_kind)概念：NDF-RT 成分类从 MeSH 词表来，并通过计算机算法进行周期性重新同步更新。对成分类概念，主要包括如下属性：

- MeSH_Name：表示未标记的 MeSH 概念优选名称；
- MeSH_CUI：表示以 M#表示的唯一 MeSH 概念标识符，如 M058177987；
- MeSH_DUI：表示 D#或 C#表示的 MeSH 叙词标识符，如 D064418583；
- MeSH_Definition：表示 MeSH 概念的定义。

(3)疾病类(disease_kind)概念：NDF-RT 疾病类概念从 MeSH 词表中来，并通过计算机算法周期同步更新。对疾病类概念，包括如下属性：

- MeSH_Name：表示未标记的 MeSH 概念优选名称；
- MeSH_CUI：表示以 M#表示的唯一 MeSH 概念标识符；
- MeSH_DUI：表示以 D#或 C#表示的 MeSH 叙词标识符；
- MeSH_Definition：表示 MeSH 概念的定义；
- SNOMED_CID：表示 SNOMED-CT 对 MeSH 疾病名称进行映射的概念 ID。

(4)剂型类(dose_form_kind)概念：剂型类概念从 RxNorm 中得到，通过计算机算法进行周期性同步更新，其适用的属性包括：

- RxNorm_Name：表示未标记的 RxNorm 剂型名称；
- RxNorm_CUI：表示 RxNorm 来源的概念标识符(RXCUI)。

3）关系

（1）角色关系（role relationship）：角色关系用来帮助描述和定义概念与其他概念的关系。角色关系包括：①定义域（domain），用于定义可以使用角色关系的概念类别；②值域（range），用于说明角色关系可以指向的概念类别。作为定义性关系（definitional relationships），角色关系可支持基于工具的自动分类，也可在支持推理的分类表中继承到下位概念。

在 NDF-RT 中，药品类（drug_kind）概念有角色关系，从通用成分到处方药向下继承。角色关系名可带前缀“has_”，包含角色关系的值域类名称或相应首字母缩略语。图 6-1-13 和图 6-1-14 描述并定义了抗风湿药的通用成分（Etanercept，依那西普）和包含该成分的临床处方药（依那西普 50MG/ML 注射剂）的重要角色关系。

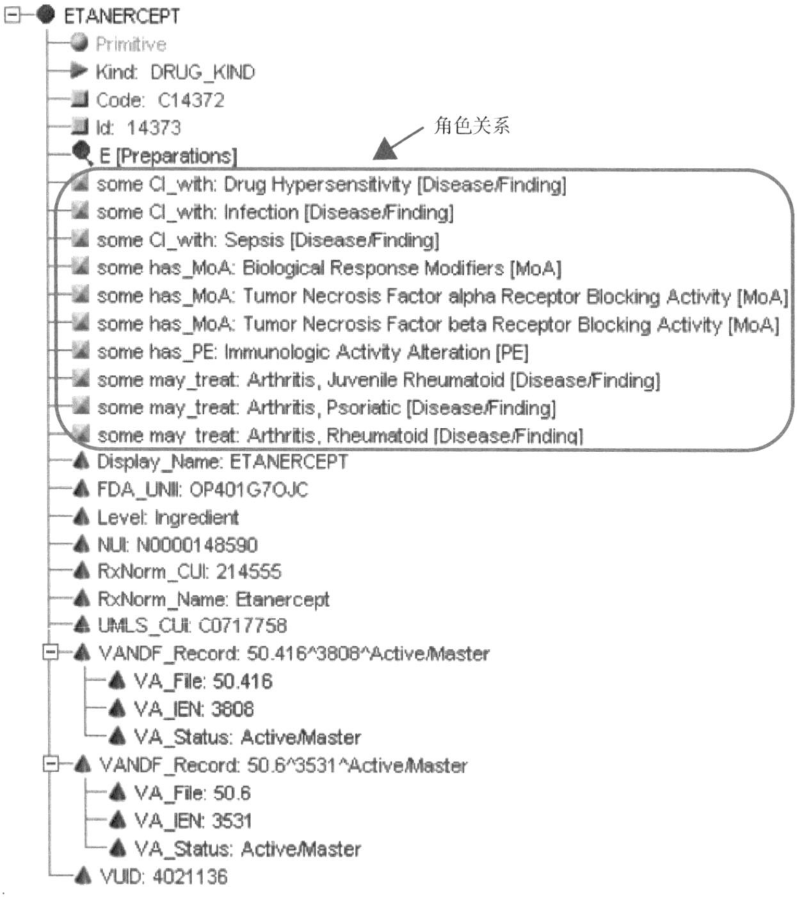

图 6-1-13　带角色关系（绿色字体）的“依那西普”内容模型（通用成分）（彩图请扫封底二维码）

角色关系用绿色字体显示，在药物层级的通用成分水平进行模型化表示，可在层级结构中向下继承；
属性用品红色字体显示，其下位蓝色字体（带锯齿状符号）表示修饰语，
属性和修饰成分均为概念特异的，不能继承到下位概念

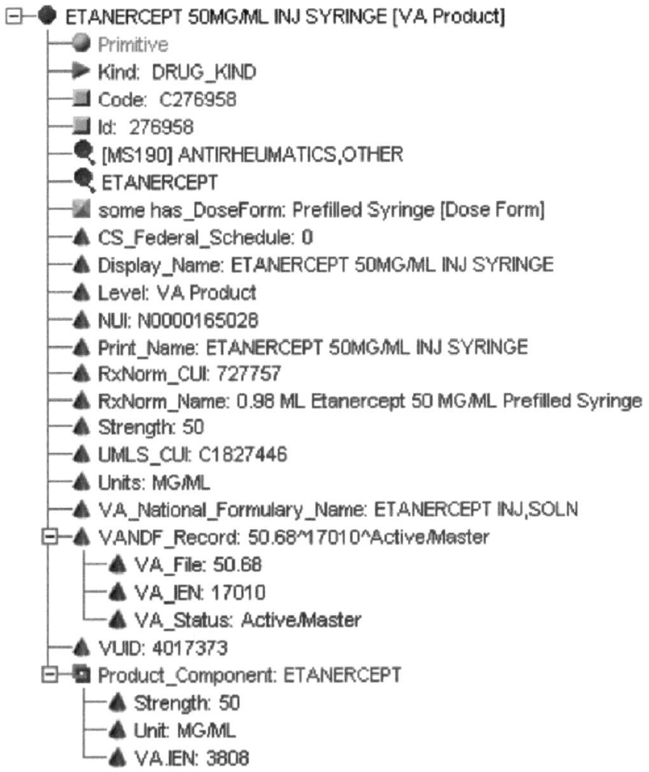

图 6-1-14 带新增角色关系(绿色字体)的“依那西普 50mg/mL 注射剂”内容模型(处方药)(彩图请扫封底二维码)

该处方药模型表示中只有一个角色关系(has_DoseForm)

(2)相关关系(association relationship):除了角色关系,概念可以有与其他概念的相关关系。不同于角色关系,相关关系是非定义性的。因此,它们会被自动分类忽略,在支持推理的分类法中也不被继承到下位概念。例如,VA 产品级药品类(drug_kind where Level = VA Product)与成分级药品类(drug_kind where Level = Ingredient)之间是“产品成分(Product_Component)”的关系,药物分类级概念(Drug Classification KIND)与成分级药品类(drug_kind where Level = Ingredient)之间是“药理类成分(PharmClass_Member)”的关系。

表 6-1-15 显示了 NDF-RT 的角色关系与相关关系的内容和数量。

表 6-1-15 NDF-RT 关系计数

关系名称	计数	关系名称	计数
RO/may_be_treated_by	64 889	RO/has_contraindicating_class	2 238
RO/may_treat	64 889	RO/contraindicating_class_of	2 238
CHD/	45 605	RO/may_be_diagnosed_by	1 073
PAR/	45 605	RO/may_diagnose	1 073

续表

关系名称	计数	关系名称	计数
RO/product_component_of	41 469	RO/has_contraindicating_mechanism_of_action	895
RO/has_product_component	41 469	RO/contraindicating_mechanism_of_action_of	895
RO/contraindicated_with_disease	40 884	RO/has_pharmacokinetics	811
RO/has_contraindicated_drug	40 884	RO/pharmacokinetics_of	811
RO/has_physiologic_effect	35 902	RO/induced_by	796
RO/physiologic_effect_of	35 902	RO/induces	796
RO/has_ingredient	25 574	RO/has_contraindicating_physiologic_effect	666
RO/ingredient_of	25 574	RO/contraindicating_physiologic_effect_of	666
RO/mechanism_of_action_of	19 558	RO/metabolic_site_of	398
RO/has_mechanism_of_action	19 558	RO/site_of_metabolism	398
SY/has_print_name	15 147	RO/active_metabolites_of	65
SY/print_name_of	15 147	RO/has_active_metabolites	65
RO/dose_form_of	14 196	RO/may_inhibit_effect_of	13
RO/has_dose_form	14 196	RO/effect_may_be_inhibited_by	13
RO/may_prevent	7 941		
RO/may_be_prevented_by	7 941		

数据来源：2018AA 版 Metathesaurus 中 NDF-RT 统计信息。

（四）应用

NDF-RT 是美国联邦药品术语集（FMT）项目的一部分，自 2001 年受政府计算机化健康档案项目资助开始建设，已经发展为美国国家范围内重要的药品术语资源。它基于描述逻辑的独特模式、丰富的药理学分类信息和易获得的知识产权，因而得到政府、学术机构和企业的广泛应用与研究。例如，Blach 等（2014）利用 RxNorm 和 NDF-RT 为大范围流行病学研究 MURDOCK 项目的药物数据进行自动编码。对于 130 273 个药物入口词，122 523（94%）个可以准确映射到 RxNorm 概念，106 135（85%）个可分类到 NDF-RT 的 VA 类下。借助 RxNorm 和 NDF-RT 实现的数据标准化和规范化，可最大限度地利用这些自由文本中的药物信息。Palchuk 等（2010）利用 NDF-RT 的药物分类信息将 RxNorm 的药物术语进行分层组织，实现按药理作用机制对药物名称的系统呈现和利用。

第二节　药物数据库词表

药物数据库类词表主要是药物数据库中的药物名称列表。这类词表组织机制相对简单，大多按字顺排列，层级结构较少；随着数据库内容的日益丰富，其词表体量不断增长。药物数据库提供可获得的药品名称、药理学机制、靶标信息、标签说明、市场价格等，是药物研究与开发、生产制造和经营销售的重要信息资源。本章主要介绍一系列具有代表性、应用广泛的药物数据库词表，重点关注词表内容、结构及其所支持数据库的相关功能。

一、DrugBank

（一）简介

DrugBank 由加拿大健康研究所（Canadian Institute of Health Research）、阿尔伯塔创新健康解决方案组织（Alberta Innovates-Health Solutions）和代谢组学创新中心（The Metabolomics Innovation Centre, TMIC）创建与维护。DrugBank 是一个具有特色的化学信息学（cheminformatics）和生物信息学（bioinformatics）在线资源，提供丰富的药物数据（化学、药理和制药）与药物靶标信息（序列、结构和通路）。

DrugBank 于 2006 年首次发布，应对药物研发不断提升的需求，DrugBank 持续更新，2018 年发布的 5.1.0 版代表了 10 余年最显著的更新：一方面，原有内容的数量大幅增长，如临床试验新药增长 300%，药物-药物相互作用增长近 600%，SNP 相关药物效应增长超过 3000%，在药物适应证、药物结合数据，以及药物-药物、药物-食物相互作用的数量、质量和一致性方面也有显著的提升；另一方面，大量全新数据添加进来，包括数百种药物对代谢物水平（药物代谢组学）、基因表达水平（药物转录组学）和蛋白质表达水平（药物蛋白质组学）的影响，新数据也添加到数百种新药临床试验和现有药物重利用试验中，并有数千张批准药物图片，以及大量质谱（MS）和核磁共振谱（NMR）图片。此外，在网页的内容、界面和利用效率方面也有重要提升。这些更新和改进大大提升了 DrugBank 在药理学、制药学和药学教育等领域的有用性及便利性。

DrugBank 内容全面、数据描述详细、具有广泛参考价值，因此更接近药物百科全书。DrugBank 主页网址为：http://www.drugbank.ca/（图 6-2-1）。DrugBank 每日更新，在超级叙词表中作为 RxNorm 的一部分进行每版更新。

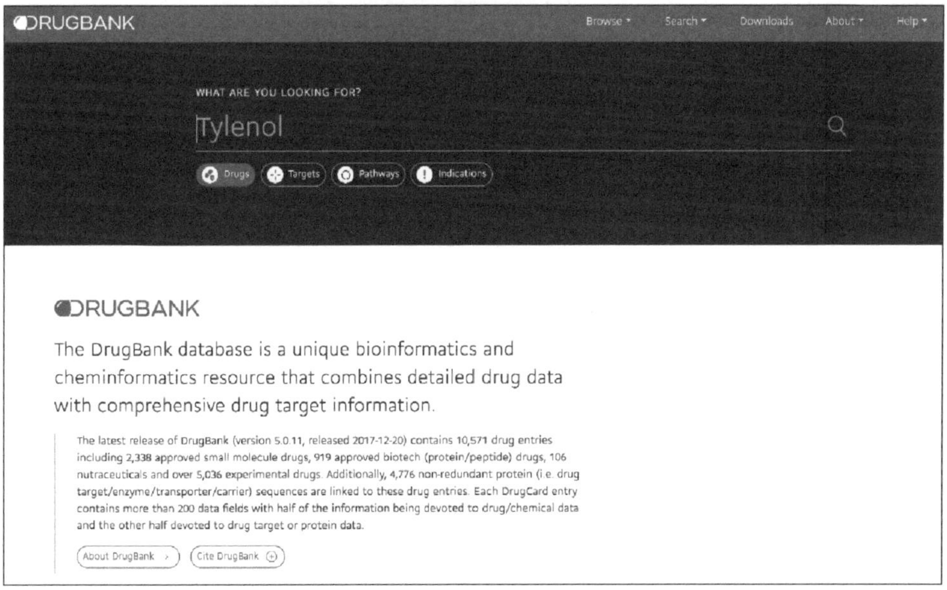

图 6-2-1　DrugBank 主页

（二）内容

DrugBank 于 2018 年 4 月 2 日发布的 5.1.0 版，共有 11 176 个药物入口，其中包括 2561 个批准的小分子药物、965 个批准的生物技术药物（蛋白/肽）、121 个营养制剂品，以及超过 5160 个试验型药物。此外，有 5127 个非冗余蛋白质（即药物靶标/酶/转录因子/载体）序列链接到这些药物入口。每个药物信息卡（DrugCard）入口包括 200 多个数据字段，一半信息是针对药物/化学数据，另一半信息是针对药物靶标或蛋白数据。表 6-2-1 显示了 DrugBank 不同版本收录的内容数量变化。

表 6-2-1　DrugBank 1.0、2.0、3.0、4.0 和 5.0 收录内容的对比

内容	1.0	2.0	3.0	4.0	5.0
每个药物卡（DrugCard）的数据字段数量	88	108	148	208	215
检索类型数量	8	12	16	18	20
药物-作用机制通路数量	0	0	168	232	319
药物代谢通路的数量	0	0	0	53	64
带代谢酶数据的药物数量	0	0	762	1 037	3 859
有结构信息的药物代谢物数量	0	0	0	1 239	1 360
药物-代谢反应数量	0	0	0	1 308	1 530
带转录因子数据的药物数量	0	0	516	623	1 954
带分类信息的药物数量	0	0	0	6 713	7 387
通过推断获得的 SNP 关联的药物效应数量*	0	0	0	0	5 993
通过研究获得的 SNP 关联的药物效应数量	0	0	113	201	324
带专利/价格/生产商数据的药物数量	0	0	1 208	1 450	1 820
食物-药物相互作用数量	0	714	1 039	1 180	1 195
药物-药物相互作用数量	0	13 242	13 795	14 150	365 984
ADMET 参数数量（Caco-2, LogS）	0	276	890	6 667	6 700
每种药物的 QSAR 参数数量	5	6	14	23	23
带药物-靶标结合常数数据的药物数量	0	0	0	791	1 563
带实验性 NMR 谱的药物数量	0	0	0	306	922
带实验性 MS 谱的药物数量	0	0	0	384	2 521
带化学合成信息的药物数量	0	38	38	1 285	1 584
批准的小分子药物数量	841	1 344	1 424	1 552	2 337
批准的带产品成分结构的药物数量	0	0	0	474	1 551
生物技术药物数量	113	123	132	284	1 227
营养制剂数量	61	69	82	87	106
撤销药物数量	0	57	68	78	218
违禁药品数量	0	188	189	190	202
试验性药物数量	2 894	3 116	5 210	6 009	5 030

续表

内容	1.0	2.0	3.0	4.0	5.0
临床试验药物（Ⅰ、Ⅱ、Ⅲ期）数量	0	0	0	1 219	4 501
所有药物靶标（唯一）数量	2 133	3 037	4 326	4 115	4 563
批准的药物酶/载体（唯一）数量	0	0	164	245	479
所有药物酶/载体（唯一）数量	0	0	169	253	497
外部数据库链接数量	12	18	31	33	35
药品图片数量*	0	0	0	0	3 600
关联的药物适应症数量*	0	0	0	0	3 024
临床试验数量*	0	0	0	0	245 356

*表示新数据；数据来源于 Wishart et al. 2018. DrugBank 5.0: a major update to the DrugBank database for 2018. Nucleic Acids Res. Doi: 10.1093/nar/gkx1037.

以药物和药物靶标为例，各子类术语的统计数据如表 6-2-2 和表 6-2-3 所示：

表 6-2-2　DrugBank 药物统计信息

药物类型	计数
小分子药/Small molecule drugs	9 335
生物技术药/Biotech drugs	1 227
批准药/Approved drugs	3 254
批准的小分子药/Approved small molecule drugs	2 337
营养制剂/Nutraceutical drugs	106
试验性药物/Experimental drugs	5 030
违禁药品/Illicit drugs	202
撤销药/Withdraw drugs	218
总计/Total number of drugs	10 562

数据来源：DrugBank 网页统计信息，https://www.drugbank.ca/stats [2018-05-28]

表 6-2-3　DrugBank 靶标（target）统计信息

药物组	药物类型	药物-靶标关系数	唯一靶标数
批准的/Approved	生物技术药/Biotech	639	253
批准的/Approved	小分子/Small molecule	7 672	2 408
营养制剂/Neutraceutical	小分子/Small molecule	1 065	844
试验性/Experimental	小分子/Small molecule	7 517	2 577
违禁药品/Illicit	小分子/Small molecule	492	94
撤销/Withdraw	生物技术药/Biotech	40	37
撤销/Withdraw	小分子/Small molecule	408	219
调研性/Investigational	生物技术药/Biotech	374	201
调研性/Investigational	小分子/Small molecule	3 276	1 402
总计/Total number of drugs		16 959	4 493

数据来源：DrugBank 网页统计信息，https://www.drugbank.ca/stats [2018-05-28]

（三）结构

1. 体系结构

DrugBank 主要按字顺排列，同时又提供按范畴（Categories）（药物作用机制）和按类（Class）（药物结构）两种方式对药物信息进行组织和呈现。

1）按范畴（作用机制）组织

范畴分为按 DrugBank 范畴（DrugBank Category）和 ATC 分类法（ATC Classification）两种进行组织。

（1）DrugBank 范畴：DrugBank 范畴包括 ACE 抑制剂、抗菌药等，并对应一定数量所属的药物和相应靶标。如图 6-2-2 所示，DrugBank 范畴"抗感染药"（Anti-infective Agents）对应 528 个药物和 2446 个药物靶标。

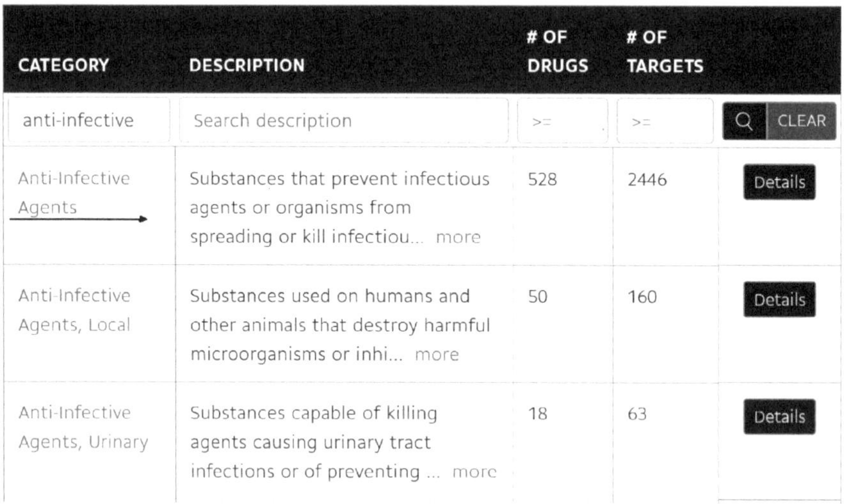

CATEGORY	DESCRIPTION	# OF DRUGS	# OF TARGETS	
anti-infective	Search description	>=	>=	CLEAR
Anti-Infective Agents	Substances that prevent infectious agents or organisms from spreading or kill infectiou... more	528	2446	Details
Anti-Infective Agents, Local	Substances used on humans and other animals that destroy harmful microorganisms or inhi... more	50	160	Details
Anti-Infective Agents, Urinary	Substances capable of killing agents causing urinary tract infections or of preventing ... more	18	63	Details

图 6-2-2　按 DrugBank 范畴进行药物组织

（2）ATC 分类法：按 ATC 树结构进行组织，即解剖学、治疗学和化学分类系统（Anatomical Therapeutic Chemical classification, ATC classification），如图 6-2-3 所示。

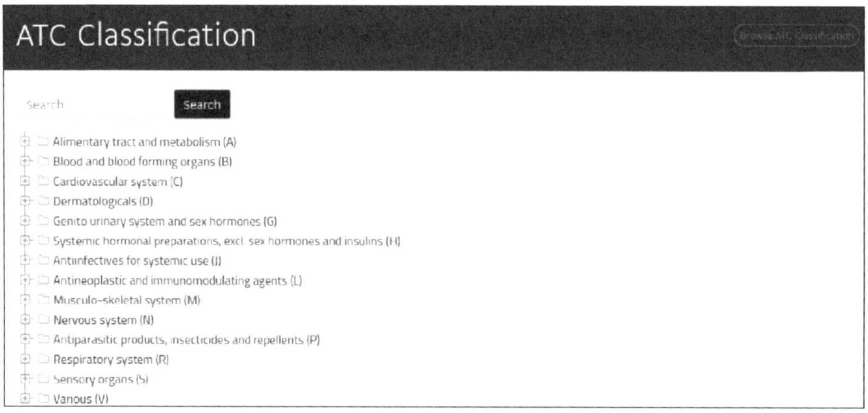

图 6-2-3　按 ATC 分类法进行组织

2) 按类(化学结构)组织

DrugBank 对药物按界(Kingdom)、超类(Super Class)、类(Class)、亚类(Sub Class)进行药物结构分类(chemical structure classification)。

具体而言，“界”是指有机物或无机物；“类”是指药物的主要成分，相同的类可认为有相似结构，“超类”、“类”和“亚类”的类目来自 ClassyFire 分类系统。如图 6-2-4 所示，化合物重组水蛭素(lepirudin)的界是有机复合物(organic compound)，超类是有机酸类(organic acid)，类是羧酸和衍生物类(carboxylic acid and derivative)，亚类是氨基酸、肽类和类似物(amino acid, peptide and analogue)。

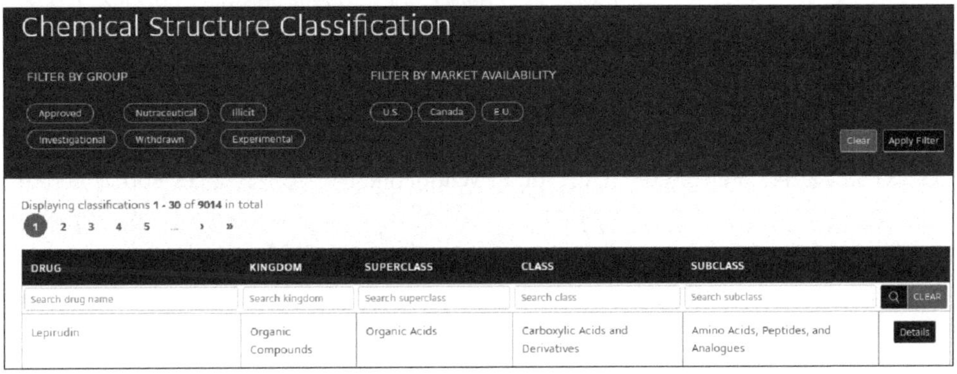

图 6-2-4 按类组织和浏览

2. 概念结构

DrugBank 以药物通用名为基本信息单元，每个药物卡(DrugCard)包含 200 多个数据字段，为药物提供了丰富的属性信息。

例如，药物加巴喷丁(Gabapentin)共包括化合物标识(Identification)、分类信息(Taxonomy)、药理学(Pharmacology)、药代动力学和毒性(ADMET)、药物经济学(Pharmacoeconomics)、特性(Properties)、谱学信息(Spectra)、参考信息(References)、相互

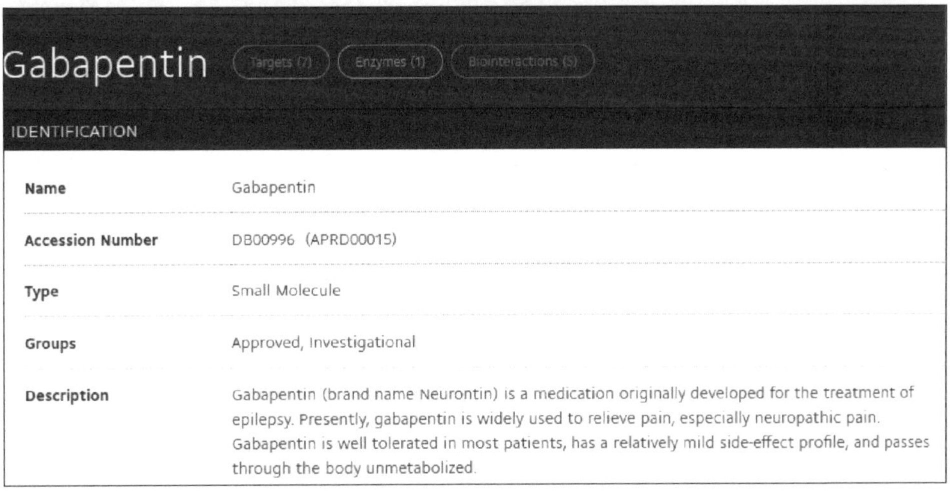

图 6-2-5 化合物加巴喷丁(Gabapentin)的详细信息(部分截图)

作用(Interactions)等 10 个一级字段。每个一级字段下又包含多个二级字段。以其中的化合物标识(Identification)为例，其下所含二级字段包括：名称(Name)、登记号(Accession Number)、Type(类型)、分组(Groups)、描述(Description)、结构(Structure)、同义词(Synonyms)、处方产品(Prescription Products)、通用处方产品(Generic Prescription Products)、非处方药产品(Over the Counter Products)、UNII 号、化学式(Chemical Formula)等，如图 6-2-5 所示。

(四)应用

DrugBank 是一个关于药物化学信息、药理机制、相互作用和靶标的综合全面的知识仓储。它由领域专家和生物信息监管员在广泛文献调研的基础上进行开发与维护，其数据质量和价值得到广泛认可。它丰富的药物和靶标数据可促进现有药物的重利用，以治疗各种罕见病和新发病。同时，它是多个知名数据库的药物信息源，包括 PharmGKB、KEGG、GeneCards、PubChem、UniProt 和 Wikipedia 等，每年有超过 800 万点击量。

DrugBank 可供制药研究者、药剂师、临床医生、学生和公众使用。对于学术研究和非营利性利用，DrugBank 为免费提供；对于商业应用，包括整体或部分的利用，DrugBank 需要许可证。

二、结构化产品标签(SPL)

(一)简介

结构化产品标签(Structured Product Labeling, SPL)是由健康七层协议(Health Level Seven, HL7)批准的文档标记标准(document markup standard)，美国食品药品监督管理局(FDA)将其用于产品和设施信息的交互(图 6-2-6)。NLM 基于 SPL 的药物术语编制了超

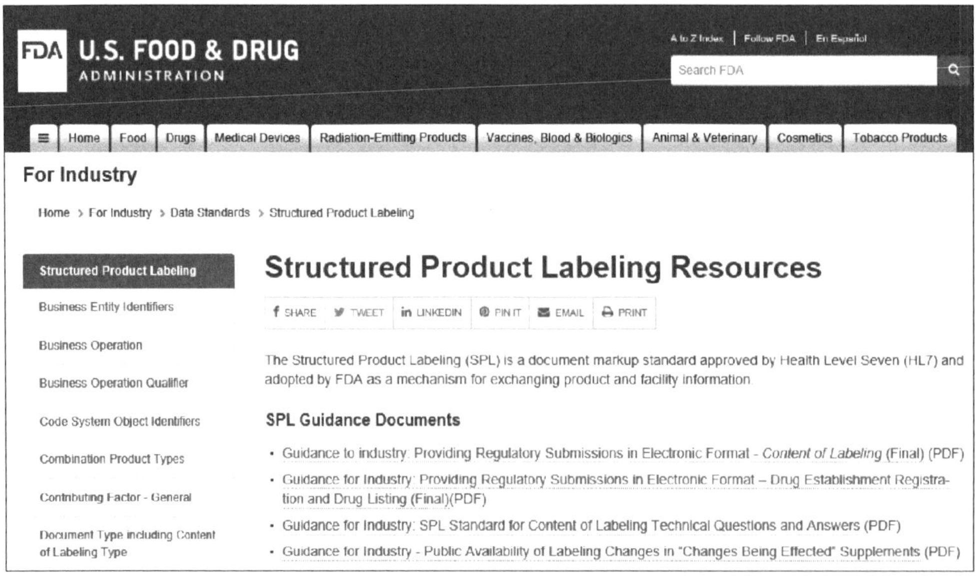
FDA U.S. FOOD & DRUG ADMINISTRATION
Search FDA
Home
Food
Drugs
Medical Devices
Radiation-Emitting Products
Vaccines, Blood & Biologics
Animal & Veterinary
Cosmetics
Tobacco Products
For Industry
Home > For Industry > Data Standards > Structured Product Labeling
Structured Product Labeling
Business Entity Identifiers
Business Operation
Business Operation Qualifier
Code System Object Identifiers
Combination Product Types
Contributing Factor - General
Document Type including Content of Labeling Type
Structured Product Labeling Resources
SHARE
TWEET
LINKEDIN
PIN IT
EMAIL
PRINT
The Structured Product Labeling (SPL) is a document markup standard approved by Health Level Seven (HL7) and adopted by FDA as a mechanism for exchanging product and facility information.
SPL Guidance Documents
Guidance to industry: Providing Regulatory Submissions in Electronic Format - Content of Labeling (Final) (PDF)
Guidance for Industry: Providing Regulatory Submissions in Electronic Format – Drug Establishment Registration and Drug Listing (Final)(PDF)
Guidance for Industry: SPL Standard for Content of Labeling Technical Questions and Answers (PDF)
Guidance for Industry - Public Availability of Labeling Changes in "Changes Being Effected" Supplements (PDF)

图 6-2-6　FDA 网页中 SPL 信息

级叙词表结构化产品标签(Metathesaurus FDA Structured Product Labels, MTHSPL)，并提供 SPL 术语的情景信息(contextual information)。MTHSPL 作为 RxNorm 的组成部分在超级叙词表中每版更新。SPL 资源在 FDA 上的网址为http://www.fda.gov/ForIndustry/DataStandards/StructuredProductLabeling/default.htm，在 NLM DailyMed 上的网址为 https://www.dailymed.nlm.nih.gov/dailymed/)。

1. 编制背景和知识表示理念

在医疗实践中，最常见的不良反应来自于药物。Foster 等发现，对于住院 3 周后发生的不良反应，66%是由药物引起的(Foster et al., 2003)。其中，缺乏药物知识是处方错误的重要原因(36%)。为此，FDA 使用遵循 HL7 标准的结构化产品标签(SPL)生成电子药品标签信息，更好地满足临床医师的需求。

SPL 知识表示理念：无论在信息结构还是术语使用方面，药物知识编码应与电子药物处方兼容。这通过使用 HL7 参考信息模型(HL7 reference information model, RIM)，以及保持 SPL 模型与 HL7 药房医嘱领域模型(pharmacy order domain model)高度一致进行实现。HL7 RIM 通过改变属性“Act moodCode”，允许使用相同数据结构来捕获电子处方或通用规范药物知识。SPL 临床药物知识的核心是物质投递类(substance administration class)，对如何安全有效用药、药物适应证、用量、注意事项等进行充分说明。

2. 结构化标签的内容设计

结构化的信息表示可支持计算机化医嘱录入系统(Computerized Prescriber Order Entry, CPOE)，更好地帮助医师高效生成处方、检查适应证和禁忌证等。SPL 的表示方法是在逻辑部分和子部分中结构化表示标签文本内容，使每部分阐明一个具体问题。每个子部分包含概要(excerpt)信息，由简短文本和关键知识的结构化表示，以便处方提供者(prescribing provider)能快速交叉验证最关键的安全问题。

以青霉素 G 苄星青霉素注射用混悬液(Bicillin® L-A)为例，其结构化的标签文本内容如图 6-2-7 所示。

BICILLIN L-A- penicillin g benzathine injection, suspension
A-S Medication Solutions LLC

Bicillin® L-A
(penicillin G benzathine injectable suspension)
Disposable Syringe

Description

Bicillin L-A (penicillin G benzathine injectable suspension) is available for deep intramuscular injection. Penicillin G benzathine is prepared by the reaction of dibenzylethylene diamine with two molecules of penicillin G. It is chemically designated as (2*S*, 5*R*, 6*R*)-3,3-Dimethyl-7-oxo-6-(2-phenylacetamido)-4-thia-1-azabicyclo[3.2.0]heptane-2-carboxylic acid compound with *N,N'* -dibenzylethylenediamine (2:1), tetrahydrate. It occurs as a white, crystalline powder and is very slightly soluble in water and sparingly soluble in alcohol. Its chemical structure is as follows:

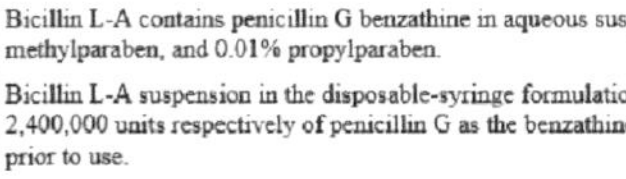

Bicillin L-A contains penicillin G benzathine in aqueous suspension with sodium citrate buffer and, as w/v, approximately 0.5% lecithin, 0.6% carboxymethylcellulose, 0.6% povidone, 0.1% methylparaben, and 0.01% propylparaben.

Bicillin L-A suspension in the disposable-syringe formulation is viscous and opaque. It is available in a 1 mL, 2 mL, and 4 mL sizes containing the equivalent of 600,000, 1,200,000 and 2,400,000 units respectively of penicillin G as the benzathine salt. Read **CONTRAINDICATIONS**, **WARNINGS**, **PRECAUTIONS**, and **DOSAGE AND ADMINISTRATION** sections prior to use.

CLINICAL PHARMACOLOGY

图 6-2-7 SPL 关于“Bicillin® L-A”的标签内容(部分截图)

信息来源于 FDA Online Label Repository

SPL Terminology

- Business Entity Identifiers
- Business Operation
- Business Operation Qualifier
- Code system object identifiers (OIDs)
- Color
- Combination Product Types
- Document Type including Content of Labeling Type
- Dosage form
- Equivalence Codes
- Flavor
- Geopolitical Entities, Names, and Codes (GENC)
- Lot Distribution Data - Distribution Codes
- Marketing Category
- Marketing Status
- Package type
- Route of administration
- Section headings
- Shape
- SPL DEA Schedule
- Time Units: Unified Code for Units of Measure (UCUM)
- UNIIs, Preferred Substance Names, and their Identified Synonyms
- Units of measure
- Units of presentation

图 6-2-8　SPL 术语表内容

具体而言，一个规范的结构化产品标签字段包括：临床药理学(Clinical Pharmacology)、适应证和使用(Indications and Usage)、禁忌证(Contraindication)、警告(Warnings)、过敏性反应(Anaphylaxis)、投药方法(Method of Administration)、预防措施(Precautions)、药物相互作用(Drug Interaction)、不良反应(Adverse Reactions)等。

(二) 内容

1. 术语表内容(图 6-2-8)

SPL 术语表根据内容可分为三个方面：药品相关信息、商业相关信息和文档相关信息。

1) 药品相关信息

药品相关信息主要包括以下几类。

(1) 唯一成分标识符、优选物质名称和指定同义词：唯一成分标识符(unique ingredients identifier, UNII)是基于物质的分子结构/描述信息的非专有、免费、唯一、非歧义、无语义的数字字母标识符。它由联合 FDA/USP 物质注册系统(Substance Registration System, SRS)生成，旨在通过药品、生物制品、食品和装置中物质的唯一成分标识符来支持健康信息技术项目。

UNII 是美国联邦药物数据集(United States Federal Medication Terminology)的核心成分之一，是美国药品成分和食品过敏原标识符的政府标准，也是未来环境局的物质注册系统成分。UNII 在 FDA 结构化产品标签中使用，并用于辅助生成 RxNorm(表 6-2-4)。

表 6-2-4　UNII 记录文档内容部分示例

字段缩写	英文全称	中文名称	说明
UNII	Unique Ingredient Identifier	唯一成分标识符	一个基于物质分子结构和/或描述信息的非专有、免费、唯一、非歧义、无语义、数字字母标识符
PT	Preferred Term	优选术语	优选物质名称——显示名称
RN	Registry Number	注册号	公共化学信息系统使用的注册号
MF	Molecular Formula	分子式	在 UNII 描述中表示分子结构的总原子信息
EC	European Chemicals Agencies registry number	欧洲化学机构注册号	欧洲化学机构注册号(之前为 EINECS)

(2) 复方产品类型(combination product type)：来源于 NCI 叙词表(表 6-2-5)。

(3) SPL 管制药体系(SPL DEA Schedule)：管制药物用药方案对应的 NCI 概念编码为 C48670(表 6-2-6)。

表 6-2-5 复方产品类型部分示例（采用 NCI 编码）

SPL 可接受术语（英文）	SPL 可接受术语（中文）	编码
Type 0: Not a Combination Product	类型 0：非复方产品	C112160
Type 1: Convenience Kit of Co-Package	类型 1：共同包装的方便包	C102834
Type 2: Prefilled Drug Delivery Device/System（syringe, patch, etc.）	类型 2：预灌注药品设施/系统（注射器、补片等）	C102835
Type 3: Prefilled Biologic Delivery Device/System（syringe, patch, etc.）	类型 3：预灌注生物设施/系统（注射器、补片等）	C102836

表 6-2-6 SPL 管制药体系

SPL 可接受术语（英文）	编码
CI	C48672
CII	C48675
CIII	C48676
CIV	C48677
CV	C48679

（4）测量单位（units of measure）：表 6-2-7。

表 6-2-7 测量单位部分示例（以 UCUM 表示）

统一测量单位名称（英文）	统一测量单位名称（中文）	UCUM
Allergy Units	变应原单位	[AU]
Bioequivalent Allergy Units	生物当量变应原单位	[BAU]
Arbitrary Units	任意单位	[arb'U]
Cell Culture Infectious Dose 50%	50%细胞培养感染剂量	[CCID_50]

（5）表示单位（units of presentation）：效价单位的 NCI 概念编码（48470）（表 6-2-8）。

表 6-2-8 效价单位部分示例

SPL 可接受术语（英文）	SPL 可接受术语（中文）	编码	UCUM
Ampule	安瓿	C48473	1
Applicator	涂药器	C62412	1
Bag	包	C48474	1
Bar	条	C48475	1

（6）时间单位：统一测量单位编码（Time Units: Unified Code for Units of Measure，UCUM）（表 6-2-9）。

表 6-2-9 时间单位部分示例（以 UCUM 表示）

时间单位（英文）	时间单位（中文）	UCUM 编码
Second	秒	s
Minute	分	min
Hour	小时	h

此外，药品相关信息还有颜色(color)、味道(flavor)、剂型(dosage form)、包装类型(package type)、投药途径(route of administration)和形状(shape)等。

2) 商业相关信息

(1) 商业实体标识符(Business Entity Identifiers)：来源于美国邓百氏公司(Dun and Bradstreet)的邓氏编码(Data Universal Numbering System, D-U-N-S number)。邓百氏是世界上著名的信用报告部门和企业资信调查类信用管理公司，拥有世界上最大的企业信用数据库，该数据库覆盖2.4亿商业地址(business location)。邓氏编码是9位数字全球编码系统，广泛用于企业识别、商业信息的组织和整理，可以帮助识别和定位全球企业信息，是国际认可、常用的公司识别符号。

(2) 商业操作(Business Operation)：来源于NCI叙词表(表6-2-10)。

表6-2-10　商业操作部分示例(以NCI概念编码表示)

SPL可接受术语(英文)	SPL可接受术语	编码
Analysis	分析	C25391
API/FDF Analytical Testing	API/FDF分析性测试	C101509
API Manufacture	API制造	C82401
Clinical Bioequivalence or Bioavailability Study	临床生物等效性或生物利用度研究	C101511
……	……	……

(3) 商业操作修饰语(Business Operation Qualifier)：商业操作修饰语的NCI概念编码(C101885)(表6-2-11)。

表6-2-11　商业操作修饰语部分示例

SPL可接受术语(英文)	SPL可接受术语	编码
Compounding from bulk ingredient	用散装成分进行配置	C112092
Compounding sterile products	对无菌产品进行配置	C112094
Distributes human prescription drug products	分配人类成分药品	C111077
Distributes human over-the-counter drug products	分配非处方药品	C111078
……	……	……

(4) 经营类别(Marketing Category)：经营类别的NCI概念编码(C73581)(表6-2-12)。

表6-2-12　经营类别部分示例

SPL可接受术语(英文)	SPL可接受术语	编码
Bulk ingredient	散装成分	C73626
Bulk Ingredient for Animal Drug Compounding	动物药混合物的散装成分	C98252
Bulk Ingredient for Human Prescription Compounding	人类处方药混合物的散装成分	C96793
……	……	……

(5) 经营状态(Marketing Status)：来源于NCI叙词表(表6-2-13)。

表 6-2-13　经营状态

SPL 可接受术语(英文)	SPL 可接受术语	Code
Marketing	营销	C53292

(6)等同编码(Equivalence Codes)：来源 NCI 叙词表(表 6-2-14)。

表 6-2-14　等同编码

SPL 可接受术语(英文)	SPL 可接受术语	Code
Same	等同	C64637

(7)ISO 3166-1 Alpha-3 国家编码(ISO 3166-1 Alpha-3 Country Code)。

(8)Lot 分布数据-分布编码(Lot Distribution Data-Distribution Codes)：针对 SPL Lot 分布数据-分布代码的 NCI 概念代码：C106324(表 6-2-15)。

表 6-2-15　Lot 分布数据-分布编码

SPL 可接受术语(英文)	SPL 可接受术语	编码
Distributed per reporting interval	每个报告间隔的分配	C106325
Returned	返回	C106328

3)文档相关信息

(1)标签各部分标题(Section Headings)：来源于 LOINC(表 6-2-16)。

表 6-2-16　标签各部分标题示例

LOINC 编码	LOINC 英文名称	LOINC 中文名称
34086-9	Abuse Section	物质滥用部分
60555-0	Accessories	附录
34084-4	Adverse Reactions Section	不良反应部分
69761-5	Alarms	警告
……	……	……

(2)含标签联系内容的文档类型(Document Type including Content of Labeling Type)：来源于逻辑观察标识符名称和代码(Logical Observation Identifiers Names and Codes, LOINC)(表 6-2-17)。

表 6-2-17　文档类型部分示例(用 LOINC 名称表示)

LOINC 编码	LOINC 英文名称	LOINC 中文名称
77647-6	Animal Compounded Drug Label	动物复方药标签
53409-9	Bulk Ingredient	散装原料
60684-8	Cellular Therapy	细胞疗法
58474-8	Cosmetic	化妆品
58476-3	Dietary Supplement	膳食补充剂
……	……	……

(3)编码系统对象标识符(Code System Object Identifier, OID)：表示各来源规范术语表的对象标识符(表 6-2-18)。

表 6-2-18 编码系统对象标识符部分示例(OID)

编码系统	中文名称	代码系统 OID
National Cancer Institute Thesaurus	NCI 叙词表	2.16.840.1.113883.3.26.1.1
Logical Observation Identifiers Names and Codes	逻辑观察标识符名称和代码	2.16.840.1.113883.6.1
Food and Drug Administration Drug Registration and Listing System	FDA 注册和列表系统	2.16.840.1.113883.6.69
Food and Drug Administration Product Classification System	FDA 产品分类系统	2.16.840.1.113883.6.303
Department of Veterans Affairs National Drug File Reference Terminology	VA 国家药品文档参考术语集(NDF-RT)	2.16.840.1.113883.3.26.1.5
……	……	……

2. MTHSPL 内容

在超级叙词表中，MTHSPL 收录了 SPL 中药品(drug product)和活性物质(active substance)术语，2018AA 版中包含的术语类型和语义类型如表 6-2-19 和表 6-2-20 所示。

表 6-2-19 MTHSPL 术语类型和计数

术语类型名称(英文)	术语类型名称(中文)	计数
DP/ Drug Product	药品	13 9018
SU/Active Substance	活性物质	20 033
MTH_RXN_DP/RxNorm Created DP	RxNorm 生成的药品	1 712

数据来源：2018AA 版 Metathesaurus。

表 6-2-20 MTHSPL 语义类型和计数

语义类型名称(英文)	语义类型名称(中文)	总计数	百分比/%
Clinical Drug	临床药物	33 146	50.4
Organic Chemical	有机化合物	8 940	13.6
Substance	物质	8 813	13.4
Pharmacologic Substance	药理物质	8 287	12.6
Medical Device	医疗设备	1 243	1.9
Drug Delivery Device	药物投递装置	953	1.4
Immunologic Factor	免疫因子	880	1.3
Amino Acid, Peptide, or Protein	氨基酸，肽或蛋白质	729	1.1

数据来源：2018AA 版 Metathesaurus。

(三)应用

SPL 用结构化的字段和规范化的文本来表示标签信息，可用来规范制药公司的药品标签。SPL 编码非常丰富的药品知识，包括剂型、剂量、药物使用等。SPL 不仅用于人读文本的发布，也可在计算机化医嘱录入系统中编码重要的数据元素，支持系统的辅助决策功能。其重要性得到广泛认可，并在各项研究中得到利用，以支持临床和转换研究使用案例。此外，SPL 中涉及的基因、疾病、药物和不良事件之间的关系，能辅助临床医师提高治疗安全性和有效性，帮助转换医学研究者设计新的生物信息算法。

三、Multum 医学资源词典(MMSL)

(一)简介

Multum 医学资源词典(Multum Medisource Lexicon)由 Cerner Multum 编制和维护。Cerner 是 IT 解决方案提供商，其研发的软件解决方案和数据库供全球多家医院及药房使用。Multum 医学资源词典覆盖广泛的药物和疾病名称信息，包括药物名称、药品信息、疾病名称、编码系统(如 ICD-9-CM 和 NDC)、通用名、商品名及常见缩写；词典也包含标准或按需定制的疾病名称和 ICD-9 编码的综合列表。词典旨在提高患者的用药安全，进行每月更新。Cerner Multum 网址为：https://www.cerner.com/solutions/drug-database(图 6-2-9)。

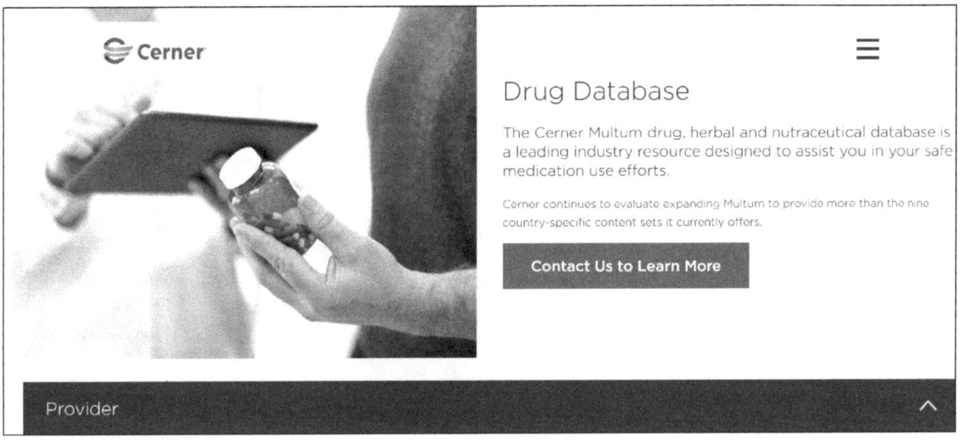
Cerner
Drug Database
The Cerner Multum drug, herbal and nutraceutical database is a leading industry resource designed to assist you in your safe medication use efforts.
Cerner continues to evaluate expanding Multum to provide more than the nine country-specific content sets it currently offers.
Contact Us to Learn More
Provider

图 6-2-9 Cerner Multum 主页

超级叙词表收录 Multum 医学词典中的药物名称部分，2018AA 版包括 28 287 个品牌临床药品(branded clinical drugs)、21 322 个药物商品名称(brand names)、12 710 个临床药品(clinical drugs)、3413 个通用药品(generic drugs)、2846 个成分名称(ingredients)和 11 331 种医疗耗材(medical supplies)。作为 RxNorm 的一部分，Multum 在超级叙词表每版中更新。

(二)结构

Multum 医学资源词典层级比较扁平，具有两级结构。一级主干有 23 个类目，主要分为两大方面：临床药物和医用化合物(变应原提取物、批量复合物、营养补充剂等)；医用设备和材料(投药设备、绑带、血糖监测材料、诊断性测试装置、透析设备等)，如图 6-2-10 所示。

二级类目完全展开，主要是该类物质下不同剂量、不同型号的商品名称。以“血糖监测材料”为例，包括 A1C Now Self Check Kit、A1cNow Monitor 等不同商品型号，如图 6-2-11 所示。

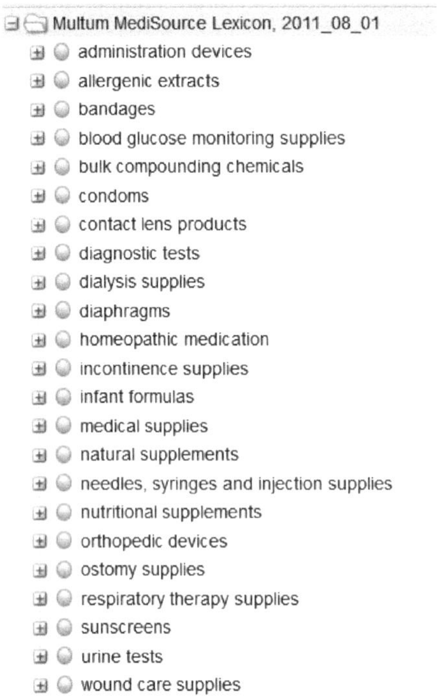

图 6-2-10　Multum 一级结构

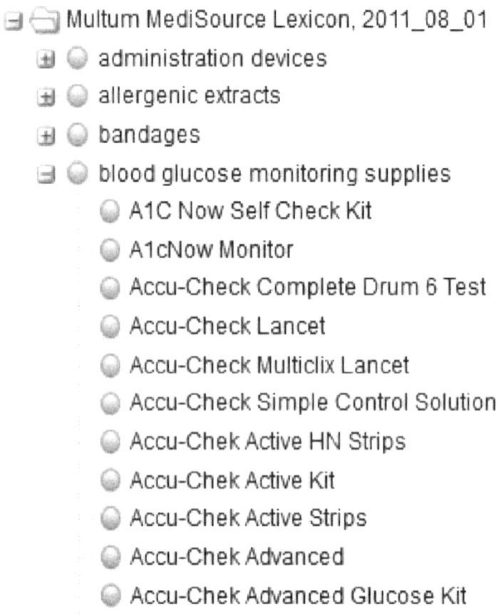

图 6-2-11　Multum 二级树结构

此外，有大量概念(近 27 000 个)不在树形结构上。

(三) 内容

UMLS 收录 Multum 术语的语义类型主要包括临床药物、各类化合物、医疗设备等，统计信息如表 6-2-21 所示。

表 6-2-21　Multum 术语的语义类型分布

语义类型	计数	比例/%	语义类型	计数	比例/%
临床药物	29 565	33.2	食物	1 592	1.8
药理学物质	23 497	26.4	氨基酸，肽或蛋白质	1 326	1.5
有机化合物	17 776	20.0	无机化合物	1 128	1.3
医疗设备	7 355	8.3	药物投递设施	1 018	1.1
维生素	1 626	1.8			

数据来源：2018AA 版 Metathesaurus。

Multum 术语含有比较丰富的属性信息，描述了药物和医用物质的相关化学和临床特征，包括其药物剂型、剂量、妊娠伤害分类编码等，如表 6-2-22 所示。

表 6-2-22　Multum 术语属性

英文名称	中文名称	含义	数量
NDC	美国国家药物代码	对应于临床药品的国家药物代码(National Drug Code)，如000023082503	185 387
DCSA	《管制药品法案》指定编码	《管制药品法案》(Controlled Substance Act)指定编码，如 0,2,3n	42 042
DRTA	药品投药方式缩写	药品投药方式缩写(Drug Route of Administration Abbreviation)，如INJ	42 042
DDF	药物剂型	药品剂型(Drug Dose Form)，如咀嚼片	42 042
DDFA	药物剂型缩写	药物剂型缩写(Drug Dose Form Abbreviation)，如 SOLN(溶液)	42 042
DRT	药品投药方式	药品投药方式(Drug Route of Administration)，如注射(系统性)	42 042
DST	药物剂量	药物剂量(Drug Strength)，如 0.01%, 0.02MG, 0.02MG/ML	42 042
TYPE	Multum 医疗供应品类型	Multum 医疗供应品范畴，如天然补充剂	11 400
DHJC	Multum HCPCS J-代码	当适用时，链接到 HCPCS J-代码的 Multum HCPCS J-代码 Multum 临床药品，如 J7507	6 757
DPC	Multum 妊娠伤害分类编码	分配给 Multum 临床药品的 Multum 妊娠伤害分类编码，如 X、D	3 413

数据来源：2018AA 版 Metathesaurus 信息。

(四) 应用

Cerner 的理念是“医疗是如此重要，需要时时更新”(health care is too important to stay the same)。Multum 供医生、医院、药房、健康网站和消费者使用，旨在提高患者用药安全性、支持临床决策。Multum 医学资源词典也是 RxNorm 来源概念最多的术语表，2017 AB 版 RxNorm 中有 38 752 个概念来自 Multum。

四、第一数据库药物知识

(一) 简介

第一数据库药物知识(First Databank MedKnowledge)由药物信息出版商 First Databank(FDB)创建和维护。MedKnowledge 之前称为国家药品文档补集(National Drug Data File Plus, NDDF Plus)。它收录了 FDA 批准的、在美国和加拿大境内使用的药物，以及常用非处方药和补充治疗药(包括草药、保健食品和膳食补充剂)。它将一系列药品数据库元素、价格、临床信息与多类型药品唯一标识符进行整合，旨在使药物决策支持的每个环节更加简单。FDB MedKnowledge 前身为美国国家药品数据文档增集词表(National Drug Data File Plus Source Vocabulary, NDDF Plus)及 IDDF-Canada，其主页网址是http://www.fdbhealth.com/fdb-medknowledge/，如图 6-2-12 所示。

MedKnowledge 实现每周更新，在超级叙词表中作为 RxNorm 的一部分每版更新。2018AA 版超级叙词表收录 FDB MedKnowledge 中 31 612 个临床药物、814 个剂型和 14 135 个成分。

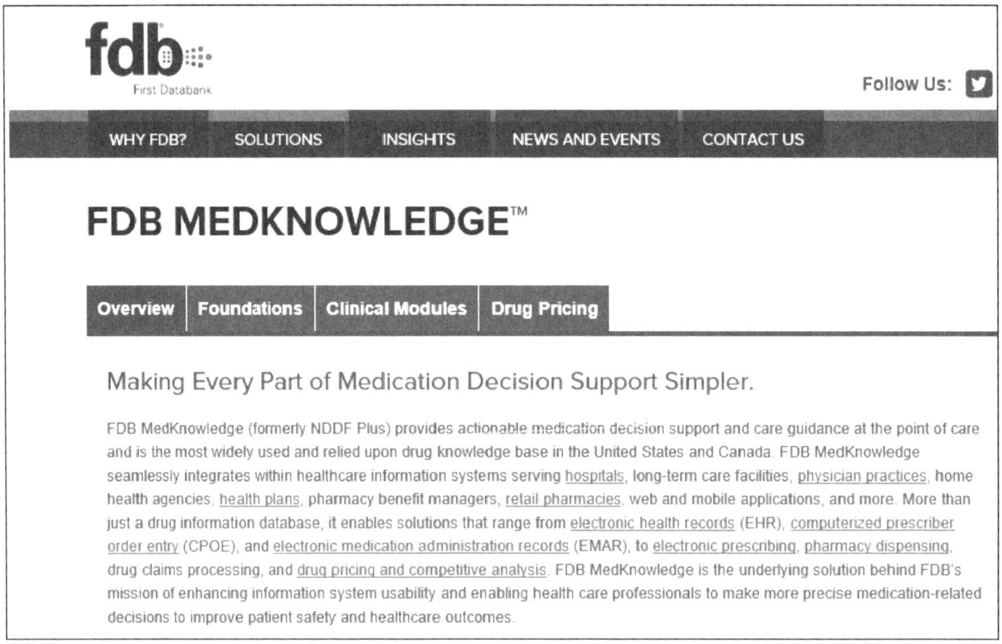
fdb
First Databank
Follow Us:
WHY FDB?
SOLUTIONS
INSIGHTS
NEWS AND EVENTS
CONTACT US
FDB MEDKNOWLEDGE™
Overview
Foundations
Clinical Modules
Drug Pricing
Making Every Part of Medication Decision Support Simpler.
FDB MedKnowledge (formerly NDDF Plus) provides actionable medication decision support and care guidance at the point of care and is the most widely used and relied upon drug knowledge base in the United States and Canada. FDB MedKnowledge seamlessly integrates within healthcare information systems serving hospitals, long-term care facilities, physician practices, home health agencies, health plans, pharmacy benefit managers, retail pharmacies, web and mobile applications, and more. More than just a drug information database, it enables solutions that range from electronic health records (EHR), computerized prescriber order entry (CPOE), and electronic medication administration records (EMAR), to electronic prescribing, pharmacy dispensing, drug claims processing, and drug pricing and competitive analysis. FDB MedKnowledge is the underlying solution behind FDB's mission of enhancing information system usability and enabling health care professionals to make more precise medication-related decisions to improve patient safety and healthcare outcomes.

图 6-2-12　FDB MedKnowledge 主页

（二）结构

FDB MedKnowledge 词表按字顺进行排列，没有层级结构，如图 6-2-13 所示。

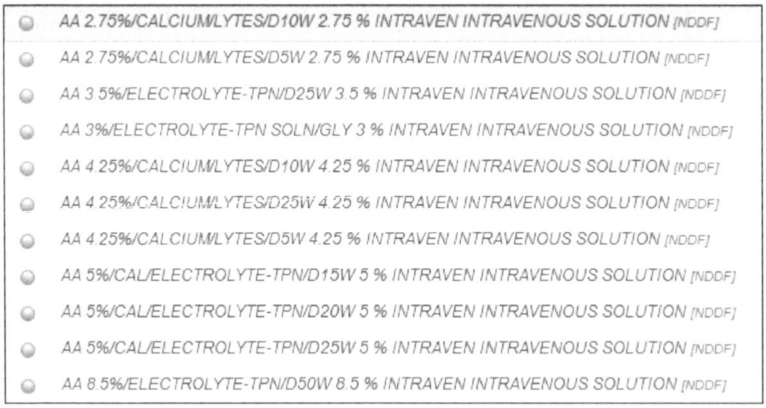
AA 2.75%/CALCIUM/LYTES/D10W 2.75 % INTRAVEN INTRAVENOUS SOLUTION [NDDF]
AA 2.75%/CALCIUM/LYTES/D5W 2.75 % INTRAVEN INTRAVENOUS SOLUTION [NDDF]
AA 3.5%/ELECTROLYTE-TPN/D25W 3.5 % INTRAVEN INTRAVENOUS SOLUTION [NDDF]
AA 3%/ELECTROLYTE-TPN SOLN/GLY 3 % INTRAVEN INTRAVENOUS SOLUTION [NDDF]
AA 4.25%/CALCIUM/LYTES/D10W 4.25 % INTRAVEN INTRAVENOUS SOLUTION [NDDF]
AA 4.25%/CALCIUM/LYTES/D25W 4.25 % INTRAVEN INTRAVENOUS SOLUTION [NDDF]
AA 4.25%/CALCIUM/LYTES/D5W 4.25 % INTRAVEN INTRAVENOUS SOLUTION [NDDF]
AA 5%/CAL/ELECTROLYTE-TPN/D15W 5 % INTRAVEN INTRAVENOUS SOLUTION [NDDF]
AA 5%/CAL/ELECTROLYTE-TPN/D20W 5 % INTRAVEN INTRAVENOUS SOLUTION [NDDF]
AA 5%/CAL/ELECTROLYTE-TPN/D25W 5 % INTRAVEN INTRAVENOUS SOLUTION [NDDF]
AA 8.5%/ELECTROLYTE-TPN/D50W 8.5 % INTRAVEN INTRAVENOUS SOLUTION [NDDF]

图 6-2-13　FDB MedKnowledge 词表字顺结构示例

（三）内容

在超级叙词表中收录的 FDB MedKnowledge 的术语类型包括临床药物（CDA、CDC 和 CDD）、成分（IN）和剂型（DF），具体如表 6-2-23 所示。

表 6-2-23　FDB MedKnowledge 术语类型

术语类型	全称	含义	数量
CDA	Clinical drug name in abbreviated form	以缩写形式出现的临床药物名称	31 612
CDC	Clinical drug name in concatenated format (NDDF), Clinical drug name (NDFRT)	以串联形式出现的临床药物名称(NDDF)和NDFRT 临床药物名称	31 612
CDD	Clinical drug in delimited format	以分隔形式出现的临床药物名称	31 612
IN	Name for an ingredient	成分名称	14 135
DF	Dose Form	剂型	814

资料来源：2018 AA 版 Metathesaurus。

(四)应用

FDB MedKnowledge 是在美国和加拿大得到最广泛使用和信赖的药物知识库之一，为每种医疗场景提供具有可操作性的药物决策支持和治疗指引。它与医疗信息系统无缝整合，供医院、长期护理设施、医师执业、家庭保健机构、健康计划、药房等使用。

作为药物信息数据库，它广泛支持电子健康记录(EHR)、计算机医师医嘱录入系统(CPOE)、电子药物投药管理记录(electronic medication administration records, EMAR)、电子处方、药房发药、药物索赔处理，以及药物价格和竞争性分析解决方案。它可促进医务人员做出更准确的药物决策，降低用药错误和不良反应事件发生，从而提升患者安全和总体医疗质量、降低医疗成本。

五、金标准药物数据库

(一)简介

金标准药物数据库(Gold Standard Drug Database)由 Elsevier 旗下的金标准(Gold Standard)创建和维护，后者是临床信息软件、服务和解决方案的领先设计者。金标准药物数据库之前称为 Alchemy，旨在用内置整合的功能、可靠的内容和决策支持工具为医疗系统及应用提供服务。数据库内容包括药品数据、药物图片、价格、医药学专著、患者教育和临床决策支持等。通过整合药品信息和 ProspectoRx 基于网页的药品价格分析工具，金标准药物数据库提供全面的药品价格数据，报告产业内使用和需要的所有药品价格标准，以及最新、最准确的更新信息。主页网址为http://www.goldstandard.com/product/gold-standard-drug-database/，如图 6-2-14 所示。

金标准药品数据库词表定期更新。超级叙词表主要是其药品内容部分，并作为 RxNorm 的一部分进行更新。2018AA 版超级叙词表包括 34 109 个品牌临床药品和 25 510 个临床药品。

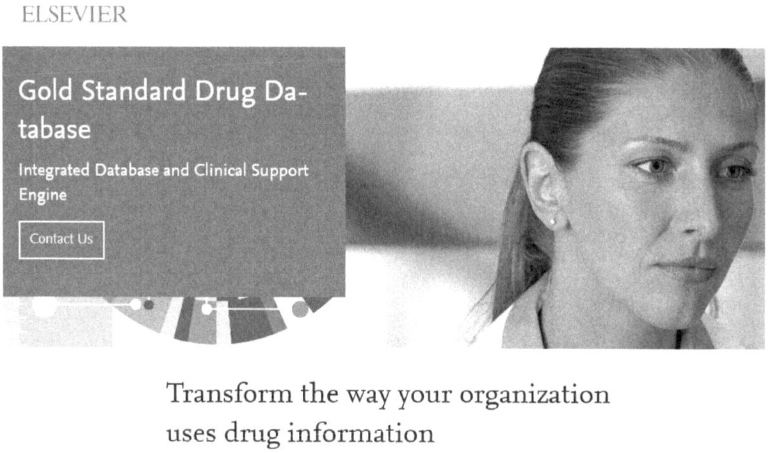

图 6-2-14　金标准药物数据库主页

（二）内容

1. 术语类型和语义类型

表6-2-24和表6-2-25显示UMLS收录的金标准药品数据库词表的术语类型和语义类型计数。

表 6-2-24　UMLS 收录的金标准药品数据库词表术语类型

术语类型	全称	内容	计数	示例
BD	Fully-specified drug brand name that can be prescribed	完全指定的处方药商品名形式	33 239	Actos 45mg Tablet
CD	Clinical Drug	临床药品	25 247	Cefadroxil Hemihydrate 1g Oral tablet

数据来源：2018AA 版 Metathesaurus。

表 6-2-25　UMLS 收录的金标准药品数据库词表术语类型

语义类型	英语名称	计数	百分比/%
临床药物	Clinical Drug	24 384	78.8
医学设备	Medical Device	2 209	7.1
药理学物质	Pharmacologic Substance	1 884	6.1
药物投递设备	Drug Delivery Device	970	3.1
食品	Food	786	2.5

数据来源：2018AA 版 Metathesaurus。

2. 属性

金标准药物数据库中的术语属性主要包括两个方面。

1）NDC 代码

为临床药品提供国家药物代码，如 NDC=000023082503。

2）价格信息

价格信息包括药品公司报告的价格和计算的价格。

药品公司报告的价格包括：平均批发价格(average wholesale price, AWP)，批发获得成本(wholesale acquisition cost, WAC)，联邦上限价格(CMS Federal upper limit)，直接价格(direct price)。

计算的价格类型包括：计算上涨25%的平均价格AWP 1.25(Calculated AWP 1.25，25% mark-up)，计算上涨20%的平均价格AWP 1.20(Calculated AWP 1.20，20% mark-up)，计算的联邦价格上限(Calculated Federal Upper Limit，CMS FUL)。

(三)应用

金标准药物数据库是一个全面的药品数据库和决策支持引擎，可以无缝、高效地传递最新、最准确的药品数据，以满足复杂医疗系统对药品管理不断增加的需求。其具有三个方面功能特点：①支持用药决策：金标准药物数据库转变药物信息组织的方式，用现代化的技术架构、深度药物细节信息和全面收录范围，并结合最新准确内容、嵌入式人类逻辑，有效支持各种健康环境下的药品决策；②最小化警戒疲劳(minimize alert fatigue)：通过考虑投药方式、可接受的重复治疗等因素，以及筛查多组合和多剂量的所有成分，利用智能决策支持逻辑(intelligent decision support logic)进行噪声过滤，免除假阴性和假阳性的警告，从而助于现场决策，确保为开药和配药提供最相关、准确的信息；③保持信息最新(stay current)：金标准数据库每日更新(包括周末和假期)，保持数据的最新性。金标准药物数据库可供卫生决策者、患者、政府机构、药房和供应商使用。

六、主要药品数据库(MDDB)

(一)简介

主要药品数据库(Master Drug Data Base, MDDB)由荷兰威科医疗(Wolters Kluwer Health)的Medi-Span编制和维护，提供200 000多个药品和供应项目(supply item)的名称和价格信息，包括品牌药、普通药、处方药、OTC和草药。它跟踪药品信息的不断变化，内容每日更新，旨在从一个来源提供全面和最新的药品信息。其主页网址为：http://www.wolterskluwercdi.com/，如图6-2-15所示。

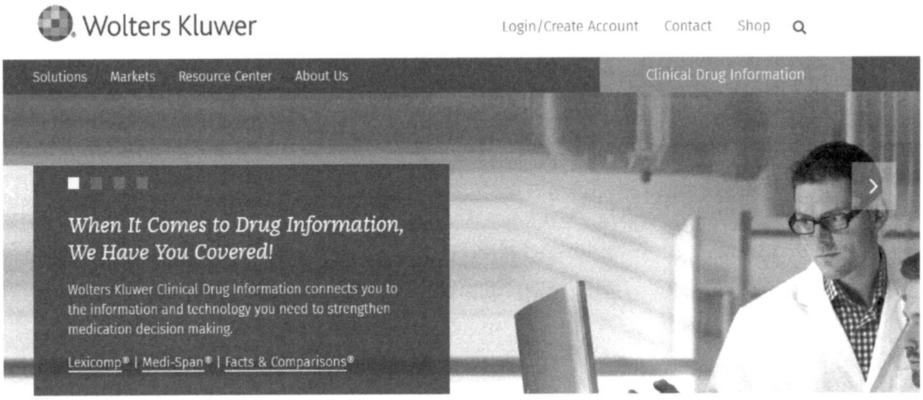

图6-2-15　MDDB主页信息

（二）内容

MDDB 中的药物术语包含如下信息。

1. 药品基本信息

药品名称、成分剂型、投药方式和剂量。

2. 标识符信息

1）专利药品标识符

它包括通用产品标识符（Generic Product Identifier, GPI）、药品叙词标识符（Drug Descriptor Identifier, DDID）和通用产品包装代码（Generic Product Packaging Code, GPPC）。

2）工业标准标识符

它包括所有市场中销售的品牌药和普通药品的工业标准标识符，包括国家药物代码（National Drug Code, NDC）、通用产品编码（Universal Product Code, UPC）和健康相关项目编号（Health Related Item numbers, HRI）。

3. 价格信息

它包括平均批发价格（Average Wholesale Price, AWP）、批发获取价格（Wholesale Acquisition Price,WAC）、直接价格（Direct Price, DP）、医疗保险服务中心联邦价格上限（Centers for Medicare & Medicaid Services, Federal Upper Limit, CMS FUL）、平均批发价格的平均价格（Average Wholesale Price, AAWP）、通用同等物品平均价格（Generic Equivalent Average Price, GEAP）。

（三）应用

MDDB 旨在传递全面的药品信息，供药剂师、制药厂商、医务人员和支付者使用。

对于医院、临床医师和药剂师，MDDB 可支持临床工作流中多项功能，包括：生成处方、药品描述、临床筛查；简化通用药品替换过程；通过提供自动生成的药品价格信息提高效率。同时，它可支持药剂师工作流中的配药、药品分析、临床筛查、出具价格、库存管理。

对于药品制造商，MDDB 可辅助制定竞争性价格策略，辨别具有竞争性的治疗替代药品，通过提供自动生成的药品价格信息提高效率，并提供获取 Medi-Span 可信赖临床内容的简单途径。

对于消费者，MDDB 可支持处方的生成、管理和理赔，辅助药品分析和疾病管理，支持用药回顾（drug utilization reviews, DUR），通过提供自动生成的药品价格信息提高效率，提供获取 Medi-Span 可信赖临床内容的简单途径，并通过提供多种方法来帮助确定药品保险以扩大报销边界范围。

七、Micromedex 红皮书

(一) 简介

红皮书(RED BOOK)由 IBM 的沃森医疗(Watson Health)维护，最早由汤森路透(Thomson Reuters)医疗服务品牌 Micromedex 编制。红皮书内容覆盖 FDA 批准的药学产品(包括处方药、非处方药和非药品)，旨在提供最新的、准确全面的药品价格信息。红皮书是美国历史最悠久的药品信息来源之一，其主页网址为http://truvenhealth.com/products/micromedex/product-suites/clinical-knowledge/red-book，如图 6-2-16 所示。

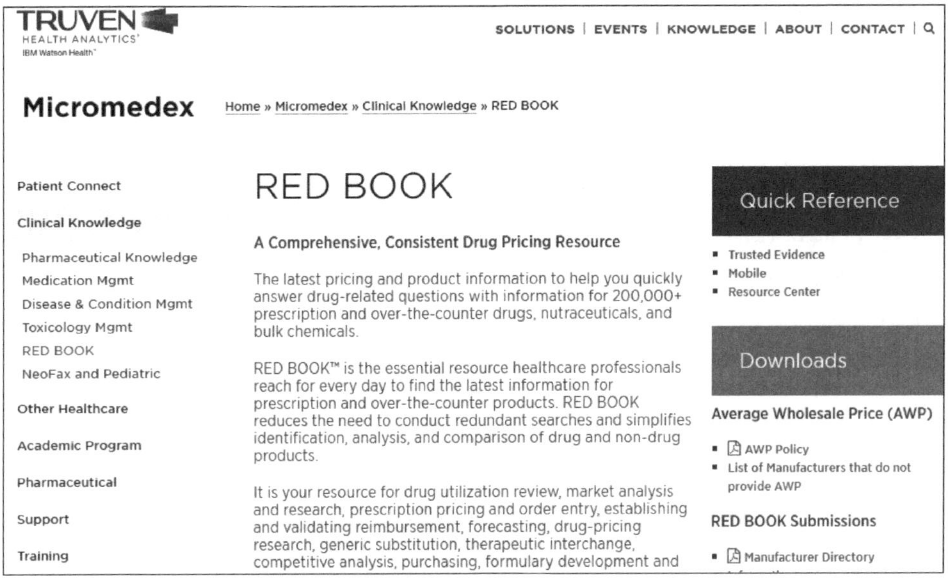

图 6-2-16　RED BOOK 主页

红皮书每天对新产品的 110 多个字段(包括价格等)进行更新；在超级叙词表中，RED BOOK 随 RxNorm 每版更新。超级叙词表收录 RED BOOK 中的品牌临床药品和临床药品，2018AA 版包括 41 082 个品牌临床药物和 29 482 个临床药物。

(二) 内容

1. 药品基本信息

药品基本信息包括商品名、通用名、NDC 码、剂型、剂量、通用方式和包装规格。

2. 编码信息

RED BOOK 用专门的标识(special flags)来表示药品的单一来源、药效学研究实施(drug efficacy study implementation, DESI)、重包装产品(repackaged product)、管制药品(controlled substance)、维持量药物(maintainance drug)、多来源产品的 FDA 橙皮书代码(“Orange Book” code)、针对注射药报销的 HCFA J-代码等信息。此外，RED BOOK 以两种格式(5-4-2 和标准 10 位数字)来表示 NDC；如果 NDC 编码有变化，数据库会提供

新、旧两种编码信息。独特的编码系统可支持对有共同通用成分、配方和治疗类别的产品进行识别和对比。

3. 价格信息

价格信息包括平均批发价格(average wholesale price, AWP)、批发获取成本(wholesale acquisition cost, WAC)、直接价格(direct price, DP)、建议零售价格(suggested retail price, SRP)、联邦价格上限(federal upper limit, FUL)和历史价格信息。

4. 属性信息

红皮书提供丰富的属性信息，如表 6-2-26 所示。

表 6-2-26 RED BOOK 属性信息

属性名称	英文全称	释义	计数
NDC	National Drug Code corresponding to a clinical drug	临床药品的国家药品编码	277 687
LABELER	FDA Structured Product Label Manufacturer/Distributor/Supplier name	FDA 结构化产品标签的生产商/经销商/供应商名称	157 758
DDF	Drug Doseform	药物剂型	71 896
DRT	Drug Route of Administration	药物投药途径	67 612
MMX_RXO	Micromedex Product Category Code	Micromedex 药品范畴编码	65 630
DST	Drug Strength	药物剂量	57 371
DCSA	Controlled Substance Act designation code	《管制药法案》指定编码	53 571
DESI_DESC	Source drug efficacy study implementation indicator	来源药物药效学研究实施指示符	52 945
UPC	Universal Product Code	通用产品编码	16 046

数据来源：2018AA 版 Metathesaurus 信息。

(三) 应用

RED BOOK 数据库提供超过 200 000 个医药项目的药品类别和最新价格信息，是医务人员每日接触、以获取最新处方和非处方药品信息的重要资源。它可直接整合到计算机系统中，是美国最全面、动态更新的数据库之一。RED BOOK 数据库提供一系列及时更新的摘录信息来满足客户要求，能帮助识别、分析和比较由 FDA 批准的药品，帮助进行价格分析、选择高性价比药品或管理理赔裁决。它可应用在药物利用回顾(drug utilization review)、市场分析、仿制药替代(generic substitution)、处方开发和管理等方面。

第三节 药物不良反应相关词表

一、WHO 药物不良反应术语表(WHO-ART)

(一) 简介

世界卫生组织药物不良反应术语集(WHO Adverse Drug Reaction Terminology,

WHO-ART)由 WHO 国际药物检测协作中心——瑞典乌普萨拉药品不良反应监测中心(Uppsala Monitoring Centre, UMC)编制，用于编码与药物治疗有关的临床信息。WHO-ART 用英语开发，并翻译成汉语、法语、德语、西班牙语、葡萄牙语、意大利语各语言版本。2015Q1 版 WHO-ART 术语总数在 6000 左右。2015 年以后 WHO-ART 不再进行维护与更新。主页网址为：http://www.umc-products.com/DynPage.aspx?id=73589&mn1=1107&mn2=1664，如图 6-3-1 所示。

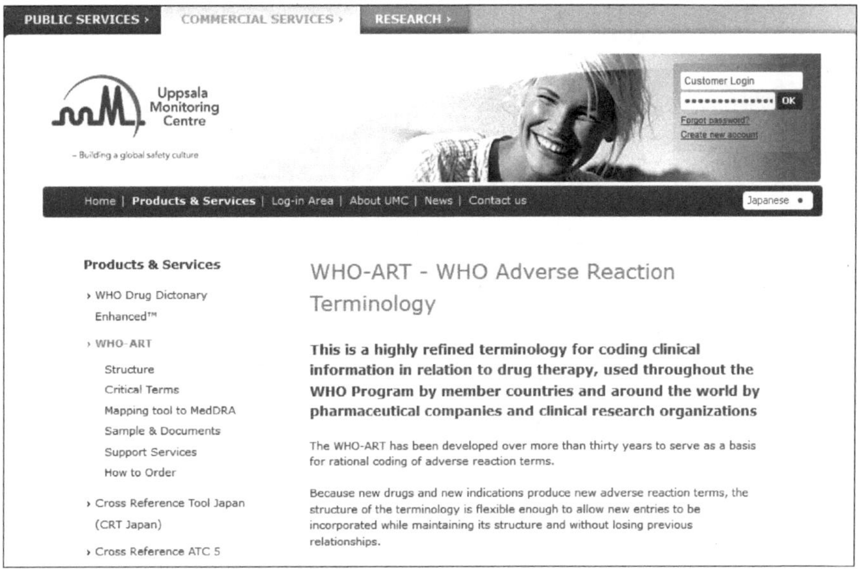
PUBLIC SERVICES ›
COMMERCIAL SERVICES ›
RESEARCH ›
Uppsala Monitoring Centre
– Building a global safety culture
Customer Login
OK
Forgot password?
Create new account
Home | Products & Services | Log-in Area | About UMC | News | Contact us
Japanese
Products & Services
› WHO Drug Dictonary Enhanced™
› WHO-ART
Structure
Critical Terms
Mapping tool to MedDRA
Sample & Documents
Support Services
How to Order
› Cross Reference Tool Japan (CRT Japan)
› Cross Reference ATC 5
WHO-ART - WHO Adverse Reaction Terminology
This is a highly refined terminology for coding clinical information in relation to drug therapy, used throughout the WHO Program by member countries and around the world by pharmaceutical companies and clinical research organizations
The WHO-ART has been developed over more than thirty years to serve as a basis for rational coding of adverse reaction terms.
Because new drugs and new indications produce new adverse reaction terms, the structure of the terminology is flexible enough to allow new entries to be incorporated while maintaining its structure and without losing previous relationships.

图 6-3-1 WHO-ART 主页

(二)结构

1. 层级结构

WHO-ART 是一个 4 级的分层术语表，顶层从宽范的系统/器官类开始，越向下，术语内容越具体。其 4 级结构如下。

第一级：系统/器官类(system organ class, SOC)，宽泛的类；

第二级：高位术语(high level term, HLT)，较宽泛的药物问题；

第三级：优选词(preferred term, PT)，较具体、常用的药物问题；

第四级：包含术语(included term, IT)，优选词的入口词。

2015Q1 版 WHO-ART 各级术语数具体如表 6-3-1 所示。

表 6-3-1 WHO-ART 术语类型和计数(2015Q1 版)

英文名称	中文名称	释义	计数
SOC	系统器官类	系统器官类	23
HLT	高位术语	为优选术语分组	339
PT	优选术语	是描述不良反应的主要术语	2123
IT	包含术语	是优选术语的同义词	3925

图 6-3-2 以心率和心律疾病(SOC)为例，展示了 WHO-ART 4 级结构。

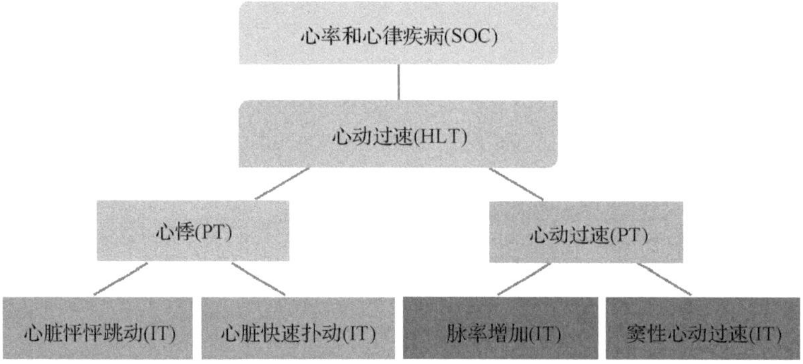

图 6-3-2　WHO-ART　4 级术语类型示例

(1) 系统器官类(SOC)：系统器官类是一组隶属于同一个系统器官的首选术语，常用于不同目的的数据输出。完整的 SOC 类名称和编码如表 6-3-2 所示。

表 6-3-2　WHO-ART SOC 级术语和编号(2015Q1 版)

编号	英文名称	中文名称
0100	Skin and appendage disorders	皮肤和附属器疾病
0200	Musculoskeletal disorders	肌肉骨骼疾病
0400	Neurological disorders	神经系统疾病
0431	Vision disorders	视觉障碍
0432	Hearing, vestibular and special senses disorders	听力、前庭和特殊感觉障碍
0500	Psychiatric disorders	精神疾病
0600	Gastro-intestinal system disorders	胃肠系统疾病
0700	Liver and biliary system disorders	肝胆系统疾病
0800	Metabolic and nutritional disorders	代谢和营养疾病
0900	Endocrine disorders	内分泌疾病
1000	Cardiovascular disorders	心血管疾病
1040	Vascular, bleeding and clotting disorders	血管、出血和凝血疾病
1100	Respiratory system disorders	呼吸系统疾病
1200	Blood disorders	血液疾病
1300	Urinary system disorders	泌尿系统疾病
1400	Reproductive disorders	生殖系统疾病
1500	Congenital disorders	先天疾病
1600	Neonatal and infancy disorders	新生儿和婴儿疾病
1700	Neoplasms	肿瘤
1810	Body as a whole-general disorders	全身疾病
1820	Application site disorders	用药部位疾病
1830	Immune disorders and infections	免疫系统疾病和感染
2000	Secondary terms-events	继发性术语-事件

WHO-ART 结构具有多轴性。一个优选术语最多可分配到三个不同的系统器官类，其中第一个器官系统类一般是最重要的。例如，“呼吸抑制”同时编码在“呼吸道疾病”和“中枢神经系统疾病”分类下。优选术语的 SOC 类是固定的，不会根据具体报告而改变。

(2) 高位术语(HLT)：这些是对质量相似但数量不同的情况的分组优选术语，可在输出端(output side)使用。例如，“血栓性静脉炎”(Thrombophlebitis)和“浅表血栓性静脉炎”(Thrombophlebitis superficial)表示两个不同优选术语，但是都分在高位术语“血栓性静脉炎”(Thrombophlebitis)之下。

(3) 优选术语(PT)：优选术语用于描述报告给 WHO 系统的药物不良反应，主要在输入端(input side)使用。每个优选术语分配一个记录号(record number)。优选术语也可用于数据输出。

(4) 包含术语(IT)：包含术语是与优选术语紧密相关的术语，即其同义词或入口词，用于辅助发现相应优选术语，以便恰当编码报告的不良反应。优选术语可以使术语比较精确，但在日常监测工作中，不良反应报告中常包含俚语(colloquial term)。这种情况下，包含术语可帮助指向最相近的首选术语，同时不需要更改报告时使用的实际术语。许多用户根据他们经验来编制自己的包含术语列表。

乌普萨拉监测中心鼓励用户将任何有用的包含术语进行反馈，以便可以将其纳入正式版 WHO-ART，并与优选术语建立恰当链接。同样，如果用户认为一个常用、明确定义的术语可以作为首选术语，可进行申请，是否纳入还需要咨询相关领域专家进行决定。

2. 记录编号系统(record number system)

根据进入词表的连续顺序，WHO-ART 为每个优选术语都分配了一个记录号(a record number, Arecno)，同时优选术语的序列号(sequence number, Seq)为 001。包含术语有与其优选术语相同的记录号，但分配更大的序列号。

高位术语通过一个高位术语链接(high level term link, HL LINK)链接所有相关的优选术语，一个高位术语常常本身也是一个优选术语。高位术语链接是指向优选术语本身也是高位术语的指针，如表 6-3-3 中高位术语链接“0363”指向高位术语“酸中毒”，同时优选术语“酸中毒”记录号为“0363”，即“酸中毒”既为优选术语也为高位术语。表 6-3-3 也表示 WHO-ART 的结构和不同术语类型间的关系。同时，图 6-3-3 以可视化方式展示了从高位术语到包含术语的编号链接关系。

表 6-3-3　高位术语、优选术语和包含术语的编号示例

记录号+序列号	包含术语	记录号+序列号	优选术语	高位术语链接	高位术语
0363 005	代谢性酸中毒	0363 001	酸中毒	0363	酸中毒
0363 004	碳酸氢盐储备下降				
0364 003	血乳酸盐增高	0364 001	乳酸性酸中毒	0363	
0393 003	酮酸中毒	0393 001	酮酸中毒	0363	
0393 004	丙酮尿				
0393 005	丙酮呼气				
0393 006	丙酮血症				

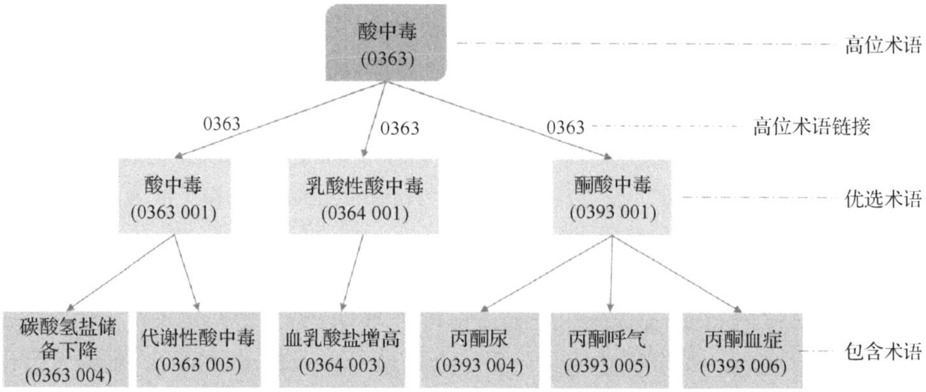

图 6-3-3　高位术语、优选术语和包含术语的编号图示

此外，在 WHO-ART 中，一些术语作为重点术语(critical term)打上星号“*”标记。重点术语是可能涉及或预示严重疾病状态的一个不良反应术语子集。这些术语被认为是特别重要且需要重点关注。如果一个首选术语标识为重点术语，那么它所链接的包含术语也被认为是重点术语。

(三)应用

WHO-ART 涵盖了不良反应报告所需要的主要医学术语，体量小巧精干，精准度较高，便于小型公司和国家药品不良反应监测中心使用。由于新药和新适应证会产生新的不良反应术语，WHO-ART 结构灵活可变，允许在保留术语集结构的基础上纳入新的术语，并且不丢失之前的术语关系。自开发 30 多年以来，WHO-ART 一直是不良反应术语合理编码的基础。它主要供参加 WHO 药品监测项目的成员国免费使用，也供全球制药企业和临床研究机构使用。

二、ICH 国际医学用语词典(MedDRA)

(一)简介

ICH 国际医学用语词典(Medical Dictionary for Regulatory Activities, MedDRA)是一个实用的国际医学术语集，用于编码与药品、生物制品和其他医疗产品(如医疗设备)相关的不良反应。MedDRA 主要收录疾病类术语，由人用药物注册技术要求国际协调会(International Conference on Harmonization of Technical Requirements for Registration of Pharmaceuticals for Human Use, ICH)编制，并由维护和支持服务组织(Maintenance and Support Services Organization, MSSO)进行存储、维护和发布。后者也是 MedDRA 及其在生物制药领域和管理机构应用的最新信息来源。

MedDRA 有许多语言版本，包括汉语、捷克语、荷兰语、法语、德语、意大利语、日语、葡萄牙语和西班牙语。MedDRA 自出版以来，每季度更新一次。自 2001 年 6 月发布 4.0 版之后，MedDRA 版本更新频率加快为每半年一次(即每年 3 月和 9 月)。MedDRA 更新可由用户提出请求，如增加原先没有的医学概念，再由国际医学专家研究后决定是否添加新术语，并映射到相应的组群。MedDRA 主页网址为：http://www.meddra.org/，如图 6-3-4 所示。

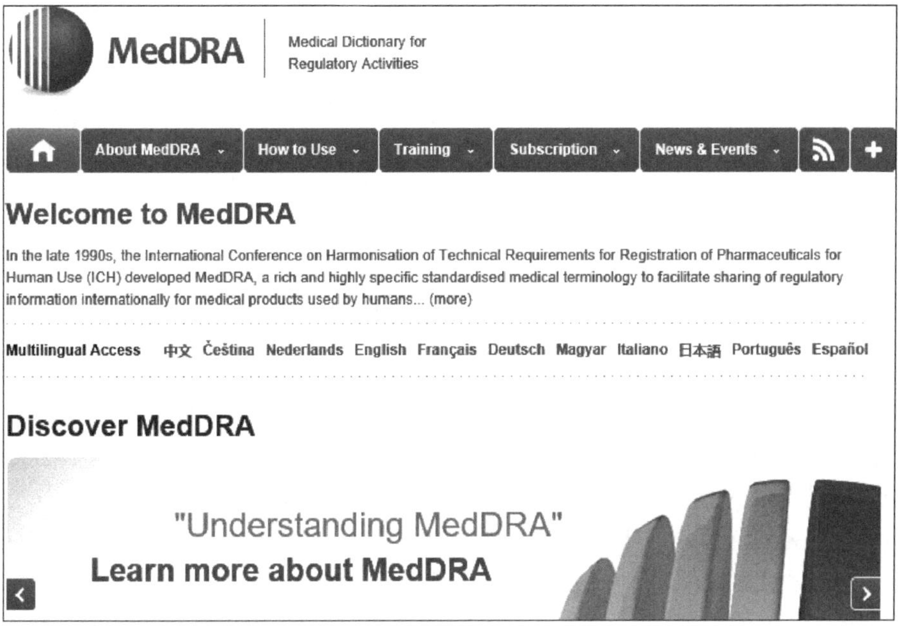

图 6-3-4　MedDRA 主页

1. 编制背景

在编制 MedDRA 之前，没有国际认可的、针对生物制药管理的医学术语表。1994 年，ICH 正式提出在世界范围内建立以药事管理为目的的统一医学术语集(即 M1 医学术语)，以替代现有的医药词典。1994 年 11 月，ICH 基于英国医药管理局(medical control agency, MCA)的不良事件情报管理系统，制订了 MedDRA 测试版 1.0，确定其在药品上市前管理和上市后监测使用。1997 年，ICH 在各方协调一致的基础上，发布了 MedDRA 2.0 的执行版本。MedDRA 可用于医疗产品整个研发与应用周期的行政管理，支持对医学信息进行分类、检索、报告与信息交流。ICH 工作组为编码选择性发布了详细的指导原则，可以指导相关术语的选用。2003 年，ICH 开发了标准化 MedDRA 查询(Standardised MedDRA Query, SMQ)，便于对 MedDRA 编码数据进行检索，利于分析药物监测中的安全性问题。

2. 编制目的和适用范围

MedDRA 旨在促成世界范围内共享医学产品的规范信息和临床安全数据。它适用于除动物毒理之外药品开发的所有阶段，也适用于设备的健康效果和故障分析报告。作为新药注册用医学词典，MedDRA 适用于政府注册管辖下所有的治疗和诊断产品的安全报告。新药注册需要用到 MedDRA 的环节包括临床研究、不良反应自发性报告、注册报告，以及受政府注册管理的产品信息。在药品上市后不良反应监测中，MedDRA 也可用于药品不良反应的报告和数据分析。

(二) 内容

1. 来源词表

MedDRA 囊括了 7 个医学词表的内容，包括 WHO-ART、ICD-9、ICD-9-CM、ICD-10、FDA 不良反应叙词表编码符号(Coding Symbols for Thesaurus of Adverse Reaction Terms, COSTART)、日本不良反应术语表(Japanese Adverse Reaction Terminology, J-ART)和德国赫斯特不良反应术语表系统(Hoechst Adverse Reaction Terminology System, HARTS)。

2. 收录内容

MedDRA 术语表适于人类使用医疗产品开发的各阶段，但不包括动物毒理学(animal toxicity)。

1)收录范围

MedDRA 收录范围包括与医疗产品相关的医学、健康和管理概念，也包括设备的健康效应和故障(如优选词“设备相关感染”、“设备失效”)。此外，MedDRA 也支持至少在一个领域受管理的其他类型产品，如食品或化妆品。

不收录的范围包括：①药物或药品术语(常用药品的通用名，与它们相关的不良事件一起收录)、设备/器械/诊断性产品、研究设计、人口动力学(包括患者性别、年龄、种族和宗教)；②由于词表聚焦对个体患者的健康效应，不收录针对个体患者的修饰词(如 rare、frequent)；③实验室参数；④医疗器械与试验设计的名称、性别、年龄、人种、宗教等人口统计学信息、表示程度的修饰语，以及计量检查结果等。

2)收词量

MedDRA 各类术语的收录量，如表 6-3-4 和表 6-3-5 所示。

表 6-3-4　MedDRA 各类型术语收录量

术语类型	英文释义	中文释义	计数
LT	Lower level term	低位术语	68 757
PT	Designated preferred name	指定优选词	22 774
OL	Non-current lower level term	非当前低位术语	9 269
HT	Hierarchical term	层级术语	1 738
HG	High level group term	高位组语	337
SMQ	Standardised MedDRA query	标准化 MedDRA 查询	222
OS	System-organ class	系统-器官类	27
AB	Abbreviation in any source vocabulary	来源词表缩写	27

数据来源：2018AA Metathesaurus 的统计数据。

表 6-3-5　MedDRA 各语义类型数量

语义类型	英文	数量
疾病或综合征	Disease or syndrome	17 044
发现	Finding	9 547
肿瘤过程	Neoplastic process	5 562
损伤或中毒	Injury or poisoning	4 483
治疗或预防操作	Therapeutic or preventive procedure	3 722
病理功能	Pathologic function	3 061
体征或症状	Sign or symptom	2 212
实验室操作	Laboratory procedure	1 620
精神或行为异常	Mental or behavioral dysfunction	1 481
实验室或检查结果	Laboratory or test result	1 343
先天畸形	Congenital abnormality	1 151
诊断性操作	Diagnostic procedure	998

数据来源：2018AA Metathesaurus 的统计数据。

此外，MedDRA 还提供附录信息(appendix)，主要是对概念进行描述，表明概念在 MedDRA 术语表中如何定义、使用和分类，支持在编码、检索和分析中准确一致地使用 MedDRA。

(三)结构

1. 体系结构

与 WHO-ART 相似，MedDRA 的体系结构包含 5 级术语：系统器官类(System Organ Class, SOC)、高位组语(High Level Group Term, HLGT)、高位术语(High Level Term, HLT)、优选术语(Preferred Term, PT)和低位术语(Lowest Level Term, LLT)。图 6-3-5 显示了 MedDRA 术语的 5 级结构。

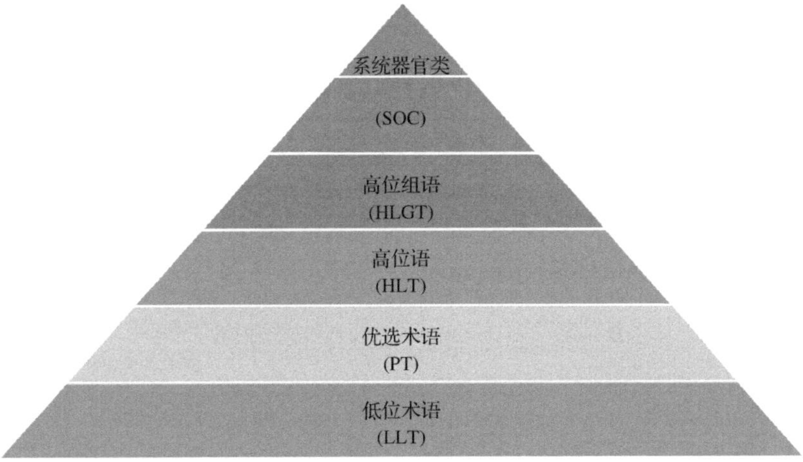

图 6-3-5　MedDRA 术语等级结构

以优选词“眼睑水肿”为例，MedDRA 具体的 5 级术语结构如图 6-3-6 所示。

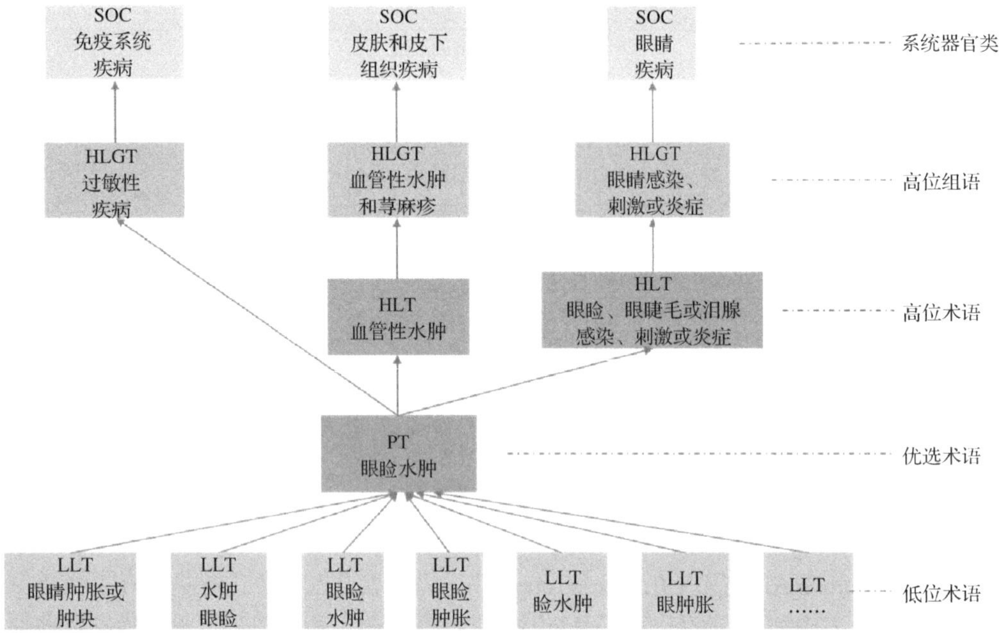

图 6-3-6　MedDRA 中“眼睑水肿”的 5 级结构

1) 系统器官类(SOC)

系统器官类处于术语表的最高层级，为数据检索提供最宽的概念。

SOC 包括以下分组：①病因学(如 SOC 感染和侵染/SOC Infections and Infestations)；②表征部位(如 SOC 胃肠疾病/SOC Gastrointestinal Disorders)；③目的(如 SOC 外科和医学操作/SOC Surgical and Medical Procedures)。

SOC 社会环境(SOC Social Circumstances)不含在这三组中，它不涉及不良事件，而是包含关于人的信息，为可能对报告事件产生影响的个人问题提供分组。

SOC 英文字顺列表如表 6-3-6 所示。

表 6-3-6　MedDRA 的 SOC 类名称(按英文字顺)

序号	SOC 英文类名	中文类名
1	SOC Blood and lymphatic system disorders	SOC 血液和淋巴系统疾病
2	SOC Cardiac disorders	SOC 心脏疾病
3	SOC Congenital, familial and genetic disorders	SOC 先天、家族性和遗传性疾病
4	SOC Ear and labyrinth disorders	SOC 耳和迷路疾病
5	SOC Endocrine disorders	SOC 内分泌疾病
6	SOC Eye disorders	SOC 眼疾病
7	SOC Gastrointestinal disorders	SOC 胃肠疾病
8	SOC General disorders and administration site conditions	SOC 全身性疾病和投药部位疾病

续表

序号	SOC 英文类名	中文类名
9	SOC Hepatobiliary disorders	SOC 肝胆疾病
10	SOC Immune system disorders	SOC 免疫系统疾病
11	SOC Infections and infestations	SOC 感染和侵染
12	SOC Injury, poisoning and procedural complications	SOC 损伤、中毒和操作并发症
13	SOC Investigations	SOC 检查
14	SOC Metabolism and nutrition disorders	SOC 代谢和营养疾病
15	SOC Musculoskeletal and connective tissue disorders	SOC 肌肉骨骼和结缔组织疾病
16	SOC Neoplasms benign, malignant and unspecified (incl cysts and polyps)	SOC 良性、恶性和非明确指定肿瘤
17	SOC Nervous system disorders	SOC 神经系统疾病
18	SOC Pregnancy, puerperium and perinatal conditions	SOC 妊娠、产褥期和围产期疾病
19	SOC Product issues	SOC 产品问题
20	SOC Psychiatric disorders	SOC 精神疾病
21	SOC Renal and urinary disorders	SOC 肾脏和泌尿系疾病
22	SOC Reproductive system and breast disorders	SOC 生殖系统和乳腺疾病
23	SOC Respiratory, thoracic and mediastinal disorders	SOC 呼吸、胸廓和纵膈疾病
24	SOC Skin and subcutaneous tissue disorders	SOC 皮肤和皮下组织疾病
25	SOC Social circumstances	SOC 社会环境
26	SOC Surgical and medical procedures	SOC 手术和医疗操作
27	SOC Vascular disorders	SOC 血管疾病

2）高位组语（HLGT）

高位组语是 SOC 的下位（subordinate），同时又是一个或多个高位术语（HLT）的上位叙词（superordinate descriptor），与这些高位术语在解剖学、病理学、生理学、病因学或功能等方面相关。例如，“HLGT 血管性高血压”下含“HLT 急进性和恶性高血压”“HLT 高血压并发症”“HLT 门脉高压”“HLT 妊娠高血压”等高位术语。

HLGT 为 HLT 分类，以便用更宽泛的概念来辅助检索。HLGT 用于数据检索和表示。一个 HLGT 应该分别与至少一个 SOC 和一个 HLT 相连接。

3）高位术语（HLT）

高位术语是高位组语（HLGT）的下位，是与其连接的优选术语（PT）的上位叙词。它属于包容性范畴，通过解剖学、病理学、生理学、病因学或功能与 PT 链接，如“HLT 支气管痉挛和阻塞”“HLT 肺水肿”“HLT 呼吸道肿瘤”等。

由于 MedDRA 是术语表，不是分类法，HLT 的专指度在整个术语表中并不统一。HLT 用于数据检索和表示，它是一个分组层，不用于编码；一个 HLT 必须通过一个 HLGT 与至少一个 SOC 链接。

4) 优选术语(PT)

优选术语用来表达独特、明确的医学概念，是国际医学信息交换的基本用语。优选术语表达症状、体征、疾病、诊断、治疗适应证、外科或医学操作，以及医学、社会或家族史特征。优选术语无歧义，在国际需求的情景下尽可能具体和自描述。一个 PT 至少要连接到一个 SOC。

5) 低位术语(LLT)

低位术语构成术语表的最底层，每个 LLT 仅与一个优选术语(PT)连接。LLT 与其父 PT 有如下任何一种关系。

(1) 同义词(synonyms)：同一概念的不同同义术语(如"PT Arthritis"和下位"LLT Joint inflammation")。

(2) 词形变体(lexical variants)：对表示相同含义的不同词形，包括全称和缩写、直接与词序转换(如 PT Acquired immunodeficiency syndrome 与其下位 LLT AIDS；PT Biopsy tongue 与其下位 LLT Tongue biopsy)。

(3) 准同义词(quasi-synonyms)：准同义词是与另一术语并非含义完全相同的术语，但在既定术语表作为同义词，包括部位和侧面描述(如 PT Otitis externa/外耳炎与其下位 LLT Bilateral otitis externa/双侧外耳炎)。

(4) 子元素(sub-element)：父 PT 子元素由带有更细节信息(如解剖专指度)的 LLT 表示(如 PT Contusion/挫伤与其 LLT Bruising of face/面部挫伤、LLT Bruising of leg/腿部挫伤)。

(5) 相同 LLT：出于数据录入目的，一个 LLT 与其 PT 相同(如"PT Dementia Alzheimer"与其下位"LLT Dementia Alzheimer")。此时，LLT 与其父 PT 有相同 MedDRA 编码但是出现在不同层级。

由于 LLT 可能包容习俗或文化特异性术语，每个 LLT 可能在每种语言中不止有一个翻译。LLT 层在促进历史数据的转换中发挥重要作用，因为从其他术语表中整合的术语在此层中表示。LLT 促进数据录入，同时通过降低主观选择促进一致性，也可作为自动编码(auto-encoding)的基础。由于 LLT 比其连接的 PT 更加具体，用户可在术语表的最具体层进行数据检索。

LLT 带有"current"或"non-current"标签状态。对于十分模糊、具有歧义的、删节的、缩写的、过时的或错误的术语，会带有"non-current"标签。这些术语可能从整合进 MedDRA 的术语表中衍生而来。术语表保留带有"non-current"是为了保存历史数据，以便检索和分析。标签也是用户在数据库中执行术语表，预防对"non-current" LLT 的无意使用。

对于不同层级的连接关系，每个 LLT 只能连接到一个 PT；PT 通过 HLT 和 HLGT 与某个特定的 SOC 关联，但只有其中一个 SOC 被指定为主 SOC，而其他的 SOC 是次 SOC。定义主 SOC 可以帮助 MedDRA 用户列举不良事件时，做到唯一性，避免汇总数据时重复计算。这种一个首选术语隶属于一个以上的 SOC 的特性被称为多轴性。一个 HLT 只能通过一个 HLGT 与至少一个 SOC 关联。

6) 属性信息

MedDRA 有较丰富的术语属性，如表 6-3-7 所示。

表 6-3-7　MedDRA 术语属性信息

英文名称	中文名称	说明
SMQ_TERM_WEIGHT	标准化 MedDRA 查询(Standardised MedDRA Query, SMQ)术语权重	用于 SMQ 算法，默认值为“0”
SMQ_TERM_CAT	SMQ 术语范畴	单一字母字符表示 SMQ 算法应用的范畴：如果 SMQ 没有运用算法，所有术语范畴(Term_category)值分配为“A”；对于子 SMQ，字段分配为“S”
SMQ_TERM_ADDVERSION	SMQ 加入版本	术语加入 SQM 的 MedDRA 版本
SMQ_TERM_STATUS	SMQ 术语状态	识别术语在 SMQ 中是激活状态(“A”)或失活状态(“I”)
SMQ_TERM_LMVERSION	SMQ 最后修饰版本	术语在 SMQ 中最后修订的 MedDRA 版本
SMQ_TERM_SCOPE	SMQ 术语范围	定义 MedDRA 术语，作为 SMQ 搜索的宽范围(1)、窄范围(2)或子 SMQ(0)
SMQ_TERM_LEVEL	SMQ 术语级别	术语的 MedDRA 层级(4 为 PT，5 为 LLT)，0 为子 SMQ
MPS	MedDRA 主系统器官类(SOC)	优选术语(PT)可能有多个树位置，但每个只有一个主 SOC
SMQ_ALGO	SMQ 算法	SMQ 算法的布尔表示。“N”表示 SMQ 不用算法
SMQ_LEVEL	SMQ 层级	SMQ 层级表示为 1～5：1 表示最宽泛，5 表示最具体
DEFINITION	定义	表示定义信息
SMQ_STATUS	SMQ 状态	“A”表示激活(Active)状态，“I”表示失活(Inactive)状态
SMQ_SOURCE	SMQ 来源	如医学参考(medical references)
SOS	范围声明(Scope Statement)	表示收录范围
MISO	MedDRA 序列编码国际化 SOC 分类顺序数字(MedDRA Serial Code International SOC Sort Order Digit)	包含 01～26

2. 编码系统

MedDRA 的编码由 8 位数字构成，编码本身没有任何含义。这些编码按数字顺序分配，从 10000001 开始。当有新的术语加入时，顺序产生一个新的编码。使用过的编码通常不会再用于新术语；但在某些情况下，如术语被更名时(包括更正拼写)，可使用原编码。

在 MedDRA 中，如果低位术语(LLT)和优选术语(PT)词条在来源词表中存在，会列出相应词表的相应编码，这样可方便地将原先按其他词表编码的数据转化为 MedDRA 编码。

(四)应用

MedDRA 用于分享人类医学产品的管理信息和临床安全数据，强调数据的输入、检索、分析和显示。MedDRA 用户包括制药公司、生物技术公司、医务人员、研究人员等。政府部门和研究机构可免费使用，制药企业等需要支付一定费用。

MedDRA 主要应用场景包括：为审查和分析安全数据，将报告中的术语进行有医学意义的分组汇总；支持临床与安全信息评价，促进常用医学数据集的识别；便于以一致方式从数据库中检索特定病例或医疗状况；促进趋于一致地对“安全信号”和汇总临床数据进行比较和理解；促进临床安全信息的电子数据交换；通过个体病例安全性报告来报告不良反应或不良事件术语，确定医学类似不良反应的发生频率；正确获取与描述产品的适应证、临床检查、病史与社会背景数据。

采用 MedDRA 为标准进行不良反应编码，有力推动了各国卫生部门和制药行业对产品安全进行信息交流和监测。2003 年 3 月，美国 FDA 提出补充修改其前后营销安全报告条例，更改后的规定要求上市后个别案例的安全报告在提交之前须经 MedDRA 编码。同年 1 月，欧洲药品评价局(European Agency for the Evaluation of Medicinal Products)要求所有严重不良反应报告必须使用 MedDRA 编码后才能提交。对于电子提交的个体病例安全性报告，日本从 2000 年 4 月起要求使用日语版 MedDRA；从 2003 年 10 月起必须以 E2B 格式电子提交安全性报告；2004 年 4 月起，在定期的传染病报告与安全报告中要使用日语版 MedDRA。此外，MedDRA 已被应用于世界卫生组织 Vigibase 数据库中，以发掘潜在的药品不良反应信号。

三、WHO 药物词典

(一)简介

世界卫生组织药物词典(World Health Organization Drug Dictionaries)是医药产品方面的综合电子词典，用于编码和分析临床试验报告中的合并用药、上市后不良反应报告，以及其他来源报告中提及的药品，是 WHO 国际药物监测项目(WHO International Drug Monitoring Programme)的重要组成部分。WHO 协作中心成员乌普萨拉监测中心(Uppsala Monitoring Centre, UMC)负责词典的维护及更新。

(二)产品分类和格式

1. 产品分类

UMC 提供的 WHO-Drug 词典包括 4 种：世界卫生组织药物词典(WHO Drug Dictionary, WHO-DD)、药物词典增强版(WHO Drug Dictionary Enhanced, WHO-DDE)、植物药词典(WHO Herbal Dictionary, WHO-HD)和综合词典(Combined Dictionary)。在 2005 年之前，WHO-DD 是唯一的词典类型。2005 年之后，UMC 陆续发布了其他词典类型。

所有 WHO-Drug 词典仅收录人用药物。从内容上看，WHO-DD 和 WHO-DDE 主要包括常规药物信息，同时也包括一些特殊类型的产品。其收录的产品种类有医疗产品、植物药药品、疫苗、营养补充剂、放射性药物、血液制品、诊断制剂和顺势疗法；不收录的是医疗设备、自检的试剂盒、消耗品(如牙膏)及化妆品等。WHO-HD 仅含有植物药天然来源的有效成分。

1)药物词典(WHO-DD)

WHO 自 1968 年开始负责编撰已知药物的词典 WHO-DD，收录所有向 WHO 报告过的已生产药物，包含仿制药和专利药。UMC 根据解剖、治疗和化学分类系统(Anatomical Therapeutic Chemical classification，ATC classification)对药物进行编码分类。WHO DD 进行了 3 次结构调整，2002 年的调整主要针对化学成分模块，调整后每个药品都有了唯一的药品标识符，并有相应的 ATC 编码。

WHO DD 适用于 2005 年前订购该词典，并且未升级至 WHO 药物词典增强版的用户。

2)药物词典增强版(WHO-DDE)

UMC 于 2005 年发布了药物词典增强版，也是迄今为止最综合的词典类型。WHO-DDE 与 WHO-DD 结构相同，都采用 ATC 编码系统。不同的是，WHO-DDE 包含一个更及时的数据系统，并收录 IMS Health 公布的最新药物。IMS Health 公司负责收集全球药物的使用信息，并随时更新上市的药品信息。截至 2006 年，WHO-DDE 包含来自 94 个国家的药物，远高于 IMH Health 的 65 个国家上市药物的信息量。

WHO-DDE 主要优势包括：①数据资料连续准确，及时更新；②采用 WHO 药物数字编码系统和 ATC 分类系统进行化学分类和治疗学分类；③检索简单灵活，具有在不同程度上进行准确分析的分类结构；④采用独立软件的电子格式，用户操作更方便。

自 2005 年后，UMC 将 WHO-DDE 提供给所有新用户；而 WHO-DD 仅提供给 2005 年前购买且未升级至增强版的用户。

3)植物药词典(WHO-HD)

植物药词典发布于 2005 年，主要目的是为了更好地收集植物药的天然成分信息。当前版本包含了传统和常用植物药信息。在 WHO-HD 发布之前，植物药的合成物被录入 WHO-DD，这些药物信息目前已全部包括在 WHO-HD 中，而且今后所有植物药相关信息将只收录在 WHO-HD 中。WHO-HD 所有条目都按植物药解剖治疗化学(Herbal Anatomical Therapeutic Chemical, HATC)分类系统进行编码分类。药物编码依据植物和植物成分，而非其分子和盐类。此外，WHO-HD 中还包含了植物药产品的商品名。WHO-HD 也收集来自 IMS Health 的植物药相关数据。

4)综合词典

综合词典整合了 WHO-DDE 和 WHO-HD，在最大程度上覆盖药物名称，并且内容无重复。

2. 词典格式

WHO-DD、WHO-DDE 和 WHO-HD 三种词典都各有三种不同的格式：A 格式、B 格式和 C 格式。编码格式不同，药物代码所包含的信息也不同。

1)A 格式(已停用)

A 格式于 1992 年开始使用，通过 ATC 编码的分类确认药物的活性成分和治疗用法；于 2002 年停止使用。

2)B 格式

2002 年，B 格式在 A 格式基础上进行微小调整后产生。B 格式将药物名称转化为更多有用的信息，包括活性成分、药物代码、ATC 编码等。B 格式在每个国家都是独立的，但不包含药物的剂型和剂量。B 格式又分为 B-1 和 B-2 格式(前身为 A 格式)：在 B-1 格式中，药物名称和药物代码可以重复；在 B-2 格式中，药物名称和药物代码都是唯一的。B-1 格式作为参考仅用于部分公司，而 B-2 格式是最常用的词典格式。

3) C 格式

2002 年，UMC 发布了一种新词典格式——C 格式。其药物信息更加丰富，包含不同国家的上市信息及不同的剂型信息。C 格式能帮助编码人员对那些药名相同，但在不同国家成分不同或剂型不同的药物进行正确编码。与 B 格式比较而言，C 格式利用药物最常用的适应证进行 ATC 编码，而 B 格式是根据其活性成分对药物进行 ATC 编码。

（三）结构

1. ATC 分类系统

WHO-Drug 词典采用 ATC 分类系统对药物进行分类。该系统将所有药物按照其治疗的解剖学器官/系统、治疗学、药理学和化学特点进行 5 级分类（表 6-3-8）：第一级（ATC 01）按解剖学分类，共分为 14 个大类（表 6-3-9）；第二级（ATC 02）按药理学/治疗学进行分类；第三和第四级（ATC 03，ATC 04）根据化学/药理学/治疗学进行分类；第五级（ATC 05）为化学物质，即药物编码所在的层级。通过对药物进行 ATC 编码，能更高效地对数据进行储存、检索和相关分析。

表 6-3-8　ATC 编码的 5 级结构

级别	分类标准
ATC01	解剖学主要群组（Anatomical Main Group）
ATC02	药理学/治疗学亚组（Pharmacological/Therapeutic Subgroups）
ATC03	化学/药理学/治疗学亚组（Chemical/Pharmacological/Therapeutic Subgroups）
ATC04	化学/药理学/治疗学亚组（Chemical/Pharmacological/Therapeutic Subgroups）
ATC05	化学物质（Chemical Substance）

表 6-3-9　ATC01 级的 14 个大类

序号	名称
A	消化道和代谢类药物（Alimentary Tract and Metabolism）
B	血液和造血器官药物（Blood and Blood-Forming Organs）
C	心血管系统药物（Cardiovascular System）
D	皮肤系统药物（Dermatologicals）
G	泌尿生殖系统药物和性激素（Genitorunary System and Sex Hormones）
H	全身激素制剂，不包括性激素（Systemic Hormonal Preparations excluding Sex Hormones）
J	全身用抗感染药（General Anti-infectives for Systemic Use）
L	抗肿瘤和免疫调节药（Antineoplastic and Immunomodulating Agents）
M	肌肉骨骼系统药物（Musculoskeletal System）
N	神经系统药物（Nerve System）
P	抗寄生虫、杀虫药和驱虫药（Antiparastitic Products, Insecticides and Repellents）
R	呼吸系统药物（Respiratory System）
S	感觉系统药物（Sensory Organs）
V	其他（Various）

采用 ATC 编码分类系统对单一成分和多成分药物进行分类时，有如下基本原则：

第一，基于一个给药途径对应一个 ATC 分类编码的基本原则，依据药物活性成分的主要治疗学将其进行分类；速释剂和缓释剂具用相同的 ATC 分类。

第二，当一个药物含有不同的治疗用途，并且含有超过 2 个以上的剂量或给药途径时，该药可能会有 1 个以上的 ATC 编码。具体而言，对于有局部用药和全身用药的不同给药途径，药物有不同的 ATC 分类。如图 6-3-7 所示，氨苄青霉素(ampicillin)可为全身用药也可为眼睛局部给药，从而有 2 个不同的 ATC 分类(J01CA 和 SO1AA)。

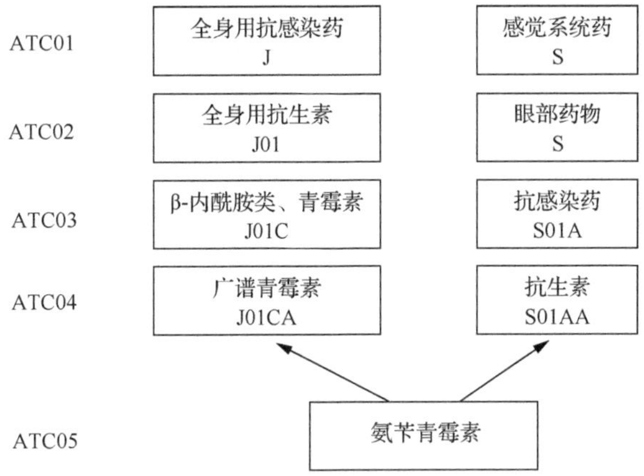

图 6-3-7 同一药物(氨苄青霉素)的不同 ATC 分类

第三，如果在 ATC04 层级上同时有化学分组和药理学分组，将优先采用药理学分组。但某些 ATC 分类会结合化学和药理学的特点进行分组，如 ATC J05A 为直接作用抗病毒药(direct acting antivirals)；如果新加入药物在 ATC04 层级上没有相应的亚组，其将被归类为其他类(Other)组别。为了避免 ATC04 层级的某个分类仅包含一个活性成分，目前规定除非包含有 2 个以上的化学物质能归类到一个 ATC04 类别，才可以创建一个新的 ATC04 类别，否则该化学物质将归入其他类(Other)。

第四，对于多成分药物，该药物的主要临床用途决定了其 ATC 分类。如同时含有止痛药和镇静药成分的药物，如果主要用于止痛，将被归为镇痛剂(analgesics)，而不是镇静药(tranquilizers)。

2. 数字编码系统

WHO-Drug 词典的数字代码系统分两种，即每个药物在词典中有两个不同编码：一个是 11 位药物代码(drug code)，另一个是唯一药品标识符(medicinal product ID)。数字代码将临床试验或药物安全报告中的药品信息和 WHO 词典相对应。药品标识符是 C 格式词典中药品的唯一标识符，药物代码是 B-2 格式中的唯一代码，也应用于 C 格式词典中。

1)药物代码

药物代码(drug code)由药物记录号(drug record number, DRECNO)、序列号 1(SEQ1)和序列号 2(SEQ2)共 11 位数字组成。药物代码是 B-2 格式中的重要编码，在 C 格式中继续使用。每个药物代码都是有含义的，它不仅是药物唯一的标识名称，也提供药物中活性成分和活性底物为盐或酯的信息。所以，药物代码能为相应优选名称(preferred name)提供药物化学成分信息。

在 WHO 药物词典中，对于活性成分相同的药品，都有一个可供参照的优选药名。单一成分的药物，其优选药名为国际非专利药名(International Nonproprietary Name, INN)。对于含多个活性成分的药物，其优选药名为 UMC 收到的第一个该复合药物的名称。此后收到的具有同样复合成分的药物，依次排列在优选药名之后。

药物代码中的每个药物记录码(DRECNO)对应一个单一成分的化学底物或多组分药物的第一个商品名，为 6 位数字。化学底物相同的单一成分的不同药物，无论为盐或酯，其 DRECNO 号码相同，如表 6-3-10 中 ampicillin、ampicillin sodium 和 ampicillin trihydrate 等其 DRECNO 均为 000005；含有相同活性成分的不同复合物也具有相同 DRECNO 号码，如表 6-3-10 中 Ampiclox 和 Sinteclox，其 DRECNO 均为 001903。

表 6-3-10　单一组分和多组分药物的不同药物代码

	药物名称	药物记录号(DRECNO)	序列号 1(SEQ 1)	序列号 2(SEQ 2)	药物代码(Drug Code)
单一组分药物	氨苄青霉素(Ampicillin)(优选名称)	000005	01	001	00000501001
	氨苄青霉素(Ampicil)	000005	01	002	00000501002
	氨苄青霉素钠(Ampicillin sodium)	000005	02	001	00000502001
	注射用氨苄青霉素(Binotal for injection)	000005	02	002	00000502002
	三水合氨苄青霉素(Ampicillin trihydrated)	000005	03	001	00000503001
	氨苄青霉素(Polycillin)	000005	03	002	00000503002
多组分药物	氨苄青霉素-邻氯青霉素合剂(Ampiclox)(优选名称)	001903	01	001	00190301001
	Sinteclox	001903	01	002	00190301002

SEQ1 为 2 位数字，代表化学底物的盐或酯。SEQ1 显示为数字“0l”表示不含盐或酯的基础物质，而“01”以上数字表示含有盐和酯。

SEQ2 为 3 位数字，代表具有相同成分的其他通用名或商品名。优选药名 SEQ1 为 01，SEQ2 为 001(如表 6-3-10 中的 ampicillin)。表 6-3-10 列出了以氨苄青霉素(ampicillin)为基础底物的不同商品名，根据其结构不同，进入 WHO-Drug 词典的顺序不同，具有不同的药物代码，以及第一个编入 WHO-Drug 词典的以 ampicillin/cloxacillin 复合成分的药品 Ampiclox 和此后的相同复合组分的药物代码。

2)药品标识符

在 C 格式中，每个药品标识符(medicinal product ID，MP ID)都是独一无二的。它只是药品的一个“数字名称”，并无内在意义。对于药品名称、药名修饰词、药物代码、市场许可持有者、国家、剂型和剂量 7 种信息，只要其中一个内容不同，就会为药品生成一条新的、独一无二的编号。

表 6-3-11 列出的必降脂(Bezalip)，4 种都有相同药物代码“00544101003”，表明其

活性成分相同。但由于其药名修饰词、市场许可持有者、国家、剂型及剂量等信息不同，产生了4个不同的药品标识符。

表 6-3-11　同一药物成分不同药品具有不同药品编号

药品编号	药物代码	药名	修饰词	剂型	剂量	市场许可持有者	国家
067763	00544101003	Bezalip	—	—	—	—	—
123647	00544101003	Bezalip	—	未说明	—	Hoffmann-Ia Roche Limited	加拿大
123646	00544101003	Bezalip	缓释剂	包衣片	—	Hoffmann-Ia Roche Limited	加拿大
123645	00544101003	Bezalip	缓释剂 400 mg	包衣片	400 mg	Hoffmann-Ia Roche Limited	加拿大

（四）应用

自1968年发布以来，WHO药物词典在制药公司、药物临床研究机构和监管部门得到广泛应用。

1. 对不良反应报告中药物进行编码，利于检索与分析

WHO药物词典在药品临床研究及上市后不良反应报告的采集、存储和检索中均具有非常重要的作用。无论是临床研究中的合并用药、既往用药史，或者上市后不良反应报告中的可疑药物，在存储入数据库前都需要对其进行规范编码。原始报告中的药品名称具有多样化、口语化的特点，可能为其商品名、通用名、药理作用词（如抗癫痫药、抗菌药）或是缩写，也可能有拼写错误。使用WHO药物词典编码可将原始报告中不规范的名称转变为规范名称和代码。经过编码后的单一成分药品，即使商品名不同，其优选药名都将统一为国际非专利药品名称（International Nonproprietary Name, INN）；具有相同成分的不同商品名的多组分药品，其优选药名为UMC收到的首个具有同样组分的商品名称。所以，在经过WHO药物词典编码的数据库中，可以通过药物代码、药品标识符、优选药名、不同层级的ATC分类代号对数据库中的药物进行全面、快捷、有效的检索。

2. 在药物安全研究中的应用

WHO药物词典作为WHO全球药物国际药物监管项目的重要组成部分之一，在药物警戒的研究中发挥着重要的作用。不良反应数据库中的药物名称经过ATC编码后，可在不同的ATC层级进行数据挖掘及安全信号分析。例如，通过将ATC4设定为M01AH（COXIBS），搜索所有ATC04为M01AH可疑药物的报告，可以对包括塞来昔布、COX-18、地拉考昔、依托考昔、帕瑞考昔、帕瑞昔布钠、罗非考昔和伐地考昔在内的所有昔布类药物的不良反应/安全信号进行比较分析，并比较某特定不良事件在不同考昔类药物之间发生率的差别。Star等（2011）在WHO全球不良反应数据库VigiBase中利用药事管理医学词典（MedDRA）和世界卫生组织药物ATC分类对不良反应及可疑药物进行了分组，据此对成人和儿童药物不良反应发生率进行比较。结果表明，儿童（0～17岁）与成人（≥18岁）的最大差异百分比的ATC药物分组为：抗感染药（33%：15%）、呼吸系统药物（11%：5%）和皮肤用药（12%：7%）。

WHO 药物词典在药物安全研究及安全信号的监测和分析中起着举足轻重的作用，已在全球范围内广泛使用。WHO 药物词典作为研究工具，特别是使用优选药名研究某类药物，正在越来越多地应用于药物流行病学和药物安全，并将在今后的药物风险管理中发挥重要作用。作为 WHO 合作组织的成员国之一，目前我国尚未采用 WHO 药物词典对不良反应报告进行编码，主要原因之一是目前 WHO 药物词典尚未推出中文版。随着中国医药市场在全球市场重要性日益提高及全球数据共享的推进，尽早推出 WHO Drug 词典中文版并在临床试验报告和不良反应监测中推广使用，将有助于提高报告质量，实现药物名称编码与全球标准接轨，从而在后期能更好地进行药物应用和安全性分析。

四、酒精和其他药物叙词表(AOD)

(一)简介

酒精和其他药品叙词表：物质滥用和依赖的概念和术语指南(Alcohol and Other Drug Thesaurus: A Guide to Concepts and Terminology in Substance Abuse and Addition, AOD)由美国国立酗酒和酒精中毒研究所(National Institute on Alcohol Abuse and Alcoholism, NIAAA)研制。AOD 为医学研究者和从业者提供一个酒精和其他药物的概念框架，也是数据库中用于标引和检索的受控词表。AOD 叙词表的收录原则是“除非另行通知，每个概念都与药物有关”。它以层级结构组织术语，术语量超过 19 000 条。

AOD 最初由 NIAAA 及物质滥用和精神卫生服务管理中心(Substance Abuse and Mental Health Services Administration Center for Substance Abuse Prevention, CSAP)共同开发。版本更新为第一版 1991 年、第二版 1995 年、第三版 2000 年，也是截至目前的最近更新。AOD 在超级叙词表中最后更新是 2003 年。

(二)结构

1. 宏观结构

AOD 叙词表呈现了一个结构化的概念和术语集合，旨在通过概念结构和定义促进标引和检索、支持研究和项目规划，并通过标准化术语集来促进交流。

1)一级结构

AOD 按层级结构进行组织，一级结构包括 21 个类目，如表 6-3-12 所示。

表 6-3-12　AOD 一级结构内容和所含术语数

类号	英文类名	中文类名	术语数
A	AOD use, abuse, and dependence	AOD 使用、滥用和依赖	164
B	AOD substance or product	AOD 物质或产品	244
C	Natural science	自然科学	319
E	Concepts in biomedical areas	生物医学领域概念	696
F	Concepts in psychology and thought	心理学和思想概念	573

续表

类号	英文类名	中文类名	术语数
G	Health and disease (physical or mental)	卫生和疾病(躯体或精神方面)	1099
H	Screening and diagnostic method. Treatment method	筛查和诊断方法，治疗方法	448
J	Prevention, intervention, and treatment. Health care	预防、干预和治疗，卫生保健	573
L	Social psychology and related concepts	社会心理学及相关概念	484
M	Social sciences, economics, and law	社会科学、经济学和法律	1336
N	Communication, information, and education	通信、信息和教育	421
O	Technology. Safety and accidents. Sports	技术，安全和事故，运动	239
P	Demography and epidemiology. History and geography	人口统计学和流行病学，历史和地理	158
R	Research methods and research organization	研究方法和研究机构	265
S	Field, discipline, or occupation	领域、学科或职业	208
T	Demographic characteristics	人口学特征	473
V	Place. Language. Religious denomination	地点，语言，宗教教派	556
W	Living organisms	有机体	430
X	Lists of named body parts	身体部位名称	606
Y	Chemical substances by function	化学物质(按功能)	800
Z	Chemical substances by chemical structure	化学物质(按化学结构)	1231

数据来源：2000 年(第三版)AOD。

2) 二级结构——分面组织

AOD 将概念组织成逻辑化的层级结构，方便用户选择最适宜专指度的叙词，并能扩展层级的查询术语。一个独立的层级常常结构化成为一个分面(facet)，每个分面处理一个单独方面。例如，在 XX2.2 神经元(neuron)下，有 XX2.2.2 神经元结构(neuron structure)，表示神经元的不同部分，以及 XX2.2.4 神经元类型(neuron type)，包括传入、传出和运动神经元；JG 预防方法(prevention approach)下，包括 JG4 系统预防方法、JG6 文化敏感预防方法等；NF20 情感和人际教育(affective and interpersonal education)下，包括情感教育、自信心培育、规范教育、技能构建、道德培育、价值观辨析等。

AOD 二级结构的分面信息示例如图 6-3-8 所示。

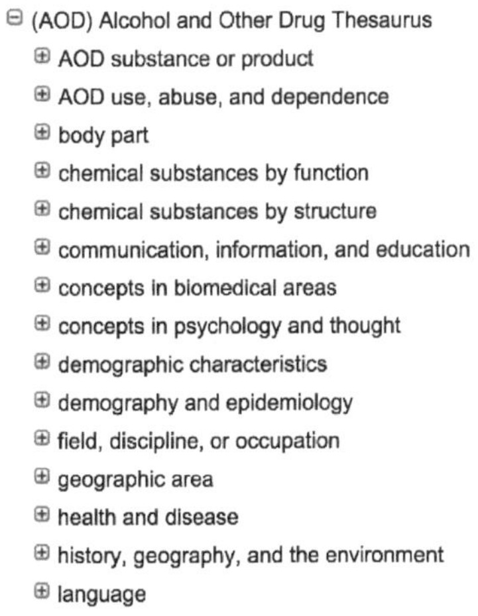

图 6-3-8　AOD 二级结构的分面组织
来源于 2018 AA 版 Metathesaurus

2. 概念结构

1)叙词的同义术语和下位术语

AOD 叙词表为标引人员提供了以用户为中心、面向需求的指引。它将从检索查询(search request)收集得到的概念组织成一个易于掌握的层级结构，可在文档分析中作为框架使用。AOD 通过叙词(descriptor)无歧义地表达每一个概念。这些叙词可用于标引和检索，也适用于自由文本检索(基于标题或摘要)。一个详尽的自由文本检索应该包括所有可能被用来表达受关注概念的术语，这需要进行查询术语扩展(query term expansion)，主要通过同义词扩展(synonym expansion)和层级扩展(hierarchic expansion)来实现。

(1)同义词扩展：如添加同义词“神经细胞(nerve cell)”和“神经细胞(neurocyte)”来扩展检索术语 XX2.2 神经元(neuron)；同义词化学品滥用(chemical abuse)、药物滥用(drug abuse)和物质滥用(substance abuse)，扩展 GC2 AOD 滥用(AOD abuse)；同义词多药使用(polydrug use)，扩展 AA2.6 多药使用(multiple drug use)。

(2)层级扩展：通过添加下位术语(narrower terms)来扩展层级。如用 XX2.2.2.4 树突(dendrite)和 XX2.2.2.6 轴突(axon)来扩展 XX2.2 神经元(neuron)，并带上其同义词，如神经纤维(nerve fiber)和神经突(neurite)。

2)概念的组合表达机制

为支持表达大多数概念和主题，同时保持规模可控、达到良好的概念经济性，AOD 采用概念组合(concept combination)的方式。AOD 叙词表包含大多数元素性概念(elemental concepts)，并根据它们形成复合概念(compound concepts)。例如，酒精渴望(alcohol craving)是 AE6 AOD 渴望(AOD craving)与 BB2 乙醇(ethanol)组合；尼古丁渴望(nicotine craving)是 AE6 AOD 渴望(AOD craving)与 BD2 尼古丁(nicotine)组合。A AOD 使用、滥用和依赖(A AOD use, abuse, and dependence)下的概念可以与 B AOD 物质或产品(B AOD substance or product)下的概念进行组合，而无须穷举每种可能的概念组合。另外，乳腺癌(breast cancer)是 GG20.28 癌(cancer)和 XH4.6 乳腺(breast)的组合。

(三)应用

AOD 供酒精和其他药品领域的研究者和从业人员使用。

第四节 药物保险和药事执业相关词表

一、美国药典委员会医疗保险模式指南(USPMG)

(一)简介

美国药典委员会医疗保险模式指南(United States Pharmacopeia Medicare Model Guidelines，USPMG)由美国药典委员会(U.S. Pharmacopeial Convention, USP)和医疗保险与医疗补助服务中心(Medicare and Medicaid Services, CMS)共同制定和维护，旨在为医疗保险 D 类(Medicare Part D)覆盖的药物进行药理学分类。USPMG 主页网址为：http://www.

usp.org/usp-healthcare-professionals/usp-medicare-model-guidelines，如图 6-4-1 所示。

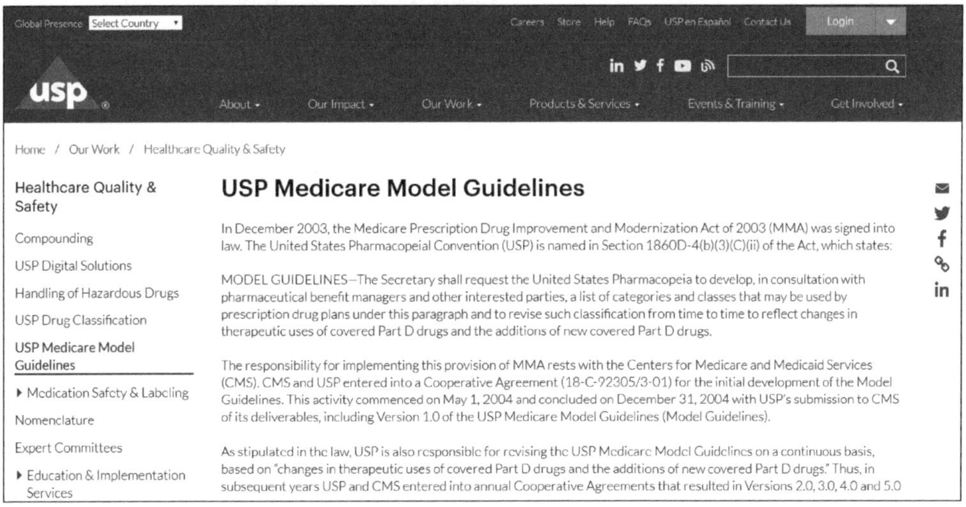

图 6-4-1 USPMG 主页

（二）结构

USPMG 将医疗保险 D 类覆盖的药物组织成层级结构，并按治疗范畴进行药理学分类。药品及其盐和酯的变体按药理学分类进行分组。USPMG 的整体结构分为三级：范畴、类和药物，见图 6-4-2。

A	B	C	D
USP Category	**USP Class**	**Example Part D Eligible Drugs***	**Salt/Ester**
Analgesics			
	Nonsteroidal Anti-inflammatory Drugs		
		Celecoxib	
		Diclofenac	Potassium
		Diflunisal	
		Etodolac	
		Fenoprofen	Calcium
		Flurbiprofen	
		Ibuprofen	
		Indomethacin	
		Ketoprofen	
		Ketorolac	Tromethamine
		Meclofenamate	
		Mefenamic Acid	
		Meloxicam	

图 6-4-2 USPMG 三级结构

来源：2017 年 2 月 6 日更新的 USPMG Excel 文档

1. 范畴

范畴(Categories)是 USPMG 里最顶级的分类，提供高层次的药品处方结构，旨在覆盖

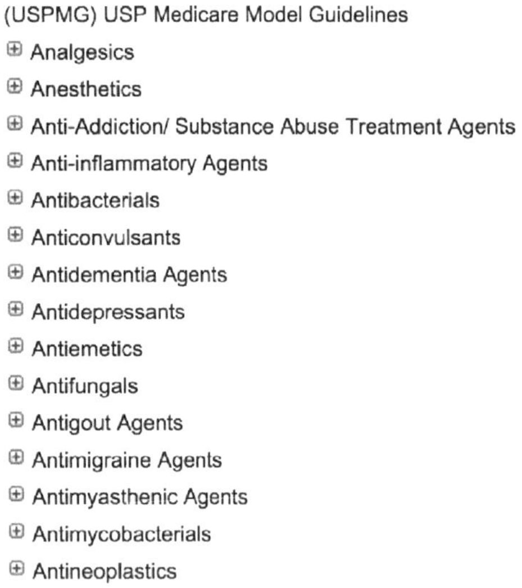
(USPMG) USP Medicare Model Guidelines
Analgesics
Anesthetics
Anti-Addiction/ Substance Abuse Treatment Agents
Anti-inflammatory Agents
Antibacterials
Anticonvulsants
Antidementia Agents
Antidepressants
Antiemetics
Antifungals
Antigout Agents
Antimigraine Agents
Antimyasthenic Agents
Antimycobacterials
Antineoplastics

图 6-4-3　USPMG 一级结构（部分内容）

数据来源：2018AA 版 Metathesaurus

所有能治疗疾病的人用药物，如镇痛药（analgesics）、麻醉药（anesthetics）、抗炎药（anti-inflammatory agents）等。USPMG 一级结构（范畴层）含 48 个药理学范畴，如图 6-4-3 所示。

2. 类

类（Class）是 USPMG 里与具体范畴相关、更精细的药理类目，它提供 FDA 批准药物的治疗学或者药理学分组，并与现行的美国医疗保险实际和标准相符合。例如，镇痛药（analgesics）范畴下，包括非甾体抗炎药（nonsteroidal anti-inflammatory drugs）、长效鸦片类镇痛药（opioid analgesics, long-acting）和短效鸦片类镇痛药（opioid analgesics, short-acting）三类。

3. 药物

药物（Drugs）可以在一个或多个 USP 范畴或类中出现。对于复方药物，当其临床效果独特时，USPMG 会将其收录进来。例如，非甾体抗炎药（nonsteroidal anti-inflammatory drugs）类目下，包含塞来昔布（celecoxib）、双氯芬酸（diclofenac）等药物。

（三）内容

USPMG 目前是 7.0 版，供 2017～2019 年使用，包含 49 个范畴、151 个类、1100 多个药物，以及 500 多个药物的盐或酯。USPMG 每三年更新一次，其更新进行参考的信息源包括：①FDA 有关新的及美国市场上现有的药物相关的法案（新药批准、新药品名或者药物撤销）；②CMS 的政策和程序，包括当前的处方集参考文件（Formulary Reference File）；③联邦政府的医疗保险政策；④与药物和药物药理学相关的临床和科技信息，包括 USP MG 专家组成员的经验和专业知识。2018AA 版 UMLS 中，USPMG 总术语量为 1696 个。

表 6-4-1 显示 USPMG 1.0～7.0 版本的范畴和类的数目变化情况。

表 6-4-1　USPMG 1.0～7.0 版本的内容变化

项目名称	V1.0-2005	V2.0-2006	V3.0-2007	V4.0-2008	V5.0-2011	V6.0-2014	V7.0-2017
USP 范畴	41	49	50	50	50	49	48
USP 类	137	117	119	119	146	151	154
*唯一范畴和类	146	133	138	138	161	167	169
处方关键药物类型-总数	118	141	193	192	退役	退役	退役

*唯一范畴和类，是指 USP 类与没有相关类的 USP 范畴的总和。

（四）应用

USPMG 供医疗保险和医疗补助服务中心（CMS）、医疗保险受益者（Medicare beneficiaries）和医疗保险 D 部分药物计划公司使用。USPMG 药物目录可在其主页上免费下载获取。

二、药事执业活动分类法（PPAC）

（一）简介

药事执业活动分类法（Pharmacy Practice Activity Classification, PPAC）由美国药师协会（American Pharmacists Association, APhA）编制。PPAC 对药房工作进行分类，将药师活动分为 4 个领域和 14 个类别。PPAC 最后一次更新是 1998 年的 1.0 版，总术语量为 380 个。PPAC 主要是作为支付酬劳的依据，以支持付给制度。

（二）结构

PPAC 共分 5 级结构，从顶层到底层分别为：领域（Domain）、类（Class）、活动（Activity）、任务（Task）和步骤（Step）。级别越向下，术语内容越具体。PPAC 一、二级结构和 5 级结构如表 6-4-2 和表 6-4-3 所示。

表 6-4-2 PPAC 的一、二级内容

编号	领域	类
A	确保恰当的治疗和结果（Ensuring appropriate therapy and outcomes）	
A.1		确保适当的药物治疗
A.2		确保患者理解并遵守治疗计划
A.3		监测和报告治疗效果
B	调配药品和器材（Dispensing medications and devices）	
B.1		处理处方或医嘱
B.2		准备药物制品
B.3		给予药品或器材
C	健康促进和疾病预防（Health promotion and disease prevention）	
C.1		给予预防性的临床服务
C.2		监督和报告公共卫生议题
C.3		在社区倡导用药安全
D	医疗系统管理（Health systems management）	
D.1		管理业务执行
D.2		通过医疗系统管理药品
D.3		医疗系统内部管理药品使用
D.4		参与研究活动
D.5		参与跨领域合作

表 6-4-3　PPAC 的 5 级结构示例

编号	类别	内容描述
A.	领域	确保恰当治疗和结果
A.1.	类别	确保恰当的药物疗法
A.1.1.	活动	与患者建立关系
A.1.1.1.	任务	向患者介绍自己和解释服务
A.1.1.2.	任务	明确患者主要使用的语言和交流能力
A.1.1.3.	任务	明确患者的教育水平
A.1.2.	活动	获得信息以生成和维护可信的患者档案
A.1.2.1.	任务	获得诊断性患者信息
A.1.2.1.1.	步骤	与患者或家属交谈
A.1.2.1.2.	步骤	获得患者同意以得到医疗信息
A.1.2.1.3.	步骤	获得/查看病史或患者档案
A.1.2.1.4.	步骤	咨询其他医师
……	……	……

数据来源：PPAC 1.0 版。

（三）应用

PPAC 主要供药学服务领域的执业者、研究人员和教育人员使用。它提供通用语言来建立药事执业活动的标准分类，以便在不同研究中产生可比较的数据，统计药师的工作是否明显改善了患者健康、提升了资源利用效率。PPAC 提供的统一药事分类体系有如下意义：进一步认知药学照顾是药事执业的一个重要内容，支持药师更好管理执业活动；协助发展药事照顾的质量保证制度，建立质量照顾指南；协助以计算机病历系统来记录药事照顾活动；增加跨专业领域联合，鼓励与其他医疗专业人员合作，以定义共同目标、促进更好的患者介入活动。

参 考 文 献

奥马哈系统(附录 A)的中文正式翻译. [EB/OL]. [2016-08-29]. http://www.omahasystem.org/introchineseappendixa.html.

白如江, 于晓繁, 王效岳. 2011. 国内外主要本体库比较分析研究. 现代图书情报技术, (1): 3-13.

百度百科. HL7. http://baike.baidu.com/view/921531.htm. [2016-02 -21].

北京市医院管理研究所国家 DRGs 质控中心[EB/OL].http://www.bjhb.gov.cn/zwfwq/ztlm/drg/#. [2016-02-16]

卜擎燕, 熊宁宁, 邹建东, 等. 2007. ICH 国际医学用语词典(MedDRA): 药事管理的标准医学术语集. 中国临床药理学与治疗学, 12(05): 586-590.

卜书庆. 2014. 知识组织系统构建与知识服务研究报告. 北京: 北京图书馆.

陈迪, 邱卓英, 李沁燚. 2013. 基于 ClaML 的《国际功能、残疾和健康分类》管理信息平台研究[EB/OL]. http://surg.cmt.com.cn/detail/322103.html[2016-2-19]

陈洪澜. 2007. 论知识分类的十大方式. 科学学研究, 25(1):26-31.

陈靖, 丁琳, 黄万琪. 2014. 在护理教育中推行护理诊断、护理措施分类和护理结局分类系统的思考. 卫生职业教育, (1): 112-113.

陈靖, 黄万琪, 柯永红, 等. 2012. 护理措施和护理结局分类在护理学基础教学中的运用. 护理学杂志, (8): 72-74.

程渝, 周淑萍, 刘小莉, 等. 2003. 护理语言的研究进展. 国外医学护理学分册, (3): 105-107.

从美国 CPT 代码看规范化定价对医疗行业的意义[EB/OL]. http://www.cunfuriji.com/?p=3533. [2016-03-16]

戴剑波, 侯汉清. 2006. 文献分类法自动映射系统的构建——以《中国图书馆分类法》与《杜威十进分类法》为例. 情报学报, 25(5): 594-599.

戴维民. 2008. 语义网信息组织技术与方法. 上海. 学林出版社: 27.

党大胜, 胡晋红, 王卓, 等. 2006. 药物不良反应标准术语检索数据库的建立及实用性考察. 药学服务与研究, 6(4): 253-256.

党晓晖. 2007. 世卫颁布传统医学术语标准. 中医国际化迈出关键一步. http://intl.ce.cn/zgysj/200710/17/t20071017_13273176.html[2016-03-17].

邓小亚. 2012.本体构建研究综述. 现代计算机(上半月版), (5): 19-22.

邓志鸿, 唐世渭, 张铭, 等. 2002. Ontology 研究综述. 北京大学学报(自然科学版), 38(5): 730-738.

电子工程世界[EB/OL]. http://www.eeworld.com.cn/medical_electronics/2012/0101/article_2627.html. [2016-01-27].

丁宝芬. 2009 .医学信息学. 南京: 东南大学出版社: 73.

董燕等. 2014. 2013 版 SNOMED CT 顶层概念调整及属性关系. 中国医学创新, 11(3): 106-108.

杜甲珺, 曹锦丹. 2010. 中文用户健康词表构建及其实证研究. 情报学报, 29(5): 841-846.

杜艳丽, 兰萍. 2010. 国际护理实践分类系统的研究与应用现状. 中国护理管理, (5): 8-10.

樊小辉, 石晨光. 2011. 本体构建研究综述. 舰船电子工程, (31), 6: 15-18, 53.

范为宇, 崔蒙. 2006. 有关传统医学信息标准化国际合作研究的思考. 国际中医中药杂志, 28(4): 210-213.

范为宇. 2006. 国际传统医学信息标准化工作进展. 国际中医中药杂志, 28(3): 136-140.

方青. 2004. 基于本体论的中医药一体化语言系统.浙江: 浙江大学.

高岚. 2007. 医学信息学. 北京: 科学出版社: 201-208.

高莹, 彭珍荣, 何云开, 等. 2016. 以奥马哈系统为基础构建全髋关节置换术病人出院随访模式的效果观察. 护理研究, (3): 992-995.

郭德华, 杨广学. 2013. 《国际功能、残疾和健康分类(儿童和青年版)》在自闭症研究和康复实践中的应用. 中国特殊教育, 10(160): 33-39.

国际分类家族合作中心, 北京协和医院世界卫生组织. 2008. ICD-10 第 10 次修订本——指导手册. 北京: 人民卫生出版社.

国际功能、残疾和健康分类(ICF). [EB/OL]. http://wenku.baidu.com/link?url= D3na5Rd7oUT-vhgZEkVFykL_EKy5ItzwkAcDvbmau4GbGSafvjBr24SRmGL50S1v9KmJ6PCSgxxwocXVGXO_O3MsHCpN0TnyVOFzKEdFh8C[2016-2-19].

国际疾病分类 ICD-10 北京临床版简介. [EB/OL]. http://wenku.baidu.com/view/60d9f8d484254b35eefd34d9.html[2016-1-20].
国家中医药管理局政策法规与监督司. 2003. 中医药标准化战略研究报告: 湖北中医学院标准化与信息技术研究所. 北京: 国家中医药管理局.
韩丰谈, 朱险峰. 2010. 医学影像设备学(第 2 版). 北京: 人民卫生出版社: 468-475.
郝雅琪, 柴荣, 任慧玲. 2014. MedlinePlus 面向公众信息服务特点分析. 医学信息学杂志, 35(10): 13-16, 39.
何建新. 2005. 主题图及其应用. 中国索引, (1): 26-29.
贺德方. 2010. 国内外知识组织体系的研究进展及应对策略. 情报学报, 20(6): 963-972.
侯永芳. 2008. 乌普萨拉监测中心在 Vigibase 数据库中应用 MedDRA 术语集. 中国药物警戒, 5(4): 242-243.
胡胜英. 2013. ICD-9-CM-3 概述及基础知识. http://wenku.baidu.com/view/91eea7170740bele640eqa00.html.
胡铁军, 李丹亚, 诸文雁, 等. 2001. 统一的中国医学语言系统研究进展. 中华医学图书馆杂志, 10(2): 1-3.
吉风雪. 2004. MedDRA 概述. 2004 年全国卫生统计学术会议.
贾李蓉, 刘丽红. 2012. 基于中医药学语言系统的文献检索服务平台. 医学信息杂志, 33(1): 54-56.
贾李蓉. 2005. 中医药学语言系统语义关系初探. 北京: 中国中医科学院.
简伟研, 卢铭, 张修梅, 等. 2011. 北京诊断相关组的分组过程和方法. 中华医院管理杂志, 27(11): 829-831.
简伟研, 胡牧, 张修梅, 等. 2011. 诊断相关组(DRGs)的发展和应用. 中华医院管理杂志, 27(11): 817-820.
健康界. 揭秘那些和钱有关的医院信息化代码[EB/OL]. http://www.cn-healthcare.com/article/20141210/content-465517.html. [2016-03-16].
姜兆侯, 佘占海. 1994. 论医学概念. 山东医科大学学报(社会科学版), (3): 34-36.
蒋刚, 李宁. 2004. 对建立我国护理诊断分类体系的探讨. 中华护理杂志, (8): 638-639.
金晶, 林美兰, 许培杨. 2001. 《中图法·医学专业分类表》的编制技术. 医学情报工作, 22(6): 52-54.
景新. 2004. USP 指南草案是医疗保险药物处方集的“第一步”. 国外药讯, (12): 1.
凯利. 2003. 马费成等译. Internet 医学信息检索指南. 沈阳: 辽宁科学技术出版社: 218.
冷伏海, 徐越权, 冯璐. 2008. 信息组织概论(第 2 版). 北京: 科学出版社: 127-171.
李超民. 2013. 郑樵与阮冈纳赞的知识组织思想. 图书情报工作, 57(1): 73-78.
李丹亚, 胡铁军. 2011. 中文一体化医学语言系统的构建与应用. 情报杂志, 30(2): 147-151.
李丹亚, 胡铁军, 李军莲. 2012 .MeSH 增补概念的术语映射分析. 医学信息学杂志, (4): 45-49.
李丹亚, 胡铁军, 李亚子, 等. 2012. UMLS 多词表整合机制研究. 数字图书馆论坛, (4):28-36.
李丹亚, 胡铁军, 诸文雁, 等. 2001a. 中国生物医学文献数据库的建设与发展. 数字图书馆的建设与发展, 天津: 天津人民出版社: 412-419.
李丹亚, 胡铁军, 诸文雁, 等. 2001b. 中文医学主题词表检索系统. 中华医学图书馆杂志, 10(4): 1-2, 9.
李丹亚, 李军莲, 胡铁军. 2010. MeSH 的概念结构及其意义. 医学信息学杂志, (11): 53-58.
李丹亚等. 2012. 医学知识组织体系发展现状及研究重点. 数字图书馆论坛, (12): 13-21.
李军莲, 李丹亚, 钱庆, 等. 2008. 医学领域知识组织系统的发展及应用现状. 医学信息学杂志, (11): 5-10.
李军莲, 李丹亚, 阮学平, 等. 2010.医学分类主题一体化系统建设. 南通: 中华医学会第十六次全国医学信息学术会议论文汇编: 80-83.
李军莲, 李丹亚, 阮学平, 等. 2011. 医学分类主题一体化系统建设. 医学信息学杂志, (3): 69-73.
李宁, 宋文. 2005. 对于知识组织体系概念以及构建模式的一些思考. 图书情报工作, 49(10): 37-40.
李霞, 宫滨生. 人类复杂疾病与计算系统生物学[EB/OL]. [2016-02-19]. http://jpkc.hrbmu.edu.cn/wangqh249/ja14.htm.
李翔, 王茂斌. 2003. 《国际功能分类》概览. 国外医学脑血管疾病分册, 11(5): 340-344.
李晓瑛, 李丹亚, 胡铁军. 2013. 基于 UMLS 专家词典与工具的词形归并算法研究. 情报科学, (4): 134-138.
李英英. 2013. 主题图及其在消费者健康信息服务中的应用研究. 北京: 中国科学技术信息研究所.
李育嫦. 2011. 传统知识组织系统的重构及其在网络环境下的应用. 情报杂志, 30(7): 114-118.
李云峰, 刘婷, 臧渝梨. 2011. 护理记录结构化分析及其与国际护理实践分类的比照研究. 护理学杂志, (19): 1-4.
林美兰. 1992. 中国图书馆图书分类法(R 类)与医学主题词表(MeSH)中医药学主题词表对应表. 北京: 中国科学技术出版社.

林美兰. 1998. 《中图法·医学专业分类表》的功能及特点. 医学图书馆通讯, 7(4): 16-17.
林伟兴, 叶小飞, 姚洪祥, 等. 2009. 药品不良反应术语集现状分析. 中国药物警戒, (12): 713-716.
刘华. 2004. 《美国国立医学图书馆分类法》(网络版)类目体系研究. 中华医学图书情报杂志, 13(4): 10-12.
刘华. 2005. 《中图法·医学专业分类表》类目体系研究. 中华医学图书情报杂志, 14(2): 32-34.
刘丽萍. 2006. 部分 NANDA 护理诊断缺陷分析及对策. 护理学报, (10): 27-29.
刘霖. 2009. 医学文献检索语言一体化研究现状及展望. 中国中医药科技, (6): 500-502.
刘莎. 2015. 《杜威十进分类法》第 23 版的新变化与发展研究. 图书馆杂志, 34(7): 4-10.
刘婷, 臧渝梨, 刘静, 等, 2009. 国际护理实践分类法在医嘱标准化中应用的可行性研究. 护理学杂志, (23): 1-3.
刘雪琴, 谭晓青. 2010. 奥马哈系统的发展及在护理领域中的应用. 中华护理杂志, 45(4): 369-371.
柳晓春, 方平. 1989. 《美国国立医学图书馆图书分类法》的结构和特点. 医学信息学杂志, (1): 30-34.
路孝琴, 贾庆春, 梁万年, 等. 2004. 基层医疗国际分类对城市全科医疗门诊老年患者就诊原因及服务需求的评价. 中国全科医学, 7(12): 862-863.
路孝琴, 梁万年, 贾庆春, 等. 2003. 基层医疗国际分类(ICPC)及其在全科/家庭医疗中的应用. 中国全科医学, 6(1): 86-88.
马费成, 姜愿, 赵一鸣. 2015. 服务视角下的知识组织系统研究新进展. 情报杂志, 34(7): 165-172.
马费成. 1989. 知识组织系统的演进与评价. 知识工程, (2): 39-43.
马文峰, 杜小勇. 2007. 关于知识组织体系的若干理论问题. 中国图书馆学报, 33(2): 13-17.
马张华, 侯汉清, 薛春香. 2009. 文献分类法主题法导论. 北京: 国家图书馆出版社.
美国国会图书馆分类法(LCC). http://www.loc.gov/catdir/cpso/lcc.html [2016-1-12]
美国医疗管理制度详解. http://wenku.baidu.com/link?url=Iaxo8ZBboVzmGEGX6k-y1hKp308rZ23MkHLViA4IkWS1_gC5mI1rc9gra6k1Gw78I2nVC_lI8ojD9tf6_I-XPen2et20_Cyy5G5o3MKkYmW.
潘璐, 谢士芳, 邓小岚. 2015. 基于奥马哈系统的延续性护理在老年痴呆病出院病人中的应用. 护理研究, (12): 4583-4585.
钱春荣, 朱京慈. 2010. 介绍一种护理实践分类标准——奥马哈系统. 护理学报, 17(11): 15-17.
秦保英, 魏金爱, 丁珍珠. 2013. 护理诊断分类语言国际新进展及在国内推广应用启示. 护理研究, (6): 1800-1802.
邱卓英, 李沁燚, 陈迪. 2014. ICF-CY 理论框架、方法、分类体系及其应用. 中国康复理论与实践, 20(1): 1-5.
阮学平. 2002. 关于医学分类表语主题词表再对应的思考. 医学情报工作, (3): 181-183.
单志广, 吴洁倩, 栾婕, 等. 2013. 信息资源分类——方法与实践. 北京: 科学出版社: 11-53.
尚克聪. 1990. 《冒号分类法》特点简析. 图书馆学研究, (2): 36-41.
石磊, 刘运建, 崔平, 等. 2001. 如何正确书写疾病诊断及手术名称. 中国医院统计, (1): 56-58.
石美琴, 席淑新, 彭峥嵘. 2015. 护理措施分类与工作抽样法测量眼科病房护理工作量的探讨. 护理学杂志, (2): 52-57.
舒伟洁. 2008. DSM-V 筹备项目进行得怎样了? 上海精神医学, 20(4): 252-253.
司莉. 2007. 知识组织系统的互操作及实现. 现代图书情报技术, (4): 29-34.
司莉, 舒欣. 2008. 国外网络知识组织系统研究现状与发展趋势. 图书情报知识, (5): 82-85.
司莉, 周李梅. 2010. 近年来国外英文知识组织系统研究现状和发展趋势. 图书馆论坛, 30(6): 220-226.
宋佳, 陈玉华. 2011. 本体构建及发展趋势研究. 科技广场, 5: 10-13.
孙更新, 刘莎. 2012. FRSAD 对编目理论与实践的影响. 图书情报工作, 56(19): 38-42.
孙坦, 刘峥. 2013. 面向外文科技文献信息的知识组织体系建设思路. 图书与情报, (1): 12-19.
滕广青, 毕强. 2010. 知识组织体系的演进路径及相关研究的发展趋势探析. 中国图书馆学报, (5): 49-53.
汪茵, 顾则娟, 孙国珍. 2014. 基于《护理措施分类》研制不同心脏功能. 护理研究, (10): 3478-3481.
王长霞, 李冠宇, 陈布伟. 2009. 语义网本体构建工具现状及发展趋势研究. 计算机与现代化, 07: 26-28, 31.
王军, 张丽. 2008. 网络知识组织系统的研究现状和发展趋势. 中国图书馆报, 34(1): 65-69.
王丽. 2002. 浅谈分类主题一体化的发展. 佳木斯大学社会科学学报, (4): 144.
王雯. 2007. 《中图法》和《资料法》是否该合而为一? 科技信息(科学教研), (36): 164.
王欣, 王惠珍, 赵惠霞. 2005. 国际护理实践分类的结构介绍及应用建议. 中华护理杂志, (2): 118-120.
王忠红. 2008 用传统分类法、叙词表编制机构 Taxonomy 的实证研究. 中国图书馆学报, (3): 79-83.

王忠红. 2009. 知识组织工具的发展和趋势. 图书情报知识, (6): 97-102.
韦凤琴, 韦凤美, 白凤霞. 2011. 美国护士协会认可的护理语言. 中国护理管理, 11(10): 89-92.
吴桂芝, 田春华, 王丹, 等. 2010. WHO-ART 和 MedDRA 在药品不良反应监测中的应用. 中国药物警戒, 7(02): 81-85.
吴兰成. 1996. 中国中医药学主题词表. 北京: 中医古籍出版社.
吴兰成. 2008. 中国中医药学主题词表. 北京: 中医古籍出版社.
吴思竹, 钱庆. 2012. 医学概念标准化工作研究. 医学信息学杂志, 33(3): 2-9.
吴袁剑云. 2007. 护理结局分类和标准化护理语言. 中国护理管理, 7(11): 79.
吴正荆, 黄薇, 牟冬梅, 等. 2010.生物医学领域本体开发项目比较研究. 中华医学图书情报杂志, 19(5):16-19.
谢靖, 钱爱兵, 韩普, 等. 2013. 面向知识服务的知识组织工具: 现状与未来. 现代图书情报技术, (9): 8-14.
徐国虎, 许芳. 2006. 本体构建工具的分析与比较. 图书情报工作, 01: 44-48.
徐坤. 2014. 基于本体的科学数据监护平台研究. 长春: 吉林大学出版社.
薛春香. 2009. 网络环境中知识组织系统构建与应用研究. 南京: 东南大学出版社.
杨从科, 孟宪学, 李雪. 2006. 从四部分类法看信息分类发展的趋势和任务. 农业图书情报学刊, 18(10): 161-163.
杨辉, 宁卓慧. 2008. 护理结局分类系统的概况及应用. 护理研究, 22(6): 1481.
杨琼. 2003. 分类主题一体化——《中国分类主题词表》发展的方向. 高效图书情报论坛, (4): 48-49, 30.
杨守政, 高立勋, 张亚梅, 等. 2001. 试论我国临床护理诊断分类原则, 中国医院管理, (6): 39-40.
杨晓颜, 孙锟, 杜青. 2014. 应用 ICF-CY 类目确定适用于先天性心脏病患儿功能评定的项目. 中国康复理论与实践, 20(1): 11-15.
医学主题词注释字顺表(英汉对照). 2002. 北京: 中国计量出版社.
意大利歌剧主题图. http://www.ontopia.net/page.jsp?id=vizigator[2016-02-25].
尹爱宁, 张汝恩. 2003a. 《中医药一体化语言系统》技术标准. 中国中医药信息杂志, 10(7): 92-94.
尹爱宁, 张汝恩. 2003b. 建立中医药学一体化语言系统的方法学研究. 中国中医药信息杂志, 10(9): 90-92.
英国 GENUKI 地名辞典. http://www.genuki.org.uk/big/Gazetteer[2016-02-25].
余希田, 万莉莉, 胡铁军, 等. 2008. 基于向量空间模型的文献相关性数据库的研究与实现. 现代图书情报技术, 165(6): 61-66.
俞君立, 陈树年. 2001. 文献分类学. 武汉: 武汉大学出版社: 1-72.
约翰·奈斯比特. 1984. 大趋势——改变我们生活的十个新趋向. 梅艳译. 北京: 中国社会科学出版社.
在线新华字典. http://xh.5156edu.com/html3/11544.html[2016-02-25].
臧渝梨. 2011. 国际护理实践分类. 北京: 人民卫生出版社.
曾蕾. 2004. 网络环境下的知识组织系统——编者的话. 现代图书情报技术, 20(1): 2-3.
曾新红. 2009. 中文叙词表本体——叙词表与本体的融合. 现代图书情报技术, (1): 36.
张爱莲. 2005. 中文一体化医学语言系统建立模式的探讨和研究. 北京: 中国协和医科大学.
张爱连, 刘春艳, 李丹亚. 2005. 一体化医学语言系统研究进展. 医学情报工作, 26(2): 81-84.
张洁. 2013. 《杜威十进分类法》的应用研究进展. 图书情报工作, 57(18): 110-115.
张林, 杨星, 洪军, 等. 2006. 本地核医学实验室检验项目与 LOINC 术语的对照. 医学信息(西安), 19(1): 11-14.
张林, 张怀亮, 王晶, 等. 2004. 常规生化检验项目组合偏好的多维标度分析. 齐齐哈尔医学院学报, 25(3): 246-248.
张士靖. 2007. 医学文献主题标引(内部印刷品). 华中科技大学同济医学院医药信息系.
张晓梅. 2006. 基于一体化医学语言系统构建医学本体的可行性研究. 北京: 中国协和医科大学.
张晓梅, 李丹亚, 胡铁军. 2006. 一体化医学语言系统与本体论研究. 医学信息学杂志, 27(2): 89-92.
张亚莉, 胡家荣. 2007. Medline Plus 的特点评析. 中华医学图书情报杂志, 16(2): 63-65.
张忠秋. 2013. 我国分类表与主题词表发展与近期任务研究. 图书馆建设, (2): 16-19.
中国生物医学文献数据库. http://www.sinomed.ac.cn/. [2016-05-15].
中国中医研究院中医药信息研究所. 1987. 中医药学主题词表.
中国中医药学主题词表[DB/OL]. [2016-03-18]. http://tcmesh.org/.

中医药标准化研究思考. http://zy.china.com.cn/zyxw/hyjj/243835.html[2016-03-17]

周静雯, 苏雅茹. 2011. 世界卫生组织药物词典及其应用. 药物流行病学杂志, 20(9): 478-483.

周淑萍, 符林秋摘译. 2004. 用规范的专业语言促进护理交流. 国外医学护理学分册, (7): 323-324.

朱玲, 刘静, 贾李蓉, 等. 2014. 传统针灸知识本体的构建研究. 中国数字医学, 9(2): 85-88.

朱振, 单杰, 李长祥, 等. 2010. 基本医疗卫生服务信息系统的构建. 中国卫生经济, 29(10): 35-37.

(ICH-Endorsed Guide for MedDRA Users). https://www.meddra.org/sites/default/files/guidance/file/000100_termselptc_r4_14_sep2017_0.pdf .[2018-1-14]

[EB/OL]. http:// apps.who.int/classifications/icd10/browse/2010/en#/C50-C50 [2016-1-5]

[EB/OL]. http://www.cdc.gov/nchs/icd/icd9cm_maintenance.htm[2016-01-04]

[EB/OL]. http://www.whocc.org.cn/report/in_02.aspx?id=20[2016-1-19]]IHTSDO. 2017.SNOMED CT and Licensing. http://www.ihtsdo. org/snomed-ct/get-snomed-ct.[2017-03-20]

《国际功能、残疾和健康分类》研究总论. [EB/OL]. http://www.cq.xinhuanet.com/2006/2006-05/26/content_7101969.htm [2016-2-16]

2007. 国际医学操作分类(ICPM). 中国病案, 8(9): 2.

2012AA Consumer Health Vocabulary Source Information. https://www.nlm.nih.gov/research/umls/sourcereleasedocs/current/CHV/sourcerepresentation.html.

2012AA HCPCS Version of Current Dental Terminology Source Information[EB/OL].http://www.nlm.nih.gov/research/umls/sourcereleasedocs/current/HCDT/. [2016-02-19]

2012AA International Classification of Diseases, 10th Edition, Clinical Modification Source Information .[EB/OL]. http://www.nlm.nih.gov/research/umls/sourcereleasedocs/current/ICD10CM/mrsab.html. [2016-1-15]

2012AA International Classification of Diseases, 10th Edition, Clinical Modification Source Information .[EB/OL]. http://www.nlm.nih.gov/research/umls/sourcereleasedocs/current/ICD10CM/attributes.html. [2016-1-19]

2012AA MEDLINEPLUS Source Information[EB/OL]. http://www.nlm.nih.gov/research/umls/sourcereleasedocs/current/MEDLINEPLUS/. [2016-02-24]

2015AA UMLS ICD-10-CM Source Information [EB/OL]. http://www.nlm.nih.gov/research/umls/sourcereleasedocs/current/ICD10CM/index.html. [2016-1-7]

2015AA UMLS ICD-10-PCS Source Information [EB/OL]. http://www.nlm.nih.gov/research/umls/sourcereleasedocs/current/ICD10PCS/ [2016-1-4]

2018AA Metathesaurus Vocabulary Documentation, Source Representation of RXNORM. https://www.nlm.nih.gov/research/umls/sourcereleasedocs/current/RXNORM/sourcerepresentation.html.[2018-5-12]

2018AA Metathesaurus Vocabulary Documentation, Statistics of FDB MedKnowledge https://www.nlm.nih.gov/research/umls/sourcereleasedocs/current/NDDF/stats.html. [2018-5-27]

2018AA Metathesaurus Vocabulary Documentation, Statistics of Gold Standard. https://www.nlm.nih.gov/research/umls/sourcereleasedocs/current/GS/stats.html. [2018-5-28]

2018AA Metathesaurus Vocabulary Documentation, Statistics of MedDRA. https://www.nlm.nih.gov/research/umls/sourcereleasedocs/current/MDR/stats.html. [2018-5-29]

2018AA Metathesaurus Vocabulary Documentation, Statistics of Micromedex Red Book.https://www.nlm.nih.gov/research/umls/sourcereleasedocs/current/MMX/stats.html. [2018-5-29]

2018AA Metathesaurus Vocabulary Documentation, Statistics of MTHSPL. https://www.nlm.nih.gov/research/umls/ sourcereleasedocs/current/MTHSPL/stats.html. [2018-05-24]

2018AA Metathesaurus Vocabulary Documentation, Statistics of Multum. https://www.nlm.nih.gov/research/umls/ sourcereleasedocs/current/MMSL/stats.html. [2018-5-26]

2018AA Metathesaurus Vocabulary Documentation, Statistics of NDF-RT. https://www.nlm.nih.gov/research/umls/ sourcereleasedocs/current/NDFRT/stats.html. [2018-5-22]

2018AA Metathesaurus Vocabulary Documentation, Statistics of RXNORM. https://www.nlm.nih.gov/research/umls/ sourcereleasedocs/current/RXNORM/stats.html. [2018-5-10]

2018AA Metathesaurus Vocabulary Documentation, Synopsis of AOD. http://www.nlm.nih.gov/research/umls/sourcereleasedocs/current/AOD/. [2018-5-27]

2018AA Metathesaurus Vocabulary Documentation, Synopsis of FDB MedKnowledge. https://www.nlm.nih.gov/research/umls/sourcereleasedocs/current/NDDF/. [2018-5-27]

2018AA Metathesaurus Vocabulary Documentation, Synopsis of Gold Standard. http://www.nlm.nih.gov/research/umls/ sourcereleasedocs/current/GS/. [2018-5-28]

2018AA Metathesaurus Vocabulary Documentation, Synopsis of MedDRA. https://www.nlm.nih.gov/research/umls/ sourcereleasedocs/current/MDR/. [2018-5-30]

2018AA Metathesaurus Vocabulary Documentation, Synopsis of Micromedex Red Book. http://www.nlm.nih.gov/research/umls/sourcereleasedocs/current/MMX/. [2018-5-29]

2018AA Metathesaurus Vocabulary Documentation, Synopsis of MTHSPL. https://www.nlm.nih.gov/research/umls/ sourcereleasedocs/current/MTHSPL/index.html. [2018-05-24]

2018AA Metathesaurus Vocabulary Documentation, Synopsis of NDF-RT. http://www.nlm.nih.gov/research/umls/sourcereleasedocs/current/NDFRT/index.html. [2018-5-21]

2018AA Metathesaurus Vocabulary Documentation, Synopsis of PPAC. http://www.nlm.nih.gov/research/umls/sourcereleasedocs/current/PPAC/. [2018-6-1]

2018AA Metathesaurus Vocabulary Documentation, Synopsis of RXNORM. https://www.nlm.nih.gov/research/umls/ sourcereleasedocs/current/RXNORM/. [2018-5-9]

2018AA Metathesaurus Vocabulary Documentation, Synopsis of USPMG. https://www.nlm.nih.gov/research/umls/ sourcereleasedocs/current/USPMG/index.html. [2018-6-1]

2018AA Metathesaurus Vocabulary Documentation, Synopsis of VANDF. https://www.nlm.nih.gov/research/umls/ sourcereleasedocs/current/VANDF/ [2018-5-15]

2018AA Metathesaurus Vocabulary Documentation, Synopsis of WHO-ART. https://www.nlm.nih.gov/research/umls/ sourcereleasedocs/current/WHO/ [2018-5-22]

A Guide to Knowing Which Healthcare Terminology Standard to Use. http://www.healthcatalyst.com/Healthcare-Terminology Standards-Use. [2016-03-17]

About DrugBank information at DrugBank website. http://www.drugbank.ca/about. [2018-5-25]

Albert GOLDFAIN, Barry SMITH, Lindsay G. COWELL. 2010. dispositions and the infectious disease ontology//Formal Ontology in Information Systems: Proceedings of the Sixth International Conference (FOIS 2010). IOS Press, 209: 400.

Alla Keselman, Tony Tse, Jon Growell, et al. 2007Assessing Consumer Health Vocabulary Familiarity: An Exploratory Study. J Med Internet Res, Jan-Mar; 9(1): e5. Published online, March 14.

Alla K, Catherine AS, Guy D, et al. 2008. Consumer health concepts that do not map to the UMLS: where do they fit? JAM Med Inform Assoc. Jul-Aug; 15(4):496-505.

Almeida MB, Souza RR, Fonseca F. 2011. Semantics in the Semantic Web: A CriticalEvaluation. Knowledge Organization, 38(3): 187-203.

American Psychiatric Association DSM-5 Development[EB/OL]. http://www.dsm5.org/Pages/Default.aspx.[2015-12-18]

American Psychiatric Association. 2013. Diagnostic and Statistical Manual of Mental Disorders. Fifth Edition. Arlington, VA, American Psychiatric Association.

American Psychological Association-Introductory Material from the Thesaurus of Psychological Index Terms[EB/OL]. http://www.apa.org/pubs/databases/training/thesaurus-intro.aspx. [2016-03-04]

American Psychological Association-Thesaurus of Psychological Index Terms. [EB/OL]. http://www.apa.org/pubs/databases/training/thesaurus.aspx. [2016-03-04]

American Psychological Association -Thesaurus of Psychological Index Terms, Eleventh Edition[EB/OL]. http://www.apa.org/pubs/books/3100084.aspx. [2016-03-01]

an Introduction to the Gene Ontology[EB/OL]. http://www.geneontology.org/GO.doc.shtml#cellular_component.[2014-02-01]

an Introduction to the Human Phenotype Ontology[EB/OL]. http://human-phenotype-ontology.org/contao/index.php/hpo_docu.html. [2016-02-23]

ANSI. http://www.ansi.org/.[2016-03-17]

AORN. the pnds model. [EB/OL]. http://www.aorn.org/WorkArea/DownloadAsset.aspx?id=21663.[2016-08-29]

ASTM E1238-94. 1994. Standard Specification for Transferring Clinical Observations Between Independent Computer Systems. Philadelphia: American Society for Testing Materials.

ASTM. http://www.astm.org/.[2016-03-17]

Babu P B, Sarangi A K, Madalli D P. 2014. Knowledge Organization Systems for Semantic Digital Libraries. http://eprints.rclis.org/19759/1/KOS_Semantic_Digital_Libraries.pdf. [2016-02-25]

Bennett CC. 2012. Utilizing RxNorm to support practical computing applications: Capturing medication history in live electronic health records. Journal of Biomedical Informatics, 45(4): 634-641.

Bergman M. 2007. An Intrepid Guide to Ontologies. AI3: Adaptive Information.

Blach C, Fiol GD, Dundee C, et al. 2014. Use of RxNorm and NDF-RT to normalize and characterize participant-reported medications in an i2b2-based research repository. AMIA Jt Summits Transl Sci Proc: 35-40.

Boeker M, Tudose I, Hastings J, et al. 2011. Unintended consequences of existential quantifications in biomedical ontologies. BMC Bioinformatics, 12: 456.

Bouhaddou O, Warnekar P, Parrish F, et al. 2008. Exchange of Computable Patient Data between the Department of Veterans Affairs (VA) and the Department of Defense (DoD): Terminology Mediation Strategy. Journal of the American Medical Informatics Association, 15(2): 174-183.

Brian V. 2008. On knowledge organization. http://classicweb.archive.org/web/20080404103206/www.lucis.me.uk/knowlorg.htm.

Brinkman RR, Courtot M, Derom D, et al. 2010. modeling biomedical experimental processes with OBI. J Biomed Semantics, 1(Suppl 1): S7.

Burgess S, Dennis S, Lanka S, et al. 2012. MedlinePlus Connect: Linking Health IT Systems to Consumer Health Information. IT Prof,14(3):22-28.

CDC. gov/pub/Health_Statistics/NCHS/Publications/ICD10CM/2012/ [2011-12-5]

CDT: Code on Dental Procedures and Nomenclature [EB/OL]. http://www.ada.org/en/publications/cdt. [2016-02-09]

CDT4[EB/OL]. http://health.belgium.be/internet2Prd/groups/public/@public/@dg1/@acutecare/documents/ie2divers/7908441_fr. pdf. [2016-02-19]

Celebrating MeSH: 50 years of Medical Subject Headings. http://www.nlm.nih.gov/mesh/mesh_at_50/mesh_at_50.html. [2016-05-11]

CEN. http://www.cen.eu/.[2016-03-17]

Changes in MeSH Data Structure. NLM technical bulletin, 2000(10). https://www.nlm.nih.gov/pubs/techbull/ma00/ma00_mesh.html. [2016-05-12]

Cieza A, Stucki G,张静, 等.2011. 国际功能、残疾与健康分类: 发展过程和内容效度. 中国康复理论与实践, 17(1): 11-15.

Clinical BioInformatics Ontology[EB/OL]. http://www.cerner.com/About_Cerner/Clinical_Bioinformatics_Ontology/?langtype=1033. [2016-02-18]

CMeSH Browser(2017). http://cmesh.imicams.ac.cn/index.action?action=index [2018-08-30]

ConceptWiki. http://www.conceptwiki.org/.[2016-03-17]

Consumer Health Vocabulary [EB/OL]. http://consumerhealthvocab.org/.[2016-03-18]

Consumer Health Vocabulary Wiki [EB/OL]. http://consumerhealthvocab.chpc.utah.edu/CHVwiki/index.jsp?orgDitchnetTabPaneId=termListPane. [2016-03-18] core terms. [EB/OL]. http://obi-ontology.org/page/Core_terms. [2014-02-10]

CPT codes-coding for medical procedures and services[EB/OL]. http://www.ama-assn.org/ama/pub/physician-resources/solutions-managing-your-practice/coding-billing-insurance/cpt.page?. [2016-04-06]

Current Dental Terminology-Wikipedia, the free encyclopedia[EB/OL].http://en.wikipedia.org/wiki/Current_Dental_Terminology. [2016-02-19]

Current Procedural Terminology[EB/OL]. https://en.wikipedia.org/wiki/Current_Procedural_Terminology. [2016-04-05]

Daconta MC, Obrst LJ, Smith KT. 2003. The Semantic Web; A guide to the future of XML, Web Services and Knowledge Management. Indianapolis: John Wiley & Sons.

Daniel J. Vreeman, Maria Teresa Chiaravalloti, John Hook, et al. 2012. Enabling international adoption of LOINC through translation. Journal of Biomedical Informatics, (45): 667-673.

Day-Richter J, Harris M A, Haendel M, et al. 2007. OBO-Edit—an ontology editor for biologists. Bioinformatics, 23(16): 2198-2200.

Dennis Lee et al. 2012. A survey of SNOMED CT implementations. Journal of Biomedical Informatics, 46(2013): 87-96.

Department of Veterans Affairs. 2006. National Drug File Technical Mannual (NDF) Technical Manual, Version 4.0. https://www.va.gov/vdl/documents/Clinical/Pharm-National_Drug_File_(NDF)/psn_4_p108_um_cp.pdf [2016-3-21]

Design, and Implementation. Amsterdam:IOS Press, 67-69. http://ebooks.iospress.nl/publication/20942. [2016-05-12]

Diagnosis related group[EB/OL]. http://www.findacode.com/code-set.php?set=DRG&mdc=.[2016-02-16]

Diagnostic and Statistical Manual of Mental Disorders Source Information[EB/OL]..http://www.nlm.nih.gov/research/umls/sourcereleasedocs/current/DSM4/.[2016-02-06]

DICOM homepage. http://medical.nema.org/Dicom/about-DICOM.html. [2016 -02 -21]

Dotson P. CPT(®) Codes: What Are They, Why Are They Necessary, and How Are They Developed? Adv Wound Care (New Rochelle). 2013 Dec;2(10):583-587.

DRG Grouper Manual[EB/OL]. https://www.findacode.com/pdf.html?id=DRG-Grouper-Manual. [2016-02-16]

Drugs, medicaments and biological substances causing adverse effects in therapeutic use(Y40-Y59). [EB/OL]. http://apps.who.int/classifications/icd10/browse/2010/en#/Y40-Y59 [2016-1-7]

DSM[EB/OL]. http://www.psychiatry.org/practice/dsm. [2016-02-06]

DSM-5. Wikipedia[EB/OL]. https://en.wikipedia.org/wiki/DSM-5. [2016-02-06]

DSM-V 中英文目录[EB/OL]. http://blog.sina.com.cn/s/blog_560dd7bb0101h0ra.html. [2016-04-06]

Duke University School of Nursing. Perioperative Nursing Data Set .[EB/OL]. http://people.duke.edu/~newki001/.[2016-08-31]

Duke University School of Nursing. PNDS. [EB/OL]. http://people.duke.edu/~newki001/.[2016-08-28]

Duke University School of Nursing.PNDS. [EB/OL]. http://120.52.72.35/people.duke.edu/c3pr90ntcsf0/~newki001/PNDS_xerfile.pdf.[2016-08-30]

Dumontier M, Andersson B, Batchelor C, et al . 2010. The Translational Medicine Ontology: Driving PersonalizedMedicine by bridging the Gap from Bedside to Bench. In: Proceeding s of the 13th ISMB '2010 SIG meeting "Bio- Ontologies", 120-123.

DXPlain Annotated Demo. [EB/OL]. http://dxplain.org/demo2/dxpdemo.pdf. [2016-01-27]

Elkin PL, Liebow M, Bauer BA, et al. 2010. The introduction of a diagnostic decision support system (DXplain) into the workflow of a teaching hospital service can decrease the cost of service for diagnostically challenging Diagnostic Related Groups (DRGs). Int J Med Inform, 79(11): 772-777.

ErbenR, Franzkowiak P, Wenzel E. 1992. Assessment of the outcomes of health intervention. Social Science Medicine, 35: 359- 365.

FDASPN homepage. http://www.fda.gov/MedicalDevices/DeviceRegulationandGuidance/Overview/ClassifyYourDevice/ucm051637.htm. [2016 -02-20]

Fetter R, et al. 1980. Case mix definition by diagnosis related groups. MedCare, 18(2): 1.

Final Report and Summary of Methodology and Approach. http://www.usp.org/sites/default/files/usp_pdf/EN/2014-02-03_final_report_uspmmg_v6_0_rev140415.pdf.

FMA homepage. http://sig.biostr.washington.edu/projects/fm/. [2016 -02 -23]

Forrey AW, McDonald CJ, DeMoor G, et. al. 1996.The logical observation identifier names and codes (LOINC) database: A public use set of codes and names for electronic reporting of clinical laboratory results. Clinical Chemistry, 42: 81-90.

Forster AJ, Murff HJ, Peterson JF, et al. 2003. The incidence and severity of adverse events affecting patients after discharge from the hospital. Ann Intern Med, 138(3): 161-167.

Francis HRF. 2003. Case mix use in 25 countries:a migration success but international comparisons failure. International Journal of Medical Informatics, 70.

Gene Ontology Consortium. 2006.the Gene Ontology (GO) project in 2006[J]. Nucleic Acids Research, 34(suppl 1): D322-D326.

Gene Ontology tools[EB/OL]. http://neurolex.org/wiki/Category:Resource:Gene_Ontology_Tools#tab=Basic.[2016-02-23]

Gene Ontology[EB/OL]. http://en.wikipedia.org/wiki/Gene_Ontology.[2016-02-23]

GeneOntology. http://www.geneontology.org.[2016-03-17]

general introduction[EB/OL] .http://obi-ontology.org/page/General_introduction . [2016-02-18]

Get LOINC [EB/OL]. https://loinc.org/downloads/. [2018-08-15]

Ghazvinian A, Noy NF, Musen MA.2011.How orthogonal are the OBO foundry ontologies?. J Biomed Semantics. 2 (Suppl 2): S2.

Gloria MB, Howard KB, Joanne McCloskey Dochterman. 2009. 吴袁剑云.护理措施分类. 北京: 北京大学医学出版社.

Goble C, Crowther P, Solomon D. 1994. A medical terminology server// Database and Expert Systems Applications. Springer Berlin Heidelberg: 661-670.

GOPubMed. http://www.bionity.com/en/encyclopedia/GoPubMed.html. [2016-05-10]

Grimaldi PL, Micheletti JA. 1983. Diagnosis related groups: a ractitioner's guide. 2nd ed. Chicago: Pluribus Press.

Gruber TR. 1995. Towards Principles for the Design of Ontologies Used for Knowledge Sharing. International Journal of Human-Computer Studies, 43: 907-928.

Guarino N. 1997. semantic matching: formal ontological distInctions for information organization, Extratlon and Integration. In: Information Extraction: a Multidisciplinary Approach to an Emerging Informatlon Technology. Frascati: Springer Varlag.

Health LS. 1997. An application protocol for electronic data exchange in healthcare environments. Version 2.3 Ann Arbor, MI: Health Level Seven, Inc.

Health Topics[EB/OL]. http://www.nlm.nih.gov/medlineplus/healthtopics.html. [2016-02-24]

HGNC. 2017. Custom Downloads. http://www.genenames.org/cgi-bin/download.[2017-03-20]

HGNC. 2017. REST web-service help.http://www.genenames.org/help/rest-web-service-help.[2017-03-20]

HGNC. 2017. Search help. http://www.genenames.org/help/search.[2017-03-20]

HGNC. 2017. Statistics & Downloads.http://www.genenames.org/cgi-bin/statistics.[2017-03-20]

Hill L, MLS O B, MS G J, 等. 2004. 在数字图书馆结构中融入知识组织系统.现代图书情报技术, (1): 4-8.

Hill LL, Buchel OA, Janee G, et al. 2004. Intergration of knowledge organization systems into digital library architectures. New Technology of Library & Information Service, 43(7): 331-335.

History of the development of the ICD. [EB/OL]. http://www.who.int/classifications/icd/en/HistoryOfICD.pdf [2011-09-15]

Hjorland B. 2008. What is knowledge organization(KO)? Knowledge Organization, 35(2): 86-100.

Hodge G. 2000. Systems of Knowledge Organization for Digital Libraries: BeyondTraditional Authority Files. [2016-02-25]

Hoffer EP, Feldman MJ, Kim RJ, et al. 2005. DXplain: Patterns of Use of a Mature Expert System. AMIA Annual Symposium Proceedings/AMIA Symposium, 321-325.

Hoffman M, Arnoldi C, Chuang I. 2004. the Clinical Bioinformatics Ontology: acurated semantic network utilizing RefSeq information//Pacific Symposium on Biocomputing. Pacific Symposium on Biocomputing: 139-150.

Hofmans-Okkes IM, Lamberts H. 1996. The International Classification of Primary Care (ICPC): new applications in research and computer-based patient records in family practice. Fam Pract, 1996, 13(3): 294-302.

Homepage of CVX-Vaccines Administered. https://www2a.cdc.gov/vaccines/iis/iisstandards/vaccines.asp?rpt=cvx. [2017-10-12]

http://162.96.65.24/fv/groups/intranet/documents/intranet/s_052407.pdf

http://classyfire.wishartlab.com/. [2016-9-14]
http://micromedex.com/products/product-suites/clinical-knowledge/redbook .[2016-3-5]
http://wenku.baidu.com/view/703a33d5b14e852458fb57ec.html [2016-01-03]
http://www.cerner.com/multum_solutions/. [2016-9-27]
http://www.dnb.com/government/duns-request/duns-request-guide.html. [2016-2-23]
http://www.dnbchina.com/our_value/duns_number.html. [2016-2-23]
http://www.drugbank.ca/drugs/DB00996. [2016-9-12]
http://www.ebi.ac.uk/ols/beta/ontologies/go.
http://www.eurekalert.org/pub_releases/2010-05/e-gso051810.php .[2016-3-2]
http://www.fda.gov/ForIndustry/DataStandards/StructuredProductLabeling/default.htm.[2016-01-23]
http://www.goldstandard.com/news/2007/gold-standard%E2%80%99s-alchemy-drug-pricing-file-offers-more-options-greater-stability-and-fluidity-to-the-drug-pricing-resource-market/ .[2016-3-3]
http://www.goldstandard.com/product/gold-standard-drug-database/ .[2016-9-17]
http://www.pbm.va.gov/NationalFormulary.asp.[2016-3-1]
http://www.redbook.com/redbook/deliverymethods/. [2016-3-12]
http://www.sabacare.com/online-code-builder-1/.
http://www.truvenhealth.com/default.aspx .[2016-3-12]
http://www.usp.org/usp-healthcare-professionals/usp-medicare-model-guidelines/medicare-model-guidelines-v50-v40#Guidelines6. [2016-9-17]
https://uts.nlm.nih.gov//metathesaurus.html .[2018-5-27]
https://www.pharmacist.com/sites/default/files/pharmacy_practice_activity_classification.pdf .[2016-3-17]
https://www.who-umc.org/vigibase/services/learn-more-about-who-art/ .[2016-5-25]
ICD Revision Process: Beta Phase and Finalization. http://www.who.int/classifications/icd/revision/timeline/en/[2016-1-22]
ICD. http://www.who.int/whosis/icd10/.[2016-03-17]
ICD-10 Version: 2010. [EB/OL]. http://apps.who.int/classifications/icd10/browse/2010/en
ICD-10-CM Official Guidelines for Coding and Reporting. [EB/OL]. http://www.cdc.gov/nchs/icd/icd10cm.htm:9-10 [2011-11-20]
ICD-10-CM TABULAR LIST of DISEASES and INJURIES. [EB/OL]. ftp://ftp.
ICD11 Content Model.http://www.who.int/classifications/icd/revision/contentmodel/en/index.html[2016-1-20]
ICD11 update. http://www.who.int/classifications/icd/revision/2015_11_ICD11_Newsletter.pdf?ua=1[2016-1-22]
ICF Browser .[EB/OL]. http://apps.who.int/classifications/icfbrowser/[2016-2-16]
ICF. http://www.who.int/classifications/icf/en/.[2016-03-17]
ICN. ICNP Browser. [EB/OL]. http://www.icn.ch/ICNP-Browser-NEW.html. [2016-08-31]
ICN. ICNP. [EB/OL]. http://www.icn.ch/fr/que-faisons-nous/vision-goals-a-benefits-of-icnpr/.[2016-08-31]
ICN. ICNP[EB/OL]. http://www.icn.ch/images/stories/documents/pillars/Practice/icnp/translations/icnp-Mandarin%20Chinese%20translation.pdf.[2016-08-30]
ICN. PARTICIPATION IN ICNP. [EB/OL]. http://www.icn.ch/es/que-hacemos/participation-in-icnpr/.[2016-08-29]
ICPC-2– English. [EB/OL]. http://www.kith.no/upload/2705/ICPC-2-English.pdf [2016-2-12]
ICPC-2- USE AROUND THE WORLD .[EB/OL]. http://sydney.edu.au/medicine/fmrc/icpc-2/world-usage/index.php [2016-2-1]
ICPC-2e download. [EB/OL]. http://www.kith.no/templates/kith_WebPage____1111.aspx [2016-1-25]
IHTSDO. 2014. SNOMED CT Starter Guide. http://ihtsdo.org/fileadmin/user_upload/doc/. [2017-03-20]
IHTSDO. 2014. SNOMED CT® Release Format 1 （RF1） Guide July 2014 International Release（US English）. http://ihtsdo.org/fileadmin/user_upload/doc/[2017-03-20]
IHTSDO. 2015. SNOMED CT® Technical Implementation Guide January 2015 International Release （US English）. http://ihtsdo.org/fileadmin/user_upload/doc/. [2017-03-20]

IHTSDO. 2017. SNOMED CT® Browsers. http://ihtsdo.org/fileadmin/user_upload/doc/browsers/browsers.html.[2017-03-20]

IHTSDO. 2017. SNOMED CT® Document Library. http://ihtsdo.org/fileadmin/user_upload/doc/.[2017-03-20]

IHTSDO. 2017. What is SNOMED CT. http://www.ihtsdo.org/snomed-ct/what-is-snomed-ct.[2017-03-20]

IHTSDO. 2017. Why SNOMED CT. http://www.ihtsdo.org/snomed-ct/why-should-i-get-snomed-ct.[2017-03-20]

IHTSDO. 2017.History Of SNOMED CT. http://www.ihtsdo.org/snomed-ct/what-is-snomed-ct/history-of-snomed-ct.[2017-03-20]

IHTSDO. 2017.Previous Versions of SNOMED CT. http://www.ihtsdo.org/snomed-ct/ what-is-snomed-ct/previous-versions -of-snomed-ct. [2017-03-20]

IHTSDO. http://www.ihtsdo.org/.[2016-03-17]

Implementation of ICD. [EB/OL]. http://www.who.int/classifications/icd/implementation/en/index.html[2016-1-5]

INC.ICNP information sheet.[EB/OL]. http://www.icn.ch/images/stories/documents/pillars/Practice/icnp/ICNP_FAQs.pdf. [2016-03-17]

Infectious Disease Ontology[EB/OL]. http://infectiousdiseaseontology.org/page/Main_Page. [2016-02-19]

International Classification of Diseases（ICD）Information Sheet . [EB/OL] http://www.who.int/classifications/icd/factsheet/en/index.html [2016-1-5]

International Classification of Diseases, Tenth Revision, Clinical Modification（ICD-10-CM）.[EB/OL]. http://www.cdc.gov/nchs/icd/icd10cm.htm [2016-2-5]

International Classification of Functioning, Disability and Health（ICF）.[EB/OL]. http://www.who.int/classifications/icf/icf_more/en/ [2016-2-16]

INTERNATIONAL CLASSIFICATION OF PRIMARY CARE SECOND EDITION（ICPC 2）. [EB/OL]. http://trix.docpatient.net/icpc/icpc-en/struct-en.htm [2016-2-12]

International Classification of Primary Care, Second edition（ICPC-2）.[EB/OL]. http://www.who.int/classifications/icd/adaptations/icpc2/en/ [2016-2-12]

International Conference on Harmonisation（ICH）. 2017. MedDRA Term Selection: Points to Consider（ICH-Endorsed Guide for MedDRA Users）.

International Statistical Classification of Diseases and Related Health Problems: Instruction manual[EB/OL]. http://www.who.int/classifications/icd/ICD10Volume2_en_2010.pdf .[2016-01-02]

Introduction to MeSH - 2015. https://www.nlm.nih.gov/mesh/introduction.html. [2016-05-12]

Introductory Guide MedDRA Version 18.1. http://www.meddra.org/sites/default/files/guidance/file/intguide_18_1_english.pdf. [2016-3-21]

ISO. http://www.iso.org/iso/about.htm.[2016-03-17]

Johnson. M, Bulechek G, Butcher H, et al. 2010. 吴袁剑云 等译. 护理诊断、结局与措施：链接北美护理诊断协会护理诊断（NANDA）、护理结局分类（NOC）与护理措施分类，北京：北京大学医学出版社.

Joshua Parker. 2007. National Library of Medicine Classification and Medical Subject Headings（MeSH）. http://joshua-parker.net/coursework/LIS417/LIS417_NLMC_MeSH.pdf.

Kanehisa Laboratories. 2016. Pathway Maps. http://www.kegg.jp/kegg/pathway.html.[2017-03-10]

Karin Wiedenmaver, Rob S. Summers, Clare A. Mackie, etc. 2006. Developing Pharmacy Practice. A focus on patient care. https://www.fip.org/files/fip/publications/DevelopingPharmacyPractice/DevelopingPharmacyPracticeEN.pdf. [2016-3-15]

KOS. http://kos.slis.kent.edu/2001/SoergelCharacteristicsOfKOS.doc.[2016-02-25]

Lambe P. 2011. Knowledge organization systems as enablers to the conduct of science. http ://www.iskouk.org/conf2011/papers/lambe.pdf.[2016-02-25]

Law V, Knox C, Djoumbou Y. 2014. DrugBank 4.0: shedding new light on drug metabolism. Nucleic Acids Research, 42(1)(Database issue): 1091-1097.

Lindsay Grey Cowell, Barry Smith. 2010.Infectious Disease Ontology//Infectious disease informatics. New York: Springer: 373-395.

Liu S, Ma W, Moore R, et al. 2005. RxNorm: Prescription for Electronic Drug Information Exchange. IT Professional, 7(5): 17-23.

Logical Observation Identifiers Names and Codes（LOINC®）[EB/OL]. https://loinc.org/. [2018-08-15]

LOINC Term Basics. http://loinc.org/get-started/03.html.[2017-03-10]

LOINC® [DB/OL]. https://search.loinc.org/. [2018-06-15]

LOINC® Release Notes [EB/OL]. https://loinc.org/downloads/loinc/.[2018-06-15]

LOINC® Users' Guide（v2.56, Chinese）. [EB/OL]. https://loinc.org/downloads/loinc/. [2018-06-15]

LOINC® Users' Guide (v.2.64). [EB/OL]. https://loinc.org/downloads/loinc/. [2018-06-15]

Lougheed MD, Thomas NJ, Wasilewski NV, et al. 2018. Use of SNOMED CT® and LOINC® to standardize terminology for primary care asthma electronic health records.The Journal of asthma: Official Journal of the Association for the Care of Asthma, Jun; 55 (6): 629-639.

Luciano JS, Andersson B, Batchelor C, et al. 2011. TheTranslational Medicine Ontology and Knowledge Base: driving personalized medicine by bridging the gap between bench and bedside. J Biomedical Semantics 2,（Suppl 2）: S1.

Martin KS. 2005. The Omaha System: a Key to Practice, Documentation, and Information Management. 2nd ed. Omaha: Health Connections Press.

McDonald CJ, Huff SM, Suico JG. 2003. LOINC, a universal standard for identifying laboratory observations: A 5-year update. Clinical Chemistry, 49: 624-633.

MedDRA. http://www.meddramsso.com/public_about_meddra.asp.[2016-03-17]

Medical Research Council, Committee on Hospital Morbidity Statistics. A provisional classification of diseases and injuries for use in compiling morbidity statistics. London, Her Majesty's Stationery Office, 1944.

Medical Subject Headings. https://www.nlm.nih.gov/pubs/factsheets/mesh.html. [2016-05-10]

MedlinePlus [Internet]. Bethesda（MD）: National Library of Medicine（US）. Available from: https://www.nlm.nih.gov/medlineplus/.

MedlinePlus [Internet]. Bethesda （MD）: National Library of Medicine （US）. Heartburn; Available from: https://www.nlm.nih.gov/medlineplus/heartburn.html.

MeSH Browser (2016 MeSH). https://meshb-prev.nlm.nih.gov/#/fieldSearch. [2017-02-24]

MGL Laboratory of computer science. DXPlain[EB/OL]. http://www.mghlcs.org/projects/dxplain. [2016-01-27]

Michael Lincon, 2005. Legacy terminology, enterprise terminology, and data repository: a VHA progress report. http://wenku.baidu.com/link?url=ujlbo9Ml9p1P0MevVtIK7XZT3ZQkfsrdhPv1hwRMcN_1RChgk1zqjmNT7Kl5BZZBf2JUxWadY1A50jtyONkjPleVq5vpFz19RYuAHA_Oit7 [2016-1-25]

Milestones in MeSH. http://www.nlm.nih.gov/mesh/mesh_at_50/timeline.html. [2016-05-11]

Moorhead S, Johnson M, Maas M. 2004. The Current Classification. In: Moorhead S, Johnson M , Maas M, eds. Iowa Outcome Project: Nursing Outcome Classification (NOC). 3rd ed. St. Louis, M O: Mosby, 19- 48, 3-18, 49-65.

Moorhead S, Johnson M, Maas M. 2006. 吴袁剑云主译. 护理结局分类. 北京: 北京大学医学出版社.

NANDA International .NNN.[EB/OL]. http://www.nanda.org/nanda-international-nursing-diagnoses-definitions-and- classification.html. [2016-08-31]

National Center for Biotechnology Information （US）. The NCBI handbook (2nd edition) [EB/OL]. http://www.ncbi.nlm.nih.gov/books/NBK143764/. [2016-02-22]

NCBI taxonomy browser[EB/OL]. http://www.ncbi.nlm.nih.gov/Taxonomy/taxonomyhome.html/.[2016-02-22]

NCBO Bioportal[EB/OL]. [2016-02-22]. http://bioportal.bioontology.org/

Nelson SJ, Zeng K, Kilbourne J, et al. 2011. Normalized names for clinical drugs: RxNorm at 6 years. Journal of the American Medical Informatics Association, 18 (4): 441-448.

Neoplasms of uncertain or unknown behavior（D37-D48）. [EB/OL]. http://apps.who.int/classifications/icd10/browse/2010/en#/D37-D48 [2016-1-5]

NEU homepage. http://www.braininfo.org. [2016 -02 -23]

NLM Board. 2009. Final Report to the NLM Board of Regents from its Working Group on Health Data Standards. http://www.nlm.nih.gov/od/bor/BORHDSWG-report.pdf [2016-03-17]

NLM. 2011. FY 2011 Budget. http://www.nlm.nih.gov/about/2011CJ_NLM.pdf. [2016-03-17]

NLM. 2012. FY 2011 Budget. http://www.nlm.nih.gov/about/2012CJ_NLM.pdf .[2016-03-17]

NLMC 主页. https://www.nlm.nih.gov/class//index.html [2016-1-1]

Norm 在线访问. https://lexsrv3.nlm.nih.gov/webapps/WebLvg.2016/jsp/norm/getNorm.jsp. [2016-04-29]

Noy NF, Shah NH, Whetzel PL, et al. BioPortal: ontologies and integrated data resource sat the click of a mouse[J/OL]. [2016-02-023]. http://nar.oxfordjournals.org/content/37/suppl_2/W170.full.pdf+html.

NTIS. GOV products.CMS Medicare Severity Diagnosis Related Grouper（MS-DRG）and Medicare Code Editor. http://www.ntis.gov/products/cms-medicare/.

OBO-Edit tutorial [EB/OL]. http://www.oboedit.org/docs/index.html. [2016-02-18]

Obrst L. 2004. Ontologies & the Semantic Web for Semantic Interoperability. http://www.webservices.gov/

Omaha System Overview. [EB/OL]. http://www.omahasystem.org/overview.html. [2016-08-29]

OMIM. 2017. About OMIM. http://omim.org/about. [2017-03-20]

OMIM. 2017. MIMmatch. https://omim.org/mimmatch. [2017-03-20]

OMIM. 2017. OMIM Entry Statistics. http://omim.org/statistics/entry. [2017-03-20]

OMIM. 2017. OMIM Gene Map Statistics. http://omim.org/statistics/geneMap. [2017-03-20]

OMIM. 2017. OMIM Search Help. http://omim.org/help/search. [2017-03-20]

OMIM. 2017. OMIM Update List. http://omim.org/statistics/update. [2017-03-20]

OMIM. 2017. Online Mendelian Inheritance in Man®. http://omim.org/. [2017-03-20]

O'Neill SM, Bell DS. 2010. Evaluation of RxNorm for Representing Ambulatory Prescriptions. AMIA. Annual Symposium proceedings/AMIA Symposium: 562-566.

OntologiesSemanticWebSemInteropSICOP909Obrst.ppt[2016-02-25]

Open GALEN. http://www.opengalen.org/index.html .[2016-03-17]

OpenGALEN publications [EB/OL]. http://www.opengalen.org/sources/publications.html. [2016-02-22]

Palchuk MB, Klumpenaar M, Jatkar T, et al. 2010. Enabling Hierarchical View of RxNorm with NDF-RT Drug Classes. AMIA 2010 Symposium Proceedings: 577-581.

Parrish F, Do N, Bouhaddou O, et al. 2006. Implementation of RxNorm as a terminology mediation standard for exchanging pharmacy medication between federal agencies. AMIA Annu Symp Proc: 1057.

Partial Freeze of Revisions to ICD-9-CM and ICD-10-CM/PCS.

Pathak J, Murphy S P, Willaert B N, et al. 2011. Using RxNorm and NDF-RT to classify medication data extracted from electronic health records: experiences from the Rochester Epidemiology Project. Annual Symposium proceedings/AMIA Symposium: 1089-1098.

Perez A G, Benjamins V R. 1999. Overview of Knowledge Sharing and Reuse Components: Ontologies and Problem-Solving Methods. In: Stockholm VR, Benjamins B, Chandrasekaran A eds. Proceedings of the IJCAI-99 workshop on Ontologies and Problem-SolvingMethods（KRR5）1-15.

phenexplorer[EB/OL]. http://compbio.charite.de/phenexplorer/. [2016-02-22]

Phil Stringer. 2015. GENUKIGazetteer. http://www.genuki.org.uk/big/Gazetteer/. [2016-02-25]

Podchiyska T, Hernandez P, Ferris T, et al. 2010. Managing Medical Vocabulary Updates in a Clinical Data Warehouse: An RxNorm Case Study. Annual Symposium proceedings/AMIA Symposium: 477-481.

Problem Rating Scale for Outcomes. [EB/OL]. http://www.omahasystem.org/problemratingscaleforoutcomes.html.[2016-08-30]

Qualifier Hierarchies. https://www.nlm.nih.gov/mesh/subhierarchy.html. [2016-06-10]

Rare Diseases. NLM technical bulletin,2009（11/12）. https://www.nlm.nih.gov/pubs/techbull/nd09/nd09_mesh.html.[2016-05-22]

Rector AL, Rogers JE, Pole P. The GALEN High Level Ontology. In: Fourteenth International Congress of the European Federation for Medical Informatics, MIE-96, Copenhagen, Denmark.

RED BOOK Brochure http://rapidlibrary.com/source.php?file=ulzqcn9mebi89on&url=http%3A%2F%2Fwww.micromedex.com%2Fproducts%2Fredbook%2Fredbook_brochure.pdf&sec=e0dc9b46f5358c1c .[2016-3-12]

RELMA® Manual. [EB/OL]. https://loinc.org/downloads/relma/. [2018-06-15]

Robinson PN, Mundlos S. 2010. the Human Phenotype Ontology. Clinical Genetics, (77): 525-534.

Rogers J, Roberts A, Solomon D, et al. 2001. GALEN ten years on: tasks and supporting tools. Studies in health technology and informatics, (1): 256-260.

Rogers P Pole JE. 2016. the GALEN high Level ontology [J/OL]. http://www.opengalen.org/download/mie-96.pdf. [2016-02-22]

RxNorm Overview, Appendix 4 RxNorm Attributes. https://www.nlm.nih.gov/research/umls/rxnorm/docs/2018/appendix4.html. [2018-5-12]

RxNorm Overview. https://www.nlm.nih.gov/research/umls/rxnorm/overview.html#. [2018-5-12]

RxNorm Technical Documentation, version 2018-1. https://www.nlm.nih.gov/research/umls/rxnorm/docs/2018/rxnorm_doco_full_2018-1.html#s1_0. [2018-5-10]

Schadow G, Russler DC, Mcdonald CJ. 2002. Conceptual alignment of electronic health record data with guideline and workflow knowledge. International Journal of Medical Informatics, 64(2-3): 259-274.

Schadow G. 2005. Hl7 structured product labeling- electronic prescribing information for provider order entry decision support. AMIA Annual Symposium Proceedings: 1108.

Schadow G. 2007. Assessing the impact of HL7/FDA Structured Product Label (SPL) content for medication knowledge management. AMIA Symposium: 646-650.

Schaefert R, Laux G, Kaufmann C, et al. 2010. Diagnosing somatization disorder(P75) in routine general practice using the International Classification of Primary Care. Journal of Psychosomatic Research, 69(3): 267-277.

Sebastian K, Sandra C D, Christopher J M, et al. 2014. the Human Phenotype Ontology project: linking molecular biology and disease through phenotype data. Nucleic acids research, 42(D1): D966-D974.

SIDER 4.1: Side Effect Resource. http://sideeffects.embl.de/ .[2016-9-17]

Smith B, Ashburner M, Rosse C, et al. 2007. the OBO Foundry: coordinated evolution of ontologies to support biomedical data integration. Nature Biotechnology, 25(11): 1251-1255.

Smith B, Ceusters W, Klagges B, et al. 2005. Relations in biomedical ontologies. Genome Biology, 6: R46.

Smith B, Welty C. 2001. Ontology: Towards a new synthesis. Formal Ontology in Information Systems. USA :ACM Press: iii-x, 3-9.

Soergel D. 2001. The representation of Knowledge Organization Structure (KOS) data. a multiplicity of standards. JCDL NKOS Workshop, VA. Soergel D. 2001. Evaluation of Knowledge Organization Systems(KOS): Characteristics for describing and evaluatin.

Soergel D. 2016. Knowledge Organization Systems Overview. http://www.dsoergel.com/SoergelKOSOverview.pdfg.[2016-02-25].

Souza RR, Almeida MB, Tudhope D. 2010. The KOS spectra: a tentative typology of knowledge organization systems. Paradigms and conceptual systems in knowledge organization: Proceedings of the Eleventh International ISKO Conference.

Souza RR, Tudhope D, Almeida MB. 2012. Towards a taxonomy of KOS: Dimensions for classifying Knowledge Organization Systems. Knowledge Organization, 39(3): 179-192.

SPL Terminology. http://www.fda.gov/ForIndustry/DataStandards/StructuredProductLabeling/default.html. [2016-2-16]

Standardization guidelines for IST research projects interfacing with ICT standards organizations. http://www.w3.org/2004/copras/docu/D15.html#benefits.[2016-03-17]

Star K, Noren N, Nordin K, et al. 2011. Suspected adveme drug reactions reposed for children worldwide. Drug Safety, 34(5): 415-428.

Statistics information at DrugBank website. http://www.drugbank.ca/stats .[2018-5-25]

Structured Product Labeling (SPL) Implementation Guide with Validation Procedures. https://www.fda.gov/downloads/ForIndustry/DataStandards/StructuredProductLabeling/UCM321876.pdf.[2018-06-03]

Stuart JN, Johnston WD, Humphreys BL. 2001. Relationships in Medical Subject Headings. New York: Kluwer Academic Publishers, 171-184. https://www.nlm.nih.gov/mesh/meshrels.html.

Stuart JN, Schopen M, Allan GS. 2004. The MeSH Translation Maintenance System: Structure, Interface the Disease Ontology[EB/OL]. http://www.disease-ontology.org/.[2016-02-18]

The OBO flat file format specification (version 1.2) [EB/OL]. http://www.geneontology.org/GO.format.obo-1_2. shtml#S.2.2.5. [2016-02-19]

The Omaha System Case Studies. [EB/OL]. http://www.omahasystem.org/emmab.html.[2016-08-31]

The University of Iowa. NIC overview. [EB/OL]. http://www.nursing.uiowa.edu/cncce/nursing-interventions-classification-overview. [2016-08-31]

The University of Iowa. NIC. [EB/OL]. http://www.nursing.uiowa.edu/cncce/nic-intervention-example.[2016-09-1]

The University of Iowa. NOC example. [EB/OL]. http://www.nursing.uiowa.edu/cncce/noc-outcome-example. [2016-09-01]

The University of Iowa. NOC overview.[EB/OL]. http://www.nursing.uiowa.edu/cncce/nursing-outcomes- classification-overview. [2016-08-30]

The University of Iowa. NOC strengths. [EB/OL]. http://www.nursing.uiowa.edu/cncce/nursing-outcomes-classification-strengths. [2016-09-01]

The WHO Drug Dictionary Browser. http://www.umc-products.com/Graphics/21789.pdf .[2016-3-23]

Thesaurus of psychological index terms Source Information[EB/OL].http://www.nlm.nih.gov/research/umls/sourcereleasedocs/current/PSY/.[2016-03-01]

Tirmizi SH, Aitken S, Moreira DA, et al. 2011. Mapping between the OBO and OWL ontology languages. Journal of Biomedical Semantics, 2 (Suppl 1): S3.

Tree structure of USPMG. https://uts.nlm.nih.gov/metathesaurus.html .[2018-5-26]

Tuberculosis (A15-A19). [EB/OL]. http://apps.who.int/classifications/icd10/browse/2010/en#/A15-A19[2016-1-7]

U. S. National Cancer Institute. 2004. Kind description. http://evs.nci.nih.gov/ftp1/ThesaurusSemantics/KindDefinitions.pdf. [2016-03-02]

U. S. National Cancer Institute. 2006. Integrating key biomedical terminologies NCI Metathesaurus. http://evs.nci.nih.gov/ftp1/NCI_Metathesaurus/EVS%20Metathesaurus%20White%20Paper.pdf.[2016-03-02]

U. S. National Cancer Institute. 2007. NCI thesaurus semantics. ftp://ftp1.nci.nih.gov/pub/cacore/EVS/ThesaurusSemantics/NCI%20Thesaurus%20Semantics.pdf.[2016-03-02]

U. S. National Cancer Institute. 2012. NCI thesaurus associations. http://evs.nci.nih.gov/ftp1/ThesaurusSemantics/Associations.pdf. [2016-03-02]

U. S. National Cancer Institute. 2012. NCI thesaurus property definitions. http://evs.nci.nih.gov/ftp1/ThesaurusSemantics/Properties.pdf.[2016-03-02]

U. S. National Cancer Institute. 2012. Roles (restriction relationships) declared in the NCI thesaurus. http://evs.nci.nih.gov/ftp1/ThesaurusSemantics/Roles.pdf.[2016-03-02]

U. S. National Cancer Institute. 2014. http://www.cancer.gov/cancerinfo/pdq/. [2016-03-03]

U. S. National Cancer Institute. 2014. https://nciterms.nci.nih.gov/ncitbrowser/pages/vocabulary.jsf?dictionary=PDQ&version=2014_08_29.[2016-03-03]

U. S. National Cancer Institute. 2014. NCI Thesaurus versus NCI Metathesaurus. https://wiki.nci.nih.gov/display/EVS/NCI+Thesaurus+versus+NCI+Metathesaurus.[2016-03-03]

U. S. National Cancer Institute. 2014. PDQ Hierarchy. https://nciterms.nci.nih.gov/ncitbrowser/pages/hierarchy.jsf?dictionary=Physician%20Data%20Query&version=2014_08_29. [2016-03-04]

U. S. National Cancer Institute. 2015. Ontylog Language. http://evs.nci.nih.gov/ftp1/ThesaurusSemantics/OntylogSemantics.pdf. [2016-03-02]

U. S. National Cancer Institute. 2016. A to Z List of Cancer Drugs. http://www.cancer.gov/about-cancer/treatment/drugs. [2017-03-13]

U. S. National Cancer Institute. 2016. Help. https://ncim.nci.nih.gov/ncimbrowser/pages/help.jsf.[2017-03-10]

U. S. National Cancer Institute. 2016. http://www.cancer.gov/publications/pdq. [2017-03-13]

U. S. National Cancer Institute. 2016. NCI Cancer Genetics Services Directory. http://www.cancer.gov/about-cancer/causes-prevention/genetics/directory.[2017-03-13]

U. S. National Cancer Institute. 2016. NCI Metathesaurus. https://ncim.nci.nih.gov/ncimbrowser/. [2017-03-10]

U. S. National Cancer Institute. 2016. NCI Thesaurus Subsets. http://ncit.nci.nih.gov/ncitbrowser/pages/subset.jsf. [2017-03-10]

U. S. National Cancer Institute. 2016. NCI Thesaurus. http://www.cancer.gov/research/resources/terminology. [2017-03-10]

U. S. National Cancer Institute. 2016. NCIm Relationship Attributes. https://ncim.nci.nih.gov/ncimbrowser/pages/rela_help_info.jsf . [2017-03-10]

U. S. National Cancer Institute. 2016. NCIm Sources. https://ncim.nci.nih.gov/ncimbrowser/pages/source_help_info.jsf. [2017-03-10]

U. S. National Cancer Institute. 2016. NCIt features. https://ncit.nci.nih.gov/ncitbrowser/index.jsp. [2017-03-10]

U. S. National Cancer Institute. 2016. PDQ® Cancer Information Summaries. http://www.cancer.gov/publications/pdq/information-summaries. [2017-03-13]

U. S. National Cancer Institute. 2016. PDQ® Editorial Boards. http://www.cancer.gov/publications/pdq/editorial-board. [2017-03-13]

U. S. National Cancer Institute. 2016. Sources. https://ncit.nci.nih.gov/ncitbrowser/pages/source_help_info.jsf?dictionary=NCI_Thesaurus. [2017-03-10]

U. S. National Cancer Institute. 2016. Term types. https://ncit.nci.nih.gov/ncitbrowser/pages/term_type_help_info.jsf?dictionary=NCI_Thesaurus. [2017-03-10]

UMDNS homepage. https://www.ecri.org/Products/Pages/UMDNS.aspx. [2016 -02-20]

UMLS Reference Manual: Semantic Network. http://www.ncbi.nlm.nih.gov/books/NBK9676/. [2016-05-08]

UMLS 专家词典在线访问. https://lexsrv3.nlm.nih.gov/webapps/WebLexAccess.2016/jsp/setMenu.jsp. [2016-04 -29]

Unified Medical Language System. http://www.nlm.nih.gov/research/umls/. [2016-05-09]

Urs Brügger. Impact of a Diagnosis-Related Groups（DRG）reimbursement system in an acute in-patient hospital setting: A literature review [EB/OL]. www.ssphplus.ch/IMG/pdf/DRG_Plenary_Urs_Brugger_16. 08. 2011. pdf . [2016-02-16]

UWDA homepage. http://sig.biostr.washington.edu/projects/da/. [2016 -02 -23]

VA Class Index. http://www.pbm.va.gov/PBM/nationalformulary/VADrugClass2132012.xls. [2016-2-19]

van Bemmel JH, MA Musen. 2002. 医学信息学. 上海: 上海科学技术出版社: 77-93.

Veteran Affairs, Veterans Health Administration 2015. National Drug File-Reference Terminology（NDF-RT）Documentation（February 2015 Version）. https://uts.nlm.nih.gov/metathesaurus.html. [2016-9-17]

Vigibase and MedDRA. https://www.who-umc.org/vigibase/vigibase/know-more-about-vigibase/. [2016-6-21]

Virginia K Saba. CCC System fast facts. [EB/OL]. http://www.sabacare.com/about/fast-facts/. [2016-09-01]

Virginia K Saba. CCC System Framework. [EB/OL]. http://www.sabacare.com/Framework/. [2016-09-01]

Virginia K Saba. CCC System tables index. [EB/OL]. http://www.sabacare.com/model/tables-index/. [2016-09-01]

Virginia K Saba. CCC System tools. [EB/OL]. http://www.sabacare.com/tools/. [2016-09-01]

Virginia K Saba. CCC System translations. [EB/OL]. http://www.sabacare.com/translations/. [2016-09-01]

Virginia K Saba. CCC System. [EB/OL]. http://www.sabacare.com/.[2016-09-01]

Virginia K Saba. Nursing Interventions. [EB/OL]http://www.sabacare.com/framework/nursing-interventions/. [2016-08-31]

Virginia K Saba.Nursing Diagnoses. [EB/OL]. http://www.sabacare.com/ImageViewer/index.html?Image=CCC-Structure-Large.gif&ShortTitle=Structure. [2016-08-31]

Visualizing Concepts and Mappings [EB/OL]. http://www.bioontology.org/wiki/index.php/Visualizing_Concepts_ and_Mappings. [2016-02-18]

W3C. HCLSIG/PharmaOntology [EB/OL]. http://www.w3.org/wiki/HCLSIG/PharmaOntology. [2015-09-14]

WHO-ART Guide. 2015. http://www.umc-products.com/graphics/28010.pdf .[2016-3-21]

Wishart DS, Feunang YD, Guo AC, et al. 2017. DrugBank 5.0: a major update to the DrugBank database for 2018. Nucleic Acids Res. Doi: 10.1093/nar/gkx1037.

Wright SE. 2008. Typology for Knowledge Representation Resources. http://nkos.slis.kent.edu/2008workshop/SueEllenWright.pdf. [2016-02-25]

Wright, S. E. 2008. Typology for KRRs:Knowledge Representation Resources. http://nkos.slis.kent.edu/2008workshop/ SueEllen Wright.pdf. [2016-02-25]

Wynden R, Anderson N, Casale M, et al. 2011. Using RxNorm for cross-institutional formulary data normalization within a distributed grid-computing environment. AMIA Symposium: 1559-1563.

XML MeSH Conversion table. ELHILL MeSH Unit Record-> XML Format.https://www.nlm.nih.gov/mesh/xmlconvert.html. [2016-05-12]

XML MeSH Data Elements (2016). https://www.nlm.nih.gov/mesh/2016/download/xml_data_elements.html. [2016-02-01]

Zeng ML, Salaba A. 2005. Toward an international sharing and use of subject authority data. oward an International Sharing and Use of Subject Authority Data. http://www.oclc.org/research/events/frbrworkshop/presentations/zeng/Zeng_Salaba.ppt. [2016-02-25]

Zeng ML. 2008. Knowledge organization systems. Knowledge Organization, 35 (2-3): 160-182.

Zeng Q, Tse T, Crowell J, et al. 2005. Identifying consumer friendly display (CFD) names for health concepts. AMIA Annu Symp Proc, 859-863.

Zeng QT, Tse T. 2006. Exploring and developing consumer health vocabularies. J Am Med Inform Assoc. Jan-Feb; 13 (1): 24-9. Epub 2005 Oct 12. PubMed PMID: 16221948; PubMed Central PMCID: PMC1380193.

Zhu Q, Jiang GQ, Chute CG. 2012. Profiling structured product labeling with NDF-RT and RxNorm. Journal of Biomedical Semantics, 3: 16.

附　　录

附录 1　MeSH 副主题词树形结构表

analysis 分析
- blood 血液
- cerebrospinal fluid 脑脊液
- isolation & purification 分离和提纯
- urine 尿

anatomy & histology 解剖学和组织学
- blood supply 血液供给
- cytology 细胞学
- pathology 病理学
- ultrastructure 超微结构
- embryology 胚胎学
- abnormalities 畸形
- innervation 神经支配

chemistry 化学
- agonists 激动剂
- analogs & derivatives 类似物和衍生物
- antagonists & inhibitors 拮抗剂和抑制剂
- chemical synthesis 化学合成

diagnosis 诊断
- pathology 病理学
- radiography 放射照相术
- radionuclide imaging 放射性核素成像
- ultrasonography 超声检查

etiology 病因学
- chemically induced 化学诱导
- complications 并发症
- secondary 继发性
- congenital 先天性
- embryology 胚胎学
- genetics 遗传性
- immunology 免疫学
- microbiology 微生物学
- virology 病毒学
- parasitology 寄生虫学
- transmission 传播

organization & administration 组织与管理
- economics 经济学
- legislation & jurisprudence 立法和法学
- manpower 人力
- standards 标准
- supply & distribution 供应和分配
- trends 发展趋势
- utilization 利用

pharmacology 药理学
- administration & dosage 投药和剂量
- adverse effects 副作用
- poisoning 中毒
- toxicity 毒性
- agonists 激动剂
- antagonists & inhibitors 拮抗剂和抑制剂
- contraindications 禁忌证
- diagnostic use 诊断应用
- pharmacokinetics 药代动力学

Physiology 生理学
- genetics 遗传学
- growth & development 生长和发育
- immunology 免疫学
- metabolism 代谢
- biosynthesis 生物合成
- blood 血液
- cerebrospinal fluid 脑脊液
- deficiency 缺乏
- enzymology 酶学
- pharmacokinetics 药代动力学
- urine 尿
- physiopathology 病理生理学
- secretion 分泌

statistics & numerical data 统计学和数值数据
- epidemiology 流行病学
- mortality 死亡率
- supply & distribution 供应和分配
- utilization 利用

therapeutic use 治疗应用
- administration & dosage 投药和剂量
- adverse effects 副作用
- contraindications 禁忌证
- poisoning 中毒

therapy 治疗
- diet therapy 膳食疗法
- drug therapy 药物疗法
- nursing 护理
- prevention & control 预防和控制
- radiotherapy 放射疗法
- rehabilitation 康复
- surgery 外科学
- transplantation 移植
- classification 分类
- drug effects 药物作用
- education 教育
- ethics 伦理学
- history 历史
- injuries 损伤
- instrumentation 仪器和设备
- methods 方法
- pathogenicity 致病力
- psychology 心理学
- radiation effects 辐射效应
- veterinary 兽医学

附录 2 UMLS 语义网络的语义类型

树形结构号	语义类型	语义类型中文名称	编号 TUI
A	Entity	实体	T071
A1	Physical Object	物理实体	T072
A1.1	Organism	有机体	T001
A1.1.1	Archaeon	古核生物	T194
A1.1.2	Bacterium	细菌	T007
A1.1.3	Eukaryote	真核生物	T204
A1.1.3.1	Animal	动物	T008
A1.1.3.1.1	Vertebrate	脊椎动物	T010
A1.1.3.1.1.1	Amphibian	两栖动物	T011
A1.1.3.1.1.2	Bird	鸟	T012
A1.1.3.1.1.3	Fish	鱼	T013
A1.1.3.1.1.4	Mammal	哺乳动物	T015
A1.1.3.1.1.4.1	Human	人类	T016
A1.1.3.1.1.5	Reptile	爬行动物	T014
A1.1.3.2	Fungus	真菌	T004
A1.1.3.3	Plant	植物	T002
A1.1.4	Virus	病毒	T005
A1.2	Anatomical Structure	解剖结构	T017
A1.2.1	Embryonic Structure	胚胎结构	T018
A1.2.2	Anatomical Abnormality	解剖学异常	T190
A1.2.2.1	Congenital Abnormality	先天异常	T019
A1.2.2.2	Acquired Abnormality	后天异常	T020
A1.2.3	Fully Formed Anatomical Structure	已形成的解剖结构	T021
A1.2.3.1	Body Part, Organ, or Organ Component	身体部位、器官或器官构件	T023
A1.2.3.2	Tissue	组织	T024
A1.2.3.3	Cell	细胞	T025
A1.2.3.4	Cell Component	细胞组成	T026
A1.2.3.5	Gene or Genome	基因或基因组	T028
A1.3	Manufactured Object	人造实体	T073
A1.3.1	Medical Device	医疗设备	T074
A1.3.1.1	Drug Delivery Device	药物释放装置	T203
A1.3.2	Research Device	研究设备	T075
A1.3.3	Clinical Drug	临床药物	T200
A1.4	Substance	物质	T167

续表

树形结构号	语义类型	语义类型中文名称	编号 TUI
A1.4.1	Chemical	化学物质	T103
A1.4.1.1	Chemical Viewed Functionally	化学物质,功能性	T120
A1.4.1.1.1	Pharmacologic Substance	药理作用物质	T121
A1.4.1.1.1.1	Antibiotic	抗生素	T195
A1.4.1.1.2	Biomedical or Dental Material	生物医学或牙科材料	T122
A1.4.1.1.3	Biologically Active Substance	生物活性物质	T123
A1.4.1.1.3.2	Hormone	激素	T125
A1.4.1.1.3.3	Enzyme	酶	T126
A1.4.1.1.3.4	Vitamin	维生素	T127
A1.4.1.1.3.5	Immunologic Factor	免疫因子	T129
A1.4.1.1.3.6	Receptor	免疫因子	T192
A1.4.1.1.4	Indicator, Reagent, or Diagnostic Aid	指示剂、试剂、诊断用化学物质	T130
A1.4.1.1.5	Hazardous or Poisonous Substance	有害性或毒性物质	T131
A1.4.1.2	Chemical Viewed Structurally	化学物质，结构性	T104
A1.4.1.2.1	Organic Chemical	有机化学物质	T109
A1.4.1.2.1.5	Nucleic Acid, Nucleoside, or Nucleotide	核酸、核苷、核苷酸	T114
A1.4.1.2.1.7	Amino Acid, Peptide, or Protein	氨基酸、肽、蛋白质	T116
A1.4.1.2.2	Inorganic Chemical	无机化学物质	T197
A1.4.1.2.3	Element, Ion, or Isotope	元素、离子、同位素	T196
A1.4.2	Body Substance	身体物质	T031
A1.4.3	Food	食物	T168
A2	Conceptual Entity	概念实体	T077
A2.1	Idea or Concept	思想或概念	T078
A2.1.1	Temporal Concept	时间概念	T079
A2.1.2	Qualitative Concept	定性概念	T080
A2.1.3	Quantitative Concept	定量概念	T081
A2.1.4	Functional Concept	功能性概念	T169
A2.1.4.1	Body System	身体系统	T022
A2.1.5	Spatial Concept	空间概念	T082
A2.1.5.1	Body Space or Junction	身体间隙或连接	T030
A2.1.5.2	Body Location or Region	身体部位或区域	T029
A2.1.5.3	Molecular Sequence	分子序列	T085
A2.1.5.3.1	Nucleotide Sequence	核苷酸序列	T086
A2.1.5.3.2	Amino Acid Sequence	氨基酸序列	T087
A2.1.5.3.3	Carbohydrate Sequence	碳水化合物序列	T088
A2.1.5.4	Geographic Area	地理区域	T083

续表

树形结构号	语义类型	语义类型中文名称	编号 TUI
A2.2	Finding	发现	T033
A2.2.1	Laboratory or Test Result	实验室或检验结果	T034
A2.2.2	Sign or Symptom	症状或体征	T184
A2.3	Organism Attribute	有机体属性	T032
A2.3.1	Clinical Attribute	临床属性	T201
A2.4	Intellectual Product	知识产品(智能产品)	T170
A2.4.1	Classification	分类	T185
A2.4.2	Regulation or Law	规则或法律	T089
A2.5	Language	语言	T171
A2.6	Occupation or Discipline	行业或学科	T090
A2.6.1	Biomedical Occupation or Discipline	生物医学行业或学科	T091
A2.7	Organization	组织机构	T092
A2.7.1	Health Care Related Organization	卫生保健相关组织机构	T093
A2.7.2	Professional Society	专业协会	T094
A2.7.3	Self-help or Relief Organization	自助或救助组织机构	T095
A2.8	Group Attribute	群体属性	T102
A2.9	Group	群体	T096
A2.9.1	Professional or Occupational Group	专业或职业群体	T097
A2.9.2	Population Group	人群	T098
A2.9.3	Family Group	家庭群体	T099
A2.9.4	Age Group	年龄组	T100
A2.9.5	Patient or Disabled Group	患者或残疾人群	T101
B	Event	事件	T051
B1	Activity	活动	T052
B1.1	Behavior	行为	T053
B1.1.1	Social Behavior	社会行为	T054
B1.1.2	Individual Behavior	个人行为	T055
B1.2	Daily or Recreational Activity	日常或娱乐活动	T056
B1.3	Occupational Activity	职业活动	T057
B1.3.1	Health Care Activity	卫生保健活动	T058
B1.3.1.1	Laboratory Procedure	实验室操作程序	T059
B1.3.1.2	Diagnostic Procedure	诊断操作程序	T060
B1.3.1.3	Therapeutic or Preventive Procedure	治疗或预防程序	T061
B1.3.2	Research Activity	研究活动	T062
B1.3.2.1	Molecular Biology Research Technique	分子生物学研究技术	T063
B1.3.3	Governmental or Regulatory Activity	政府或管理活动	T064

续表

树形结构号	语义类型	语义类型中文名称	编号 TUI
B1.3.4	Educational Activity	教育活动	T065
B1.4	Machine Activity	机械活动	T066
B2	Phenomenon or Process	现象或过程	T067
B2.1	Human-caused Phenomenon or Process	人为现象或过程	T068
B2.1.1	Environmental Effect of Humans	人对环境的作用	T069
B2.2	Natural Phenomenon or Process	自然现象或过程	T070
B2.2.1	Biologic Function	生物学功能	T038
B2.2.1.1	Physiologic Function	生理功能	T039
B2.2.1.1.1	Organism Function	有机体功能	T040
B2.2.1.1.1.1	Mental Process	精神(心理)过程	T041
B2.2.1.1.2	Organ or Tissue Function	器官或组织功能	T042
B2.2.1.1.3	Cell Function	细胞功能	T043
B2.2.1.1.4	Molecular Function	分子功能	T044
B2.2.1.1.4.1	Genetic Function	遗传功能	T045
B2.2.1.2	Pathologic Function	病理功能	T046
B2.2.1.2.1	Disease or Syndrome	疾病或综合征	T047
B2.2.1.2.1.1	Mental or Behavioral Dysfunction	精神或行为紊乱	T048
B2.2.1.2.1.2	Neoplastic Process	肿瘤发生	T191
B2.2.1.2.2	Cell or Molecular Dysfunction	细胞或分子功能紊乱	T049
B2.2.1.2.3	Experimental Model of Disease	疾病实验模型	T050
B2.3	Injury or Poisoning	损伤或中毒	T037

附录 3　UMLS 语义网络的语义关系

关系号	关系名称	唯一标识符	互逆关系名称
R	associated_with(相关关系)	T166	associated_with
R1	physically_related_to(物理相关)	T132	physically_related_to
R1.1	part_of(A 是 B 的部分)	T133	has_part
R1.2	consists_of(A 是 B 的组成)	T172	constitutes
R1.3	contains(A 包含 B)	T134	contained_in
R1.4	connected_to(A 与 B 连接)	T174	connected_to
R1.5	interconnects(A 与 B 相互连接)	T175	interconnected_by
R1.6	branch_of(A 是 B 的分支)	T198	has_branch
R1.7	tributary_of(A 是 B 的附属物)	T199	has_tributary
R1.8	ingredient_of(A 是 B 的组分)	T202	has_ingredient
R2	spatially_related_to(空间相关)	T189	spatially_related_to

续表

关系号	关系名称	唯一标识符	互逆关系名称
R2.1	location_of(A 位于 B)	T135	has_location
R2.2	adjacent_to(A 与 B 相邻)	T173	adjacent_to
R2.3	surrounds(A 围绕 B)	T176	surrounded_by
R2.4	traverses(A 横穿 B)	T177	traversed_by
R3	functionally_related_to(功能相关)	T139	functionally_related_to
R3.1	affects(A 影响 B)		
R3.1.1	manages(A 管理 B)	T153	managed_by
R3.1.2	treats(A 治疗 B)	T154	treated_by
R3.1.3	disrupts (A 干扰 B)	T146	disrupted_by
R3.1.4	complicates(A 使 B 复杂)	T149	complicated_by
R3.1.5	interacts_with(A 与 B 相互影响)	T142	interacts_with
R3.1.6	prevents(A 预防 B)	T148	prevented_by
R3.2	brings_about(A 作用于 B)	T187	brought_about_by
R3.2.1	produces(A 产生 B)	T144	produced_by
R3.2.2	causes(A 引起 B)	T147	caused_by
R3.3	performs(A 执行 B)	T188	performed_by"
R3.3.1	carries_out(A 完成 B)	T141	carried_out_by
R3.3.2	exhibits(A 展示 B)	T145	exhibited_by
R3.3.3	practices(A 实践 B)	T143	practiced_by
R3.4	occurs_in(A 发生于 B)	T152	has_occurrence
R3.4.1	process_of(A 是 B 的过程)	T140	has_process
R3.5	uses(A 使用 B)	T155	used_by
R3.6	manifestation_of(A 是 B 的表现)	T150	has_manifestation
R3.7	indicates(A 提示 B)	T156	indicated_by
R3.8	result_of(A 是 B 的结果)	T157	has_result
R4	temporally_related_to(时间相关)	T136	temporally_related_to
R4.1	co-occurs_with(A 与 B 同时)	T137	co-occurs_with
R4.2	precedes(A 先于 B)	T138	follows
R5	conceptually_related_to(概念相关性)	T158	conceptually_related_to
R5.1	evaluation_of(A 对 B 的评价)	T161	has_evaluation
R5.11	conceptual_part_of(A 是 B 概念的一部分)	T160	has_conceptual_part
R5.12	issue_in(A 的结论是 B)	T165	has_issue
R5.2	degree_of(A 的程度是 B)	T180	has_degree
R5.3	analyzes(A 分析 B)	T193	analyzed_by
R5.3.1	assesses_effect_of(估计……的影响)	T164	assessed_for_effect_by
R5.4	measurement_of(A 是 B 的测量值)	T182	has_measurement

续表

关系号	关系名称	唯一标识符	互逆关系名称
R5.5	measures（A 测定 B）	T162	measured_by
R5.6	diagnoses（A 诊断 B）	T163	diagnosed_by
R5.7	property_of（……特性为）	T159	has_property
R5.8	derivative_of（A 是 B 的派生物）	T178	has_derivative
R5.9	developmental_form_of（A 是 B 的发育形式）	T179	has_developmental_form
R5.10	method_of（A 用 B 的方法）	T183	has_method
H	isa（isa 等级关系）	T186	inverse_isa

附录 4　LOINC 数据库表结构

序号	字段名	译名	类型	描述	描述译文
1	LOINC_NUM	LOINC 代码	文本型	The unique LOINC Code is a string in the format of nnnnnnnn-n.	唯一性 LONI 代码是格式为 nnnnnnnn-n 的字符串
2	COMPONENT	成分/分析物	文本型	First major axis-component or analyte	第 1 个主要的概念轴：成分/分析物
3	PROPERTY	属性种类	文本型	Second major axis-property observed (e.g., mass vs. substance)	第 2 个主要的概念轴：所观测的属性，如质量或物质的量
4	TIME_ASPCT	时间特征	文本型	Third major axis-timing of the measurement (e.g., point in time vs 24 hours)	第 3 个主要的概念轴：当前检测指标的时间特征，如时间点或 24 小时
5	SYSTEM	体系类型/标本类型	文本型	Fourth major axis-type of specimen or system (e.g., serum vsurine)	第 4 个主要的概念轴：体系类型/标本类型，如血清或尿液
6	SCALE_TYP	标尺类型/精度类型	文本型	Fifth major axis-scale of measurement (e.g., qualitative vs. quantitative)	第 5 个主要的概念轴：当前检测指标的标尺类型/精度类型
7	METHOD_TYP	方法类型	文本型	Sixth major axis-method of measurement	第 6 个主要的概念轴：当前检测指标的方法类型
8	CLASS	细类	文本型	An arbitrary classification of the terms for grouping related observations together. The current classifications are listed in Table 32. We present the database sorted by the class field within class type (see field 23). Users of the database should feel free to re-sort the database in any way they find useful, and/or to add their own classifying fields to the database. The content of the laboratory test subclasses should be obvious from the subclass name.	为了对相关观测指标加以编组而对 LOINC 术语设置的人为分类。当前的分类列表情况参见表 4-3-4。目前，对于我们所提供的 LOINC 数据库，在排序其中的记录时，是在大类（见#23 字段）范围之内，依据细类字段而进行的。当然，本数据库的用户可随意采用任何有用的方式对数据库重新排序，和（或）在数据库中添加自己的分类字段 从实验室检验项目子类的名称来看，其内容应当显而易见
9	Version Last Changed	最后变更版本	文本型	The LOINC version number in which the record has last changed. For records that have never been updated after their release, this field will contain the same value as the loinc.VersionFirstReleased field.	当前记录最后变更时的LOINC版本号。对于新增记录来说，该字段取值与首次发布版本字段 loinc. FirstPublished Release 的取值相同

续表

序号	字段名	译名	类型	描述	描述译文
10	CHNG_TYPE	变更类型代码	文本型	Change Type Code. DEL = Delete (deprecate); ADD=add, NAM= change to Analyte/ Component (field #2); MAJ = change to name field other than #2 (#3 - #7); MIN = change to field other than name; UND=undelete	变更类型代码。DEL=删除或废弃；ADD=添加，NAM=对分析物/成分的变更(#2 字段)；MAJ=对#2 字段之外其他名称字段(即#3～#7 字段)的变更；MIN=对名称字段之外其他字段的变更；UND=恢复删除
11	DefinitionDescription	定义描述	备注型	Narrative text that describes the LOINC term taken as a whole (i.e., taking all of the parts of the term together) or relays information specific to the term, such as the context in which the term was requested or its clinical utility.	叙述型文本，用于对当前 LOINC 术语加以总体描述(即综合该术语的所有组成部分)，或者补充当前术语所特有的信息，比如，申请该术语时所处的语境/背景，或者该术语的临床功用
12	STATUS	状态	文本型	ACTIVE = Concept is active. Use at will. TRIAL = Concept is experimental in nature. Use with caution as the concept and associated attributes may change. DISCOURAGED = Concept is not recommended for current use. New mappings to this concept are discouraged;although existing may mappings may continue to be valid in context. Wherever possible, the superseding concept is indicated in the MAP_TO field in the MAP_TO table (see Table 31b) and should be used instead. DEPRECATED = Concept is deprecated. Concept should not be used, but it is retained in LOINC for historical purposes.Wherever possible, the superseding concept is indicated inthe MAP_TO field (see Table 31b) and should be used both for new mappings and updating existing implementations.	现行(ACTIVE)：当前记录属于有效的现行概念。可随意使用 试用/试行(TRIAL)：当前记录本质上属于实验性的概念。请谨慎使用，因为此概念及其相关的特性都可能会发生变化 劝弃/不鼓励使用(DISCOURAGED)：不建议当前采用这一概念。不鼓励新建指向此概念的映射关系，尽管已有的映射关系在相应的语境下可能继续有效。在映射目标数据库表 MAP_TO 的映射目标字段 MAP_TO 之中，会尽可能标示出取而代之的概念，且应当采用后者 废弃(DEPRECATED)：当前概念已废弃。不应当采用此概念，但为了历史方面的种种目的/用途，仍将其保留在 LOINC 之中。在映射目标数据库表 MAP_TO 的映射目标字段 MAP_TO 之中，会尽可能标示出取而代之的概念；而且，应当采用后者，来新建映射关系以及更新已有的实施项目
13	CONSUMER_NAME	消费者友好型名称	文本型	An experimental (beta) consumer friendly name for this item. The intent is to provide a test name that health care consumers will recognize; it will be similar to the names that might appear on a lab report and is not guaranteed to be unique because some elements of the LOINC name are likely to be omitted. We will continue to modify these names in future release,so do not expect it to be stable (or perfect). Feedback is welcome.	当前术语的实验性(beta 测试版)消费者友好型名称。旨在提供易于医疗服务消费者识别的试验/检验项目名称；类似于那些可能会出现在实验室检验报告中的名称，且并不保证唯一性，因为其中很可能省略 LOINC 全称的某些元素。我们会在未来版本当中继续修订这些名称，因而，请勿指望其稳定或完美。欢迎提供反馈意见
14	CLASSTYPE	大类	整数型	1=Laboratory class; 2=Clinical class; 3=Claims attachments; 4= Surveys	1=实验室类；2=临床类；3=索赔信息附件；4=问卷调查

续表

序号	字段名	译名	类型	描述	描述译文
15	FORMULA	公式	文本型	Regression equation details for many OB.US calculated terms.	人工可读形式的公式，用于计算任何基于代数公式或其他公式的指标的取值，且除外那些成分字段之中已表达了相应公式的术语。因此，Sodium/creatinine 就不需要在此公式，而游离型 T3 指数则需要
16	SPECIES	物种	文本型	Codes detailing which non-human species the term applies to. If blank, human is assumed.	表示当前术语适用于非人类物种(non-human species)的代码；若本字段为空，即物种假定为人类
17	EXMPL_ANSWERS	示例结果选项	备注型	For some tests and measurements, we have supplied examples of valid answers, such as "1:64", "negative @ 1:16", or "55" This differs from the ANSWERLIST field, which details possible choices for nominal scale terms.	对于一些试验或指标，我们在本字段中提供了有效结果的示例，如"1:64"、"阴性 @ 1:16"或"55"等
18	SURVEY_QUEST_TXT	调查问题原文	文本型	Verbatim question from the survey instrument	调查工具/问卷之中问题的原文
19	SURVEY_QUEST_SRC	调查问题来源	文本型	Exact name of the survey instrument and the item/question number	调查工具/问卷名称原文，以及相应的项目/问题编号
20	UnitsRequired	计量单位必备标记	文本型	Y/N field that indicates that units are required when this LOINC is included as an OBX segment in a HIPAA attachment	本字段(Y/N 型)表示的是，当本 LOINC 术语作为某一 HIPAA 信息附件(HIPAA attachment)中的一个 OBX 区段时，需要备有计量单位
21	SUBMITTED_UNITS	提交计量单位	文本型	Example units as submitted by original requester.	在原申请者提交当前术语时所收到的计量单位
22	RelatedNames2	相关名称 2	备注型	This field was introduced in version 2.05. It contains synonyms for each of the parts of the fully specified LOINC name (component, property, time, system, scale, method).	这是 2.05 版中的新增字段。其中记录的是 LOINC 全称各个组成部分(即成分、属性、时间、体系、标尺和方法)的同义词。目前，该字段取代了#8 相关名称字段 Relat_NMS
23	SHORTNAME	简称	文本型	Introduced in version 2.07, this field contains the short form of the LOINC name and is created via a table-driven algorithmic process. The short name often includes abbreviations and acronyms.	这是 2.07 版中的新增字段。其中包含的是当前 LOINC 全称的简写形式，是利用数据库表驱动型算法过程而创建出来的。该简称之中往往含有缩略语和首字母缩略语
24	ORDER_OBS	医嘱或观测指标分类	文本型	Defines term as order only, observation only, or both. A fourth category, Subset, is used for terms that are subsets of a panel but do not represent a package that is known to be orderable we have defined them only to make it easier to maintain panels or other sets within the LOINC construct. This field reflects our best approximation of the terms intended use; it is not to be considered normative or a binding resolution.	用于将术语定义为医嘱、观测指标或两者兼备这三种类别之一。第四种类别 Subset(子集)用于定义那些属于组套/组合子集但已知并不是可申请试验套餐的(package)的指标术语。我们对这些术语的定义只是为了使 LOINC 结构模型之中的医嘱组或其他组套维护起来更加便捷。该字段反映的是我们对于术语预定用途的最佳逼近；但并非旨在将其视为规范性的或者具有约束力的决定
25	CDISC_COMMON_TESTS	CDISC 常用试验/检验项目	文本型	"Y" in this field means that the term is a part of subset of terms used by CDISC in clinical trials.	该字段取值为"Y"时表示，当前术语属于 CDISC 在临床试验中所使用的术语子集的成员

续表

序号	字段名	译名	类型	描述	描述译文
26	HL7_FIELD_SUBFIELD_ID	HL7 字段之子字段标识符	文本型	A value in this field means that the content should be delivered in the named field/subfield of the HL7 message. When NULL, the data for this data element should be sent in an OBX segment with this LOINC code stored in OBX-3 and with the value in the OBX-5.	本字段的取值意味着，应当将相应内容放在HL7消息的指定字段/子字段之中加以传送。当取值为空值(NULL)时，则应当采用 OBX 区段来传输该数据元的数据，且将此 LOINC 代码存储在 OBX-3 之中，而将其结果取值放在 OBX-5 之中
27	EXTERNAL_COPYRIGHT_NOTICE	外部版权声明	备注型	External copyright holders copyright notice for this LOINC code.	外部版权持有者对于当前 LOINC 代码的版权声明
28	EXAMPLE_UNITS	示例计量单位	文本型	This field is populated with a combination of submitters units and units that people have sent us. Its purpose is to show users representative, but not necessarily recommended, units in which data could be sent for this term.	该字段的取值是对提交方计量单位以及人们已发给我们的计量单位的综合。其旨在向用户展示具有代表性的但并不一定推荐的，在发送当前术语的结果数据时可以采用的计量单位
29	LONG_COMMON_NAME	详称/长俗称/长俗名	文本型	This field contains the LOINC name in a more readable format than the fully specified name. The long common names have been created via a tabledriven algorithmic process. Most abbreviations and acronyms that are used in the LOINC database have been fully spelled out in English.	该字段的取值是在格式上比全称更具人工可读性的 LOINC 名称。详称/长俗称/长俗名的创建利用的也是数据库表驱动型算法过程。其中，已经采用英语完整地拼写出了 LOINC 数据库之中所使用的大多数缩略语和首字母缩略语
30	Units and Range	计量单位与正常范围	备注型	Units of measure（expressed using UCUM units）and normal ranges for physical quantities and survey scores. Intended as tailorable starter sets for applications that useLOINC forms as a way to capture data. Units are separated from normal ranges by a colon（:）and sets of unit:normal range pairs are separated by a semi-colon（;）. Syntax for the normal range includes square brackets, which mean that the number adjacent to the bracket is included,and parentheses,which means that the number itself is not included. For example, [2,4] means "two to four", while [2,4）means "two to less than four" and（2,4）means "between two and four but does not include two and four".	适用于物理量和调查评分的计量单位(采用 UCUM 表达)和正常范围。对于那些利用 LOINC 表单方式采集数据的应用程序，其旨在作为易于剪裁定制的起始集合。计量单位与正常范围之间采用英文冒号分隔，而不同的计量单位:正常范围对子/搭配之间则采用英文分号分隔。正常范围的语法采用英文方括号和圆括号。其中，方括号表示范围之中包括毗邻此类括号的数值，而圆括号则表示不包括毗邻此类括号的数值。例如，[2,4]表示闭区间"2≦X≦4"，[2,4)表示左闭右开区间"2≦X<4"，而(2,4)则表示开区间"2<X<4"
31	DOCUMENT_SECTION	文档与小节/章节分类	文本型	Classification of whether this LOINC code can be used a full document, a section of a document, or both. This field was created in the context of HL7 CDA messaging, and populated in collaboration with the HL7 Structured Documents Work Group.	关于当前LOINC代码究竟可用作完整的文档或文档的小节/章节，还是二者均可的分类。该字段当时是在 HL7 CDA 消息传输的背景下创建的，并且，其取值是与 HL7 结构化文档工作组(HL7 Structured Documents Work Group)一起合作填写的

续表

序号	字段名	译名	类型	描述	描述译文
32	EXAMPLE_UCUM_UNITS	UCUM 计量单位代码示例	文本型	The Unified Code for Units of Measure (UCUM) is a code system intended to include all units of measures being contemporarily used in international science, engineering, and business. (www. unitsofmeasure. org) This field contains example units of measures for this term expressed as UCUM units.	计量单位统一代码(Unified Code for Units of Measure，UCUM)是一部代码系统(www.unitsofmeasure.org)，旨在收录当代所采用的所有计量单位，涵盖国际范围内的自然科学、工程技术以及商务领域。该字段的取值是当前术语计量单位的 UCUM 单位形式(即 UCUM 代码)
33	EXAMPLE_SI_UCUM_UNITS	国际单位制 UCUM 计量单位代码示例	文本型	The Unified Code for Units of Measure (UCUM) is a code system intended to include all units of measures being contemporarily used in international science, engineering, and business. (www. unitsofmeasure.org) This field contains example units of measures for this term expressed as SI UCUM units.	计量单位统一代码(Unified Code for Units of Measure，UCUM)是一部代码系统(www.unitsofmeasure.org)，旨在收录当代所采用的所有计量单位，涵盖国际范围内的自然科学、工程技术以及商务领域。该字段的取值是当前术语计量单位的国际单位制(SI) UCUM 单位形式(即 SI UCUM 代码)
34	STATUS_REASON	状态理由/原因	文本型	Classification of the reason for concept status. This field will be Null for ACTIVE concepts, and optionallypopulated for terms in other status where the reason is clear. DEPRECATED or DISCOURAGED terms may take values of: AMBIGUOUS, DUPLICATE, or ERRONEOUS.	对于概念状态理由/原因的分类。现行概念的该字段取值将为空值(Null)，而在理由/原因明确的情况下，对于其他状态的术语，则会可选性地予以赋值。就废弃术语或劝弃术语而言，该字段的取值可以是 AMBIGUOUS(歧义)、DUPLICATE(重复)或 ERRONEOUS(错误)
35	STATUS_TEXT	状态文本解释	备注型	Explanation of concept status in narrative text. This field will be Null for ACTIVE concepts, and optionally populated for terms in other status.	采用文本叙述的方式对于概念状态的解释。现行概念的该字段取值将为空值(Null)，而对于其他状态的术语，则会可选性地予以赋值
36	CHANGE_REASON_PUBLIC	公开变更理由/原因	备注型	Detailed explanation about special changes to the term over time.	关于随着时间的推移对于当前术语的特殊变更的详细解释
37	COMMON_TEST_RANK	常用试验/检验项目秩次/排名	数值型	Ranking of approximately 2000 common tests performed by laboratories in USA.	旨在对美国国内实验室所开展的约 2000 个常用试验/检验项目进行排名(即确定其秩次)
38	COMMON_ORDER_RANK	常用医嘱项目秩次/排名	数值型	Ranking of approximately 300 common orders performed by laboratories in USA.	旨在对美国国内实验室所开展的约 300 项常用医嘱项目进行排名(即确定其秩次)
39	COMMON_SI_TEST_RANK	常用国际单位制试验/检验项目秩次/排名	数值型	Corresponding SI terms for 2000 common tests performed by laboratories in USA	美国国内实验室所开展的 2000 个常用试验/检验项目所对应的国际单位制(SI)术语
40	HL7_ATTACHMENT_STRUCTURE	HL7 信息附件结构	文本型	This field will be populated in collaboration with the HL7 Attachments Work Group as described in the HL7 Attachment Specification: Supplement to Consolidated CDA Templated Guide. As of Version 2.58, the text will either be "IG exists" (previously STRUCTURED) or "No IG exists"	正如 HL7 信息附件技术规范：联合式 CDA 模板化指南附录 (HL7 Attachment Specification: Supplement to Consolidated CDA Templated Guide)，我们将会与 HL7 信息附件工作组 (HL7 Attachments Work Group) 合作，共同填充该字段。对于合适的当前术语，该字段的文本取值将为

续表

序号	字段名	译名	类型	描述	描述译文
40	HL7_ATTACHMENT_STRUCTURE	HL7 信息附件结构	文本型	(previously UNSTRUCTURED) for relevant terms. The "IG exists" terms are those that have clinically-relevant HL7implementation guides that use the U.S. Realm Header.The "No IG exists" terms are those approved by the HL7Attachments WG for transmission using the Unstructured Document template of the C-CDA.	STRUCTURED(结构化型)或UNSTRUCTURED(非结构化型)。结构化型术语是联合式 CDA(Consolidated CDA，C-CDA)实施指南之中允许使用的文档类型代码。非结构化型术语则是 HL7 信息附件工作组所批准的，在利用C-CDA 非结构化文档模板传输数据时所允许使用的术语
41	EXTERNAL_COPYRIGHT_LINK	外部版权链接	文本型	For terms that have a third party copyright, this field is populated with the COPYRIGHT_ID from the Source Organization table (see Table 31c below). It links a external copyright statement to a term.	对于具有第三方版权的术语，将采用来源组织机构(Source Organization)数据库表之中相应的版权标识符 COPYRIGHT_ID 来填写该字段。该字段用于将外部版权声明链接到当前术语
42	PanelType	组套/组合类型	文本型	Describes a panel as a "Convenience group", "Organizer", or "Panel". A "Panel" is an enumerated set of terms that are used together in direct clinical care. The package would typically be thought of as a single orderable item that contains a set of reported observations. A "Convenience group" is an enumerated set of terms used for a common purpose, but not typically orderable as a single unit. An "Organizer" is a subpanel (i.e., a child) within another panel that is only used to group together a set of terms, but is not an independently used entity. They often represent a header in a form, or serve as a navigation concept.	用于将组套/组合分为三类，即"Convenience group"(便利组/便利组合)、"Organizer"(编组器/编组术语/分组术语)或"Panel"(组套/组合)。"Panel"指的是在临床一线一并使用的，枚举型的一套术语。通常，会将这种组合包(package)视为单个的医嘱/申请项目(orderable item)，其中包含了一套所报告的观测指标。"Convenience group"指的是用于某种常见目的的，枚举型的一套术语，但通常并不作为单个的医嘱/申请项目。"Organizer"则是另一组套/组合之中的子组套/子组合，仅仅用于将某套术语编组在一起，但其并不是独立使用的实体。它们常常表示的是表单之中的标题，或者是作为导航概念(navigation concept)
43	AskAtOrderEntry	医嘱录入时所附带询问的问题	文本型	A multi-valued, semicolon delimited list of LOINC codes that represent optional Ask at Order Entry (AOE) observations for a clinical observation or laboratory test. A LOINC term in this field may represent a single AOE observation or a panel containing several AOE observations.	多重取值型字段。在作为该字段取值的分号分隔型 LOINC 代码列表之中，每条 LOINC 代码分别代表的是可选性的，适合于特定临床观测指标或实验室检验项目的，医嘱录入时所附带询问的问题(Ask at Order Entry，AOE)。该字段之中的每条 LOINC 术语可能代表的是单个的 AOE 型观测指标，或者是其中含有若干 AOE 型观测指标的组套/组合
44	AssociatedObservations	相关观测指标	文本型	A multi-valued, semicolon delimited list of LOINC codes that represent optional associated observation(s) for a clinical observation or laboratory test. A LOINC term in this field may represent a single associated observation or panel containing several associated observations.	多重取值型字段。在作为该字段取值的分号分隔型 LOINC 代码列表之中，每条 LOINC 代码分别代表的是适合于特定临床观测指标或实验室检验项目的，可选性的相关观测指标。该字段之中的每条 LOINC 术语可能代表的是单个的相关观测指标，或者是其中含有若干相关观测指标的组套/组合

续表

序号	字段名	译名	类型	描述	描述译文
45	VersionFirstReleased	首次发布版本	文本型	The LOINC version number in which the record was first released. For oldest records where the version released number is known, this field will be null.	记录首次发布的 LOINC 版本号。对于已有版本号的最旧记录，此字段将为空
46	ValidHL7AttachmentRequest	有效 HL7 附件请求	文本型	A value of ‘Y’ in this field indicates that this LOINC code can be sent by a payer as part of an HL7 attachment request for additional information.	此字段中的“Y”值表示支付者可以将此 LOINC 代码作为 HL7 附加信息请求的一部分发送

数据来源：LOINC User’s Guide（Version: Loinc_2.64_UsersGuide_2.64）, 2018.06.